U0233500

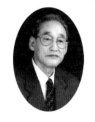

没有治不好的病
只有我治不好的病
没有治不好的病
只有我现在治不好的病

朱进忠／编著

朱彦欣　胡　娜／整理

山西出版传媒集团·山西科学技术出版社

中医临证
五十年心得录

图书在版编目（CIP）数据

中医临证五十年心得录 / 朱进忠编著. -- 太原 :山西科学技术出版社，

2018.8（2024.7重印）

ISBN 978-7-5377-5756-0

Ⅰ.①中… Ⅱ.①朱… Ⅲ.①中医临床—经验—中国

—现代 Ⅳ.①R249.7

中国版本图书馆 CIP 数据核字（2018）第 142761 号

ZHONGYI LINZHENG WUSHINIAN XINDELU

中医临证五十年心得录

出　版　人：阎文凯

编　　　著：朱进忠

责 任 编 辑：郝志岗

封 面 设 计：吕雁军

出 版 发 行：山西出版传媒集团·山西科学技术出版社
　　　　　　地址：太原市建设南路 21 号　邮编：030012

编辑部电话：0351 - 4922072

发 行 电 话：0351 - 4922121

经　　　销：各地新华书店

印　　　刷：山西万佳印业有限公司

开　　　本：890mm×1240mm　1/32

印　　　张：27.5

字　　　数：638 千字

版　　　次：2018年8月第1版

印　　　次：2024年7月第5次印刷

书　　　号：ISBN 978-7-5377-5756-0

定　　　价：78.00元

序

　　父亲过世已经十个年头了，他的突然离世给我的打击是相当大的，意味着我永远失去了亲爱的父亲和工作学习中的指导老师，做梦都是父亲看病时用诙谐的语言跟病人交流，逗得病人、家属笑声不住，但醒来仍是眼前空空，给我留下了无尽的思念和悲痛。父亲刚离世时，有人一提到"朱老"两个字或者看到病人用急切的目光寻找"朱老"时，我的泪水便不由得夺眶而出，经常躲在被窝里哭泣，一天到晚手足厥冷，有时手僵不会拿笔写字，自我感觉那么的渺小无助。在亲朋好友的帮助下，我才逐渐走出阴霾，慢慢静下心来。父亲生前还有许多事情没有完成，我要振作起来把父亲未完成的事情想办法完成，实现他老人家生前的愿望。

　　父亲是一个坚强、勤奋的人，从小以书为伴，他高中毕业考取北京某大学，因患肺结核而被劝退学，他再接再厉又考取北京中医学院。父亲因患肺结核在校期间是免体育课的，但是在北京中医学院体育老师夏汉三的帮助下每天坚持体育锻炼，身体逐渐恢复健康，因此他总是说："人就是动物，必须得动"。父亲每天清晨5点钟左右即起床坚持体育锻炼，这样一坚持就是几十年，风雨无阻。

他大学毕业后分配到山西省中医研究所，并从师李翰卿老先生学习、继承其治疗疑难复杂及危重疾病的经验，其后于1976年被推荐保送到全国第一批中医研究班学习，学习全国中医名家经验，1977年毕业回原单位。父亲除坚持临床、教学外，还在辨证论治方法学和疑难病证治规律的研究上做了大量工作，并把工作中的经验、教训一一记述在案，先后编写出版了26部著作，提出疑难疾病从肝论治学说，杂病、久病辨证脉为第一依据等观点，对中医理论的继承与发扬贡献了自己的智慧。

教学、临床之余，勤劳的父亲不忘科研领域的担当，以壮大中医药的市场影响力，有的科研成果甚至转换成商品，产生了巨大的经济效益，比如治疗小儿急慢性腹泻的"宝宝一贴灵"（丁桂儿脐贴），治疗急性扁桃体炎和上呼吸道感染的"疏风清热胶囊"，治疗慢性肾炎、肾病综合征及其引起蛋白尿疾病的"肾康灵胶囊"等。花甲之年的父亲，科研成果亦足令人称道，他将几代人应用于临床中、疗效可靠、未见任何毒副作用的药方制成胶囊或冲剂，如治疗更年期综合征的"远昌胶囊"，治疗咳嗽、哮喘的"耆老归位胶囊"，治疗腰椎间盘突出的"扶筋胶囊"，治疗咳嗽的"咳灵冲剂"等。父亲退休后仍然惦记着患者的看病需求，放弃舒适的退休生活，为方便患者就诊，创办了"山西进忠中医药研究所""进忠诊所"，过着退而不休的生活，一心扑在中医药事业上。

父亲过世后仍然有许多国内外读者及同行打电话或不远万里上门咨询、治病或求取治病的经验，网络上父亲的医案铺天盖地，这坚定了我将父亲的学术思想及诊疗经验搜集、整理的信心，并于 2017 年出版了《朱进忠老中医 50 年临床治验系列丛书》（8 种）。这套丛书在短短半年内即实现了重印，足见父亲的学术思想及诊疗经验深入人心，产生了一定的经济效益和社会效益，可谓双效并举。

《中医临证经验与方法》《中医临证五十年心得录》两本书是父亲十多年前的作品，也是我的案头参考图书，每每遇到难处，我总是会从中获得启迪，从而开出卓有成效的处方来。父亲的经验对现代的年轻中医师来讲，依然具有一定的指导价值与参考价值。故此，我在原版的基础上进行了增补，进一步优化书稿，使得表述更加精准，读者可以获得原汁原味的临床经验。《中医临证经验与方法》是把很多成功的经验以及国际上公认的不可能治愈的疾病经他治疗获得痊愈或好转及失败的经验为核心编撰出版。全书分症病篇、杂论篇两部分。其中症病篇列述了症 111 个、病 181 个的经验与教训及其失败的原因，杂论篇论述了怎样学习和应用方剂、问诊中存在的问题、中西药并用与药物七情等常见问题和观点。《中医临证五十年心得录》以西医病名为病名，首先列述了辨证论治的基本方法，接着又先后论述了每个系统的辨证论治大法和每个疾病的辨证论治，并在每个病之末画龙点睛式地列举了辨证论治时应注意的几个问题。

此次再将十多年前的作品修订出版，不仅仅是为了纪念父亲，更是希望父亲的文字能如他在世时一样，满怀热忱地分享他的成功，他的教训，以培养更多的中医人。

本书在出版前我们做了大量工作，以求精益求精，保证图书质量，但书中难免有差错，恳求广大读者批评指正。

本次出版得到胡兰贵的大力协助，特此致谢。

朱彦欣

于山西进忠中医药研究所

想说的十句话

1. 本书中所列疾病均是我治疗过并取得疗效的。

2. 本书是在我《中医内科证治备要》(1983)基础上写成的，现翻检《中医内科证治备要》，发现我 20 年前的一些观点、方法上有错误、有缺陷，故此次编写时进行了删除和增补，同时又增加了 20 年来新的经验。

3. 我认为研究探索问题必须具备两点：一是强烈的爱国心、事业心，二是敏锐的洞察力和总结归纳力以及实事求是的作风。

4. 为了取得真正的经验教训，我数十年来一直坚持在只用中药，绝不多用一种中药的基础上看结果的原则。由于本书所述之方法是在这一基础上取得的，因此它是我内科疾病中医治法的经验总结，而不是其他。

5. 本书标明"（某某方法）"的，是我向前辈学到，又经临床验证有效的方剂。

6. 要想机动灵活地应用本书所述的方法，必须掌握本书所阐述的三个步骤，其一是辨证论治的基本方法，其二是每个系统的大法，其三是每个疾病的基本规律和应注意的问题。

7. 本书仅是到目前为止个人经验的总结，因此它还是不完备的，在适当的时候，还应加以修订，增添新的内容。

8. 中医理论和方法是破解医学之谜的钥匙。

9. 中医的研究只能是以实践是检验真理的唯一标准为标准，不能另立标准。

10. 中医的研究方法有两条：一是从实践中升华理论；二是用理论指导实践，用实践验证理论。

朱进忠

2006 年 1 月

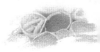

任应秋为《中医内科证治备要》所作序言 ①

（1981 年）

　　《中医内科证治备要》，顾名思名，即关于内科疾病的辨证论治。所以进忠同志在本书的开宗明义第一章，便将辨证论治在临床上具体运用的方法作了重点叙述，并于每一系统的各个疾病都提出了辨证要点，是本书之重点在辨证论治，即此可见。

　　辨证论治是中医的精髓，中医临床之所以取得很好疗效，可以说完全是辨证论治的结果。有人说：中医辨证，西医辨病。这不完全正确，辨证，就是辨识病的证，而不是辨其他的证。所以仲景著《伤寒论》，必言"辨太阳病脉证并治法""辨阳明病脉证并治法"。他在《金匮要略方论》里，同样是"病脉证治"并提的。说明辨证就是要辨识某个疾病的证候。辨证的目的在于认识疾病、治疗疾病。所辨的证，就是抓住了疾病内在的病变本质，并不存在只辨证而不辨病的问题。不

---

① 《临证五十年心得录》是我在《中医内科证治备要》(1983 年，山西人民出版社出版) 基础上写成的，笔者二十年前著《备要》时，任应秋先生曾欣然作序以鼓励，是时任先生六十有七，而今已仙逝有年矣！睹物思人，感怀无限，特置于书首以示思念之情。

过，疾病的概念，中西医学是截然不同的。现代医学所称的病，大多取决于病原体，如结核病、钩虫病之类；或者是就生理上的某种改变而命名，如心肌炎、肺气肿之类；或者是就生理上的某种改变而命名，如糖尿病、脂肪肝之类。一句话，现代医学的病名，必取决于物理诊断和实验诊断等。虽较具体，但却是局限性很大。中医学的病名，或从病因的性质而命名，如伤风、伤暑之类；或以突出的症状而命名，如腹泻、吐血之类；或以病机的所在命名，如肝气不舒、胃气不和之类。虽比较抽象，但它却往往是从整体观出发，局限性比较少。因此，中西医学所诊断的疾病，多数是对不起来的，既如中西医学都是伤寒病，都有痢疾病，都有疟疾病，病名虽相同，两者的概念是大不相同的，不能混为一谈。我们治疗经过现代医学诊断的一些疾病，如肝炎、肾炎、支气管哮喘、再生不良性贫血等，并不完全依据现代医学的诊断，只按照中医学辨证的理论和方法，抓住它最主要的脉证，经过分析，辨证其为某种性质的证候、针对证候，进行论治，往往能取得较满意的疗效。相反，如果反以现代医学的诊断为依据，反而无从立法治疗了。例如：再生性不良型贫血，它的血象——红细胞、白细胞、血色素、血小板，皆示显著地减少，而无再生现象，甚至完全不见有核红细胞、多染性红细胞、碱嗜性点彩等，中医学可以用什么方药针对着这种血液象来进行治疗呢？不能。还是只有依据患者临床表现的四肢厥冷、盗汗、消瘦、面色㿠白、唇干、舌淡嫩、消化不良、脉细弱无力、睡眠不佳等一系列的精气两虚证候，为之益气养精，如归脾汤、补中益气汤合六味丸之类，反而可以取得较好的疗效。这就是中医学辨证论治的关键所在，也就是本书作者朱进忠同志在内科范围内取得丰富的治疗经验的关键所在。

由此看来，中医治病，不论是已明确诊断的疾病和未明确诊断的疾病，辨证始终是主要的，放弃了辨证，就谈不到治疗了。证候辨得不够准确，论治的疗效必然不会很好。辨证之所以能够指导论治，就在于根据患者的体征及其所表现的种种症状，经过综合分析，辨知其为表、里、寒、热、虚、实中的某种证候，这个证候足以反应机体病变的实质，抓住了病变的实质，当然就有依据来立法论治了。《医学源流论·知病必先知症论》云："凡一病必有数症，有病同症异者，有症同病异者，有症与病相因者，有症与病不相因者，盖合之亦曰病，分之则曰症。同此一症，因不同，用药亦异，变化无穷。当每症究其缘由，详其情况。辨其异同，审其真伪，然后详求治法，应手辄愈，不知者以为神奇，其实皆有成法也。"徐大椿所说的症，即是临床表现的症状，而不是证候。所谓辨其异同，审其真伪，这接近于所辨的证候了。中医学辨证是从若干复杂症状（包括脉象、舌苔等）中，经过仔细分析，辨识其为某某证候。症状虽然复杂，但是，它是有规律可循的，总不外六淫、七情、脏腑、经络、气血几个方面的变化，根据这些变化，从而探索其在表、在里，为寒、为热，属虚、属实，是真、是假，证候的真相必然就大白了。因此说，从复杂的症状辨识而为证候，这是辨证的关键，无论治疗已明确诊断的疾病或未明确诊断的疾病，都是如此，没有例外。

特别值得一提的是，中医学的辨证方法具有两大特点：首先要明确辨证的主要任务不是直接去寻找发病的物质实体与掌握人体的器质性病变，而是要了解人患病时出现的各项功能上的变化，根据这些变化来掌握疾病的本质。其次是由于辨证研究的对象是活的作为整体的人体，所以它所把握的是疾病对人体整体造成的影响。如辨证很重要的寒、热、虚、实等证候，就是整体性功能病变的反应。中医学在几千年的发展中，形成了八纲辨证、气血津液辨证、脏腑辨证、六经辨证、卫气营血辨证、三焦辨证等多种辨析证候的方法，用来说明每一组症状群的本质和病理变化，以确定它和某种治疗方法的关系。这些辨证方法，实际是在直观的基础上反映了人体病变的若干规律，能够从不同方面确定疾病在整体中的位置、变化趋势，以及与其他方面的关系。也就是说，辨析证候的目的是为了找出病人机体的整体调节系统中究竟是哪一方面遭到损害，需要采取何种整体治疗的措施。要知道诸种辨证方法，是相互为用，各就其特点而相互联系的。例如表里、寒热、虚实的辨证，如果不落实到气血津液、脏腑经络上来，就还是抽象的，不能说明具体的病机病理。当我们根据气血津液、脏腑经络的生理功能被破坏的情况，进一步用表里、寒热、虚实的特殊性来说明时，我们对病证的认识就初步达到了"多样性的统一"。一般内科杂病做到脏腑辨证就可以了，但对于外感热病，应用脏腑辨证还嫌不够，因为外感病的前期少有涉及脏腑，而是首先影响经脉，具有由表及里地传变等一些更为复杂的特点，所以还要选用六经辨证、卫气营血辨证、三焦辨证等方法，才有可能充分反映外感热病的特殊本质。三焦辨证、六经辨证、卫气营血辨证，都是脏腑辨证发展出来的，它们囊括了脏腑经络、气血津液辨证的基本内容，同时注意到外感病邪，由浅入深侵害人体的层次，并从这一角度，说明不同层次的特点及其传变关系。六经辨证主要用来辨析风寒外感热病，也包括部分温病内容。卫气营血辨证以初起即以热邪为主的温病为主要对象。三焦辨证可多用于湿热病。这三种辨证方法，较之脏腑辨证内容，更丰富具体而各具特殊性。虽然如此，八纲辨证毕竟是所有辨证的总纲，没有它，任何一种辨证方法都无法进行。所以掌握各种辨证方法，应以掌握八纲辨证为基础。这一精神，在进忠同志所写的《中医内科证治备要》一书中充分体现出来了。

进忠同志家学渊源，薪传有自，为北京中医学院首届毕业生，又尝从并州李翰卿先生游，既挟诸家之所长，并以之融会于中医学辨证论治这一理论体系之中，宜其二十余年来，在临床上左右逢源、桴鼓取效，竟能汇成这一洋洋巨著，故乐为疏发其义，以弁诸首。

任应秋行年六十有七辛酉仲夏于北京中医学院。

刘渡舟先生评《中医内科证治备要》①
（1979 年）

　　朱进忠同志出生于河北省的一个中医世家。由于家学影响，中医根基打得比较扎实。他为深造计，于 1956 年考入了北京中医学院，曾在余处系统学过《伤寒论》。进忠在学生时期朴实寡言，对学习极为认真，余颇器重也。

　　1976 年，进忠重来北京参加了全国中医研究生班学习。在谈话中使我感觉进忠在中医学术上进步很快，治病经验颇获我心。有一天进忠出《内科证治》向余征求意见。经阅后方知进忠同志积三十余年的勤奋奋斗，学习了名老中医李翰卿的临床经验和一些名老中医的独特经验，后结合他自己的家学和心得体会，才写出了一百七十个疾病，其中包括了一些疑难大症，初步对照西医的病名做了中西医结合的尝试。我认为这部书内容不仅比较丰富，而理论与实践且多以《伤寒论》《金匮要略》的理法为宗旨，故有很好的实用价值。无疑地，这部书对社会主义四个现代化，将做出一定的贡献。

---

① 在《中医内科证治备要》出版前后，刘渡舟、王伯岳、谢海洲、祝谌予、时振声、耿鉴庭诸先生先后对《备要》一书都做过一些评语，今编录，以示追思，也希望读者阅后有所收获。

王伯岳先生评《中医内科证治备要》

（1983 年）

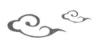

　　山西人民出版社今年 (1983) 出版的，由山西中医研究所副主任医师朱进忠同志编著的《中医内科证治备要》一书，包括了近二百种内科临床的常见病和疑难病，是一部内容丰富的大型实用参考书。

　　进忠同志，家学渊源，为河北名老中医朱好生先生之哲嗣，其兄朱庆丰先生也精于医，进忠同志从幼即得到父兄的教诲，耳濡目染，热爱中医事业。继而在中医学院学习六年，又在中医研究班深造，成绩优异，得到教师们的称赞。这是和他勤奋好学、刻苦钻研分不开的。进忠同志返晋后，仍在研究所从事医疗、科研工作，学业日进，声誉日隆，深得各界人士的信任和钦佩。

　　最近我经泉城回到北京，得睹《备要》，精读一通，中心喜乐。我对这本书是满意的。

　　有人认为：《备要》一书，采用现代医学的系统来分类，又是采用西医的病名，是否恰当？有不同的看法。我认为这正是本书的特色之一。"发展现代医药和我国传统医药"，在我国宪法中作了明文规定。在中西医同时发展的过程中，必须各抒所长，取长补短，才能够真正做到相辅相成，殊途同归。中西医都是为人民服务的，都是人民群众所需要的。中医能治很多疑难病，其中很多是现代病名的病，是广大群众所公认的。而且中西医在长期团结合作中，约定俗成，有了共同的认识和共同的语言，很多病名早已成为众所周知的通用名词了。所以，我认为用现代医学的病名，不仅无损而且有利于加快祖国医药的发展。因为更加使人明确中医能够施治的疾病范围是广阔的，能够更好地发挥祖国医药宝库的作用，就能够扩大它在国际间的影响。其实，国际间早已掀起对中医药学重视的高潮，正需要这样的书。

《备要》始终忠实于中医体系，显示了中医辨证论治的优越性。这是本书的又一特色。辨证论治是中国医学的核心，它是由中医的理论、治法、方剂、药物共同组成的、完整的医疗体系。它服务的对象是人，是用整体观以及各种与人有关的复杂因素来认识疾病、治疗疾病。徐灵胎说："千变万化之中，实有一定不移之法。"这正是中医的特色。《备要》所撰"辨证论治的基本方法"，要言不烦，突出重点，指明了中医诊疗的根本法则，具有一定的准确性。

在各个系统中，先列治法。如第一章传染病，首列"传染病治疗十法"，将中医治疗传染性疾病一般常法归纳为十法，具有执简驭繁的作用，是可取的。

关于本书的体例，也颇有新意。先释病，继之以循因辨证、随证论治。"谨察间甚，以意调之"，是《内经》"知标本者，万举万当"在医疗实践中的具体应用。条理清楚，便于读者掌握。其新意即在于此。

中医治病、辨证有八纲，论治有八法，而辨证精确，论治精到，故能效如桴鼓，药到病除。所以人称"辨证论治"是中医的精髓。治病的物质基础是方和药。知医者必须善于立方遣药，其所立之方各有法度；所遣之药各有专能。人称仲景《伤寒论》《金匮》为"方书之祖"。隋唐以来，《千金》《外台》以及自宋以后的《局方》《良方》《普济》《济生》，朝鲜金氏编的《医方类聚》等等，真是浩若烟海，不胜枚举。明清以来，中医在温热病的治疗方而，突飞猛进，在方剂上又有所发展。至于药物，更是取之不尽，用之不竭。关键在于如何通过学习，去掌握应用。朱进忠同志编著的这部《备要》，给我们提供了经验。认识来源于实践。进忠同志在继承老一辈学术思想和实践经验的基础上，经过二十余年的医疗实践，不断地更新和展现自己的知识和能力。所以，对于本书在立方遣药上，无论是家传的、师授的，或者是古人的、今人的，以及自拟的，都敢于实事求是，"有是病用是方，有是方用是药"。这一点是很可贵的。

整理、编辑、出版中医药书籍，是广大读者的需要，是发展我国传统医药的需要，是时代的需要。因为我们国家社会主义建设事业越发达，越需要医卫人员不断提高事业素质，为保卫人民群众的健康做出更好的贡献。整理、编辑、出版中医药书籍，与医疗、科研、教学同等重要。当前中医界，急需解决的是中医后继乏人的问题。这个问题较复杂，不在这里谈。由于老年、中年、青年中医都需要在各自不同的基础上不断提高专业知识水平和工作能力，都需要读书、学习。所以，希望出版部门多出书、出好书、快出书。

《中医内科证治备要》所具有的特色和优点，已如上述，应当说是一份较为成功的科研成果，对于发展我国传统医药学和促进中医现代化是有贡献的，值得向有关部门推荐。

中医现代化，是一个十分艰巨的任务。毛泽东同志教导我们："中国医药学是一个伟大的宝库，应当努力发掘，加以提高。"我国传统医学有悠久的历史，丰富的内容，对于保卫人民群众的健康起了伟大作用。新中国成立以来，中医工作有了很大的发展，不讳言也还存在不少的困难，有待于共同去克服。

要发展我国传统医药，勇攀科学高峰，必须保持和发扬它固有的特色，使它在原有的基础上不断提高。所以，中医的现代化必须是中国式的现代化。只有了解中医，掌握中医，才能发展中医，建设中医。

邓小平同志说："无数的事实说明，只有把全部身心投进去，专心致志，精益求精，不畏劳苦，百折不回，才有可能攀登科学高峰。"邓小平同志还说："任何一项科研成果，都不可能是一个人努力的结果，都是吸收了前人和今人的研究成果。一个新的科学理论的提出，都是总结、概括实践经验的结果。"

希望进忠同志，本着邓小平同志讲话的精神，继续努力。同时，虚心听取群众意见，择善而得。在《备要》再版时，加以修订。相信一定能够得到更多读者广泛的欢迎。

王伯岳读后记，时年七十二岁。

谢海洲先生评《中医内科证治备要》

（1983年）

中国医药学中蕴藏着极其丰富深刻的科学内容。当代自然科学的许多新进展，往往不断为中医理论的科学性提供客观依据。目前要使中医学有更大的发展和突破，仅仅依靠临床总结或停留在文献资料整理的阶段是远远不够的，必须用现代科学技术来研究中医。

《中医内科证治备要》一书，系山西省中医研究所副主任医师朱进忠大夫近作，取得了可喜的成就。首先在编排方面，以方为纲，以病名为目，采用现代医学病名，同时附以相应的中医证候，这是中医用现代科学解释阐述走了一步，取得了一定的成绩，为今后开展中医学术研究做了铺垫，做了开创性尝试。

首先病名采用了中西结合式的，内容是以中医为主的临床总结，不少地方有个人见解，同时也吸收了前辈医家的经验，其中有家学渊源（其父朱好生，其兄朱庆丰），其师李翰卿，并吸收了王文鼎、王伯岳、任应秋、刘渡舟、方药中、白清佐等前辈的经验，引证均恰到好处，不仅为本书增色，而且也说明作者是尊重前贤，善于学习，兼采众家之长，确能达到"勤求古训，博采众方"的精神。中医学的经验是散在的，常常不够系统，而且各家经验不尽相同。作者总结归纳得较为恰当，如对辨证论治基本方法归纳为十二法、传染病治疗十法、变态反应性疾病治疗六法、贫血疾病治疗十一法、出血性疾病治疗十法等，这些都是通过临床实际，点滴积累而成。

对中医很多证、方、药进行总结，如真武汤证、实脾饮证的重点；急性支气管炎论述反复不愈的原因；不可见喘即予麻黄，应用麻黄以后，头晕咳喘加重者，多为肾不纳气或阴虚喘咳，肾不纳气者，不可用麻黄之升浮。这几点通过临床的总结，丰富了中药学中所论述的"麻黄"的功能与主治。羚羊角粉、白及、硫黄归纳得好，方子如百合固金汤的适应证都是实践的总结。

本书在治疗中，不排除用西药，也正符合今天临床实际。有人总结说中医院，门诊用中药，病房用西药；病房白天用中药，夜晚用西药；病房急症用西药，慢性用中药。这样中西结合的应用，共同发挥治疗效果有什么不好。

有些独到的经验或个人体会，也记入本书，也是本书的特点之一。"斑大而不痒者，为热盛发斑，治宜凉血，不可散风"。论述尿崩症、胃热、阴虚、湿痰相兼者较多，临证时，必须鉴别它们的比例关系。这一点在名家医案中也不乏其例。正如施今墨老师中医治疗外感病"余治此类病有七解三清（即解表药味和清里药味之比例为七比三，余此类推）、六解四清、半解半清、四解六清、三解七清之说"。这些确属宝贵的经验。

辨证为本书特点，也是本书的着眼点所在，如论到"骨质疏松"这个病名，"本病是以虚为主的疾病，所以补益是本病的基本治法，但是，本病又是一个虚中夹实的疾病，因此除补益外，还应注意实，如瘀血、热邪等。"论述恰到好处。既有特点，又能扣题，与本书书名是一致的，前后辉映，不愧为当前出版的一本好书。

书中刘渡舟按一项，多处见到。可能为刘渡舟教授看过本书的批语，如"柴胡加龙骨牡蛎汤没有铅丹其效甚微"都是经验的结晶。本书原文引出，虽与本书体例不甚一致，但为了突出重点，引起读者重视，这种处理方法，也可说是别具一格。

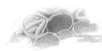

祝谌予先生评《中医内科证治备要》

（1983 年）

朱进忠同志毕业于北京中医学院，是时余掌教务工作，深知其勤奋好学，经常请教于名老中医。毕业后从事中医工作廿载，临床疗效显著，教学颇得学员好评。总结其临床经验，编著《中医内科证治备要》，全书载有 176 病，用现代医学之病名而从中医辨证论治，条理清楚，论证严谨，既为经验总结，又可作为临床手册，予学习中医者极大便利。尤以书中设置"辨证论治时应注意的几个问题"一节，强调中医辨证之特色，以防初学者临床时手足失措，极为得当，颇受读者赞赏。

此书发行后即被争购一空，谨致数言，以期再版。

祝谌予 1983 年 11 月 30 日于北京。

时振声先生评《中医内科证治备要》

（1983 年）

　　《中医内科证治备要》是朱进忠同志编著由山西人民出版社出版的一本临床实用、简明扼要的中医内科临床参考用书。中医内科临床参考用书近年来已有多种问世，显然各书在某些方面各具特色，但辨证论治方面多失之过简，临床应用颇具不足，而《中医内科证治备要》却弥补了这方面的不足，总的看来是书有以下几方面的优点：

　　1. 以中医辨证论治体系为纲，将西医的病与中医的证相结合，每个病的治疗均贯穿辨证论治的精神，并提出辨证时要注意的问题，便于临床应用，启迪医学，突出中医特色。

　　2. 广采国内名老中医之说，继承了许多名老中医的经验，并结合个人多年的临床心得体会，能比较全面地反映在各个疾病的具体治疗上，使读者亦能间接学习到当代名家的经验。

　　3. 每个系统疾病是介绍中医治疗本系统疾病的大法，对初入临床的同志能有很大帮助，使读者便于在学习本系统疾病时，在辨证论治方面可以心中有数、灵活应用，以提高临床疗效。

　　4. 是书理论虽然未加论述，但作为临床备要，是切合实用的，便于临床查考。

朱进忠同志家学渊源，北京中医学院首届毕业后，从事二十多年的临床工作，又参加中医研究院全国中医研究班学习，吸取了当代名家各派学术思想，对各家特点尤有深刻体会，并在实践中反复验证、反复提高，这些对于是书的形成有很大影响。当然，是书在某些方面尚有不足之处，为对一些疾病的辨证仍有充实的必要，对中医调护方面也应加以补充，这样更能切合临床需要，更能突出中医特色，由于是书深得临床之读者的好评，爰加以介绍。

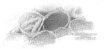

耿鉴庭先生评《中医内科证治备要》

（1984年）

　　《中医内科证治备要》乃山西朱进忠同志依中医脉、因、证、治、理、法、方、药等程序，根据目前临证需要，加以变通化裁，又结合中西，而写出切于实用之医书。在治疗方面，则包括古代经方、家传禁方、师授效方与其昆仲之体会所得之妙药良方。法可循而方可取，理可溯而治可凭。撷精取华，集腋成裘，一气呵成，天衣无缝，乃山西名医，河东医派中具有代表性之著作。通读一过，觉其优点实多。

　　甲子之春，卫生部中医研究院，接受卫生部中医司之委托，着手编辑《中医证候规范》，余亦参与其间，深觉此举意义重大。盖中医学术，有法而不拘于法，师古而不泥于古，沿之既久，遂使灵活性大于规律性，变动性大于稳定性，致令初学者难于掌握，结合者难于捉摸，见解每歧，争端每起。中医局总结若干年来之经验，因而做出此一编写之布置，旨在提高中医辨证水平，逐步做到中医"证候诊断"规范化，以便更好指导临证治疗，故特进行此一规范之研究与编写。

　　《中医证候规范》研究，属卫生部重点科研课题，乃涉及面宽、学术性强，并有一定法规性质之部级科研项目。此一任务之完成，对加强中医学术之基本建设，促进中医医疗、教学、科研之发展，开展国内外的学术交流，都具有极重要之意义。

此一科研任务，须依靠全国中医界之力量，贯彻"百花齐放，百家争鸣"方针，开展学术讨论，集思广益，做到逐步统一认识，分期分批完成。

其编写原则：遵循中医理论体系，突出辨证特点，一也。理论密切联系实际，在前人认识之基础上，结合当前临证实践，体现中医学术不断发展之实际情况，二也。要求做到系统性、规律性、实践性，三也。

今观朱同志巨著，三善具备，虽体例不同，然已为新订计划无意中拓平道路，提供参考。绳其组武，早著先鞭。况朱同志年富力强，甚望赓续为之，中医宝库，有待发掘者尚多，既作耕耘，必有收获，余虽垂暮，尚愿为禾苗之茁壮、巨著之完成，颂扬而又轩轾也。

耿鉴庭于甲子春日。

前　言

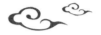

在清代以前的漫长岁月里，中国医药学的发展主要是沿着国医药学的固有模式进行的。在医学著作的撰写上也大都是在中国医药学的病名下进行的。清代以后，随着西医学的传入和普及，不管是医学界，还是在普通的群众中间，都存在着一个中医病名和西医病名下如何应用中医中药的治疗问题。新中国成立后，随着西医学习中医和中医学习西医的普遍开展，这个问题表现得更加突出。因此在这个时期中产生了很多应用中医病名和应用西医病名的中医药著作。在这些以西医病名为病名的有关著作中，有的采用了以西医的病因、病理变化、临床表现、实验室检查、诊断、预防、治疗为主，附以一些中医中药的写作方法，有的则仅仅采用了西医的病名，而以大量篇幅叙述中医辨证论治的写作方法。这两种方法，虽然各有优缺点，但或多或少地对广大群众和广大希望了解如何在西医病名下应用中医中药进行治疗的人们是有帮助的。可是由于这些写作方法都缺少一个系统和全面的介绍，所以往往使很多医务工作者和群众只能具有零碎的，很不系统的，甚至是错误的认识（例如，很多群众或医务工作者经常说的一句话：中医只治慢性病，不治急性病，中医只治一般病不治危重病。即是这一问题的反映）。为了解决这一问题，1983年在继承北京中医学院任应秋教授、刘渡舟教授，中国中医研究院赵锡武教授、王文鼎教授、王伯岳教授、方药中教授，山西省中医研究所李翰卿所长、家父朱好生先生、家兄朱庆丰先生等经验的基础上，并结合个人30多年的经验撰著出版了一部以西医病名为病名，以中医辨证论治为方法的著作——《中医内科证治备要》，共写了176种疾病。并在本书之始列出了辨证论治的基本方法12条，每个系统之始列出了治疗大法，每个疾病之后列出了辨证论治时应注意的几个问题。书成之后，王伯岳教授认为其对于促进中医现代化，中医走向世界有一定意义。现在，低头一想，已经20多年了，在这20多年中，这些老师们均已仙逝作古，我也步入72岁高龄了。及至重新翻检此书，发现书中有的在观点、方法上有错误，有的在观点、方法上有缺陷，有的内容需要增补，有的内容需要删除。于是决定对本书进行改写，并增加了113种疾病的辨证论治经验,定名为《中医临证五十年心得录》。这一改写，从目前来看，较之1983年版《中医内科证治备要》除在内容上有所增补之外，还在观点、方法上进行了改进，尤其是增加了近20余年经过我反复验证而行之有效的方法。

由于工作的特殊性，患者和单位经常把我看成是疑难病专家，并把大量的疑难病、少见病交给我诊治，所以临床中遇见的问题也日渐繁多，因此使我不得不在理论和临床上不断地进行探索。随着理论知识和临床经验的积累，随着临床范围的扩大，随着对危重、疑难、少见疾病诊治的增多，随着对正反两个方面经验教训的不断总结，随着科学研究中严格性的增强，通过排除任何可能影响中医中药疗效的因素的研究方法，逐渐地确实地看到了中医中药的真正疗效，为了完整地反映这种情况，本书在这方面也进行了重点重写。

任何科学都是在肯定—否定—肯定—否定的过程中前进的。本书不但否定了我个人 20 年以前的部分观点、方法，增加了一些新的行之有效的观点、方法，而且肯定了一些 20 年前的观点、方法。我想再过 20 年可能对现在认为正确或错误的观点、方法，还要有一个否定—肯定。至于 20 年后有没有这种可能，还要看身体的情况了。

朱进忠

2006 年 1 月

扫码开习
临证真传

扫码开习

【夯实理论基础】

【巧学四诊技法】

【掌握辨证施治】

【借鉴用药经验】

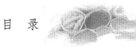

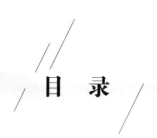

目 录

绪 论

第一章　病毒性疾病、立克次体病、衣原体感染

第二章　细菌性疾病

目　录

第三章　真菌性疾病

第四章　钩端螺旋体病

第五章　原虫病

第十三章　新陈代谢疾病

第十四章　免疫性疾病

第十五章　风湿性疾病

第十六章　呼吸系统疾病

第十七章　消化系统疾病

第十八章　泌尿系统疾病

第十九章　循环系统疾病

第二十章　造血系统疾病

第二十三章　精神疾病

第二十四章 运动系统疾病

第二十五章 其他疾病

扫码查看

·夯实理论基础
·巧学四诊技法
·借鉴用药经验
·掌握辨证施治

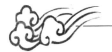

绪　论

　　通过对中医理论、西医理论、中医临床实践、西医临床实践的长期比较研究中发现：①为什么同是一个疾病，尽管中医、西医的说法不同，但治疗起来却应用的药物雷同，而均能取得卓越的疗效？②为什么一些疾病在中医看来是一个很难治疗有效的疾病，而在西医看来是一个很容易治疗见效的疾病？③为什么一些疾病在西医看来是一个很难治疗有效的疾病，而在中医看来却是一个非常容易治疗见效的疾病？④为什么一些中医理论在西医看来是一种完全谬误的理论，而一些西医理论在中医看来是一种完全谬误的理论？⑤为什么一些被西医确诊为是微生物所致的疾病，竟能用与微生物毫无关系的针灸、刮痧、按摩或其他方法治愈？⑥为什么经过药物敏感试验证实高度敏感，甚或杀灭微生物的西药或中药，应用到临床上无效，而证实不敏感的西药或中药，应用到临床上却偏偏具有卓越的疗效？⑦为什么在二十世纪四五十年代在西医理论指导下应用于临床被认为具有卓越疗效的西药至今已几乎被完全淘汰，而在中医理论指导下被认为具有卓越疗效的中药应用了几百年或几千年至今仍然具有卓越的临床疗效？⑧为什么按照西医理论研究的中药没有或很少具有临床应用价值？⑨为什么按照西医理论研究出的中成药在临床应用上的寿命非常短，而按照中医理论中医化了的某些西药在临床应用上的寿命却很长？⑩为什么按照中医理论在临床上证明具有卓越疗效的中药方药，在西医理论指导下的实验上却无任何作用？而有的按照西医来不但无效，反而具有剧烈的毒副作用？ ⑪ 为什么有的疾病经过治疗，按照中医理论来看已经好转，甚或治愈了，而按照西医理论看来却根本无效，或者没有痊愈？有的疾病按照西医理论来看已经好转，甚或治愈了，而在中医理论来看却根本没有改善，甚至更加严重了？如此等等，不胜枚举。

在实践是检验真理的唯一标准，发展就是硬道理、人活着而不痛苦就是硬指标的原则指导下，我经过反复思考认识到，其所以出现以上的一些问题，就在于：①同是一个疾病，虽然中医和西医的说法不同，但都认为某一药物或相互雷同的药物或方法有效，在于中医和西医虽然思维方式不同，实验的方法有异，但却同时发现了同一个医学的规律性。②有的疾病在中医看来之所以是一个很难治疗的疾病，而在西医看来却是一个容易治疗的疾病；有的疾病在西医看来之所以是一个很难治疗的疾病，而在中医看来却是一个容易治疗的疾病。在于前者中医应用中医的思维方式和实验方法没有发现该种疾病的规律性，后者西医应用西医的思维方式和实验方法没有发现该种疾病的规律性。③按照西医理论和实验方法研究的药物有许多之所以寿命短暂，实验结果与临床疗效不相吻合，可能的原因在于其所采用的思维方式和实验方法虽能发现一定层次的规律性，但在揭示人体的生理、病理、药理、药效中的深层次的规律性方面探索不够；而按照中医理论的思维方式和实验方法研究出的药物之所以寿命长，实验结果与临床结果相吻合，可能的原因就在于以中医的思维方式对人和病进行认识。④中医认为在临床上已经好转甚或痊愈，西医却认为根本无效甚或不愈，与西医认为在临床上已经好转或痊愈，而中医却认为根本无效甚或未愈的疾病，在于中医认为健康的标准是和谐，是生命的存在，是没有痛苦，而西医认为健康的标准是没有病灶或去除了所谓的病因。⑤中医、西医之所以不能相互验证，在于中医、西医的思维方式和实验手段所要揭示的问题不是一个层次的问题。

鉴于中医、西医的思维方式和实验方式所要揭示的问题不是一个层次上的问题，因此采用勉强的中西医结合的方式，按照浅层次的理论思维方式和实验手段去探讨深层次的问题，不但是无益的，而且是有害的，要发展医学科学，只能采用在新的发现中前进，新的发现中融合。为了解决这一问题，特将我五十多年临床与理论研究中的点滴发现归纳于下，供同道参考。

第一节 中医的特点

一、中医的基本特征

中医、西医到底有什么不同呢？有的人说中医的特点是整体观，是辨证论治。经过我的数十年研究发现，这种说法不准确，因为西医在治疗上并不是只重视局部而不重视整体，根据粗浅的了解，发现患者在住院以后都输液，并常常有葡萄糖、盐水、维生素、蛋白质，甚至配合输血，难道这不是整体治疗吗？即如抗生素的应用也并不是单纯根据药物敏感性来做决定。中医只重视整体而不重视局部吗？也根本不是。例如：中医一发现便出的是绦虫节片即主张用槟榔、雷丸，发现大便是脓血痢即主张用黄连、黄柏、白头翁，如果某个大夫连这也不知道，那大家肯定认为其不是一个中医。经过认真地反复地阅读中医代表性的著作和具有权威的西医著作，发现中医、西医根本性的区别在于其要达到的最终目的不同，即中医要求达到的是和谐，西医要求达到的是去除病灶。从《内经》来看，她对任何存在的事物的看法，都认为是应该存在的事实。风、寒、暑、湿、燥、火、喜、怒、忧、思、悲、恐、惊、毒、虫等都是客观存在的事实，它们根本没有什么正气或邪气的问题，所存在的只是大如阴阳、五行，小如系统、控制、次序、比例、运动的关系，当这种关系处于和谐的时候即算达到了最高境界，反之则构成为疾病。正如《内经》在文中屡屡告诫我们的："夫五味入胃，各归所喜，故酸先入肝，苦先入心，甘先入脾，辛先入肺，咸先入肾，久而增气，物化之常也，气增而久，夭之由也。""当其位则正，非其位则邪"，"因而和之，是谓圣度"，"谨守病机，各司其属，有者求之，无者求之，盛者责之，虚者责之，必先五胜，疏其血气，令其条达，而致和平。"并列《调经论》一章专门阐述中医治病的总方针在于一个调字。

二、中医的思维方式

归纳起来，大致有中医的基本观点、中医的思维方式、中医对物质学基础的认识、中医对客观证据的分析方法、运作方式和程序等五个方面。

（一）中医的基本观点

认为宇宙之中存在的一切是客观存在的，自然界中存在着的一切是客观存在的，人体中存在着的一切是客观存在的，人体与宇宙之间的关系是客观存在的，人体与自然界之间的关系是客观存在的，人体之中的各个部分之间的关系是客观存在的，并认为这种关系中的最为普通的关系有两条，即：①以一分为二、对立统一为主要内涵的阴阳观；②以运动中生克制化为主要内涵的五行观。并认为这种关系是在升降出入运动中产生的，正如《内经》所说："是以升降出入，无器不有"，"成败倚伏生乎动"，"故无不出入，无不升降。化有小大，期有近远，四者之有，而贵常守，反常则灾害至矣。"

（二）中医的思维方式

归纳起来，大致有以下几点。

1.认为对立统一的一分为二的阴阳不但是宇宙中的普遍

规律，而且也是人体生理、病理、治疗的基本规律。

2. 认为不同特性的物质不但各有其不同的固有特性，而且认为这些不同特性的物质在运动中存在着生克制化的五行规律。

3. 认为不同的个体不但构成了其各自个体的独立特性的单体，而且认为在各自不同的单体的相同功能间常常组成一种相同功能关系的关系链，在这些关系链中，除上述所说的阴阳关系链、五行关系链外，最常见的还有：脏腑系统链、经络系统链、脏腑经络系统链、营血运化系统链、气运行系统链、营血生成系统链、气生成系统链、津液生成系统链、水液运化系统链、食物运化系统链、三焦系统链等。

4. 认为在组成的关系链的系统的各个部分之间，不但存在着一般关系，而且存在着各个不同部分之间的控制和被控制关系，其在人体的主要表现有：心是脏腑系统的控制者，肝胆是整个机体阳气升发的控制者，脏是腑的控制者，脾胃是整个食物运化系统的控制者，肾是阴精的控制者，脏腑是经络的控制者，少阳是肺肾交融的控制者。

5. 认为在宇宙之中存在的物质尽管它们在构成形式和运动方式上有很多是不同的，但是在其中的很多不同物质之间在构成形式和运动方式上都是相似的，因此我们可以根据这种相似去发现不同物质的规律性。

6. 认为在不同的相似物质间，不但存在着相似，而且存在着相似物质之间的相互感应性，由于相似物质之间的相互感应性，常常使不同的相似物质的功能得到加强或减弱，所以可以通过这种相似物质之间的相互感应性去控制不同物质的功能。

7. 认为天地与人体的很多部分是相似，并相互感应的，这种感应关系大致有三个大的方面：①由客运客气引起的非其时而有其气而引起的瘟疫；②主运主气引起的时令之气而引起的时令病和五脏之气的盛衰；③由昼夜阴阳和五行主时之气而引起气血盛衰和脏腑功能的盛衰。所以我们可以应用客运客气、主运主气和昼夜的不同去发现疾病的病因、病性、病位。

8. 认为既没有不运动的物质，又没有物质的不运动，并认为一切成败都产生于运动，所以认识健康和疾病时都要从运动上去考虑。

9. 认为物质的运动形式主要有升、降、出、入四种，所以因运动异常引起的疾病也主要有四种形式，即：①由升之太过或降之不及形成的亢；②由升之不及或降之太过形成的陷；③由出之不及或入之太过引起的郁；④由出之太过或入之不及引起的逆。因此治疗疾病时必须注意升、降、浮、沉，注意解郁、平镇、降逆、升陷。

10. 认为由客观存在的复杂的世界中存在着众多的物质之间由生克制化形成的和谐平衡，因此我们处理问题时必须注意这种和谐平衡，注意太过得抑，不及得助，不可随便采用消灭的方法，以免打乱和谐平衡。

11. 认为由不同个体形成的系统中的个体所处的位置是固定的，既不可提前，又不可错后，假若发生位置的改变，就要发生疾病。

12. 认为在不同个体组成的系统的个体在整个系统中所占

的比例是固定的，既不可太过，又不可不及，假若所占比例发生变化，就要发生疾病。

13. 认为气只有一个，没有什么正气和邪气之分，其所以称为邪气和正气，仅是由于其存在的时间、数量不同而已，所以《内经》称"至而至者和，至而不至，来气不及也。未至而至，来气有余也……应则顺，否则逆，逆则变生，变则病。"

14. 认为疾病的发展中常有三个不同的阶段，每个阶段有每个阶段的特性，例如：在阳，太阳主开，阳明主阖，少阳主枢；在阴，太阴主开，厥阴主阖，少阴主枢。因此在太阳治以解表发汗，少阳治以和解表里，阳明治以清下，太阴治以温里，少阴治以扶阳抑阴，厥阴或热者治以清下，寒者治以温补。

15. 认为在疾病发展至极盛的时候，往往产生一种不能与对方和谐共处的格拒现象，其中阴盛而不能融合阳的现象称为格阳，阳盛而不能融合阴的现象称为关阴，所以治疗危重疾病时必须注意这种现象，以免真假不辨。

16. 认为既然邪气和正气都是一个气，所以在处理邪气和正气的时候，必须注意气的两重性，注意邪气可以转化为正气和正气转化为邪气。

17. 认为邪气客于人体之后，引发、不引发疾病，引发什么疾病，不但取决于邪气，而且取决于正气，不但取决于邪气的性质，而且取决于邪气的数量。

18. 认为组成人体基本物质的气、血、津液，在处于和谐时就是维持生命的要素，处于反常时就构成为发病的原因，形成痰饮、瘀血、气郁、气陷、阳亢、气逆诸病。

19. 认为不但心与情志有关，而且认为五脏均与情志有关，不过所藏情志有心藏神、肝藏魂、肺藏魄、脾藏意、肾藏志，肝在志为怒，心在志为喜，脾在志为思，肾在志为恐等而已。

20. 认为情志与五脏是互为利害的，五脏太过和不及不但可以发生不同的情志改变，而且不同的情志改变也可以影响相应的脏腑，所以既可通过治疗脏腑治疗情志的疾病，也可以通过对情志的影响治疗脏腑疾病。

21. 认为不同类别的疾病其传变规律是不同的，其中温病的传变规律如叶天士称的是"卫之后方言气，营之后方言血"，吴鞠通称的是上焦—中焦—下焦，伤寒的传变规律如张仲景称的是太阳—阳明—少阳—太阴—少阴—厥阴，瘟疫的传变规律如吴又可称的是九传。

22. 认为不同的地域不但经常发生不同的疾病，即如一般的疾病也常具有地域的特点，所以不但应该注意地方病，而且应该注意一般疾病的地区特点。

23. 认为不管是疾病的发生发展，还是治法的确立，都有它的潮流趋势规律，所以我们必须善于及时发现潮流趋势的规律和潮流趋势规律带来的深层次的问题，并提出解决的恰当方法。

24. 认为要想正确地认识疾病，必须全面地占有证据，只有这样才能避免少犯错误。所以在《内经》提出望、闻、问、切四诊之后，张景岳又提出十问，喻嘉言又提出议病式。

25. 认为要想发现问题，找出问题的症结，必须善于发现有别于其他的独特点，并利用这种特异点去发现问题和解决问题。故在《内经》提出"察九候，独小者病，独大者病，独疾者病，独迟者病，独热者病，独寒者病，独陷下者病"

之后，张景岳更著独论以阐明之。

26.认为既然疾病的发生和发展与个体、系统、局部等所处的关系中的时间、位置、比例有重要关系，所以在治疗上如何协调这些方面的关系就成了治疗疾病的重要方法。

27.认为每个疾病的发生和发展都有它的源和流、因和果、主和次，所以分析认识疾病时必须善于治病求本。例如：当发现多种原因、多种结果的复杂病变时，就应该善于采用：①比较容易治愈的先治，比较困难的后治；②严重影响气机升降出入的先治，其他后治；③采用恰当的逆之、从之、逆而从之、从而逆之，使气调合的方法治疗。

28.认为客邪引起的疾病，当其没有引起机体的复杂变化时，必须及时地采用针对性的祛邪方法迅速地解决问题，正如张子和所说："夫病之一物，非人身素有之也，或自外而入，或由内而生，皆邪气也。邪气加诸身，速攻之可也，速去之可也。"

29.认为疾病在其不断的演变中，随时可能发生性质的改变，因此必须如张仲景所说："观其脉证，知犯何逆，随证治之。"

30.认为不管是病因、病机，还是药物，它们的性质不但与固有的特性有关，而且常常因为数量的改变而改变，即如同一个火也因多少而有"壮火之气衰，少火之气壮；壮火食气，气食少火；壮火散气，少火生气"，一个麻黄因其量少而通阳，因其量大而发汗。

31.认为不但不同的物质、不同的系统有不同的性质，即如不同或相同的排列组合形式也常产生不同的性质特点，故《伤寒论》一书中把桂枝、芍药、甘草、生姜、大枣不同用量比例组成的方剂，分别称为桂枝汤、桂枝芍药汤、桂枝加桂汤，用于治疗不同的疾病。

（三）中医对物质学基础的认识

归纳起来，大致有对人的机体和治病物质的认识两部分。

1.对人的机体的认识。构成人体的基本物质有精、气、血、津液四个部分，在这四个部分组成的物质中，不但各有各的特性和功能，而且在一定条件下可以相互转化。在物质组成的器官、官窍、形体中，不但存在着如心居胸腔，有心包护卫，主血脉和神志；肺居胸腔，主气，主宣发、肃降、治节，司呼吸，通调水道，朝百脉；脾位于中焦，主运化水谷，升清，统血；肝居于胁下，主疏泄，藏血；肾位于腰部，藏精，主生长发育，主水液，主纳气；胆主储存，排泄胆汁，决断；胃主受纳，腐熟水谷，通降；小肠主受盛，化物，泌别清浊；大肠主传化糟粕；膀胱主储存、排泄尿液；眼主视觉，耳主听觉，鼻主嗅觉，咽主吞咽，喉助呼吸发音等功能。而且认为存在着和五脏间的心生脾，脾生肺，肺生肾，肾生肝，肝生心和心克肺，肺克肝，肝克脾，脾克肾，肾克心的相生相克；脏与腑间的心与小肠相表里，脾与胃相表里，肺与大肠相表里，肾与膀胱相表里；脏与官窍间的心开窍于舌和耳，肝开窍于目，脾开窍于口，肺开窍于鼻，肾开窍于耳；脏与躯体部分间的心主血脉，肝主筋，脾主肌肉，肺主皮毛，肾主骨的关系，且心肺相结合又组成上焦，脾胃相结合又组成中焦，肝肾相结合又组成下焦，形成上、中、下焦的不同功能和上、中、下焦结合形成的三焦系统功能。

在系统中，不但有如脏腑与局部之间形成的心主血脉，藏神，在窍为舌和耳，在志为喜，在液为汗的心系统；肝藏血，主疏泄，在体合筋，开窍于目，在志为怒，在液为泪的肝系统；肺主气，司呼吸，通调水道，宣散卫气，朝百脉，主治节，主皮毛，开窍于鼻，在志为悲，在液为涕的肺系统；脾主运化，升清，统血，在体合四肢肌肉，开窍于口，在志为思，在液为涎的脾系统；肾藏精，主水，主骨髓，在窍为耳和二阴，在志为恐，在液为唾的肾系统。脏腑与经络之间形成的肺手太阴经系统、大肠手阳明经系统、胃足阳明经系统、脾足太阴经系统、心手少阴经系统、小肠手太阳经系统、膀胱足太阳经系统、肾足少阴经系统、三焦手少阳经系统、胆足少阳经系统、肝足厥阴经系统。而且有肺、脾、肾、三焦、膀胱等功能相同部分组成的水液运化系统，脾胃、肝、心等功能相同部分组成的食物运化系统，以及气的生成系统，血的生成系统、气的运化系统、血的运化系统。

在控制与被控制中，不但认为心是脏腑系统中最高控制者，脏腑是经络的控制者，肾是元阴元阳的控制者，胆是诸脏腑升生的控制者，三焦是水液升降的控制者，而且认为少阳控制着肺与肾的交融，肝控制着胆，肾控制着膀胱，心控制着小肠，脾控制着胃等。

在位置与序列上，不但认为心为君主，肺为相傅，肝为将军，而且认为存在着心生脾，脾生肺，肺生肾，肾生肝，肝生心和心克肺，肺克肝，肝克脾，脾克肾，肾克心以及自然界中的运气等的影响。

2. 治病物质的认识。认为治病物质主要有两种。其一是药物，其二是其他。在应用药物治疗时，不但要求注意药物的基本特性如阴阳、寒热、补泻、五味、归经、升降浮沉，而且要求注意药物的类属特性（如解表、活血、驱虫），药物专属特性的专病专药、专证专药、专位专药，以及药物组成的七情关系，组成方剂中的君、臣、佐、使，剂型，用药途径，用药的频率，用药的时间。在应用其他治疗方法时，不但要求注意针、灸、按摩、拔罐等的适应证和采用的方法，而且要求注意随时发现其他的手段。

（四）中医对客观证据的分析方法

为要正确地、准确地收集疾病的证据，首先要切忌片面性，提倡全面性，前人在这方面做了大量工作，并提出了切实可行的方法。1991年国家中医药管理局医政司制定了中医病案书写规范，明确了收集证据的注意事项，但我认为收集证据时还应注意以下几个问题，即：①有的患者自己认为自己具有一定或丰富的医学知识，有意或无意地对某些实际非常关键的病史、病因、症状、体征不予陈述；②患者或陈述人自己认为其某某症状或某某疾病是当前的主要问题而大肆渲染，而对某些实际非常关键而有鉴别意义的病因、病史、症状、体征认为不重要而不予陈述；③患者本来是一个严重的疾病，但代述人因唯恐多花钱或怕其长期拖累自己而故意将病情轻描淡写，甚至把重要的病史、病因、症状、体征进行掩盖，也有的患者的疾病本来不严重，但因其是患者的亲密者或者是直接影响陈诉者前途或生计的人，则陈诉人故意将病情夸大，而对真正具有鉴别意义的故意不予陈述；④患者是西医或者是经过多个医生或医院诊治过的病人，由于他们对西医的病名、西医病名下的诊断依据特别熟悉或具有较深刻的认识，所以在陈述的过程中常常以西医的病名和西医病名诊断下的依据进行陈述，而对中医认为非常关键而西医不能解释的病因、病史、症状、体征故意不予陈述；⑤患者或陈述者因受某些医生或朋友的误导，自认为其是某种严重的疾病，在陈述的过程中故意或无意的以根本不存在的病因、症状进行陈述，而对实际具有重要鉴别价值的病因、症状加以否认。

为要正确而准确地进行辨证论治，必须在全面地、准确地占有证据的基础上，按照中医的思维方式分析认识所有的证据，并找出规律性。其中主要的有在一分为二的阴阳观的指导下，找出其是属阴属阳，属表属里，属寒属热，属虚属实；在运动中产生抑制和促进关系的五行生克的指导下，找出其是属木、属火、属土、属金、属水，是关系中相生，还是相克；在系统观的指导下，找出其是属于脏系统中哪个脏，经络系统中的哪个经络；在控制观的指导下，找出其是属于哪个控制下的部分；在相似观的指导下，找出其与什么相似；在相似相应观的指导下，找出其与什么相似和相应；在天人相应观指导下，找出其与客运客气、时令、昼夜、风寒暑湿燥火的关系，并依据这种关系找出疾病的所在部位、病因、病机；在运动升降出入观的指导下，找出其是属于郁，还是失升、失降、过亢、下陷；在太过不及观指导下，找出其是虚，还是实，是邪盛，还是正虚；在位置观的指导下，找出其是非其位，还是当其位；在比例观的指导下，找出其是比例的失当，还是恰当；在时间观的指导下，找出其是阳盛之时，还是阴盛之时，是阳升之时，还是阴降之时，是肝旺之时，还是心旺之时，脾旺之时，肾旺之时，肺旺之时；在三个层次观的指导下，找出其是在阴在阳，是阴阳的开，是阴阳的阖，是阴阳的枢；在三焦观的指导下，找出其是属于上焦，属于中焦，属于下焦，还是三焦俱病；在关格观的指导下，找出其是格阳，还是关阴；在两重性观的指导下，找出其是属于正气，还是邪气；在标本观的指导下，找出其是属标，还是属本，属中气；在五脏与情志互为利害观的指导下，找出其是属于脏而及于情志，还是情志及于五脏；在诊法注意全面，善抓独特观的指导下，不但要全面认识，而且要善于抓住特点发现问题；在顺序次第观的指导下，不但要善于找出次第关系，而且要处理好君臣佐使；在地域观的指导下，不但要善于找出地方病，而且要找出地域对一般疾病带来的影响；在邪气性质决定疾病性质观的指导下，不但要善于根据邪气的性质发现疾病的性质，而且要善于发现邪气数量多少引发的不同疾病；在发病相对观的指导下，不但要找出邪气是引发疾病的祸首，而且还要找出正虚是发病的原因；在谐和观的指导下，不但要找出是和谐失调，还要找出是特异的邪气致病。

　　在治疗疾病上，首先确定治疗大法，然后再确定细节。在治疗大法上，主要有两大类，即：一是谐和法，二是专病专法。其中专病专法有两种，其一是专病专药法，其二是专病专法法。谐和法主要有 39 种，即：①随证治之法；②先表后里法；③先治猝病，后治痼疾法；④调和营卫法；⑤缓中补虚法；⑥安中益气法；⑦治病求本法；⑧先治其标法；⑨标本兼治法；⑩正治法；⑪反治法；⑫寒者热之法；⑬热者寒之法；⑭坚者削之法；⑮客者除之法；⑯劳者温之法；⑰结者散之法；⑱留者攻之法；⑲燥者濡之法；⑳散者收之法，

㉑ 损者温之法；㉒ 逸者行之去；㉓ 惊者平之法；㉔ 上之法；㉕ 下之法；㉖ 按摩法；㉗ 洗浴法；㉘ 薄贴法；㉙ 劫夺法；㉚ 开泄法；㉛ 发散法；㉜ 热因热用法；㉝ 塞因塞用法；㉞ 寒因寒用法；㉟ 通因通用法；㊱ 调理三焦法；㊲ 交通心肾法，㊳ 泻南补北法；㊴ 补肾纳气法。

（五）运作的方式和程序要求

首先要求将收集到的证据进行宏观分类，在宏观分类中主要的有：①以阴阳观为核心的阴阳、表里、虚实、寒热。②以系统控制观为核心的脏腑系统、经络系统、气血系统、三焦系统。③以病因发病观为核心的病因、发病。④以五行生克观为核心的生、克、乘、侮等。然后再进行细则的分类，并找出如科属中的急性热病、流行病、内科病、外科病、皮科病、妇科病、儿科病、眼科病、耳科病、鼻科病、咽喉科病、口齿科病、危重病的基本特点，以及每种疾病的特殊规律和应注意的问题。

第二节　辨证论治的目的要求与方法

辨证论治是在中医思维方式的指导下的一个系统工程。辨证论治不但要求明确认识发病的原因，发病部位中的系统、部位，疾病性质的阴阳、表里、虚实、寒热，疾病运动过程中的升降浮沉，而且要求明确各种关系的主次、比例、先后联系，以及应该采用的方式。

一、辨证论治的目的要求

（一）确定发病的原因

风、寒、暑、湿、燥、火、喜、怒、忧、思、悲、恐、惊、饮食等都是客观存在，并在生活中每时每刻接触，每时每刻都离不开，甚或依靠其生长发育的物质，其所以形成为病因，不但取决于其性质和数量，而且取决于正气；不但取决于形成病因物质的性质，而且取决于正气和邪气之间的关系，正如仲景《金匮要略》所说："夫人禀五常，因风气而生长，风气虽能生万物，亦能害万物，如水能浮舟，亦能覆舟。"所以同样一种邪气客于人体，既可引发疾病，又可不引发疾病，既可引发此种疾病，又可引发彼种疾病，正如仲景《金匮要略》所说："若五脏元真通畅，人即安和，客气邪风，中人多死，千般灾难，不越三条：一者，经络受邪，入脏腑，为内所因也；二者，四肢九窍，血脉相传，壅塞不通，为外皮肤所中也。""清邪居上，浊邪居下，大邪中表，小邪中里，馨饪之邪，从口入者，宿食也。五邪中人，各有法度，风中于前，寒中于暮，湿伤于下，雾伤于上，风令脉浮，寒令脉急，雾伤皮腠，湿留关节，食伤脾胃，极寒伤筋，极热伤络。"因此辨证时，不但要求明确发病的原因，病因的数量，发病的部位，而且要求明确正气，明确正气的通畅与郁滞，明确正气与邪气的关系。若内生邪气的痰饮、水气、瘀血、气郁，则不但要求明确邪气的性质、数量、部位，而且要求明确邪气与正气的关系，正气的通畅与郁滞，气血津液之间的关系。

其中因风性轻扬，善行而数变，四时均可致病，风性主动，致病具有动摇不定的特点，故凡眩晕、震颤、四肢抽搐，甚或颈项强直、角弓反张均属于风邪致病，又因肝主风，故凡头目眩晕，四肢抽搐，肢麻、震颤、强直，乃至猝然昏倒，不省人事，口眼歪斜，半身不遂，亦为风病。寒乃阴邪，易伤人之阳气，寒性收引、凝滞，故凡恶寒，筋脉拘急，疼痛，肢冷均为寒病。燥邪致病，易伤津液，使人皮肤干燥皲裂，口鼻干燥、咽干口渴均为燥病。火为热之极，其性上炎，故凡高热、恶热、烦渴、尿赤均为火病。暑为夏季火热之邪，其性炎热，最易伤津耗气，且多夹湿，故凡夏季高热面赤，心烦，脉洪大，或口渴喜饮，汗多，气短乏力，或四肢困倦、胸闷呕吐、泄泻者均为暑病。湿性属水，易阻气机，损伤阳气，重浊黏滞，故凡脘腹痞胀、大便不爽、周身困重、四肢倦怠、头重如裹等均为湿病。按各病的含义而定病因，并确定治法、方药、用法、用量。

（二）确定发病的部位

从疾病的发病部位来看主要有 3 种：其一是局部定位，其二是系统定位，其三是控制定位。

1. 局部定位　有些疾病仅是某些病因引起的某些局部疾病，并没有影响到整体，没有影响到系统。例如某些外力的打击引起的局部损伤，风、寒、暑、湿、燥、火引起的局部损伤，饮食不节突然引起的胃痛等。这些疾病仅需明确病因和局部定位即可，并根据病位找出恰当的治法、方药、用法、用量。

2. 系统定位　在病程较久而且复杂，严重的疾病中尤其应该注意。其中主要的系统定位有脏腑系统定位、经络系统定位、气的运行系统定位、气的生成系统定位、血的运行系统定位、血的生成系统定位、食物运化系统定位、水液运化系统定位、三焦系统定位、五行生克系统定位等 10 种。

（1）脏腑系统定位：即按照"肝象木，王于春，其脉弦，其神魂，其候目，其华在爪，其充在筋，其声呼，其臭臊，其味酸，其液泣，其色青，其藏血，足厥阴其经也，与胆合，胆为腑而主表，肝为脏而主里，肝气盛为血有余，则病目赤，两胁下痛引小腹，善怒，气逆则头眩耳聋不聪，颊肿，是肝气之实也，则宜泻之。肝气不足，则病目不明，两胁拘急，筋挛不得太息，爪甲枯，面青，善悲恐，如人将捕之，是肝气之虚也，则宜补之。""心象火，王于夏，其脉钩而洪大，其候舌，其声言，其臭焦，其味苦，其液汗，其养血，其色赤而藏神，手少阴其经也，与小肠合，小肠为腑而主表，心为脏而主里，心气盛为神有余，则病胸内痛，胁支满，胁下痛，髆背博腋间痛，两臂内痛，喜笑不休，是心气之实也，则宜泻之。心气不足，则胸腹大，胁下与腰背相引痛，惊悸恍惚，少颜色，舌本强，善忧悲，是为心气之虚也，则宜补之。""脾象土，王于长夏，其脉缓，其候口，其声歌，其臭香，其味甘，其液涎，其养形肉，其色黄，而藏意，足太阴其经也，与胃合，胃为腑主表，脾为脏主里。脾气盛为形有余，则病腹胀，溲不利，身重苦饥，足痿不收，胻瘛疭，脚下痛，是为脾气之实也，则宜泻之。脾气不足，则四肢不用，后泄，食不化，呕逆，腹胀肠鸣，是为脾气之虚也，则宜补之。""肺象金，王于秋，其脉如毛而浮，其候鼻，其声哭，其臭腥，其味辛，其液涕，其养皮毛，其藏气，其色白，其神魄，手太阴其经也，与大肠合，大肠为腑主表，肺为脏主里。肺气盛为气有余，则病喘咳上气，肩背痛，汗出尻，阴股膝踹胫足皆痛，是为肺气之实也，则宜泻之。肺气不足，则少气不能报息，耳聋嗌干，是为肺气之虚也，则宜补之。""肾象水，王于冬，其脉如石而沉，其候耳，其声呻，其臭腐，其味咸，其液唾，其养骨，其色黑，其神志，足少阴其经也，与膀胱合，膀胱为腑主表，肾为脏主里。肾气盛为志有余，则病腹胀飧泄，体肿喘咳，汗出憎风，面目黑，小便黄，是为肾气之实也，则宜泻之，肾气不足则厥，腰背冷，胸内痛，耳鸣苦聋，是为肾气之虚也，则宜补之。肾病者，腹大体肿，喘咳，汗出憎风，虚则胸中痛"。"胆象木，王于春，足少阳其经也，肝之腑也，谋虑出焉，诸腑脏皆取决断于胆。其气盛为有余，则病腹内冒冒不安，身躯习习，是为胆气之实也，则宜泻之；胆气不足，其气上溢而口苦，善太息，呕宿汁，心下澹澹，如人将捕之，嗌中介介数唾，是为胆气之虚也，则宜补之。""小肠象火，王于夏，手太阳其经也，心之腑也，水液下行为溲便者流于小肠。其气盛为有余，则病小肠热焦竭干涩，小肠䐜胀，是为小肠之气实也，则宜泻之；小肠不足，则寒气客之，肠病惊跳不言，乍来乍去，是为小肠气之虚也，则宜补之。""胃象土，王于长夏，足阳明其经也，脾之腑也，为水谷之海，诸脏腑皆受水谷之气于胃。气盛为有余，则病腹䐜胀气满，是为胃气之实也，则宜泻之；胃气不足，则饥而不受水谷，疏泄呕逆，是为胃气之虚也，则宜补之。""大肠象金，王于秋，手阳明其经也，肺之腑也，为传导之官，变化糟粕出焉。其气盛为有余，则病肠内切痛如锥刀刺无休息，腰背寒痹挛急，是为大肠之实，则宜泻之；大肠气不足，则寒气客之，善泄，是大肠之气虚也，则宜补之。”“膀胱象水，王于冬，足太阳其经也，肾之腑也，五谷五味之津液悉归于膀胱，气化分入血脉以成骨髓也，而津液之余者入胞则为小便。其气盛为有余，则病热胞涩小便不通，小腹满肿痛，是为膀胱气之实也，则宜泻之；膀胱气不足，则寒气客之，胞滑小便数而多也，面色黑，是膀胱气之虚也，则宜补之”（《诸病源候论》）等的含义定位，并按照这一系统定位确定治法、方药、用法、用量。

（2）经络系统定位：即按照“肺手太阴之脉，起于中焦，下络大肠，还循胃口，上膈属肺，从肺系横出腋下，下循臑内，行少阴心主之前，下肘中，循臂内上骨下廉，入寸口，上鱼，循鱼际，出大指之端；其支者，从腕后直出次指内廉，出其端。是动则病肺胀满膨膨而喘咳，缺盆中痛，甚则交两手而瞀，此为臂厥。是主肺所生病者，咳，上气喘渴，烦心胸满，臑臂内前廉痛厥，掌中热。气盛有余，则肩背痛风寒，汗出中风，小便数而欠。气虚则肩背痛寒，少气不足以息，溺色变”。“大肠手阳明之脉，起于大指次指之端，循指上廉，出合谷两骨之间，上入两筋之中，循臂上廉，入肘外廉，上臑外前廉，上肩，出髃骨之前廉，上出于柱骨之会上，下入缺盆络肺，下膈属大肠；其支者，从缺盆上颈贯颊，入下齿中，还出挟口，交人中，左之右，右之左，上挟鼻孔。是动则病齿痛颈肿。是主津液所生病者，目黄口干，鼽衄，喉痹，肩前臑痛，大指次指痛不用。气有余则当脉所过者热肿，虚则寒栗不复”。“胃足阳明之脉，起于鼻之交頞中，旁纳太阳之脉，下循鼻外，入上齿中，还出挟口环唇，下交承浆，却循颐后下廉，出大迎，循颊车，上耳前，过客主人，循发际，至额颅；其支者，从大迎前下人迎，循喉咙，入缺盆，下膈属胃络脾；其支者，从缺盆下乳内廉，下挟脐，入气街中；其支者，起于胃口，下循腹里，下至气街中而合，以下髀关，抵伏兔，下膝膑中，下循胫外廉，下足跗，入中指内间；其支者，下廉三寸而别，下入中指外间；其支者，别跗上，入大指间，出其端。是动则病洒洒振寒，善呻数欠颜黑，病至则恶人与火，闻木声则惕然而惊，心欲动，独闭户塞牖而处，甚则欲上高而歌，弃衣而走，贲响腹胀，是为骭厥。是主血所生病者，狂疟，温淫汗出，鼽衄，口喝唇胗，颈肿喉痹，大腹水肿，膝膑肿痛，循膺、乳、气街、股、伏兔、䯒外廉、足跗上皆痛，中指不用。气盛则身以前皆热，其有余于胃，则消谷善饥，溺色黄。气不足则身以前皆寒栗，胃中寒则胀满"。"脾足太阴之脉，起于大指之端，循指内侧白肉际，过核骨后，上内踝前廉，上踹内，循胫骨后，交出厥阴之前，上膝股内前廉，入腹属脾络胃，上膈，挟咽，连舌本，散舌下；其支者，复从胃，别上膈，注心中。是动则病舌本强，食则呕，胃脘痛，腹胀善噫，得后与气则快然如衰，身体皆重。是主脾所生病者，舌本痛，体不能动摇，食不下，烦心，心下急痛，溏瘕泄、水闭、黄疸，不能卧，强立股膝内肿厥，足大指不用。""心手少阴之脉，起于心中，出属心系，下膈络小肠；其支者，从心系上挟咽，系目系；其支者，复从心系却上肺，下出腋下，下循臑内后廉，行太阴心主之后，下肘内，循臂内后廉，抵掌后锐骨之端，入掌内后廉，循小指之内出其端。是动则病嗌干心痛，渴而欲饮，是为臂厥。是主心所生病者，目黄胁痛，臑臂内后廉痛厥，掌中热痛。""小肠手太阳之脉，

起于小指之端，循手外侧上腕，出踝中，直上循臂骨下廉，出肘内侧两筋之间，上循臑外后廉，出肩解，绕肩胛，交肩上，入缺盆络心，循咽下膈，抵胃属小肠；其支者，从缺盆循颈上颊，至目锐眦，却入耳中；其支者，别颊上𬶍抵鼻，至目内眦，斜络于颧。是动则病嗌痛颔肿，不可以顾，肩似拔，臑似折。是主液所生病者，耳聋目黄颊肿，颈颔肩臑肘臂外后廉痛。""膀胱足太阳之脉，起于目内眦，上额交巅；其支者，从巅至耳上角；其直者，从巅入络脑，还出别下项，循肩髆内，挟脊抵腰中，入循膂，络肾属膀胱；其支者，从腰中下挟脊贯臀，入腘中；其支者，从髆内左右，别下贯胛。挟脊内，过髀枢，循髀外从后廉下合腘中，以下贯踹内，出外踝之后，循京骨，至小指外侧。是动则病冲头痛，目似脱，项如拔，脊痛腰似折，髀不可以曲，腘如结，踹如裂，是为踝厥。是主筋所生病者，痔疟狂癫疾，头囟项痛，目黄泪出鼽衄，项背腰尻腘踹脚皆痛，小指不用。""肾足少阴之脉，起于小指之下，邪走足心，出于然谷之下，循内踝之后，别入跟中，以上踹内，出腘内廉，上股内后廉，贯脊属肾络膀胱；其直者，从肾上贯肝膈，入肺中，循喉咙，挟舌本；其支者，从肺出络心，注胸中。是动则病饥不欲食，面如漆柴，咳唾则有血，喝喝而喘，坐而欲起，目䀮䀮如无所见，心如悬若饥状，气不足则善恐，心惕惕如人将捕之，是为骨厥。是主肾所生病者，口热舌干，咽肿上气，嗌干及痛，烦心心痛，黄疸肠澼，脊股内后廉痛，痿厥嗜卧，足下热而前。""心主手厥阴心包络之脉，起于胸中，出属心包络，下膈，历络三焦；其支者，循胸出胁，下腋三寸，上抵腋，下循臑内，行太阴少阴之间，入肘中，

下臂行两筋之间，入掌中，循中指出其端；其支者，别掌中，循小指次指出其端。是动则病手心热，臂肘挛急，腋肿，甚则胸胁支满，心中憺憺大动，面赤目黄，喜笑不休。是主脉所生病者，烦心心痛，掌中热。""三焦手少阳之脉，起于小指次指之端，上出两指之间，循手表腕，出臂外两骨之间，上贯肘，循臑外上肩，而交出足少阳之后，入缺盆，布膻中，散落心包，下膈，循属三焦；其支者，从膻中上出缺盆，上项，系耳后直上，出耳上角，以屈下颊至䪼；其支者，从耳后入耳中，出走耳前，过客主人前，交颊，至目锐眦。是动则病耳聋浑浑焞焞，嗌肿喉痹。是主气所生病者，汗出，目锐眦痛，颊痛，耳后肩臑肘臂外皆痛，小指次指不用。""胆足少阳之脉，起于目锐眦，上抵头角，下耳后，循颈行手少阳之前，至肩上，却交出手少阳之后，入缺盆；其支者，从耳后入耳中，出走耳前，至目锐眦后；其支者，别锐眦，下大迎，合于手少阳，抵于䪼，下加颊车，下颈合缺盆以下胸中，贯膈络肝属胆，循胁里，出气街，绕毛际，横入髀厌中；其直者，从缺盆下腋，循胸过季胁，下合髀厌中，以下循髀阳，出膝外廉，下外辅骨之前，直下抵绝骨之端，下出外踝之前，循足跗上，入小指次指之间；其支者，别跗上，入大指之间，循大指歧骨内出其端，还贯爪甲，出三毛。是动则病口苦，善太息，心胁痛不能转侧，甚则面微有尘，体无膏泽，足外反热，是为阳厥。是主骨所生病者，头痛颔痛，目锐眦痛，缺盆中肿痛，腋下肿，马刀侠瘿，汗出振寒，疟，胸胁肋髀膝外至胫绝骨外踝前及诸节皆痛，小指次指不用。""肝足厥阴之脉，起于大指丛毛之际，上循足跗上廉，去内踝一寸，上踝八寸，交出太阴之后，上腘内廉，循股阴入毛中，过阴器，抵小腹，挟胃属肝络胆，上贯膈，布胁肋，循喉咙之后，上入颃颡，连目系，上出额，与督脉会于巅；其支者，从目系下颊里，环唇内；其支者，复从肝别贯膈，上注肺。是动则病腰痛不可以俯仰，丈夫㿉疝，妇人少腹肿，甚则嗌干，面尘脱色，是主肝所生病者，胸满呕逆飧泄，狐疝遗溺闭癃。"（《灵枢》）等的含义，并按照这一系统定位确定治法、方药、用法、用量。

（3）气的运行系统定位：即按照气的运动形式是升降出入。在气的升降出入运行中主要有三种途径：其一是脾与胃相表里，脾主升，胃主降，共同形成一个升降斡旋体系；其二是肝胆诸脏之阳气以上升，肺居上焦主肃降，共同形成一个全身的升降斡旋体系；其三是肺居上焦，肾居下焦，肺主出气，肾主纳气，通过三焦的升降斡旋的升降斡旋体系。在这三个升降斡旋体系中，由于肺在气的升降出入中，不但主宣发，而且主肃降，不但可以使机体内外之气进行交换，而且可以通过它的宣降使气既可达于上中下三焦或直达下焦。由于肝胆主诸脏之气的上升，所以肝胆之气郁滞则百病蜂生，诸病气郁均可引起肝胆之气不升。由于脾主升，胃主降，所以脾胃之疾大多升降失常，治脾必须治胃，治胃必须兼治脾等的含义定位，并按照这一系统定位确定治法、方药、用法、用量。

（4）气的生成系统定位：即按照气的生成来源主要有二：其一是由父母之精相结合而来的先天之气；其二是后天之气。在先天之气中又有两大类：其一是由精而化生之气，其二是由血而化生来的气。在后天之气中又有四大类：其一是由脾胃运化水谷而来的气，其二是由肺运化而来的大气，其三是由脏腑经络化生而来的气，其四是由营血生而来的气等的含义定位，并按照这一系统定位确定治法、方药、用法、用量。

（5）营血的运行系统定位：即按照血形成以后，由心所主，在气帅血行下，分成两支，其中一支，由心上注肺脉，在肺中与自然界中的大气的精华部分相结合而化合成营气，再经经隧还注于心。一支则由心直接注入脉中，循行于周身内外，然后还注于心。在这个循环中，肝具有藏血，脾具有统血以调节血量分布的作用。此外，昼夜、四季的阴阳变化对于营血的表里分布亦有调节作用，故《灵枢》云"如是而已，与天地同纪"等的含义定位，并按照这一系统定位确定治法、方药、用法、用量。

（6）营血形成系统定位：即按照：一精归化，化而生血，二中焦取汁变化而赤是为血。就是说，一部分由肾精、五脏六腑之精转化而形成血，一部分通过脾胃的运化将水谷中的精华化合而成为血。血形成之后，经心注于脉和肺，并在肺和皮毛与大气中的精华部分相化合而成营血等的含义定位，并按照这一系统定位确定治法、方药、用法、用量。

（7）食物的运化系统定位：即按照食物进入于胃之后，其中的一部轻清部分迅速地注入于肝，而淫气于筋；一部较浊部分通过脾的运化，将其中的精华输注于心，入脉，归经，注肺，再经脉至皮毛，并在肺与皮毛与大气中的精华相化合形成营气，并归腑，储藏于脏，尤其储藏于肾。通过脾的运化而未分解出的精华和糟粕注入小肠、大肠，通过受盛、化物、泌别清浊，再将食物中的部分精华归注于脉，与大气相合而成营血。此外，在整个食物运化过程中，脾胃虽起着关键作用，但由于脾的运化动力来源主要靠肾和心火，升发又靠肝胆，所以心、肝、肾在整个食物运化系统的运行中也起重要作用等的含义定位，并按照这一系统定位确定治法、方药、用法、用量。

（8）津液运化系统定位：即按照：一部分津液由阴精化生而来，一部分由后天饮水而来。津液一旦形成之后即起着濡筋骨、润脏腑的作用。其中水液入胃之后，水液中的精华部分即上输于脾，在脾经过脾的运化，将其中的一部分精华部分上输于肺，一部分直接输布于三焦，一部分输布于全身的肌肉。其中入肺的部分，经过肺的宣发肃降一部分很快地到达人体的上部和皮毛，另一部分则经三焦水道到达膀胱和身体的下部，其中的入三焦部分，通过三焦的决渎，将其中的一部分输布于全身各个部分，另一部分则输布于膀胱。其中的肌表部分，一部分形成汗液排出体外，另一部分又返转回来输布肺、脾、肾、三焦、膀胱。膀胱在接受了肺、三焦、皮毛等输布来的津液后，一部分较浊的部分形成尿液，一部分较清部分则又返转输布于肺、皮毛、三焦。此外，肾在整个津液运化过程中，起着重要的调节作用，故《内经》称："肾者，水脏，主津液。"因为肾气一方面是脾的散精、肺的通调水道、小肠泌别清浊的动力，另一方面又是三焦输布津液、膀胱输布津液和排除尿液的动力。肝主整体气机的疏泄，调达三焦的气治，所以对津液输布环流也有重要作用等的含义定位，并按照这一系统定位确定治法、方药、用法、用量。

（9）三焦系统定位：即按照：一是上、中、下三个不同的部位。其中上焦指膈以上的胸部，包括心肺两脏，以及头面部，其特点是主气的升发和宣散，即宣发卫气，布散水谷津微以营养全身。中焦指膈以下，脐以上的上腹部，主要包括脾胃，其特点是主消化吸收并输布水谷精微和化生血液。下焦指脐以下，包括肝肾、大肠、小肠、膀胱，其特点是主排泄糟粕、尿液。二是三焦是一个有名无实主管水谷通路的器官，三焦气盛有余则胀气满于皮肤内，轻轻然而不牢，或小便涩，或大便难；三焦之气不足则寒气客之，病遗尿，或泄利，或胸满，或食不进等含义定位，并按照这一系统定位确定治法、方药、用法、用量。

（10）五行生克系统定位：即按照肝属木，心属火，脾属土，肺属金，肾属水，在运行的过程中肝木生心火，心火生脾土，脾土生肺金，肺金生肾水，肾水生肝木和肝木克脾土，脾土克肾水，肾水克心火，心火克肺金，肺金克肝木的含义定位，并按照这一系统定位确定治法、方药、用法、用量。

3.控制定位　在病程很久，而且极其复杂的疾病中尤应注意。其中主要的控制定位有：心控制诸脏腑定位、少阳胆控制诸脏腑生升定位、脏控制腑定位、脏腑控制经络定位、脏控制体定位、脏控制窍定位以及脏控制血定位、脏腑控制津液定位、脏腑控制气定位等。

（1）心控制诸脏腑定位：即按照"心者，君主之官也，神明出焉。肺者，相傅之官，治节出焉。肝者，将军之官，谋虑出焉。胆者，中正之官，决断出焉。膻中者，臣使之官，喜乐出焉。脾胃者，仓廪之官，五味出焉。大肠者，传导之官，变化出焉。小肠者，受盛之官，化物出焉。肾者，作强之官，伎巧出焉。三焦者，决渎之官，水道出焉。膀胱者，州都之官，津液藏焉，气化则能出矣。凡此十二官者，不得相失也。主明则下安"（《内经》）等定位，并按照这一控制系统定位确定治法、方药、用法、用量。

（2）少阳胆控制诸脏腑生升定位：即按照："胆者，少阳春生之气，春气升则万化安，故胆气春升，则余脏从之，所以十一脏取决于胆也"（《脾胃论》），"气血冲和，百病不生。一有怫郁，诸病生焉。故人身诸病多生于郁"（《丹溪心法》）等的含义去控制定位，并按照这一控制系统定位确定治法、方药、用法、用量。

（3）脏控制腑定位：即按照心与小肠相表里，肝与胆相表里，脾与胃相表里，肺与大肠相表里，肾与膀胱相表里等控制含义定位，并按照这一控制系统定位确定治法、方药、用法、用量。

（4）脏控制体定位：即按照"心者……其充在血脉"，"肺者，……其充在皮"，"肾者……其充在骨"，"肝者……其充在筋"，"脾胃……其充在肌"等控制含义去定位，并按照这一控制系统定位确定治法、方药、用法、用量。

（5）脏控制窍定位：即按照肾开窍于耳和二阴，脾开窍于口，肺开窍于鼻，肝开窍于目，心开窍于耳和舌等控制含义去定位，并按照这一控制系统定位确定治法、方药、用法、用量。

（6）脏腑控制经络定位：即按照肺手太阴经、大肠手阳明经、胃足阳明经、脾足太阴经、小肠手太阳经、膀胱足太阳经、肾足少阴经、心手少阴经、心包手厥阴经、三焦手少阳经、胆足少阳经、肝足厥阴经等控制含义去定位，并按照这一控制系统定位确定治法、方药、用法、用量。

（7）脏控制血定位：按照心主血、肝藏血、脾统血等控制含义去定位，并按照这一控制系统定位确定治法、方药、用法、用量。

（8）脏腑控制津液定位：即按照"肾者主水"，"饮入于胃，游溢精气，上输于脾，脾气散精，上归于肺，通调水道，下输膀胱"，"三焦者，决渎之官，水道出焉。膀胱者，州都之官，津液藏焉，气化则能出矣"（《内经》）和"三焦者，水谷之道路，气之所终始也。三焦调适，气脉平均，则能宣通水液，行入于经，化而为血，灌溉周身。若三焦气塞，脉道壅闭，则水饮停滞，不得宣行，聚成痰饮"（《圣济总录》）等控制含义去定位，并按照这一控制系统定位确定治法、方药、用法、用量。

（9）脏腑控制气定位：即按照肺主气，司呼吸，宣散卫气；肝主气之疏泄；肺主出气，肾主纳气；脾胃为中气，主气之斡旋；胆为春生之气，春气升则万化安等控制含义去定位，并按照这一控制系统定位确定治法、方药、用法、用量。

（10）少阳控制肺肾之交融：即按照"少阳属肾，肾上连肺，故将两脏"（《内经》）的控制含义去定位，并按照这一控制系统定位确定治法、方药、用法、用量。

（三）确定疾病的性质

从疾病的性质来看主要有四类八种：即阴阳、表里、虚实、寒热。其中阴阳、表里、虚实、寒热既有宏观所指，又有微观所指。所谓宏观所指是指，从总体上看凡以"表为阳，里为阴；热为阳，寒为阴；上为阳，下为阴；气为阳，血为阴；动为阳，静为阴；多言者为阳，无声者为阴；喜明者为阳，喜暗者为阴；阳微者不能呼，阴微者不能吸；阳病者不能俯，阴病者不能仰；以脉而言则浮大滑数之类皆阳也，沉微细涩之类皆阴也。""表证者，邪气之自外而入者也。""里证者，病之在内在脏也。""虚实者，有余不足也。""寒热者，阴阳之化也"（《景岳全书》）。故凡六淫邪气经皮毛、口鼻侵入时所产生的证候均称表证，疾病深入于里（脏腑、气血、骨髓）的一类证候均称里证，感受寒邪或阴盛或阳虚所表现的一类证候均称寒证，感受热邪阳盛阴虚，人体功能活动亢进的一类证候均称热证。所谓微观所指，是指具体部位的阴阳、表里、虚实、寒热。例如：若后天之气血、脏腑、寒热俱虚称阴虚、阳虚，肾阴虚称肾阴虚，肾阳虚称肾阳虚，心阴虚称心阴虚，心阳虚称心阳虚。若脏腑，心肝脾肺肾，心肺主表，肝肾主里，且心有表里，肺有表里，脾有表里，肝有表里，肾有表里；心有虚实，肺有虚实，肝有虚实，脾有虚实，肾有虚实；心有寒热，肝有寒热，脾有寒热，肺有寒热，肾有寒热。

（四）确定疾病的动静

从疾病的动静来看主要有四种情况：其一是郁，其二是逆，其三是亢，其四是陷。其郁大致有两大类，即一病邪类中的风、寒、暑、湿、燥、火、痰、食、水饮、血郁，二气血津液升降失常中的气郁、血郁、津液郁。其逆主要表现在胃、肺、肝，如胃气上逆的呕吐、嗳气、呃逆，肺气上逆的咳喘。其亢主要表现在肝胆之升得太过所出现的眩晕。其陷主要表现为脾、肝之升的不及所出现的眩晕不能站立、脱肛、气短不续等。

（五）确定系统、控制关系中的主次、位置

如上所述，在每一个系统，每一个控制系统的部分中其所处的位置是有先后次第的，每个部分在其所处的系统与控制的系统中所占的份额是一定的，假若这种先后次第和其所占的份额比例发生改变，例如：五行系统中的相乘、相侮，即木太过而乘土，土太过而乘水，水太过而乘火，火太过而乘金，金太过而乘木，金不及木侮金，火不及金侮火，水不及火侮水，土不及水侮土，木不及土侮木，出现如脾胃病中的肝胃不和、肝脾不和或脾虚木乘，以及水湿犯土，肺病中的肺气壅郁、肝气失升、木火凌金，肝病中的肝木乘脾、脾郁伤肝等。

（六）确定比例的多少

即在确定阴阳、表里、虚实、寒热之后，还必须确定阴和阳、表与里、虚与实、寒与热之间的比例孰多孰少，这种比例的多少在治疗较为复杂的疾病时尤其重要。例如在《金匮要略》中，仲景治疗同一个风水证，因考虑其表多于里而用越婢汤，里多于表而用越婢加术汤，虚多于实而用防己黄芪汤。治疗同一个虚劳，因考虑其是脾虚为主而予建中汤，因其肾虚为主而予肾气丸，因其肝虚为主而予酸枣仁汤，因其以瘀血为主而缓中补虚予大黄䗪虫丸，因其以阴阳气血失调为主而予桂枝加龙骨牡蛎汤等。

（七）确定治法的先后

在多种原因，多种病机，多种疾病同时存在的疾病中，确定先治什么、后治什么，往往是治疗成败的关键，所以在《素问》中专门列出一章《标本病传论》阐明"先病而后逆者治

其本，先逆而后病者治其本，先寒而后生病者治其本，先病而后生寒者治其本，先热而后生病者治其本，先热而后生中满者治其标，先病而后泄者治其本，先泄而后生他病者治其本，必且调之，乃治其他病，先病而后生中满者治其标，先中满而后烦心者治其本。人有客气有同气，小大不利治其标，小大利治其本。病发而有余，本而标之，先治其本，后治其标。病发而不足，标而本之，先治其标，后治其本。谨察间甚，以意调之，间者并行，甚者独行。先小大不利而后生病者治其本。"张仲景在《金匮要略》中更在全书之首列先后辨证与脏腑经络辨证同等重要，称："病有急当救里救表者……病，医下之，续得下利清谷不止，身体疼痛，急当救里；后身体疼痛，清便自调者，急当救表也。""夫病痼疾加以卒病，当先治其卒病，后乃治其痼疾也。""虚劳诸不足，风气百疾，薯蓣丸主之。"

二、辨证论治时采用的方法

为了达到辨证论治要求达到的目的，在中医思维方式的指导下，一般采用以下十种方法。

（一）全面分析法

即四诊合参，无遗巨细，综合分析并通过全面的认识找出病因、病位、病性、动静、位置、比例、先后。这种方法的优点是可以避免片面性，并能正确、准确地认识疾病，其缺点在于烦琐而缺乏效率，不能快速地认识疾病，甚至或因误时而延误疾病。所以《内经》称"能合色脉，可以万全"时，又提出独特论。

（二）求独特法

即在众多的四诊所得证据中抓其有异于众多证据的证据，如色之独特，脉之独特，腹诊之独特，舌象之独特，天人相应之独特，相似相应之独特，即如取脉之独特，可如张景岳所说："有部位之独也，有脏气之独也，有脉体之独也。部位之独者，谓诸部无恙，惟此稍乖，乖处藏奸，此其独也。脏气之独者，不得以部位为拘也，如诸见洪者皆是心脉，诸见弦者皆是肝脉，肺之浮，脾之缓，肾之石，五脏之中各有五脉，五脉互见，乖者病，乖而强者即本脏之有余，乖而弱者即本脏之不足，此脏气之独也。脉体之独者，如经所云：独小者病，独大者病，独疾者病，独迟者病，独热者病，独寒者病，独陷下者病，此脉体之独也。"此外之独均可仿此。

（三）脉诊法

基于脉象是一种客观的诊断依据，脉象是反映脏腑气血盛衰的标志，什么样的脏腑，什么样的气血即具有什么样的特异脉象，不同的脏腑的脉象出现的部位不同，特异性的脉象表现在特异性的部位上，不同的原因有不同的脉象，不同的疾病有不同的脉象，数种原因产生数种脉象，主要的病因的脉象可以掩盖其他脉象；脉证相反时要以脉为主，不同的证可以出现相同的脉象，中焦大实可以反见沉细脉，多种脉象出现时以多见脉为主，久病难病以脉为主的精神，在应用脉象作为辨证论治依据时，一般采用结合病因应用脉象，结合病程应用脉象，结合气候应用脉象，结合症状应用脉象，结合舌苔、舌质应用脉象，结合腹诊应用脉象，结合神色应用脉象，结合二便应用脉象，结合呼吸变化应用脉象，主脉与兼脉相结合，结合部位应用脉象的方法，并依据首先明确诊脉的部位、明确每个部位所主的脏腑、明确诊脉的方法和影响的因素，明确各种脉象的特点，明确类似脉象的主要鉴别点，明确各种脉象的主病，明确脉象出现于特定部位的主病，明确脉与色、症、舌、二便、脉诊等的步骤去辨证论治。

（四）分类法

基于每类疾病有每类疾病的特性，每类疾病的规律性，所以前人通过研究纷纷提出不同的疾病分类和不同类别疾病的辨证依据的重点和辨证论治的主要规律，例如张仲景通过对伤寒的研究提出的六经辨证法，叶天士通过对温热病的研究提出的察舌验齿，辨斑疹白㾦和卫气营血辨证法。

本人通过对前人提出的方法的深入研究，发现采用以下分类法进行辨证论治既快捷又准确：①流行病类。这类疾病的特点是快速的大面积流行，并具有相同的特点。因此辨证论治时应首先明确非其时而有其气的来源，而非其时而有其气的产生根源主要是客运客气造成的，所以在这类疾病辨证论治时要首先明确子午少阴君火司天，丑未太阴湿土司天，寅申少阳相火司天，卯酉阳明燥金司天，辰戌太阳寒水司天，而知子、午、寅、申之年一般火热较盛，丑、未之年一般湿较盛，卯、酉之年一般燥气较盛，辰、戌年一般寒气较盛，然后再根据这个大的规律性的总趋势，再结合具体情况进行辨证分析。②时令热病类。这类疾病的特点是时令多发，并具有相同的特点。这类疾病前人通过研究认为有以下特点：春季热病多温、风，夏季热病多暑热，长夏热病多湿热，秋季热病多燥病，冬季热病多伤寒。这类疾病由于病因的特点不同，传变常异，所以辨证论治时要抓的证据重点和辨证规律常有差异。例如：伤寒的传变多按六经，所以辨证时尤其强调太阳、阳明、少阳、太阴、少阴、厥阴六经辨证，在辨证依据上尤其强调脉证并治；以发热为主的温病，其病因均有温邪，其传变多按卫气营血和上中下三焦，所以在辨证时尤其强调卫气营血和三焦辨证，在辨证依据上除重视季节中的春风温、夏暑热、长夏湿、秋燥、冬寒外，尤其注意辨证依据中的舌象、斑疹、白㾦。③内科疾病类。这类疾病由于病种繁多，且常由其他疾病误治而成，所以辨证论治时除重视辨脏腑、辨经络、辨先后外，并应重视其中的阴阳、表里、虚实、寒热及阴阳、表里、虚实、寒热的多少比例，以及气血与每类疾病的常见病因，在辨证依据上尤重脉象和症状，并把症状与天地的变化、社会的变化相结合。④外科疾病类。这类疾病的特点是多有眼睛直接看到的表现，且有些疾病常常涉及不到脏腑，所以在辨证依据上常常以辨病损局部的特点为主要辨证依据。例如：辨局部的阴证阳证，辨局部的肿、痛、痒、胀、麻木，辨局部所属经络，辨溃疡的形色，辨局部病损的善恶顺逆等，至若引起全身疾病时才较重视脉、舌、腹诊。⑤皮科疾病类。这类疾病的特点是大多发生于人体的表面，其发病因素主要有风、寒、湿、热、虫、毒、血虚风燥、肝肾不足，其辨证依据以辨病损局部的特点为主要依据。例如：皮肤损害中的斑疹、丘疹、疱疹、脓疱、结节、风团、鳞屑、糜烂、痂、抓痕、皲裂、色素沉着、苔藓样变、瘢痕和自觉症状中的痒、痛、烧灼、麻木、蚁走感为主。至若慢性皮肤病多为血瘀、营血不足，甚或肝肾不足，则在辨证依据上尤应重视脉象和自觉症状与

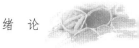

天地变化的关系。⑥妇科疾病类。这类疾病的特点是所治疗的疾病是胎、产、经、带，所以辨证依据的重点是月经周期量，色，质的异常；带的量、色、质、气味的异常；妊娠病的恶阻、妊娠腹痛、胎漏、胎动不安、滑胎、堕胎、小产、胎死不下、妊娠心烦、妊娠肿胀、妊娠痫证、胎气上逆、妊娠失音、妊娠咳嗽、妊娠小便不通、难产；产后病的胞衣不下、产后血晕、产后痉证、产后腹痛、产后排尿异常；产后大便难、产后发热、产后恶露不绝、缺乳、乳汁自出、产后身痛。这类疾病因其主要涉及的是气血和脏腑，所以辨证依据的要点除胎产经带的特点外，尤应重视脉象。⑦眼科类疾病。这类疾病的特点是视力和眼睛局部的改变，在以局部病损的急性病中，因其病因多为风寒暑湿燥火，且多未涉及脏腑气血，所以在辨证依据上多以眼睛局部的痛、痒、红肿、多泪和翳膜的特点为主要依据去区别其是风、寒、暑、湿、燥、火，至若引起明显视力变化者，则应以脉为主要依据，辨其气血、脏腑、阴阳、表里、虚实、寒热。⑧儿科疾病。这类疾病的特点是小儿是稚阴稚阳之体，问诊常不准确，脉象也难以为据，但这类疾病最多见的是两大类，一是外感病，二是饮食不慎引起的疾病。所以认真地了解发病的特点和按诊中的按手足、按前额、按腹部，并区别其冷热的孰轻孰重具有重要的辨证意义，至于辨证所要达到的目的与内科疾病类大致相同。⑨耳科疾病类。这类疾病的特点是所涉及的脏腑是肾、心、肝、胆、脾，所涉及的经络主要是足少阳胆、足阳明胃、手太阳小肠、足太阳膀胱，而以肝胆经为最多，其病因病机虽有邪毒外犯、肝胆湿热、邪犯心经、肾脏亏损、脾虚湿困等多种，但急性者总以邪毒外犯、肝胆湿热，慢性者总以肾脏亏损、脾虚湿困为多，因此耳病只要抓住耳痛、耳脓、耳聋、耳鸣的病程长短、特点，并结合脉象的特点，即可很快地确定病位、病性、病因。⑩鼻科疾病。这类疾病的特点是鼻为肺之外窍，鼻头属脾胃，且心、胆、肾与足阳明胃、手阳明大肠、足太阳膀胱、手太阳小肠、督脉、任脉均有所及，辨证依据的重点是鼻塞，鼻涕，嗅觉，若急性者尤以辨局部为主，至于久病则以脉为主。⑪咽喉科疾病类。这类疾病的特点是急性病涉及的脏腑主要在肺胃，且以风、热、火、毒为多，其辨证依据的要点是局部的红肿疼痛、糜烂、声音，若久病者则涉及脾、肾、肝，且多虚实并见，因此脉象在辨证上占据主导地位。⑫口齿类疾病。这类疾病的特点是急性者所涉及的脏腑主要是脾胃，且以风、寒、火、湿为多见，慢性者则主要在脾、肾、心，所以辨证依据的重点：若急性者则以辨疼痛、红肿、溃烂的局部症状为主，而慢性者尤重脉象。⑬危重疾病类。这类疾病以虚假现象的大实如羸状、至虚有盛候，格阳、关阴证和虚实、寒热、表里俱见者为多，因此在辨证依据的处理尤应注意脉、舌、腹诊的相互对勘，务求排除假象，弄清真相，弄清表里、虚实、寒热的多少、比例和有无。

（五）按诊法

按诊的方法主要有三种：其一是局部病损按诊法：重点在于按压局部的软坚、压痛、冷热；二是腹部按诊法：重点在于按压腹部的软坚、压痛、冷热；三是头部按诊法：重点在于按前额、耳壳、下颌部的冷热。即局部按诊法重点在于区别局部的寒热与脓、痰和瘀血。腹部按诊法除区别腹部病变的虚实寒热外，还在于审其全身疾病中的兼或不兼腹实对整体气机升降的影响。头部按诊法重点在于按前额热者为外感热证，头热耳冷者为里热盛，前额耳壳下颌均冷者为阳虚寒盛，腹热头冷者为积热。

（六）呼吸观测法

重点观测呼吸的状态以区别其在肺、在脾胃、在肾、在三焦，即喘而汗出，头热，足冷者在肾，气短乏力或喘而有声音在肺，喘而腹胀者在脾胃，喘而胸胁满者在三焦。二是虚是实：即喘而有力者为实，气短不足以息者为虚。

（七）前额手足比较法

通过按触前额手足冷热的对比，对于了解小儿的外感表热，还是里热和危重疾病的厥脱证有重要价值，即：一小儿前额、耳壳、手背均热者为表热，前额冷或不热而手足心腹部热者为里热或积热。二危重疾病前额、耳壳、下颌、手足均冷者为亡阳，手足前额均厥冷而腹胀有压痛者为实厥。

（八）相似相应法

即通过对外界事物性质与人体疾病相互感应中的症状加重和减轻的了解以确定病因、病性、病位。这种观察方法的要点是：一必须在运动中进行比较观测，二重点观察阴阳和五行生克的变化。例如：通过对外界事物运动过程中阴阳、五行性质的观察和对疾病病情变化的影响，首先确定疾病的阴阳、五行生克的基本规律，然后再通过相似运动规律的认识区别系统中的脏象、五行、经络、气血、三焦、六经以及诊断、治则，局部中的头、面、耳、鼻、舌以及诊断治疗等。

（九）天人相应法

这是一种通过对天气变化和对人体相似部分感应性的了解以认识疾病病因、病性、病机、病位，并确定治则治法的一种方法。这种方法应用时的主要内容有四：即一运气在瘟疫辨证论治上的应用，二主运主气在时令病和其他病辨证论治上的应用，三昼夜在辨证论治中的应用，四风寒暑湿燥火在辨证论治中的应用。

1.运气　瘟疫是感疫疠之邪所致的疾病，疫疠之邪是一种非其时而有其气的一种邪气，正如王叔和所说："凡时行者春时应暖而反大寒，夏时应热而反大凉，秋时应凉而反大热，冬时应寒而反大温，此非其时而有其气，是以一岁之中，长幼之病，多相似者，此则时行之气也。"这种非其时而有其气的规律多与客运客气有关。例如：甲子年，甲为阳土太宫中运，子为少阴君火司天，阳明燥金在泉，即阳土太过通主一年，阳土太过遇少阴君火之司天，故前半年湿热气盛，后半年遇阳明燥金在泉，燥湿兼见，所以瘟疫在甲子年前半年多兼湿热，后半年多兼燥与湿并见。

癸亥年，癸为阴火少徵中运，亥为厥阴风木司天，少阳相火在泉，即阴火不及通主一年，不及则寒水来乘，寒水遇厥阴风木之司天，前半年风寒气盛，有胜则有复，土湿之复得遇少阳相火在泉，后半年或见湿热或兼热盛，所以瘟疫在癸亥年前半年多兼风寒，后半年多兼湿热。

乙丑年，乙为阴金少商中运，丑为太阴湿土司天，太阳寒水在泉，即金运不及通主一年。不及则火邪来乘，火遇太阴湿土之司天，前半年多湿热气，有胜则有复，寒水之复得

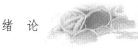

绪 论

遇太阳寒水之在泉，运与气同性，下半年寒气盛，所以瘟疫在乙丑年前半年多湿热，后半年多寒。

丙寅年，丙为阳水太羽中运，寅为少阳相火司天，厥阴风木在泉，即阳水太过通主一年，前半年寒水遇相火之司天，故寒火盛，后半年得遇厥阴风木之在泉，风寒气盛，所以瘟疫在前半年多寒火，后半年多风寒。

丁卯年，丁为阴木少角中运，卯为阳明燥金司天，少阴君火在泉，即阴木不及通主一年，不及则燥金之气来乘，燥金之气得遇阳明燥金之司天，燥气盛于前半年，有盛则有复，火复之气得遇少阴君火之在泉，火与火同性，则后半年火气盛，所以瘟疫在前半年多燥，后半年多火。

戊辰年，戊为阳火太徵中运，辰为太阳寒水司天，太阴湿土在泉，即阳火太过通主一年，前半年阳火得遇太阳寒水之司天，太阴湿土在泉，即前半年寒火气盛，后半年得遇太阴湿土之在泉，湿热气盛，所以瘟疫在前半年多寒火，后半年多湿热。

己巳年，己为阴土少宫中运，巳为厥阴风木司天，少阳相火在泉，即阴土不及通主一年，不及则木邪来乘，木邪得遇厥阴风木之司天，故前半年风气盛，后半年，有胜则有复，金复之气得遇少阳相火之在泉，火气盛，所以前半年多风，后半年多火。

庚午年，庚为阳金太商中运，午为少阴君火司天，阳明燥金在泉，即阳金太过通主一年，前半年得遇少阴君火之司天，火克金，故前半年多火气盛，后半年得遇阳明燥金之在泉，运与气同性，故燥气盛，所以瘟疫在前半年多火热，后半年多燥。

辛未年，辛为阴水少羽中运，未为太阴湿土司天，太阳寒水在泉，即阴水不及通主一年，不及则土湿来乘，前半年得遇太阴湿土司天，故湿气盛，有胜则有复，木复之气得遇太阳寒水之在泉，故风寒气盛，所以瘟疫前半年多湿，后半年多风寒。

壬申年，壬为阳木太角中运，申为少阳相火司天，厥阴风木在泉，即阳木太过通主一年，前半年得遇少阳相火之司天，故风火气盛，后半年得遇厥阴风木之在泉，故风气盛，所以前半年瘟疫多风火，后半年多风。

癸酉年，癸为阴火少徵中运，酉为阳明燥金司天，少阴君火在泉，即阴火不及通主一年，不及则寒水来乘，寒水得遇燥金之司天，故前半年多燥寒，有胜则有复，土复之气得遇少阴君火之在泉，故下半年湿热气盛，所以瘟疫在前半年多寒燥，后半年多湿热。

甲戌年，甲为阴土太宫中运，戌为太阳寒水司天，太阴湿土在泉，即阳土太过通主一年，前半年得遇太阳寒水司天，故寒湿气盛，后半年得遇太阴湿土在泉，运与气同性，故后半年湿气盛，所以瘟疫在前半年多寒湿，后半年多湿。

乙亥年，乙为阴金少商中运，亥为厥阴风木司天，少阳相火在泉，即阴金不及通主一年，不及则火邪来乘，得遇厥阴风木司天，故前半年风火气盛，有胜则有复，水寒之复气得遇少阳相火之在泉，水克火，故下半年寒气盛或寒火相兼，所以瘟疫在前半年多风火，后半年多寒或寒火相兼。

丙子年，丙为阳水太羽中运，子为少阴君火司天，阳明燥金在泉，即阳水太过通主一年，前半年得遇少阴君火司天，水克火，故前半年寒水盛或寒火相兼，后半年得遇阳明燥金在泉，故寒燥气盛，所以瘟疫前半年多寒，后半年多寒燥。

丁丑年，丁为阴木少角中运，丑为太阴湿土司天，太阳寒水在泉，即阴木不及通主一年，不及则金邪来乘，前半年得遇太阴湿土司天，故前半年多燥湿兼见，后半年有胜则有复，火复之气得遇太阳寒水之在泉，水克火，故下半年多寒或寒火兼见，所以瘟疫在前半年多燥湿兼见，后半年多寒。

戊寅年，戊为阳火太徵中运，寅为少阳相火司天，厥阴风木在泉，即阳火太过通主一年，前半年得遇少阳相火司天，运与气同性，故前半年火气盛，后半年得遇厥阴风木在泉，故风火气盛，所以瘟疫在前半年多火热，后半年多风火。

己卯年，己为阴土少宫中运，卯为阳明燥金司天，少阴君火在泉，即阴土不及通主一年，不及则木邪来乘，得遇阳明燥金司天，金克木，故前半年多燥气，后半年有胜则有复，金复之气得遇少阴君火之在泉，火克金，故后半年火气盛，所以瘟疫在前半年多燥后半年多火。

庚辰年，庚为阳金太商中运，辰为太阳寒水司天，太阴湿土在泉，即阳金太过通主一年，前半年得遇太阳寒水司天，故寒燥气盛，后半年得遇太阴湿土在泉，故燥湿兼见，所以瘟疫在前半年多燥，后半年多燥湿兼见。

辛巳年，辛为阴水少羽中运，巳为厥阴风木司天，少阳相火在泉，即阴水不及通主一年，不及则湿邪来乘，前半年得遇厥阴风木司天，木克土，故风气盛，后半年有胜则有复，木复得遇少阳相火之在泉，故下半年风火气盛，所以瘟疫在前半年多风，后半年多风火。

壬午年，壬为阳木太角中运，午为少阴君火司天，阳明燥金在泉，即阳木太过通主一年，前半年得遇少阴君火之司天，故风火气盛，后半年得遇阳明燥金在泉，金克木，故后半年燥气盛，所以瘟疫在前半年多风火，后半年多燥。

癸未年，癸为阴火少徵中运，未为太阴湿土司天，太阳寒水在泉，即阴火不及通主一年，不及则寒水之邪来乘，前半年得遇太阴湿土司天，土克水，故前半年湿气盛，后半年，有胜则有复，土复之气得遇太阳寒水之在泉，土克水，故后半年湿气盛或寒湿气盛，所以瘟疫在前半年多湿，后半年多寒湿或湿。

甲申年，甲为阳土太宫之中运，申为少阳相火司天，厥阴风木在泉，即阳土太过通主一年，前半年得遇少阳相火之司天，故湿热气盛，所以瘟疫在前半年多湿热，后半年多风火。

乙酉年，乙为阴金少商中运，酉为阳明燥金司天，少阴君火在泉，即阴金不及通主一年，金不及则火邪来乘，遇阳明燥金司天，火克金，但金得金助，故燥气盛，所以前半年多燥，后半年有胜则有复，水复之气得遇少阴君火之在泉，水克火，故后半年寒与火时见，所以瘟疫在前半年多燥，后半年多寒兼火。

丙戌年，丙为阳水太羽中运，戌为太阳寒水司天，即阳水太过通主一年，前半年得遇太阳寒水之司天，运与气同性，故前半年寒气盛，后半年得遇太阴湿土在泉，故后半年湿寒气盛，所以瘟疫在前半年多寒，后半年多湿寒。

丁亥年，丁为阴木少角中运，亥为厥阴风木司天，少阳相火在泉，即阴木不及通主一年，不及则金燥之邪来乘，前半年得遇厥阴风木之司天，不及得助，故风气盛，后半年有胜则有复，火复之气得遇少阳相火之在泉，故火气盛，所以瘟疫在前半年多风，后半年多火。

戊子年，戊为阳火太徵中运，子为少阴君火司天，阳明燥金在泉，即阳火太过通主一年，前半年得遇少阴君火之司天，故前半年火气盛，后半年得遇阳明燥金之在泉，火克金，故火热气盛，所以瘟疫在前半年和后半年均火气盛。

己丑年，己为阴土少宫中运，丑为太阴湿土司天，太阳寒水在泉，即阴土不及通主一年，不及则风木来乘，前半年得遇太阴湿土之司天，故前半年湿气盛，后半年有胜则有复，金复之气得遇太阳寒水之在泉，故寒燥并见，所以瘟疫在前半年多湿，后半年多寒湿兼见。

庚寅年，庚为阳金太商中运，寅为少阳相火司天，厥阴风木在泉，即阳金太过通主一年，前半年得遇少阳相火司天，火克金，故火气盛，后半年得遇厥阴风木在泉，金克木，即燥气盛，所以瘟疫在前半年多火，后半年多燥。

辛卯年，辛为阴水少羽中运，卯为阳明燥金司天，少阴君火在泉，即阴水不及通主一年，不及则湿邪来乘，所以前半年湿燥兼见，后半年有胜则有复，木复之气得遇少阴君火之在泉，故风火气盛，所以瘟疫在前半年多湿燥兼见，后半年多风火。

壬辰年，壬为阳木太角中运，辰为太阳寒水司天，太阴湿土在泉，即阳木太过通主一年，前半年得遇太阳寒水之司天，故前半年风寒气盛，后半年得遇太阴湿土在泉，木克土，故风气盛，所以瘟疫在前半年多风寒，后半年多风。

癸巳年，癸为阴火少徵中运，巳为厥阴风木司天，少阳相火在泉，即阴火不及通主一年，不及则寒水来泉，前半年得遇厥阴风木司天，故风寒气盛，有胜则有复，土复之气得遇少阳相火在泉，故后半年湿热气盛，所以瘟疫在前半年多风寒，后半年多湿热。

甲午年，甲为阳土太宫中运，午为少阴君火司天，阳明燥金在泉，即阳土太过通主一年，前半年得遇少阴君火司天，故前半年多湿热，后半年得遇阳明燥金在泉，故燥湿兼见，所以瘟疫在前半年多湿热，后半年多燥湿兼见。

乙未年，乙为阴金少商中运，未为太阴湿土司天，太阳寒水在泉，即阴金不及通主一年，不及则火邪来乘，前半年得遇太阴湿土司天，故湿热气盛，有胜则有复，寒复之气得遇太阳寒水在泉，故下半年寒气盛，所以瘟疫在前半年多湿热，后半年多寒。

丙申年，丙为阳水太羽中运，申为少阳相火司天，厥阴风木在泉，即阳水太过通主一年，前半年得遇少阳相火之司天，故寒气盛或寒火兼见，后半年得遇厥阴风木在泉，故风寒气盛，所以瘟疫在前半年多寒，后半年多风寒。

丁酉年，丁为阴木少角中运，酉为阳明燥金司天，少阴君火在泉，即阴木不及通主一年，不及则金邪来乘，前半年得遇阳明燥金司天，故燥气盛，有胜则有复，火复之气得遇少阴君火在泉，故后半年火气盛，所以瘟疫在前半年多燥，后半年多火热。

戊戌年，戊为阳火太徵中运，戌为太阳寒水司天，太阴湿土在泉，即阳火太过通主一年，前半年得遇太阳寒水司天，水克火，故多寒，后半年得遇太阴湿土在泉，故湿热气盛，所以瘟疫在前半年多寒，后半年多湿热。

己亥年，己为阴土少宫中运，亥为厥阴风木司天，少阳相火在泉，即阴土不及通主一年，不及则木邪来乘，前半年得遇厥阴风木司天，故风气盛，后半年有胜则有复，金复之气得遇少阳相火在泉，故火气盛，所以瘟疫在前半年多风，后半年多火。

庚子年，庚为阳金太商中运，子为少阴君火司天，阳明燥金在泉，即阳金太过通主一年，前半年得遇少阴君火司天，火克金，故火热气盛，后半年得遇阳明燥金在泉，运与气同性，故燥气盛，所以瘟疫在前半年多火热，后半年多燥。

辛丑年，辛为阴水少羽中运，丑为太阴湿土司天，太阳寒水在泉，即阴水不及通主一年，不及则湿邪来乘，前半年得遇太阴湿土司天，故湿气盛，所以瘟疫在前半年多湿，后半年多风寒。

壬寅年，壬为阳木太角中运，寅为少阳相火司天，厥阴风木在泉，即阳木太过通主一年，前半年得遇少阳相火司天，故风火气盛，后半年得遇厥阴风木在泉，故风气盛，所以瘟疫在前半年多风火，后半年多风。

癸卯年，癸为阴火少徵中运，卯为阳明燥金司天，少阴君火在泉，即阴火不及通主一年，不及则寒水来乘，前半年得遇阳明燥金司天，故寒燥气盛，有胜则有复，土湿复气得遇少阴君火之在泉，故下半年多湿热，所以瘟疫在前半年多寒燥，后半年多湿热。

甲辰年，甲为阳土太宫中运，辰为太阳寒水司天，太阴湿土在泉，即阳土太过通主一年，前半年得遇太阳寒水司天，土克水，土湿气盛，后半年得遇太阴湿土在泉，运与气同性，故湿气盛，所以瘟疫在前半年多湿，后半年亦多湿。

乙巳年，乙为阴金少商中运，巳为厥阴风木司天，少阳相火在泉，即阴金不及通主一年，不及则火邪来乘，前半年得遇厥阴风木司天，故风火气盛，有胜则有复，寒复之气得遇少阳相火之在泉，故后半年多寒火兼见，所以瘟疫在前半年多风火，后半年多寒火。

丙午年，丙为阳水太羽中运，午为少阴君火司天，阳明燥金在泉，即阳水太过通主一年，前半年得遇少阴君火司天，水克火，故寒气盛，后半年得遇阳明燥金在泉，故寒燥气盛，所以瘟疫在前半年多寒，后半年多寒燥兼见。

丁未年，丁为阴木少角中运，未为太阴湿土司天，太阳寒水在泉，即阴木不及通主一年，不及则金邪来乘，前半年得遇太阴湿土司天，故燥湿兼见，后半年有胜则有复，火复之气得遇太阳寒水之在泉，水克火，故后半年寒气盛，所以瘟疫在前半年多燥湿并见，后半年多寒。

戊申年，戊为阳火太徵中运，申为少阳相火司天，厥阴风木在泉，即阳火太过通主一年，前半年得遇少阳相火司天，运气同性，故前半年多火气盛，后半年得遇厥阴风木在泉，故风火气盛，所以瘟疫在前半年多火，后半年多风火。

己酉年，己为阴土少宫中运，酉为阳明燥金司天，少阴君火在泉，即阴土不及通主一年，不及则风木来乘，前半年得遇阳明燥金司天，故燥气盛，后半年有胜则有复，金复之气得遇少阴君火之在泉，火克金，故下半年火气盛，所以瘟疫在前半年多燥，后半年多火。

庚戌年，庚为阳金太商中运，戌为太阳寒水司天，太阴湿土在泉，即阳金太过通主一年，前半年得遇太阳寒水司天，故前半年多寒燥，后半年得遇太阴湿土之在泉，故燥湿兼见，所以瘟疫在前半年多寒燥，后半年多燥湿兼见。

辛亥年，辛为阴水少羽中运，亥为厥阴风木司天，少阳相火在泉，即阴水不及通主一年，不及则土湿来乘，前半年得遇厥阴风木司天，故风气盛，后半年有胜则有复，木复之气得遇少阳相火在泉，故风火气盛，所以瘟疫在前半年多风，后半年多风火。

壬子年，壬为阳木太角中运，子为少阴君火司天，阳明燥金在泉，即阳木太过通主一年，前半年得遇少阴君火司天，故风火气盛，后半年得遇阳明燥金在泉，金克木，故燥气盛，所以瘟疫在前半年多风火，后半年多燥。

癸丑年，癸为阴火少徵中运，丑为太阴湿土司天，太阳寒水在泉，即阴火不及通主一年，不及则寒水来乘，前半年得遇太阴湿土司天，故湿气盛，有胜则有复，土湿之复气得遇太阳寒水在泉，后半年多湿或湿寒之气，所以瘟疫在前半年多湿，后半年多湿或寒湿。

甲寅年，甲为阳土太宫中运，寅为少阳相火司天，厥阴风木在泉，即阳土太过通主一年，前半年得遇少阳相火司天，故湿热气盛，后半年得遇厥阴风木在泉，木克土，故风气盛，所以瘟疫在前半年多湿热，后半年多风。

乙卯年，乙为阴金少商中运，卯为阳明燥金司天，少阴君火在泉，即阴金不及通主一年，不及则火邪来乘，前半年得遇阳明燥金司天，运与气同性，故燥气盛，有胜则有复，水复之气得遇少阴君火在泉，水克火，故下半年寒气盛，或寒与火兼见，所以瘟疫在前半年多燥，后半年多寒或寒火兼见。

丙辰年，丙为阳水太羽中运，辰为太阳寒水司天，太阴湿土在泉，即阳水太过通主一年，前半年得遇太阳寒水司天，故前半年寒气盛，后半年得遇太阴湿土在泉，土克水，故湿气盛，所以瘟疫在前半年多寒，后半年多湿。

丁巳年，丁为阴木少角中运，巳为厥阴风木司天，少阳相火在泉，即阴木不及通主一年，不及则金邪来乘，前半年得遇厥阴风木司天，运与气同性，故风气盛，后半年有胜则有复，火复之气得遇少阳相火在泉，故下半年火气盛，所以瘟疫在前半年风，后半年多火。

戊午年，戊为阳火太徵中运，午为少阴君火司天，阳明燥金在泉，即阳火太过通主一年，前半年得遇少阴君火司天，运与气同性，故火气盛，后半年得遇阳明燥金在泉，火克金，故火气盛，所以瘟疫在前半年与后半年均火多。

己未年，己为阴土少宫中运，未为太阴湿土司天，太阳寒水在泉，即阴土不及通主一年，不及则木邪来乘，前半年得遇太阴湿土司天，运与气同性，故湿气盛，后半年有胜则有复，金复之气得遇太阳寒水在泉，故寒燥同见，所以瘟疫之气在前半年多湿，后半年多寒燥同见。

庚申年，庚为阳金太商中运，申为少阳相火司天，厥阴风木在泉，即阳金太过通主一年，前半年得遇少阳相火司天，火克金，故前半年火气盛，后半年得遇厥阴风木在泉，金克木，故燥气盛，所以瘟疫之气在前半年多火，后半年多燥。

辛酉年，辛为阴水太羽中运，酉为阳明燥金司天，少阴君火在泉，即阴水不及通主一年，不及则土湿来乘，前半年得遇阳明燥金司天，故湿燥兼见，后半年有胜则有复，木复之气得遇少阴君火在泉，故多风火之气，所以瘟疫之气在前半年多湿，后半年多风火。

　　壬戌年，壬为阳木太角中运，戌为太阳寒水司天，太阴湿土在泉，即阳木太过通主一年，前半年得遇太阳寒水司天，故风寒气盛，后半年得遇太阴湿土在泉，木克土，故风气盛，所以瘟疫之气在前半年多寒，后半年多风。

　　癸亥年，癸为阴火少徵中运，亥为厥阴风木司天，少阳相火在泉，即阴火不及通主一年，不及则寒水来乘，前半年得遇厥阴风木司天，故风寒气盛，有胜则有复，土复之气得遇少阳相火在泉，故后半年湿热气盛，所以瘟疫之气在前半年多风寒，后半年多湿热。

　　2.时令　时令之气有春季多风、温，夏季多暑，秋季多燥，长夏多湿，冬季多寒和阴阳之气的冬季伏阳，夏季伏阴升降的不同。

　　（1）热病：急性热病春季则多风热或温热，夏季多暑热，长夏多湿，秋季多燥，冬季多寒；宿疾发热，若春夏剧，秋冬减者，为阴虚火旺；春夏减，秋冬剧者，为阳虚郁闭而不潜藏。五心烦热，春夏剧，秋冬减者，为阴虚、血虚、瘀血；春夏剧，秋冬手足厥冷者为阴阳气血俱虚。

　　（2）恶寒：若急性恶寒者为外感风寒，若有痛处为痹；宿疾恶寒，若冬季恶寒，夏季消失者，为阳虚或气血俱虚；冬季恶寒，夏季烦热者，为气血俱虚。

（3）身痛：若急性发病者，多为风寒或寒湿；春夏之交，身痛久久不愈者，多湿热伤气伤阴；宿疾，若冬季身痛拘急者，为阳虚或气血俱虚；夏季身痛拘急者，为气血俱虚或阴血不足，春季身痛拘急者，为血虚或阴虚。

（4）汗出：急性汗出，冬季汗出恶风者，为风邪；春季汗出者，多风温；夏季者，多暑热；长夏者，多湿温；宿疾汗出，夏季者，多气阴俱虚；冬季者，多阴虚不能潜藏。

（5）头痛：猝然头痛：春季者多风热，夏季者多暑邪，秋季者多凉燥，冬季者多风寒；宿疾头痛：每至春季头痛者，多肝阴不足；夏季头痛者，心肝阴虚火旺；冬季头痛者，多为风寒闭郁；长夏头痛者，多湿热。

（6）眩晕：猝然眩晕：春季者多风热，夏季者多暑热，秋季者多燥邪，冬季者多风寒入于少阳；宿疾眩晕：每至春季必发者为病在肝，每至夏季即作者多气阴俱虚，每至冬季必发者多寒痰。

（7）口眼歪斜：猝然口歪，冬季者多风寒，春季者多风热，夏季者多气阴两虚。

（8）胸痛：猝然胸痛：冬季者多邪客少阳，春季者多风温客肺，秋季者多凉燥犯肺；宿疾胸痛：冬季必发或加剧者多胸阳不振，春季必发或加剧者多肝郁血虚。

（9）胸满：猝然胸满：春季者多邪客肺或邪入少阳，冬季者多邪入少阳。

（10）胸中烦热：宿疾烦热：午后烦热而夏季加重者为胸膈郁热，春季必发者为肝胆郁火，冬季必发者为寒痰。

（11）胁痛：宿疾胁痛：春季胁痛必作者多肝阴不足，

夏季必发者多痰热，冬季必发者多寒滞肝脉。

（12）腰痛：猝然腰痛：冬季者多风寒，春季者多肝郁，夏季长夏者多湿热；宿疾腰痛：春季加剧者多肝肾俱虚，夏季者多湿热，冬季者多风寒。

（13）胃痛：猝然胃痛：冬季者多寒，夏季或长夏多寒暑；宿疾胃痛：秋冬则剧为脾胃虚寒，春夏必作者多阴虚木郁。

（14）腹满：猝然腹满：冬季者多寒湿，夏季者多湿或寒湿；宿疾腹满：春季加剧者多肝郁克脾，长夏加剧多寒湿，冬季加剧多脾肾阳虚。

（15）四肢疼痛：猝然疼痛：春季者多风热灼伤筋脉，夏季多因暑湿伤及气阴，秋季者多因湿热或寒湿伤及气阴，冬季者多因寒湿痹阻；宿疾疼痛：春季加剧者多为肝阴不足，夏季多因湿热或湿热伤及气阴，秋季者多因气血阴阳俱虚，冬季加剧者多阳虚。

（16）四肢麻木：猝然麻木：冬季者多风寒；宿疾麻木：春季加剧者多血虚风动，夏季加剧者多气阴俱虚而湿热郁滞，冬季加剧者多气血阴阳俱虚。

（17）四肢拘挛：猝然拘挛：冬季者为寒，夏季者为湿暑；宿疾拘挛：春季必发者多阴血虚，夏季多发者多因湿热伤阴，冬季必发者多阳虚。

（18）四肢厥冷：猝然厥冷：冬季者多寒邪闭郁；宿疾厥冷：冬季厥冷而夏季反热者为气血阴阳俱虚。

（19）半身不遂：猝然发病：冬季者多风寒，夏季者多暑热，春季者多肝郁；宿疾偏瘫：亦如猝然发病。

（20）咳嗽：猝发咳嗽：春季者多风热，夏季者多暑湿或暑热，秋季者多燥，冬季者多寒；宿疾咳嗽：春季必作者为肝郁，夏季多肺阴不足，秋季者多肺燥，冬季者多痰饮在肺肾。

（21）喘促：猝然喘嗽：春季多风热犯肺，夏季多暑热犯肺，秋季多燥或燥痰犯肺，冬季者多风寒犯肺；宿疾喘促：春季必作者多肝邪犯肺，夏季必作者多肺阴亏损，秋季者多燥，冬季必作者多伏饮。

（22）咳血：猝然咳血：冬季者多兼风寒郁闭，春季者多风热犯肺，夏季者多暑热犯肺，秋季者多燥邪犯肺；宿疾咳血：每至春季必发者多肝郁阴虚，每至冬季必发者多肾气亏损。

（23）呃逆：猝然呃逆：春季者多风热，夏季者多胃火，冬季者多胃寒；宿疾呃逆：春季加剧者多肝邪犯胃，夏季必发者多阳虚寒冷，冬季必发者多脾肾俱虚寒。

（24）呕吐：猝然呕吐：夏季者多暑湿，冬季者多风寒；宿疾呕吐：每至冬季加剧或发病者多脾肾阳虚夹水饮，每至春季必发或加剧多肝邪犯胃，每至夏季必发或加剧者为阳虚水饮。

（25）泄泻：猝然泄泻：春季者多风邪，夏季者多暑湿，长夏者多湿热，冬季者多寒；宿疾泄泻：冬季必发者多脾肾阳虚，夏秋必发者为寒积。

（26）痒：猝痒：冬季者多风寒，春季者多风热，夏季者多湿热夹风，长夏多湿热，秋季多血燥；宿疾痒：春季必发者多血中燥热，夏季必作者多肺热郁表，秋季必发者多燥，冬季必发者多气血俱虚夹风。

（27）病损部疼痛：猝发者：春夏多火热，冬季多风寒；宿疾者：冬季必作或加剧者多寒，夏季必发者多火热。

（28）目赤：猝发者：春季多风热，夏季多暑热夹风，冬季多寒包火；宿疾者：春季加重或反复发作者多肝阴不足郁火，夏季必发或加剧者多心阴不足郁火，秋季必发或反复发作者多肺阴不足郁火，冬季必发或反复发作者多肾阴不足郁火。

（29）目痛：猝发者：春季者多风热，夏季多暑热，秋季多胃火或肺火，冬季多寒包火；宿疾目痛：春季必发或加剧者多阴虚肝经郁火，夏季多心阴不足郁火，秋季多肺阴不足郁火，冬季多肾虚郁火。

（30）耳鸣：猝发者：春季多风火郁在肝，夏季多暑湿闭郁，秋季多燥邪，冬季多风寒闭郁；宿疾耳鸣：春季必发或加剧者多肝阴不足郁火，夏季必发者多心肝郁火，冬季必发或加剧者多肾虚。

（31）耳痛：猝发者：春季者多风热，夏季多暑热，秋与长夏多湿热，冬季多寒包火；宿疾者：每至春季必发者多肝肾阴虚郁火，夏季必发者多心阴虚郁火，秋季必发者多阳明郁火，冬必发者多肾阳亏损。

（32）鼻塞：猝发者：春夏多风热，秋冬多风寒；宿疾：秋冬必发或加剧者多气虚或督脉亏损，春夏剧而秋冬解者多风热或痰火。

（33）鼻衄：猝发者：春季者多风热，夏季多暑热，秋季多燥邪，冬季多风寒；宿疾：春季必发多肝阴虚郁火，夏季多心肺阴虚郁火，冬季多为肾虚或任督亏损。

（34）牙痛：猝发者：冬季或春初多风寒，春夏秋多因心胃实火；宿疾：冬季必发者为大寒入骨，春夏必发者为阴虚或郁火。

（35）齿衄：猝发者：春夏秋多胃火，冬季者多寒邪；宿疾：春季剧多肝阴不足，夏季剧多心肾阴虚，冬季者多肾虚。

（36）咽喉疼痛：猝发者：春季者多风热，夏季多火热，秋季多燥，冬季多寒包火；宿疾：春夏剧阴虚火旺，秋冬剧多肾虚或痰火。

3.昼夜　昼夜的阴阳升降呈昼则阳出于外，阴盛于里，夜则阴盛于外，阳盛于里。昼夜的五行呈平旦寅卯肝旺，日中巳午心旺，未时日昳属脾土旺，申酉肺旺，亥子肾旺。

（1）发热：发热之猝发者：阳盛者尤甚于昼，午后热甚者为湿热在脾肺或阳明腑实，夜间热甚者为阴虚或热入营血；宿疾发热：早晨烦热上冲或身热乏力较重为寒水闭阻或气虚清阳失升，午后日晡甚者为湿热或食积，午后至前半夜热甚者为阴虚或为血虚、瘀血。

（2）恶寒：猝然恶寒：为风寒在表；宿疾恶寒：白天恶寒而热在夜间者为气血俱虚或阴阳俱虚，昼夜均畏寒而夜间反甚者为肾阳亏损，阵阵寒热而夜间烦热者为瘀血。

（3）身痛：宿疾身痛：昼轻夜重者为瘀血或血虚、阴虚，昼重夜轻者为气虚；身重：白昼身重加重者多湿热或痰热，夜间身重加重者多阳虚湿盛或气虚湿盛。

（4）汗出：白天稍劳即发者为气虚或阳虚，早晨睡眠初醒突然烦热汗出者称燥汗为肝经郁热，夜间睡眠过程中汗出者为阴虚盗汗。

（5）头痛：宿疾头痛：早晨起床时猝然头痛者为肝郁阴虚或痰浊内郁、阳虚失升，中午头痛为心肝阴虚火旺，日晡时头痛者为阳明实火或湿热内郁，夜间头痛者为瘀血或阴虚火旺、痰积，后半夜头痛者为肾虚。

（6）眩晕：宿疾眩晕：每至黎明即发者为肾虚，早晨至上午10时即发者为痰饮阻郁或清阳失升、肝郁血虚，中午眩晕必发者为心肝实火或痰火上扰，午后眩晕者为阴虚阳亢或痰浊内阻，上午重而下午轻多气虚，下午重上午轻多阴虚。

（7）口渴：昼夜均燥渴为火灼津液，夜间口渴者为阴虚，夜间口干不喜饮者为瘀血，白天口燥渴而夜间反痰甚者为痰浊内阻，昼夜均渴者为胃热津伤。

（8）口喎：夜间拘急严重者多血虚络瘀，白天拘急严重者多气虚。

（9）胸痛：夜间胸满胸痛者为痰饮或胸阳痹阻，夜间胸痛而胸满不剧者为瘀血，起床时突然剧痛者为肝郁血虚。

（10）胸满：昼轻夜重者多痰湿或胸阳不振，午后胸满加重者为痰湿。

（11）胸中烦热：夜间胸中烦热者为心肾阴虚或瘀血，白天胸中烦热为心肝实火或痰火，日晡时胸中烦热为阳明实火或郁火，白天时时烦热上冲者为肝经郁火。

（12）胸胁痛：猝然胁痛昼轻夜剧者为瘀血，昼重夜轻者为肝郁气滞；宿疾胁痛：昼轻夜重，胁痛烦热者为阴虚或血虚络瘀，昼重夜轻为肝郁气滞，早晨胁痛为肝郁血滞，夜间突然剧痛者为寒实凝滞。

（13）腰痛：夜间剧痛为瘀血或肾气亏损，白天痛而夜间减者为带脉不足。

（14）胃脘痛：夜间疼痛加剧或夜间发作者为寒凝血滞，早晨睡醒后突然剧痛为肝郁克脾。

（15）腹痛：夜间疼痛即作者为瘀血，夜间满痛者为寒湿兼瘀血，夜止昼痛者为湿热郁滞。

（16）腹胀满：午后腹满加剧者为脾阳虚夹寒湿，午后至前半夜加剧者为脾肾阳虚湿盛，早晨腹满者为脾虚木乘。

（17）四肢疼痛：夜间疼痛加剧者血虚络瘀，早晨疼痛加剧者为血虚气滞，白天痛夜间减者为气虚湿热。

（18）四肢麻木：麻木夜剧者为气血俱虚，白天麻木夜间好转为湿痰夹风，夜间麻木白天消失者为阳虚络瘀。

（19）四肢拘挛：夜间拘挛疼痛加剧者为阴虚或瘀血，白天拘挛而夜间反减者为阳虚或气血俱虚。

（20）四肢厥冷：手足厥冷时发时止或厥热交替者为热郁，夜间手足烦热而白天反厥冷者为气血阴阳俱虚。

（21）半身不遂：夜间半身不遂疼痛者为瘀血。

（22）咳嗽：夜间平卧后加剧而坐起好转者为痰饮，夜间干咳加重为阴虚燥痰，白天咳嗽重休息后好转为气虚，早晨起床时咳嗽加重为痰阻肝肺。

（23）喘促：夜间喘促不得平卧者为痰饮，早晨起床时一阵咳喘为痰饮阻于肝或中焦。

（24）咳血：每至夜间咳血者为阴虚火旺，白天咳血夜间不咳者为心肝火热，早晨或日落前咳血者为瘀血。

（25）呃逆：夜间呃逆加剧者为肾气不纳或瘀血，白天呃逆夜间停止为在气分。

（26）呕吐：每至早晨必吐为寒水，白天饮食俱吐为脾之阴阳俱虚。

（27）泄泻：每至早晨黎明即泻者为脾肾阳虚，每至夜间即肠鸣腹满泄泻为阳虚寒湿，早晨虽泻但一日数次者为寒热夹杂。

（28）妇科阴痒：夜间剧痒者为血中燥热，白天痒夜间止者为气虚夹风。

（29）目亦：夜痛加剧者为阴虚血滞，白天痛剧者为心肝实火。

（30）目痛：夜间疼痛者为心肝阴虚肝火，早晨痛剧为肝阴不足郁火。

（31）眼珠生翳：夜间眼痛赤涩为阴虚血瘀，白天疼痛加剧为实火夹风。

（32）耳鸣：白天鸣夜不鸣者多实，白天不鸣夜鸣者多虚。

（33）耳痛：夜间或性交后痛为阴虚火旺，早晨疼痛者为肝肾阴虚郁火，中午或上午痛者为心肝实火。

（34）鼻塞：白天通夜间塞为阳气虚，白天塞夜间释者为湿热或风热。

（35）鼻流涕：每至早晨起床即喷嚏流涕为气虚清阳失升或肝郁夹风，白天涕多夜间反少者为肺热。

（36）鼻衄：夜间经常鼻衄为阴虚火旺，早晨必大量鼻衄为肝经郁火，白天衄夜不衄者为实火。

（37）口舌生疮：夜间疼痛加剧者为阴虚火旺，白天痛夜不痛者多实火。

（38）牙痛：昼夜均痛白天较剧者多实火，昼轻夜重者为阴虚或瘀血。

（39）齿衄：夜间齿衄者为肾阴不足，白天齿衄者为实火。

（40）咽喉疼痛：昼轻夜重者为阴虚火旺，白天痛而夜减者多风火。

4.六气　随着自然界六气的风、寒、暑、湿、燥火的相互感应而症状增减也是辨证的重要依据。

（1）发热：因风者多在刮风前一天或风起之日而加剧，因火热者多在天热时加剧而天凉时好转，风寒者多在天冷时加剧，湿者多在天阴时加剧。

（2）恶寒：因风寒者得遇风寒而剧，暑邪者得暑季反重，阳虚者遇寒而寒甚。

（3）身痛：因血虚者遇风而加剧，因寒湿者遇寒湿而加剧，阴虚者遇火暑而加剧。

（4）身重：于夏季加重者多湿热兼气阴虚，遇风寒而加剧者为阳虚夹寒湿，阴天身重加重者为痰湿。

（5）汗出：遇风而汗者为风，遇暑热或天热加剧者为湿热而兼气阴两虚。

（6）头痛：刮风前一日痛甚者为伏风，阴天加剧而天晴好转者为痰、湿、瘀血，遇寒而痛甚者为寒痰、阳虚、肝寒，遇暑热而痛甚者为火。

（7）眩晕：遇风而剧者为风，遇暑热而剧者为火，遇阴天而加剧者为痰湿。

（8）脑鸣：遇风热或湿热而剧者为痰火或湿热，遇寒而剧者为脑髓空虚或痰郁不化。

（9）口渴：遇暑热而甚者多胃热津伤，遇天寒而剧者为阳虚寒饮。

（10）口㖞：遇风寒而剧者为风寒或气虚，遇阴天而剧者为痰湿，遇热而剧者为血虚或防虚。

（11）胸痛：遇寒而痛者为胸阳不振，遇阴雨天而剧者为痰湿或瘀血。

（12）胸满：遇阴天剧者为痰湿或瘀血，遇寒而剧者为阳虚或痰湿，遇暑热而剧者为气阴两虚夹痰湿。

（13）胸中烦热：遇阴天而剧者为痰火或饮邪，遇冷而剧者为阳虚寒饮，遇暑热而剧者为心肝实火或痰火。

（14）胁痛：遇风冷而剧者为寒滞肝脉，遇阴天而闷痛加剧者为寒湿或痰饮，遇暑热而剧者为湿热或阴虚、瘀热。

（15）腰痛：遇风而痛剧者为肝肾亏损，遇寒而痛甚者为阳虚夹寒，阴天而痛剧者为寒湿，遇暑热而痛剧者为气阴虚夹湿热。

（16）胃痛：遇风而痛剧为伏风，遇寒而痛剧者为虚寒，遇热而痛剧者为阴虚或瘀热，遇暑热则痛甚为寒湿，遇阴天而闷痛为痰湿或水饮。

（17）腹痛：遇风即痛者为伏风，遇寒而痛作或加剧者为寒，遇暑湿则满痛者为寒湿，遇热则痛剧者为阴虚或血虚。

（18）腹满胀：遇风而剧者为伏风或肝邪乘脾，遇将阴天而剧下雨后反减者为湿痰，遇寒而剧者为寒湿，遇热而剧者为湿热。

（19）四肢疼痛：遇风而疼痛拘急者为血虚燥热，遇寒而剧者为寒湿，遇阴天而剧者为风寒湿痹，遇湿热而剧者为湿热。

（20）四肢麻木：遇风寒而剧者为阳虚寒湿，遇阴天而剧者为寒湿或寒痰，遇热而麻木加剧者为气阴两虚夹湿热。

（21）四肢拘挛：遇刮风而剧者为血虚生风，遇寒湿而剧者为寒湿，遇热而剧者为阴虚湿热或瘀血夹湿热。

（22）四肢厥冷：遇寒而剧者为阳虚寒饮。

（23）半身不遂：遇风寒而作者为风寒，遇暑热而痛且剧者为血虚有热或阴虚有热，遇阴天而剧者为风痰或风湿。

（24）咳嗽：遇风而加剧者为伏风，遇寒而作或加剧者为阳虚寒饮，遇暑热而剧或发作者为阴虚痰火，遇阴雨天而剧者为湿痰。

（25）喘促：遇风而喘促加剧者为肺虚夹风，遇风寒而喘促加剧者为肺中寒饮，遇阴天将作喘加剧者为湿痰蕴肺，遇热而加剧者为痰热或阴虚燥痰。

（26）咳血：遇热而加剧者为阴虚实火。

（27）呃逆：遇冷风而剧者为脾肾虚寒，遇热而加剧者为瘀血或阴虚。

（28）呕吐：遇风冷而吐者为脾胃虚寒，遇热而吐者为胃热或阴虚、瘀血，遇饮水而吐者为水气。

（29）泄泻：遇风冷即泄者为脾虚木乘或阳虚寒积，遇阴天则腹满便溏者为湿寒，遇吃辛辣或热天反泄泻者为实热积滞。

（30）妇女阴痒：遇寒湿即痒者为寒湿夹风，遇湿热之气即作者为湿热，遇冷风而加剧者为气血俱虚外受风邪。

（31）目赤：遇风而目赤涩加剧者为风热，遇风寒而目赤涩加重为风寒，遇阴雨天而涩困加重者为风湿或湿热。

（32）目痛：遇风目涩痛者为风热，遇风寒而目涩痛者为风寒，遇天热而加重者为火。

（33）目翳：遇风则涩痛者为阴虚风热，遇风寒而涩痛加剧者为风寒，遇火热而加剧者为火，遇阴雨天而涩痛难睁者为湿热。

（34）耳鸣：遇风寒而剧者为风寒或肾阳虚，遇热而剧者为心肝实火或阴虚火旺，遇阴天而剧者为痰或湿。

（35）耳痛：遇风热而闷痛者为风热，遇风寒而加剧者为风寒，遇暑热而加剧者为火，遇阴天而剧者为湿热或痰热。

（36）鼻塞：遇风寒则塞者为肺虚或肾气虚，遇热而作或剧者为湿热或痰热，遇阴天而剧者为气虚湿郁。

（37）鼻塞流涕：遇风寒而作者为气虚或肾督亏虚，遇热而甚者为热邪在肺。

（38）鼻衄：遇热而衄者为火。

（39）口舌生疮：遇风寒而痛剧为寒郁于内格阳于外，饮热水或吃辛辣而剧者为虚火或郁火。

（40）牙痛：遇风寒而剧为寒，遇热而剧为火。

（41）齿衄：遇夏暑而剧者为火。

（42）咽喉疼痛：遇阴天而痛者为湿痰，遇风寒而剧者为风寒内郁，遇火热而剧者为火。

（十）疗效验证法

有些虽经多种方法仍然不能明确其病症的病因病位、病性、主次、位置、比例、先后，这是由于我们辨证时所采用的方法还有待丰富，或者是由于证据还暴露得不清楚，为了弥补认识方式的不足，张仲景在《伤寒论》一书中广泛地采用了治疗过程中的疗效分析法，称应用某方后非但不效而加剧者为坏病，并根据坏病出现的症状变化而辨证其为什么原因，什么病位，什么病性，各种因素的比例，以及先后治法。云："太阳病三日，已发汗，若吐，若下，若温针，仍不解者，此为坏病，桂枝不中与之也。观其脉证，知犯何逆，随证治之。"并称太阳病发汗，遂漏不止，其人恶风，小便难，四肢微急，难以屈伸者为阳虚应加附子，下之后，脉促胸满者为心阳已伤，宜桂枝去芍药汤。如此等等。

（十一）相互关联法

即通过各种各样的联系找出其中的必然联系和非必然联系，例如：虽然看起来症状表现非常复杂，但如果按照系统、控制系统一归类即可以非常明晰，有的症状表现看起来非常简单，但通过分析却不能拿一个问题去说明，那么就应区别归类等。

三、明确了西医病名后的辨证论治方法

中医的病名是在中医的理论思维方法指导下确立的，西医的病名是在西医的理论思维方法指导下确立的，因此为要将西医病名纳入中医的辨证论治中来时，必须来一个彻底的革命性的思维方法上的改变，即将其纳入中医的理论思维方式中后，再进行恰当的分析治疗。例如：猩红热，从这个疾病的病名看，它的治疗始终都应沿着清热解毒的治疗原则进行治疗，但从中医的理论思维方式来看，如果发生了性质的改变，就应抛弃清热解毒而随证治之。所以，在西医病名下进行中医治疗时，只能按照中医的理论思维方式进行辨证论治。

第一章
病毒性疾病、立克次体病、衣原体感染

第一节 概 论

一、辨证论治大法

病毒性疾病、立克次体病、衣原体感染多属于中医急性热病，所谓的急性热病指的是中医所说的伤寒、温病、瘟疫。所谓的伤寒，在早期中医著作中亦包括温病在内，如《难经·五十八难》所说："伤寒有五，有中风，有伤寒，有湿温，有热病，有温病。"后期则多仅指以恶寒发热为主的热病。温病则指以发热为主的热病。至于瘟疫则指具有强烈传染性，并引起流行的一类热病。

（一）运气辨证论治

1. 辨证大法　这一辨证方法是一种探索寻找非其时而有其气的辨证方法，也就是一种探索异气引起流行病的方法。因其形成的原因主要是运气中的客运、客气，故称运气辨证。

（1）客气的规律：凡子、午年则少阴君火司天，阳明燥金在泉，即凡子、午前半年的瘟疫均多火热，后半年多燥。丑、未年则太阴湿土司天，太阳寒水在泉，即凡丑、未年前半年的瘟疫多湿，后半年的瘟疫多寒。寅、申年少阳相火司天，厥阴风木在泉，即凡寅、申年前半年的瘟疫多火热，后半年的瘟疫多风。卯、酉年则阳明燥金司天，少阴君火在泉，即凡卯、酉年前半年的瘟疫多燥，后半年的瘟疫多火热。辰、戌年则太阳寒水司天，太阴湿土在泉，即凡辰、戌年前半年的瘟疫多寒，后半年的瘟疫多湿。巳、亥年厥阴风木司天，少阳相火在泉，即凡巳、亥年半年的瘟疫多风，后半年的瘟疫多火热。

（2）客运的规律：凡甲、己年为中运土运，乙、庚年为中运金运，丙、辛年为中运水运，丁、壬年为中运木运，戊、癸年为中运火运。其中甲、丙、戊、庚、壬属阳，乙、丁、己、辛、癸属阴，故凡甲年中运阳土为太过，乙为阴土为不及；戊为中运阳火为太过，癸为阴火为不及；庚为中运阳金为太过，乙为阴金为不及；壬为中运阳木为太过，丁为阴木为不及。根据中运太过不及确定客运性质的规律，当年的客运亦分别为甲年阳土，己年阴土，乙年阴金，庚年阳金，丙年阳水，辛年阴水，丁年阴木，壬年阳木，戊年阳火，癸年阴火。然后按照太少相生的规律推释当年的客运。

2.论治大法

（1）论治大法；《本草纲目》："厥阴司天（巳、亥年），风淫所胜，平以辛凉，佐以苦甘，以甘缓之，以酸泻之；清反胜之，治以酸温，佐以甘苦。少阴司天（子、午年），热淫所胜，平以咸寒，佐以苦甘，以酸收之；寒反胜之，治以甘温，佐以苦酸辛。太阴司天（丑、未年），湿淫所胜，平以苦热，佐以酸辛，以苦燥之，以淡泻之；湿上甚而热，治以苦温，佐以甘辛，以汗为故；热反胜之，治以苦寒，佐以苦酸。少阳司天（寅、申年），火淫所胜，平以酸冷，佐以苦甘，以酸收之，以苦发之，以酸复之，寒反胜之，治以甘热，佐以苦辛。阳明司天（卯、酉年），燥淫所胜，平以苦温，佐以酸辛，以苦下之；热反胜之，治以辛寒，佐以苦甘。太阳司天（辰、戌年），寒淫所胜，平以辛热，佐以苦甘，以咸泻之；热反胜之，治以咸冷，佐以苦辛。厥阴在泉（寅、申年），风淫于内，治以辛凉，佐以苦甘，以甘缓之，以辛散之；清反胜之，治以酸温，佐以苦甘，以辛平之。少阴在泉（卯、酉年），热淫于内，治以咸寒，佐以苦甘，以酸收之，以苦发之；寒反胜之，治以甘热，佐以苦辛，以咸平之。太阴在泉（辰、戌年），湿淫于内，治以苦热，佐以酸淡，以苦燥之，以淡泻之；热反胜之，治以苦冷，佐以咸甘，以苦平之。少阳在泉（巳、亥年），火淫于内，治以咸冷，佐以苦辛，以酸收之，以苦发之；寒反胜之，治以甘热，佐以苦辛，以咸平之。阳明在泉（子、午年），燥淫于内，治以苦温，佐以甘辛，以苦下之；热反胜之，治以平寒，佐以苦甘，以酸平之，以和为利。太阳在泉（丑、未年），寒淫于内，治以甘热，佐以苦辛，以咸泻之，以辛润之，以苦坚之；热反胜之，治以咸冷，佐以苦辛，以苦平之。

（2）药物应用：同上。

（二）时令辨证论治

1. 辨证大法　这一辨证方法是探索与时令有关疾病的辨证方法，也就是所谓辨时令病的辨证方法。①春：由于春季为风、温主令，所以春季所发的疾病多属风、温客邪为病。②夏：由于夏季为暑主令，所以夏季所发的疾病多属暑邪为病。③长夏：由于长夏为湿主令，所以长夏所发的疾病多属湿邪为病。④秋：由于秋为燥主令，所以秋季所发的疾病多属燥邪为病。⑤冬：由于冬为寒主令，所以冬季所发的疾病多属寒邪为病。

2. 论治大祛

（1）论治大法：《本草纲目》："升降浮沉则顺之，寒热温凉则逆之。"

（2）药物应用：①顺药：《本草纲目》："春月宜加辛温之药，薄荷、荆芥之类，以顺春升之气；夏月宜加辛热之药，香薷、生姜之类，以顺夏浮之气；长夏宜加甘苦辛温之药，人参、白术、苍术、黄柏之类，以顺化成之气；秋月宜加酸温之药，芍药、乌梅之类，以顺秋降之气；冬月宜加苦寒之药，黄芩、知母之类，以顺冬沉之气。"②时药：《本草纲目》："春用辛凉以伐木，夏月用咸寒以抑火，秋用苦温以泄金，冬用辛热以涸水，谓之时药。"

（三）六淫辨证论治

1. 辨证大法这一辨证方法是对风、寒、暑、湿、燥、火六淫之邪所致疾病的辨证方法。

（1）风：由于风为百病之长，其性轻扬发泄，善行数变，故凡风病具有发病急，消退快，游走不定的特点。

（2）寒：由于寒为阴邪，其性杀厉，收引、凝滞，最易伤人阳气，影响气血活动，故凡寒病具有恶寒、疼痛的特点。

（3）暑：由于暑为阳邪，主升主散，伤津夹湿，故凡暑病具有发热、汗出、口渴、乏力的特点。

（4）湿：由于湿为阴邪，最易阻塞气机，伤人阳气，黏滞难化，固着一处，故凡湿病具有重着沉重，缠绵难愈，身体困倦的特点。

（5）燥：由于燥为清肃之气，其性干燥，与肺相应，故凡燥病具有皮肤干燥，皱褶，唇燥鼻干，咽痛，咳喘，便结的特点。

（6）火：由于火为阳热之邪，其性炎上，故凡火病具口渴、壮热、面红目赤、烦躁等。

2.论治大法

（1）论治大法：①风邪者，治以祛风，如防风、薄荷、蝉蜕；②寒邪者，治以散寒，如麻黄、桂枝；③暑邪者，治以祛暑清暑，如香薷、藿香；④燥邪者，治以润燥，如沙参、麦冬；⑤火邪者，治以泻火，如黄连、栀子；⑥湿邪者，治以除湿，如苍术、茯苓。

（2）药物应用：同上。

（四）六经辨证论治

1.辨证大法　这是汉·张仲景在《伤寒论》一书中提出的辨广义伤寒的一种辨证方法。这一方法是将伤寒的传变分为六大类型，即太阳、少阳、阳明、太阴、少阴、厥阴经病。

（1）太阳病：由于太阳主表，为诸经之藩篱，外邪侵袭，大多从此而入,故凡太阳病具有脉浮、头项强痛而恶寒的特点。

(2)阳明病:由于阳明病是外感病阳亢邪热炽盛的极期阶段,其性质属里热实证,故凡阳明病具有身热、汗自出、不恶寒、反恶热、胃家实热的特点。

(3)少阳病:由于少阳为半表半里,故凡少阳证具有口苦、咽干、目眩、胸胁苦满的特点。

(4)太阴病:由于太阴病为寒湿内阻损及脾阳,故凡太阴病具有腹满而吐、食不下、自利、时腹自痛的特点。

(5)少阴病:由于少阴病为心肾虚证,故凡少阴病具有无热恶寒、脉微细、但欲寐的特点。

(6)厥阴病:由于厥阴病在病程中为病变的较后阶段,在这个阶段正气和病邪相争于内,故凡厥阴病症见消渴、气上冲心、心中疼热、饥而不欲食、食则吐蛔。

2.论治大法

(1)论治大法:太阳病治以辛温解表,少阳病治以和解表里,阳明病治以清热泻火,太阴病治以温中散寒,少阴病治以回阳救逆,厥阴病治以温清并用。

(2)药物应用:太阳病如麻黄汤、桂枝汤,少阳病如柴胡汤,阳明病如白虎汤、承气汤,太阴病如理中汤,少阴病如四逆汤,厥阴病如乌梅丸。

(五)卫气营血辨证论治

1.辨证大法 这是清·叶天士提出的温病的辨证论治方法。

(1)卫分证:由于卫气敷布于人体的肌表,且属于肺,故凡卫分证具有发热、微恶风寒、无汗或少汗、头痛、咳嗽、脉浮数。

（2）气分证：由于邪热内入脏腑，正盛邪实，邪正剧争，热郁气机，故凡气分证具有发热不恶寒，反恶热，心烦，喘息，汗出，口渴，舌燥苔黄，脉数。

（3）营分证：由于邪热内入营分，营行脉中，内通于心，故凡营分证具有身热夜重，口不甚渴，心烦不寐，甚或神昏谵语，斑疹隐隐，舌质红绛，脉数。

（4）血分证：由于邪热传入血分，故凡血分证具有烦热躁扰，昏狂谵妄，斑疹透露，吐衄，舌质红绛。

2.论治大法

（1）论治大法：卫分证，治以辛凉解表；气分证，治以清热透邪，宣肺；营分证，治以清营泄热；血分证，治以凉血散血。

（2）药物应用：卫分证，如银花、连翘、薄荷之类；气分证，如生石膏、知母、大黄之类；营分证，如生地、羚羊角、元参之类；血分证，如生地、丹皮、赤芍、阿胶之类。

（六）三焦辨证论治

1.辨证大法 这是清·吴鞠通在《温病条辨》一书中提出的辨证方法。

（1）上焦证：由于心肺居上焦，温病从口鼻而入，先袭肺卫，故凡上焦病证具有头痛，微恶风寒，身热口渴，或不渴而咳。

（2）中焦证：由于脾胃同居中焦，热邪传入中焦，则或见面目俱赤，语声重浊，呼吸俱粗，大便闭结，口燥渴，或但恶热不恶寒，日晡潮热，或发热倦怠，胸闷腹胀，呕恶等。

（3）下焦证：由于肝肾同居下焦，热入下焦，阴液耗损，故凡热入下焦，肾阴欲竭，身热面赤，口干舌燥，神倦，耳聋，或手足蠕动，甚至瘛疭，神倦，苔少舌绛。

2. 论治大法

（1）论治大法：吴鞠通说："治上焦如羽，非轻不举；治中焦如衡，非平不安；治下焦如权，非重不沉。"

（2）药物应用：上焦者，如菊花、桑叶、蝉蜕、银花；中焦者，如黄连、栀子、生石膏；下焦者，如龟甲、阿胶、鳖甲。

（七）八纲辨证

1. 辨证大法　这是由清·程钟龄在《医学心悟》一书中提出，近人祝味菊明确的一种辨证方法。

（1）表证：这是指邪气入侵人体后病邪浅表的证候，如发热恶寒并见，头身疼痛，鼻塞流涕，喉痒咳嗽，咽痛，脉浮等。

（2）里证：这是指病邪深入于里的证候，如壮热不恶寒，或恶热潮热，烦躁神昏，口渴引饮，或畏寒肢冷，蜷卧神疲，口淡多涎，大便秘结，小便短赤，或大便溏泄，小便清长，腹痛呕恶，苔厚，脉沉等。

（3）寒证：这是指疾病属于寒性的证候，如恶寒喜暖，面色㿠白，肢冷蜷卧，口淡不渴，痰涕清稀，小便清长，大便稀溏，脉迟或紧等。

（4）热证：这是指疾病属于热性的证候，如恶热喜冷，口渴喜冷饮，面红目赤，烦躁不宁，痰涕黄稠，吐血衄血，小便短赤，大便秘结，脉数等。

（5）虚证：这是指正气不足的证候，如面色㿠白，或萎黄，精神萎靡，身疲乏力，心悸气短，形寒肢冷，自汗，大便滑脱，小便失禁等。

（6）实证：这是指感受外邪或体内病理产物堆积的证候，如发热，腹胀痛拒按，胸闷，烦躁，甚至神昏谵语，呼吸气粗，痰涎壅盛，大便秘结等。

（7）阴证：这是指疾病属阴的证候，如面色暗淡，精神萎靡，身重蜷卧，形寒肢冷，倦怠无力，语言低怯，纳差，口淡不渴，大便腥臭，小便清长等。

（8）阳证：这是指疾病属阳的证候，如面色红赤，恶寒发热，肌肤灼热，神烦，躁动不安，语声粗浊，或骂詈无常，呼吸气粗，喘促痰鸣，口干渴饮，大便秘结，奇臭，小便涩痛或短赤等。

2. 论治大法

（1）论治大法：表证者，治以辛散解表；里证者，治里；寒证者，治以温热；热证者，治以清热；虚证者，治以补益扶正；实证者，治以驱邪；阴证者，治以补阳；阳证者，治以益阴清热。

（2）药物应用：表证如麻黄、桂枝、薄荷等；里证如生石膏、大黄、黄连、干姜、肉桂等；寒证如细辛、附子、肉桂、干姜、吴茱萸等；热证如银花、连翘、知母、黄柏等；虚证如人参、黄芪、鹿茸等；实证者如大黄、芒硝、巴豆、甘遂等；阴证如附子、肉桂、人参、鹿茸等；阳证者如知母、黄柏、黄连、生地等。

（八）脏腑辨证论治

参见第二章第一节。

（九）经络辨证论治

参见第十九章第一节。

（十）气血辨证论治

参见第二章第一节。

二、常用治法

1. 解表法　驱除表邪，解除表证的一种治疗方法，它具有疏泄腠理，透邪外出的作用，主要适用于表证、太阳经证和卫分证。由于风寒暑湿燥火的不同，所以有辛温解表、辛凉解表、清暑解表、化湿解表、清燥解表的区别。其中辛温解表，适用于风寒表证的恶寒，头身疼痛；辛凉解表，适用于风热表证的微恶风，头晕痛，咽喉疼痛，咳嗽，脉浮数；清暑解表，适用于夏日受暑的头痛恶寒，身形拘急，发热无汗，口渴心烦；化湿解表，适用于湿邪困表，恶寒身重，微热少汗，脘痞苔腻；清燥解表，适用于温燥犯肺，头痛身热，咳嗽不已，咽干喉痛，鼻干唇燥。另外，还应根据兼夹证的不同加减配合，如解表清里、解表透疹、疏表解毒等。

2. 清气热法　清泄气分热邪的方法，它具有清热保津，除烦止渴的作用。主要适用于邪热入里而未入营动血的气分证。由于病邪部位的不同，所以有轻清宣气、大清气热、清热泻火的各异。其中轻清宣气，适用于热邪初传气分，里热不甚的身热微渴，心中懊恼，苔薄黄证；大清气热，适用于阳明胃热炽盛的壮热，汗多，心烦口渴，苔黄，脉洪数；清热泻火，适用于热蕴气分，郁而化火的发热口苦，烦渴溲赤，舌红苔黄。另外，还应根据病情加减配合应用。

3. 和解法　具有和解表里、分清上下、宣泄气机的作用。适用于邪入少阳，留滞三焦和邪伏募原诸证。由于病邪的性

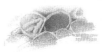

质和部位的不同，所以有清泄少阳、分清走泄、开达募原等多种方法。其中清泄少阳，适用于寒热往来，口苦胁痛，烦渴溲赤，脘痞泛恶，苔黄舌红，脉弦数的热郁少阳证；分清走泄，适用于寒热起伏，胸痞腹胀，溲短苔腻的邪留三焦气分及痰湿蕴阻证；开达募原，适用于寒战热炽，脘痞呕恶，苔白腻如积粉的邪结募原证。

4.化湿法　以芳香、淡渗或苦燥之品祛除邪湿的方法。适用于湿温混合的湿重热轻证，具有宣畅气机、开透湿浊的作用。由于湿热有轻重、部位的不同，又有芳香化湿、辛开苦降、淡渗利湿诸法。其中芳香化湿，适用于湿温初起，湿邪偏重，而现身热不扬，头胀如裹，脘痞腹胀，口渴不欲饮，苔腻，脉缓等；辛开苦降，适用于湿温病湿渐化热的发热，脘痞泛恶，口渴不欲饮，小便黄赤，苔黄滑腻等症；淡渗利湿，适用于湿中夹热蕴阻下焦的小便短涩或不通，热蒸头胀，不渴，苔白等症。

5.通下法　泻下邪热、通导积滞的一种方法。适用于有形实邪内结证。由于邪气的性质不同，所以又有苦寒攻下、通腑导滞和破结行瘀的区分。其中苦寒攻下，适用于热结肠腑而见潮热谵语，腹满便秘，舌苔老黄，脉沉实等症；通腑导滞，适用于郁热夹积，交结胃肠而见脘腹痞满，恶心呕恶，便溏不爽，色黄如酱，肛门灼热，舌苔黄厚诸症；破结行瘀，适用于下焦蓄血，少腹硬满急痛，大便秘结，小便自利，其人如狂，漱水不欲咽，舌紫绛，脉沉实等症。

6.清营凉血法　适用于热邪入营动血和热毒炽盛的证候。其中清营泄热，适用于热入营分的身热夜甚，心烦不寐或神昏谵语，斑疹隐隐，舌质红绛诸症；气营两清，适用于气营两燔的壮热口渴，烦躁，苔黄舌绛，甚或发狂等症；凉血散血，适用于热邪深入血分，血热炽盛，迫血妄行的吐血、衄血、便血、溲血，斑疹紫黑，甚或发狂谵妄，舌质紫绛等症；清瘟败毒，适用于热毒壅盛，充斥气血三焦的壮热烦渴，口秽喷人，头痛如劈，谵妄不安，斑疹紫黑或吐血、衄血，苔黄焦燥，舌质紫绛等症。

7. 开窍法　适用于邪闭心包的神志昏迷证。常用的有清心开窍、豁痰开窍两种。其中清心开窍适用于邪闭心包的神昏谵语或昏聩不语，舌謇肢厥，舌质红绛；豁痰开窍，适用于湿热邪蒸、痰蒙清窍的神识昏蒙，时明时昧，身热不扬，舌质红而苔黄腻等症。

8. 熄风法　适用于风邪内动的抽搐证。常用的有凉肝熄风、滋阴熄风两种。其中凉肝熄风，适用于热盛动风的手足抽搐，灼热肢厥，神迷口噤，脉弦数等；滋阴熄风，适用于肝肾阴虚，虚风内动的手足蠕动，甚或瘛疭，肢厥神倦，舌干绛少苔，脉虚细等。

9. 滋阴法　适用于阴虚液耗的证候。常用的有滋养肺胃、增液润肠、滋补肾阴三类。其中滋养肺胃，适用于气分热邪渐解，胃阴或肺阴受伤的口干咽燥，舌苔干燥，或干咳无痰等；增液润肠，适用于阳明温病，津液不足，肠燥便秘，咽干口渴，舌红而干等；滋补肾阴，适用于热邪久羁，灼铄真阴的身热面赤，手足心热，口干咽燥，神倦欲寐，舌绛而干，脉虚细等。

10. 回阳固脱法　适用于阳虚气脱证。常用的有回阳救逆、益气固脱两类。其中回阳救逆，适用于亡阳虚脱，手足厥冷，恶寒蜷卧，下利清谷，舌淡苔白，脉象沉微；益气固脱，适用于气阴两伤，气虚欲脱的汗多神倦，气短而促，舌质红，脉虚等症。

三、常见疾病的辨证论治

病毒性疾病从内科的角度看，大致包括流行性感冒、其他呼吸道病毒性疾病、麻疹、风疹、天花、水痘、单纯疱疹、带状疱疹、病毒性肝炎、脊髓灰质炎、其他肠道病毒性疾病、流行性乙型脑炎、森林脑炎、登革热、黄热病、流行性腮腺炎、狂犬病、淋巴细胞脉络丛脑膜炎、传染性单核细胞增多症、流行性出血热等疾病。这类疾病从我临床见过的病人看：①流行性感冒、其他呼吸道病毒性疾病，其主要病因为风寒或风寒夹热，在治疗上均宜采用疏风散寒的药物，如麻黄、桂枝、羌活、防风、白芷、苏叶，并需配合止咳化痰的药物杏仁、桔梗、紫菀等。②麻疹、风疹、水痘、单纯疱疹、带状疱疹等疾病的共同特点是：从病因来看均有风邪和热毒；从病位来看均在卫分、气分。从治疗的药物看均宜采用蝉蜕、薄荷、银花、连翘、板蓝根等。③病毒性肝炎、脊髓灰质炎、其他肠道病毒性疾病等，其病因主要为湿，其中病毒性肝炎以湿热为主，其他肠道病毒性疾病以寒湿为主，从病位来看，多为表里三焦俱病，从治疗的药物看，散表寒多用麻黄、白芷、防风、羌活、独活，除湿多用黄芩、茵陈、黄连、白蔻仁、草果、厚朴、苍术、菖蒲、藿香，清热多用黄芩、黄连、黄柏、茵陈、栀子等。④流行性乙型脑炎在病因上以暑热入于气分为主，因此用药上宜采用生石膏、知母之类。⑤流行性腮腺炎、传染性单核细胞增多症、传染性单核细胞增多症等，在病因上以热毒为主，从病因来看均有热毒；从病位来看均易侵及血分；从治疗的药物看均宜采用银花、连翘、板蓝根、赤芍等。

立克次体病有流行性斑疹伤寒、地方性斑疹伤寒等。这类疾病的共同特点是：①从病因来看均以热毒为主；②从病位来看均以气营两燔为主；③从治疗的药物来看均宜采用清热解毒的银花、连翘、板蓝根，清气分热的生石膏、知母，清营凉血的生地、元参、丹皮。

第二节　流行性感冒

流行性感冒，中医没有与此完全相对应的独立病名。根据其传染性和临床表现的不同，分别将恶寒发热、头痛身痛者称伤寒；发病急，大流行，憎寒壮热，头痛身痛，脉数者，称瘟疫。

【辨证论治】

（一）风寒表实证

临床表现：恶寒严重，头痛身痛严重，口不渴，舌苔薄白，脉浮紧。

治法：辛温解表。

方药：麻黄汤加减。

麻黄 10g、杏仁 10g、桂枝 10g、甘草 6g、防风 10g

用法：服药后必须饮热水，汗出后即应停药。

（二）表寒闭郁，内有郁热证

临床表现：高热寒战，烦躁，身痛，脉浮紧。

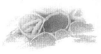

治法：外散风寒，佐以清热。

方药：大青龙汤。

麻黄 18g、桂枝 10g、杏仁 10g、甘草 10g、生石膏 15g、生姜 10g、大枣 7 个

用法：水煎 2 次，分 3 小时服完。如在服药的同时饮适量热水，其效更佳。服药汗出后常可使 39℃以上的高温迅速下降至 37℃上下，如降至 37℃上下则应停用本药。

（三）三阳合病证

临床表现：恶寒发热，头痛身痛，口干口苦，脉浮数或弦滑数。

治法：解表清里，和解少阳。

方药：柴葛解肌汤加减。

柴胡 15g、葛根 15g、羌活 10g、白芷 10g、白芍 10g、桔梗 10g、蝉蜕 10g、生石膏 30g、甘草 10g

用法：若为 39℃以上的高热，可昼夜 24 小时服药 2 剂，每 4 小时服 1 次。此方应用后，往往出现夜间 3 时左右体温开始下降，至早晨 6 时体温甚至降至 37℃上下，若降至 37℃上下后改为每日 1 剂，分 3 次服。

（四）表寒闭郁，肺热炽盛证

临床表现：恶寒发热，咳喘，脉浮数。

治法：宣肺解表，清热解毒。

方药：麻杏石甘汤加减。

麻黄 10～12g、生石膏 12～30g、甘草 10g、杏仁 10～20g、银花 15~30g、连翘 15～30g

加减：里热炽盛，应用上方无效，舌苔黄，脉滑数者，三黄石膏汤加味：麻黄 15g、生石膏 30～60g、杏仁 10g、黄柏 10～15g、栀子 10～15g、豆豉 10～15g、银花 10～30g、连翘 15～30g、芦根 15～30g。如仍无效，甚至出现抽搐者，加羚羊角 3～6g（冲服）。

用法：水煎 2 次，分 3 次服。

（五）热邪炽盛，引动肝风证

临床表现：恶寒发热，身热如炭，头痛身痛，抽搐，苔薄黄，脉数。

治法：清热解表，佐以熄风。

方药：三黄石膏汤加味。

上方加蝉蜕 10g、僵蚕 10g、全蝎 10g、钩藤 15g

加减：神志昏迷者，加至宝丹或安宫牛黄丸。

（六）邪入少阳，脾湿不化证

临床表现：寒热往来，口苦咽干，恶心呕吐，泄泻，胸腹满闷，舌苔白，脉弦或弦紧数。

治法：和解少阳，燥湿和胃。

方药：柴平汤加减。

柴胡 10～18g、半夏 10g、党参 10g、黄芩 10g、生姜 10g、厚朴 10g、陈皮 10g、苍术 15g、甘草 6g、大枣 5 枚

用法：此方既可用于 39℃以上的高热，又可用于低热甚或不发热者，在服用方法上宜少量频服，若病情严重，可昼夜连续服 2 剂。

（七）邪入少阳，内夹秽浊（邪入膜原）证

临床表现：寒热，日晡益甚，头痛身痛，胸满心烦，口苦咽干，舌苔白或苔白如积粉，脉弦数或滑数。

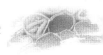

治法：和解除秽。

方药：达原饮加减。

厚朴 10g、草果 10g、黄芩 10g、知母 10g、槟榔 10g、柴胡 10g、菖蒲 10g

加减：身痛严重者，加羌活 10g、白芷 10g、防风 10g；苔黄、胸满，甚至便秘者，加大黄 3 ~ 6g；高热者柴胡加至 18g。

按：本方既可用于高热，又可用于低热，而且降低体温的速度较快，且本证之发热多在凌晨 2 ~ 3 时解。

（八）风寒夹湿，束于肌表证

临床表现：恶寒发热，无汗头痛，肢体酸痛，口苦微渴或不渴，脉浮或浮紧。

治法：发汗除湿，微清里热。

方药：九味羌活汤加减。

羌活 10g、防风 10g、细辛 3g、苍术 10g、白芷 10g、川芎 10g、黄芩 10g、生地 10g

用法：1 日 1 剂，分 2 次服。

按：本方尤适用于以头痛、耳痛为主，而体温在 38.5℃以下者。

（九）风寒夹湿，客于太少证

临床表现：憎寒壮热，无汗，头项强痛，肢体酸痛，胸膈痞满，有或无鼻塞声重，有或无咳嗽，脉浮弦紧或浮弦紧数。

治法：散寒除湿，和解表里。

方药：荆防败毒散加减。

荆芥 10g、防风 10g、柴胡 15g、前胡 10g、川芎 10g、枳壳 10g、羌活 10g、独活 10g、茯苓 10g、桔梗 10g、甘草 6g、

生姜3片、薄荷6g

用法：1日1剂，分3次服。

【按】辨证论治时应注意的问题

（一）辨证

注意表里寒热之间的比例：本病表寒里热证比较多，临床时必须分清表寒多里热少和表寒少里热多，然后再按照其比例的多少用药，否则难于奏效。

（二）论治

1. 不但要注意寒热虚实，而且要注意湿热秽浊。例如：具有湿浊的流行性感冒，单纯地解表清里，必然缠绵不愈。

2. 应用达原饮时要特别注意加减。例如有表证者必须加白芷、羌活、防风，有里证者必须加大黄。

3. 大青龙汤证的主要特点是高热寒战、无汗、身痛、脉浮紧。柴葛解肌汤的主要特点是恶寒发热、身痛、口干渴、脉弦紧数。麻杏石甘汤、三黄石膏汤证的主要特点是发热、咳喘。柴平汤证的主要特点是恶心呕吐或吐泻，寒热。达原饮证的主要特点是寒热、脘腹满。荆防败毒散证、九味羌活汤证的主要特点是寒热、身痛。

第三节　其他呼吸道病毒性疾病（感冒）

其他呼吸道病毒性疾病，根据临床表现，大致包括在中医感冒范畴之中。感冒由于时代的不同和病因的差异，汉代以前将恶寒身痛、无汗者称为伤寒；发热汗出恶风、脉缓者称中风。明、清以后温病学说兴起，将冬春发病，发热恶风，咳嗽，口微渴者称风温；秋冬发病，咽干鼻燥，咳嗽少痰者称秋燥；夏季发病，发热恶寒，肢体酸痛，甚或呕吐泄泻者称伤暑；雨季较盛季节，头身重痛，微恶寒，脘痞不渴，舌苔白腻者称湿温；秋末冬初发病，开始有鼻塞恶寒，继而但热不寒，入夜尤甚，天明得汗稍减，胸腹灼热不除者称伏暑等。

【辨证论治】

（一）风寒表实证

临床表现：恶寒严重，头痛，全身关节肌肉疼痛严重，口不渴，咳嗽或无咳嗽，无汗，舌苔薄白，脉浮紧。

治法：辛温解表。

方药：麻黄汤加味（李翰卿法）。

麻黄 10g、杏仁 10g、桂枝 10g、甘草 6g、防风 10g

用法：服药后必须饮热水，汗出后即应停药。

（二）太少合病证

临床表现：恶寒发热，头痛身痛，胸满，口苦或口干，咳嗽或不咳嗽，舌苔薄白，脉弦紧。

治法：外散风寒，和解少阳。

方药：荆防败毒散。

荆芥 10g、防风 10g、桔梗 10g、甘草 10g、柴胡 10g、前胡 10g、羌活 10g、独活 10g、川芎 10g、薄荷 3g、生姜 3 片、茯苓 10g

（三）表寒里热证

临床表现：恶寒，身痛严重，咳嗽或无咳嗽，无汗，口干，舌苔黄，脉浮数。

治法：解表清里。

方药：越婢桂枝汤。

麻黄 10g、桂枝 10g、杏仁 10g、白芍 10g、生石膏 15g、生姜 10g、大枣 7 枚、甘草 6g

刘渡舟按：不如改为桂枝加石膏汤。

加减：若不汗出而烦躁，脉浮紧者，去白芍，加麻黄 10g（即大青龙汤）。

（四）风寒表虚证

临床表现：发热汗出，恶风，全身酸痛，鼻塞，或干呕，口不干，舌苔薄白，脉浮缓。

治法：调和营卫。

方药：桂枝汤。

桂枝 10g、白芍 10g、生姜 10g、炙甘草 6g、大枣 7 枚

用法：用药后饮热水或热稀粥，盖被微微出汗。

加减：咳嗽者，加杏仁 10g、紫菀 10g。

（五）风热表实证

临床表现：发热，全身酸痛，口干，咽喉干痛，舌苔薄白，脉浮或浮数。

治法：辛凉解表。

方药：银翘散加减。

银花 10 ～ 15g、连翘 10 ～ 15g、竹叶 6g、荆芥 10g、薄荷 6g、豆豉 10g、桔梗 10g、芦根 15g、甘草 6g、蝉蜕 10g

（六）表热里实证

临床表现：发热，头晕头痛，口干或咽痛，大便微干，舌苔白或黄，脉浮。

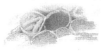

治法：解表攻里。

方药：升降散加减。

蝉蜕 10g、僵蚕 10g、桑叶 10g、片姜黄 10g、大黄 3g

刘渡舟按：升麻力强，桑叶力微。

加减：咳嗽者，加杏仁 10g、桔梗 10g。

（七）暑湿夹寒证

临床表现：夏季发病，发热恶寒，头痛身痛，恶心呕吐，或兼泄泻，舌苔白，脉濡或浮紧。

治法：散寒祛暑化湿。

方药：香薷饮加减。

香薷 10g、扁豆 10g、厚朴 10g、藿香 10g、苏叶 10g、荷叶 10g

加减：舌苔黄者，加黄连 10g。汗出呕吐，泄泻较重者，用藿香正气散：藿香 10g、苏叶 10g、陈皮 10g、茯苓 10g、苍术 10g、厚朴 10g、半夏 10g、白芷 10g、大腹皮 10g、生姜 3 片。

（八）暑热外客，气阴两伤证

临床表现：夏季发病，发热微恶寒，汗出，严重疲乏无力，口干，舌苔白，脉濡或虚大。

治法：益气养阴，祛暑清热。

方药：清暑益气汤加减。

党参 10g、黄芪 15g、麦冬 10g、五味子 10g、当归 6g、陈皮 10g、葛根 15g、升麻 10g、泽泻 10g、黄柏 10g、苍术 10g、白术 10g、神曲 10g、青皮 10g、甘草 6g

（九）凉燥客表证

临床表现：秋季发病，发热恶寒，头痛头晕，鼻塞，咽干，唇燥，咳嗽稀痰，脉浮。

治法：宣肺达表，润燥化痰。

方药：杏苏散加减。

杏仁 10g、紫苏 10g、半夏 5g、陈皮 5g、前胡 6g、桔梗 6g、枳壳 6g、甘草 3g

（十）表热阴伤证

临床表现：发热，微恶风寒，头痛，少汗，咳嗽少痰，咽干鼻燥，口渴，舌质红，脉右数大。

治法：清热解表，养阴润肺。

方药：桑杏汤加减。

桑叶 10g、杏仁 10g、沙参 10g、麦冬 10g、浙贝母 10g、栀子 10g、豆豉 10g、薄荷 6g

刘渡舟按：方中栀子，用子不如用皮为善。

另外，临床中常见的还有以下 6 种类型。

1. 营卫不调型

临床表现：身体一般比较健康，但偶有汗出，遇风则喷嚏流涕，全身酸痛，脉缓。

治法：调和营卫。

方药：桂枝汤（李翰卿法）。

桂枝 10g、白芍 10g、甘草 6g、生姜 10g、大枣 7 枚

2. 表虚不固证

临床表现：疲乏无力，容易出汗，稍遇风寒则全身酸痛，脉缓。

治法：补气解表

方药：玉屏风散。

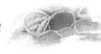

炙黄芪 3g、防风 3g、炒白术 6g

3. 气阴两虚，表虚不固证

临床表现：面色㿠白，疲乏无力，经常感冒，全身酸痛，舌质淡，手心时热，脉沉细无力。

方药：薯蓣丸（李翰卿法）。

用法：1 日 2～3 次，1 次 1～2 丸。

4. 里有积热，卫气不固证

临床表现：口苦口干，大便秘结，时有口舌生疮，头晕头痛，经常感冒，发病后即头痛加重，全身酸痛，脉滑数。

治法：清里解表。

方药：凉膈散或牛黄上清丸。

5. 阳虚不固证

临床表现：经常疲乏无力，胃脘或腹部冷痛，舌苔白，脉沉细弦。

治法：温阳益气，解表散寒。

方药：再造散加减（李翰卿法）。

党参 10g、黄芪 10g、肉桂 10g、附子 10g、白术 10g、川芎 6g、白芍 6g、陈皮 6g、防风 3g

6. 肝郁气结，营卫不调证

临床表现：胸胁苦满，心烦腹胀，纳差，口苦，脉弦缓。

治法：舒肝理气，调和营卫。

方药：柴胡桂枝汤。

柴胡 10g、桂枝 10g、白芍 10g、半夏 10g、黄芩 10g、党参 10g、生姜 10g、甘草 6g、大枣 7 枚

【按】辨证论治时应注意的问题

（一）辨证

1. 注意季节时令。例如：冬季多数为风寒，春季多数为风热，夏季多数为暑，秋季多数为燥。

2. 经常感冒者要注意感冒与其他其他疾病的关系。例如：有的妇女月经来潮前很容易感冒，有的人一出现大便干燥即容易感冒等。

（二）论治

1. 治疗感冒时除注意表证外，难于治愈的感冒要兼治他证，例如便秘者要兼治便秘。

2. 处方只能以解表为主，佐以治里，不可本末倒置。例如：表热里实证使用升降散时，大黄只能用3～5g，不能用量太大，否则表邪入里，病必难除。

3. 应用桂枝汤时，不但要注意适应证，而且要注意服药方法。例如：服药后必须饮热稀粥或热水以助药力，否则难以奏效。

4. 经常反复的感冒，不但要注意正气虚，而且要注意里实。例如：肝郁化火和里有积热而卫气不固者，必须行治其肝火或里之积热，否则难以治愈。

第四节　麻疹

麻疹，中医根据临床表现的特点，称为麻疹、糠疮、痧子。

【辨证论治】

（一）一般调理法

可用三春柳或蝉蜕、芫荽各 3g 等的一种煎汤内服帮助透发。发疹后，见发热较重，疹点逐渐密布，疹色加深，流泪，咳嗽，苔黄质红，脉数等属邪毒炽盛、肺胃热盛者，清热解毒透疹：蝉蜕 6g、薄荷 6g、荆芥穗 6g、葛根 6g、银花 15g、连翘 15g、芦根 15g、牛蒡子 5g、甘草 2g；疹色紫红，密集成片者，加紫草 6g、丹皮 6g；疹点逐渐回没，身热下降，遗有潮热，咳嗽咽干，舌红少苔等属肺阴耗伤、余邪未清者，养阴清热：沙参 12g、麦冬 12g、芦根 12g、玉竹 10g、青蒿 6g、桑白皮 6g、地骨皮 6g。

（二）疹毒内陷，肺气不宣证

临床表现：发疹期，突然皮疹消退，高热咳喘，紫绀，

治法：宣肺透疹，清热解毒。

方药：麻杏石甘汤加味。

麻黄 6g、杏仁 10g、生石膏 18g、甘草 3g、蝉蜕 6g、僵蚕 6g、银花 15g、连翘 15g、芦根 15g

加减：呼吸困难严重，紫绀，甚至抽搐者，加羚羊角粉 3g（冲），钩藤 15g；鼻衄者，加丹皮 10g，赤芍 10g；昏迷者，加至宝丹；突然出现哮吼样咳嗽，声音嘶哑，吸入性呼吸困难者，加六神丸 15～30 粒，溶化，频频服。

（三）疹毒内陷，正气不支证

临床表现：面色苍白，皮疹隐退，腹胀，呼吸困难严重，舌淡神昏，肢冷，脉细数。

治法：温阳发表透疹。

方药：桂枝去芍加麻辛附子汤加减。

桂枝 3g、生姜 3g、甘草 2g、大枣 5g、麻黄 2g、细辛 1g、附子 3g

（四）疹毒内陷，阳气欲亡证

临床表现：呼吸极浅表，腹不胀，四肢厥逆，脉微欲绝。

治法：回阳救逆。

方药：人参四逆汤加减。

人参 3～6g、附子 3～6g、炙甘草 2～3g、龙骨 6～10g、牡蛎 6～10g

（五）气阴两脱证

临床表现：呼吸浅表，汗出身热，口干，舌嫩红，脉虚数。

治法：益气养阴固脱。

方药：生脉散加味。

人参 10g、麦冬 10g、五味子 10g、黄芪 10g

（六）疹毒内陷，热灼肝阴证

临床表现：角膜障翳，目涩难睁。

治法：养阴清肝，明目祛翳。

方药：羊肝一具、草决明 30g、谷精草 15g（家兄朱庆丰法）

用法：先将羊肝煮熟（不许放盐），再把草决明、谷精草浓煎。使用时将羊肝汤、药汁兑在一起服用，并将羊肝吃掉。

【按】辨证论治时应注意的问题

1.本病的治疗原则是：宜用辛凉透发，不宜用辛温、降沉、收涩。

2.疹毒内陷时的治疗原则是：一般仍宜辛凉透表，解毒清热。但是疹毒内陷，正气不支，寒邪闭塞者，非温阳发表透疹不能透其邪；气阴两脱者，非益气养阴固脱不能益其正，驱其邪。

3.以上药物在服用时均应用1剂分3次服，以便药力均匀发挥作用。

4.应用温热药治疗麻疹时，宜见效则止，不宜多服。

第五节　风疹

风疹，中医亦称风疹，根据历代医家不同的认识，又将其包括在斑疹的范畴之中。

【辨证论治】

风热客于肺卫是本病的主要原因，可用银翘散加减。

银花10～15g、连翘10～15g、荆芥3g、牛蒡子6～10g、蝉蜕6～10g、薄荷6～10g、豆豉6～10g、桔梗6～10g、甘草3～6g、芦根10～15g

加减：发热，淋巴结肿大者，加赤芍6～10g、元参10～15g。

【按】辨证论治时应注意的问题

本病的治疗原则是：宜辛凉，不宜辛温；宜疏散，不宜攻下。

第六节　水痘

水痘，中医称水花，亦包括在广泛的痘病范畴之中。

【辨证论治】

（一）热毒客表证

临床表现：发热或不发热，或有轻微咳嗽，流涕，水痘较稀疏，明净如水珠，周围绕以红晕。

治法：疏风清热解毒（李翰卿法）。

方药：银花 10～12g、连翘 10～12g、板蓝根 10～12g、蝉蜕 10g、桔梗 10g、僵蚕 10g、牛蒡子 10g、赤芍 10g

（二）热毒入于营分证

临床表现：高热，痘形大而密，色紫暗，疱浆混浊，根盘明显，周围有深色红晕，面赤唇红，舌苔黄质红，脉数。

治法：清营解毒。

方药：银赤汤（李翰卿法）。

银花 12g、连翘 12g、大青叶 15g、生地 12g、赤芍 12g、生石膏 15～30g、知母 10～12g

加减：神昏惊厥者，加丹参 10g、牛黄 0.6g（冲）；大便秘结者，加大黄 3～10g、元参 12g（大便微通即可，不可大泻下）。

【按】辨证论治时应注意的问题

（一）辨证

1. 本病的主要病因是热毒客于卫分。

2. 热毒入营分的标志是痘色紫暗或水痘周围深色红晕，舌质红绛。

（二）论治

1. 本病的主要治法是：清热解毒，疏风透表。

2. 热毒入营的治疗原则是：按照温病热入营分的治疗原则处理。

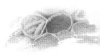

3.兼有便秘的治疗方法是：必须通便，若不通便则气不通，肺气失宣，热毒不解，但是泄下时只可使其微通，不可使其大泄下，否则邪气必然入里而更甚。

第七节 单纯疱疹

单纯疱疹，中医称为热疮。

【辨证论治】

轻者仅以青口油膏外涂即可。较重者，可采用下法。

（一）肺胃蕴热证

临床表现：口角、唇缘、鼻孔周围成群的小水疱、刺痒，微痛，发热，脉浮数。

治法：疏风清热解毒。

方药：辛夷清肺饮。

辛夷10g、黄芩10g、栀子10g、麦冬10g、百合10g、生石膏15g、知母10g、甘草6g、枇杷叶10g、升麻10g

（二）肝胆湿热下注证

临床表现：外阴（男性包皮、龟头、冠状沟处，女性阴唇、阴蒂、宫颈处）成群水疱，或糜烂染毒，痒痛，便干尿赤，舌苔黄，脉弦数。

治法：清热利湿。

方药：龙胆泻肝汤加减。

龙胆草10g、栀子10g、黄芩10g、柴胡10g、生地10g、车前子10g、泽泻10g、木通10g、甘草10g、当归10g、大黄6g

（三）阴虚内热证

临床表现：疱疹反复发作，咽喉干燥，口渴喜饮，舌质红少苔，脉细数。

治法：养阴清热，解毒利湿。

方药：增液汤加味。

元参30g、生地量5g、麦冬10g、板蓝根30g、马齿苋30g、紫草10g、生苡米20g

【按】辨证论治时应注意的问题

（一）辨证

本病的发生多与热毒有关，若发生于面部者多因风热之毒阻于肺胃二经，若发生于会阴下部者多因湿热下注。

（二）论治

本病多因热毒透发于外所致，因此仅需外治，但热毒较重，上部者宜疏风清热解毒，下部者宜清热利湿，若病久阴伤者治宜养阴清热。

第八节　　带状疱疹

带状疱疹，中医根据临床表现的特点，称为缠腰火丹、火带疮、蛇串疮。

【辨证论治】

（一）火毒郁结证

临床表现：疱疹密集成片，灼热疼痛，皮肤红赤，脉弦或弦滑。

治法：清热泻火，舒肝解毒。

方药：瓜蒌青芍汤（李翰卿法）。

瓜蒌100g、赤芍15g、青皮10g、连翘15g、蒲公英15g

外用：①雄黄、白矾各等份，研细，入冰片少许，茶水调涂（李翰卿法）。②新鲜马齿苋捣烂外涂，1日数次。

针法：耳廓压痛点，留针1小时。

（二）火毒郁结，血络瘀滞证

临床表现：疱疹密集成片，有的消退，有的未减，但灼热疼痛剧烈，脉弦或弦滑。

治法：理气活血，佐以解毒泻火。

方药：复元活血汤加减。

柴胡10g、赤芍10g、枳实10g、天花粉12g、炮甲珠10g、桃仁10g、红花10g、大黄6～10g

针法：同上。

（三）瘀血阻滞证

临床表现：疱疹已经消退，但仍剧烈疼痛，昼轻夜重，脉沉弦涩。

治法：活血化瘀。

方药：血府逐瘀汤加减。

当归10g、生地10g、桃仁10g、红花10g、甘草6g、枳壳10g、赤芍10g、川芎10g、桔梗10g、川牛膝15g

【按】辨证论治时应注意的问题

（一）辨证

1.本病以热毒客于肝经者为多见。

2.病久者必夹瘀血。

（二）论治

1. 本病早期的主要治法是泻火解毒，病程稍久必须活血解毒同施。

2. 外用马齿苋或雄黄、白矾法，不但有消炎解毒之效，而且有止痛之功。

3. 耳针的效果是止痛消肿。

4. 瓜蒌的用量是以 30 ~ 100g 为佳，量小则无明显效果。

第九节　病毒性肝炎

病毒性肝炎，中医没有与此完全相对应的独立病名。根据临床表现的不同，分别将以黄疸为主者称黄疸；身热不扬，头痛，微恶寒，身重疼痛，脘痞不渴者称湿温；仅仅表现食欲不振者称纳呆；胁痛者称胁痛；肝脾肿大者称癥瘕；胃脘痞满者称痞。

【辨证论治】

（一）黄疸型

1. 湿热客表证

临床表现：急性发病，发热恶寒，全身酸痛，巩膜、皮肤发黄，尿黄赤，脉浮。

治法：除湿退黄，清热解表。

方药：麻黄连轺赤小豆汤加减。

麻黄 10g、连翘 15g、赤小豆 30g、板蓝根 30g、茵陈 30g、佩兰 10g、桑白皮 10g

若服药不效，身面俱黄，脘腹满胀，纳呆尿赤等为湿所困者，治宜除湿清热，消食导滞，用连翘赤豆饮合保和丸、连翘 15g、栀子 3g、通草 3g、天花粉 3g、豆豉 3g、山楂 10g、神曲 10g、茯苓 10g、陈皮 6g、半夏 10g。

2. 湿热蕴结，秽浊犯胃证

临床表现：急性发病，食欲不振，肝区与上腹部胀满疼痛，身目俱黄，恶心口苦，尿黄赤，脉弦。

治法：芳香化浊，利湿清热。

方药：茵陈 15～30g、龙胆草 12g、藿香 10g、郁金 10g、枳壳 10g、白蔻仁 10g、黄芩 10g、神曲 10g、生薏苡仁 15g

若湿热偏于上中二焦，疲乏嗜睡，心烦，身目俱黄，脉濡缓者，治宜化湿清热，甘露消毒丹加减。

白蔻仁 10g、藿香 10g、茵陈 15g、滑石 10g、木通 10g、菖蒲 10g、黄芩 10g、连翘 10g、川贝母 10g、射干 10g、薄荷 1g

3. 湿热蕴结，湿重热轻证

临床表现：身目俱黄，大便稀溏，胃脘满闷，舌苔白或黄，脉濡。

治法：利湿清热。

方药：茵陈四苓散加减。

草果 3g、茵陈 10g、茯苓皮 10g、厚朴 6g、陈皮 5g、猪苓 6g、大腹皮 6g、泽泻 5g

4. 湿热弥漫，水湿停聚证

临床表现：身目俱黄，腹满浮肿，疲乏无力，尿黄赤，面色熏黄，舌苔白，脉沉缓。

治法：苦辛淡渗。

方药：二金汤加减。

鸡内金 15g、海金沙 15g、厚朴 10g、大腹皮 10g、猪苓 10g、通草 6g

5. 湿热蕴结，肝木失达，食滞不化证

临床表现：身目俱黄，胃脘及胁下胀痛，食后诸症加重，嘈杂，纳呆食减，舌苔黄白厚腻或黄厚腻，脉弦滑。

治法：舒肝和胃，消食导滞。

方药：越鞠保和丸加减。

川芎 10g、苍术 10g、香附 10g、栀子 10g、神曲 10g、焦山楂 10g、莱菔子 10g、连翘 15g、茯苓 10g、半夏 10g、枳实 10g、焦麦芽 10g

6. 痰热阻滞，暑热兼湿证

临床表现：黄疸，面赤身热，口渴喜饮，饮不解渴，得水则呕，按之腹下痛，小便黄赤，大便秘结，舌苔黄滑稍腻，脉滑。

治法：化痰清热，除湿散结。

方药：小陷胸汤加味。

瓜蒌 15g、半夏 15g、枳实 10g、黄连 6g

7. 湿热弥漫，三焦俱受证

临床表现：身目俱黄，胃脘痞满，恶心，小便黄赤，大便秘结，舌苔黄腻或黄干，脉滑数。

治法：宣通三焦。

方药：杏仁石膏汤加减。

杏仁 15g、生石膏 24g、半夏 15g、栀子 10g、黄柏 10g、枳实 10g、生姜 5 片

8. 湿热蕴结，热重于湿证

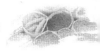

临床表现：黄疸，食欲不振，心烦懊憹，尿赤，便秘，舌苔黄，脉数。

治法：清热燥湿，佐以通腑。

方药：茵陈蒿汤加味。

茵陈 30～60g、枳壳 10g、栀子 10g、郁金 10g、龙胆草 10g、神曲 10g、麦芽 10g、大黄 3～9g

9. 湿热蕴结，内犯营血证

临床表现：黄疸逐渐加重，皮肤黏膜发生出血点，鼻衄，便血，水肿，腹水，舌苔黄腻质红，脉数。

治法：清热除湿，凉血解毒。

方药：全蝎 3g、黄连 12g、升麻 12g、栀子 12g、丹皮 12g、石斛 12g、茵陈 30g、元参 15g、萆薢 12g、生薏苡仁 12g、泽泻 12g

加减：昏迷者，加紫雪丹 3g 或安宫牛黄丸 1 丸；舌苔黄燥者，加大黄 3～10g。

10. 肝肾俱虚，湿热不化证

临床表现：病久不愈，面色青黑晦暗，巩膜、手掌均黄，尿黄赤，疲乏无力，舌苔白，舌质嫩红，脉虚大或濡缓。

治法：阴阳双补，利湿清热。

方药：首乌黄精汤。

何首乌 30g、淫羊藿 30g、茵陈 30g、黄精 15g

11. 阴阳俱虚，外夹风湿证

临床表现：黄疸久久不愈，失眠多梦，遗精阳痿，食欲不振，疲乏无力，小腹满胀，皮肤经常瘙痒，手心热，面色微青黑，舌苔白，脉沉细。

治法：阴阳双补，祛湿散风。

方药：生地 12g、首乌 12g、黄精 12g、淫羊藿 12g、白术 10g、山药 10g、茯苓 10g、薏苡仁 10g、芡实 15g、茵陈 15g、泽泻 15g、防风 3g、荆芥穗 3g

12.气阴两虚，气滞血瘀，脾虚湿困证

临床表现：黄疸久久不见消退，疲乏无力，腹满胁痛，口微干，下肢轻度浮肿，舌苔白，脉虚大或弦大或沉。

治法：补气养阴，理气活血，燥湿健脾。

方药：参芪丹鸡黄精汤加减。

党参 10g、黄芪 15g、丹参 30g、当归 10g、苍术 15g、白术 10g、黄精 10g、生地 10g、青皮 10g、陈皮 10g、柴胡 10g、郁金 10g、姜黄 10g、薄荷 3g、夜交藤 30g

（二）无黄疸型

1.湿郁表里证

临床表现：急性发病，头痛，微恶寒，身重乏力，身热不扬，午后发热较显著，胸脘痞闷不饥，口不渴，有时恶心，舌苔薄白腻，脉濡缓。

治法：宣化表里。

方药：三仁汤加减。

杏仁 15g、滑石 18g、通草 6g、白蔻仁 6g、竹叶 6g、厚朴 6g、生薏苡仁 18g、半夏 15g

2.湿郁三焦，升降失司证

临床表现：头晕头重，脘腹满胀，疲乏无力，大便不畅，舌苔薄白，脉濡缓。

治法：燥湿化浊，宣通三焦。

方药：加减正气散。

藿香梗6g、厚朴6g、杏仁6g、茯苓皮6g、陈皮3g、神曲5g、茵陈6g、大腹皮3g

加减：胃脘痞满，身痛，大便稀溏者，去茵陈、大腹皮，加防己10g、大豆卷6g、通草5g、薏苡仁10g；脉右缓，舌苔白滑者，去茵陈、杏仁，加焦山楂15g、草果3g；身热，舌苔黄者，去茵陈、大腹皮，加滑石15g；胃脘痞满，泄泻者，去茵陈、杏仁，加苍术6g、谷芽3g。

3. 痰热蕴结证

临床表现：胸脘痞满，心烦失眠，恶心欲吐，头晕而胀，舌苔白，脉滑小数。

治法：化痰清热。

方药：橘皮竹茹汤加减。

竹茹15g、陈皮10g、半夏10g、枳实10g、茯苓10g、滑石15g、甘草6g、连翘10g、黄芩4g

4. 肝郁气滞证

临床表现：胸胁满闷，心烦恶心，食欲不振，肝区胀痛，口苦咽干，脉弦。

治法：舒肝理气。

方药：四逆散加味。

柴胡6g、枳壳10g、白芍10g、陈皮10g、郁金10g、桔梗10g、神曲10g、栀子10g、瓜蒌15g、苏叶3g、甘草3g

5. 气滞血瘀证

临床表现：病程较久，肝区疼痛较重，或刺痛、坠痛，脉沉弦涩不调。

治法：理气活血。

方药：舒肝解郁丸

用法：1 日 2 ~ 3 次，1 次 1 丸。

6.气阴俱虚，气滞血瘀，脾湿不化证

临床表现：胸胁满痛，胃脘痞满，疲乏无力，五心烦热，夜间口干，面色㿠白，舌苔薄白，舌质嫩红，脉沉细或弦滑。

治法：补气养阴，燥湿健脾，理气活血。

方药：加味一贯煎加减。

太子参 12g、麦冬 10g、生地 15g、夜交藤 30g、苍术 15g、白术 10g、青皮 10g、陈皮 10g、柴胡 10g、三棱 10g、莪术 10g、薄荷 3g

加减：若脉虚大或弦大，腹胀满者，宜参芪丹鸡黄精汤。

7.肝肾阴虚，气郁不畅证

临床表现：病程较久，胸胁满闷，肝区胀痛，腰困腰痛，心烦易怒，头晕头痛，舌苔白，脉沉弦细。

治法：滋补肝肾，佐以理肝。

方药：滋水清肝饮加减。

柴胡 6g、当归 10g、白芍 10g、白术 10g、茯苓 10g、泽泻 10g、栀子 10g、丹参 10g、何首乌 10g、黄精 15g、五味子 15g、生地 15g

【按】辨证论治时应注意的问题

（一）辨证

1.急性黄疸性肝炎必须善于鉴别其有无表证和湿与热之间的多少比例。

2.急性无黄疸性肝炎以湿热弥漫者为多，因此芳香化湿药尤为多用，但在具体应用时，必须善于区别湿与热的比例和在脏、在腑的主次。

3.慢性肝炎尤多虚实夹杂证，例如湿热与阳虚并见，气滞血瘀与气阴两虚并存，痰热与阴虚共处等。

4.诊断阴虚的指征是夜间口干、舌苔剥脱、五心烦热。气阴或气血俱虚的指征是脉虚大、面色黑。

5.黄疸持续不退时，必须注意夹杂证，如阴虚、寒湿、瘀血、气虚并存等。

6.无黄疸性肝炎长期抗O阳性，肝功异常，尿蛋白阳性者，必须善于鉴别：①痰热；②阴虚；③湿热秽浊等的多少和有无。其鉴别的主要方法是衡量面色、脉象、症状之间的关系。

（二）论治

1.注意湿热之间的主次和用药比例。

2.慢性肝炎必须注意夹杂证的用药比例。

3.注意表证的用药，即有表证者必须解表，但解表不可发汗，以防表证除而湿存。

4.注意虚证用药，即气虚者必须补气，阴虚者必须养阴，血虚者必须补血，阳虚者必须补阳。

5.注意痰火或热入营血，不可但予清热除湿。

第十节 其他肠道病毒性疾病

其他肠道病毒性疾病，根据临床表现，大致包括在四时感冒的范畴之中。

【辨证论治】

（一）风寒夹湿，束于肌表证

临床表现：恶寒发热，头项强痛，咽痛，脉浮紧数。

治法：散寒除湿，佐以清热。

方药：九味羌活汤加减。

羌活10g、防风10g、细辛3g、苍术10g、白芷10g、川芎10g、黄芩10g、生地10g、甘草6g、蝉蜕10g、僵蚕10g

用法：参见流行性感冒。

（二）邪入少阳，内夹秽浊证

临床表现：寒热往来，头晕头痛，胸满胸痛，腹满腹痛，身痛，口苦口干，甚感恶心呕吐，脉弦紧数。

治法：和解除秽，佐以解表。

方药：柴胡达原饮加减。

厚朴10g、草果10g、槟榔10g、黄芩10g、知母10g、甘草6g、菖蒲10g、柴胡10～28g、桂枝10g、羌活10g、防风10g、白芷10g、蝉蜕10g、僵蚕10g

加减：舌苔黄燥，脘腹压痛者，加大黄3～6g。

用法：柴胡的用量可视体温高低而定，即高热者可用28。

（三）邪入少阳，脾湿不化证

临床表现：寒热往来，吐泻并作，或但见恶心呕吐，或但见泄泻，有或无明显腹痛，脉弦紧数。

治法：和解少阳，燥湿和胃。

方药：柴平汤加减。

柴胡18～28g、半夏10g、黄芩10g、人参10g、甘草10g、生姜4片、大枣7枚、苍术15g、厚朴10g、桂枝10g、

陈皮 10g、大黄 3g

用法：水煎 2 次，分 7～8 次服，每隔 10 分钟服 1 次。若止吐效果较差，加苏叶 10g、神曲 10g；若腹痛较重，加干姜 3g。

（四）暑湿弥漫三焦证

临床表现：身热面赤，胸闷脘痞，下利稀水，小便短，或咳痰带血，舌苔黄滑质红，脉滑数。

治法：清热涤暑，除湿化痰。

方药：三石汤加减。

滑石 10g、生石膏 15g、杏仁 10g、竹茹 10g、银花 10g、通草 6g、黄芩 10g

用法：本方既可用于低热，又可用于高热，若高热者，可 1 日 2 剂，千万不可因高热而加大生石膏的用量，以防寒凉太过而湿不除，使病程延长。

（五）暑热外感，气阴两伤证

临床表现：身热汗出，气短乏力，脉虚大而数。

治法：益气养阴，祛暑清热。

方药：清暑益气汤加减。

西洋参 10g、甘草 6g、黄芪 15g、当归 6g、麦冬 10g、五味子 10g、青皮 10g、陈皮 10g、神曲 10g、黄柏 10g、葛根 15g、苍术 15g、白术 10g、升麻 10g、泽泻 10g

加减：呼吸困难严重者，去西洋参，加人参 10g。

用法：水煎 2 次，每次 40～50 分钟，1 日 4 次分服。

（六）气营两燔证

临床表现：身热头痛，甚则烦躁谵妄，身热足冷，舌刺唇焦，脉数。

治法：清气凉营。

方药：清瘟败毒饮加减。

生石膏 30g、生地 10g、黄连 10g、全蝎 6g、栀子 10g、桔梗 10g、黄芩 10g、知母 10g、赤芍 10g、元参 15g、连翘 10g、银花 10g、丹皮 10g、竹叶 10g、甘草 6g

用法：其用法可遵余师愚意，六脉沉细而数用生石膏 180 ~ 240g、生地 18 ~ 30g，黄连 13 ~ 18g；沉而数者用生石膏 60 ~ 120g，生地 9 ~ 15g，黄连 6 ~ 12g；浮大而数者用生石膏 24 ~ 36g，生地 6 ~ 12g，黄连 3 ~ 5g。如斑出，加大青叶 10g，升麻 2g。

（七）邪入少阳，痰热阻滞证

临床表现：有或无明显寒热往来，胸胁苦满，或胸痛心烦，心悸，口苦口干，脉弦滑或兼促兼结。

治法：和解少阳，化痰清热。

方药：小柴胡汤加减。

柴胡 10 ~ 28g、半夏 10g、黄芩 10g、人参 10g、甘草 10g、生姜 4 片、大枣 7 枚、瓜蒌 15g、枳壳 10g、桔梗 10g

用法：不发热或低热者柴胡用 10g，高热者用 28g。

【按】辨证论治时应注意的问题

（一）辨证

1.本病尽管有着无菌性脑膜炎、类脊髓灰质炎、心肌炎、流行性胸痛、出疹性疾病、疱疹性咽峡炎、呼吸道感染、婴儿腹泻、流行性急性眼结膜炎等的不同表现，但从病因来看都有一个共同的特点：湿、热，甚或夹有寒邪。

2.从病位来看，虽然由于不同病证而表现有在表、在里、在气、在卫、在脾胃、在肺等的区别，但湿热弥漫三焦是其共同的特点。

（二）论治

1.从总的方面看以宣透膜原、除湿清热为主，但在具体问题上必须注意湿、热之间的比例，以及夹寒、夹痰、夹风的问题。

2.除湿的药物主要有四类：一燥湿：宜用苍术、黄柏、厚朴、黄连、黄芩；二利湿：宜用通草、泽泻、滑石、茯苓、猪苓、生薏苡仁；三化湿：宜用白蔻仁、厚朴、菖蒲、郁金、草果、藿香；四祛风胜湿：宜用晚蚕沙、木瓜、防风、羌活、白芷。清热的药物主要有四类：一清热泻火：宜用生石膏、知母、栀子、芦根；二清热凉血：宜用生地、元参、丹皮、赤芍、白芍；三清热燥湿：宜用黄芩、黄连、黄柏；四清热解毒：宜用银花、连翘、板蓝根、大青叶。此外，热极生风者，宜用钩藤、全蝎、羚羊角；痰蒙心窍者，宜用牛黄、菖蒲、郁金；风寒者，宜用羌活、防风、白芷；痰热者，宜用瓜蒌、川贝母、胆南星、半夏、竹茹等。

第十一节　流行性乙型脑炎

流行性乙型脑炎属脑膜病毒性疾病（从相关文献来看包括39种疾病，除流行性乙型脑炎外，其他疾病我在临床中没有见过）。流行性乙型脑炎的病因主要是暑邪，从病位来看其发病早期多为卫气同病，但多很快转入气分，甚或逆传心包，晚期则多邪入下焦肝肾。

流行性乙型脑炎，中医没有与此完全相对应的独立病名。根据临床表现的不同，分别将大热烦渴者称暑温；抽搐者称暑风；发病较晚，但热不寒，入夜尤甚，天明得汗稍减，胸腹灼热不除者，称伏暑。

【辨证论治】

（一）邪在气分卫分证

临床表现：高热头痛，舌苔白或黄，脉数。

治法：解表清热。

方药：银翘、白虎汤加减（李翰卿法）。

银花30g、连翘30g、板蓝根30g、薄荷6g、蝉衣10g、僵蚕10g、生石膏60g、知母15g、甘草10g

用法：1日2剂，分4次服。

（二）气血两燔，热入心包证

临床表现：高热，昏迷，惊厥，舌苔黄质红，脉数或洪数。

治法：清气凉营，开窍。

方药：清瘟败毒饮加减（李翰卿法）。

全蝎6g（犀角的代用品）、生地30g、白芍30g、丹皮15g、银花30g、连翘30g、黄芩12g、栀子12g、黄柏12g、生石膏60～120g、知母15g、桔梗10g、豆豉10g

加减：昏迷严重者，加安宫牛黄丸或至宝丹，1日2丸。

高热汗出，惊厥，脉数，除继续应用上方外，并应同时在前额部放置冰袋或冷水毛巾。

（三）热邪入营，阳明腑实证

临床表现：高热，惊厥，昏迷，颈项强直，便秘，舌苔黄燥，

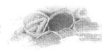

质红绛，脉数。

治法：清营泄热，通腑。

方药：犀连承气汤加味。

全蝎 6g、黄连 10g、大黄 10g、芒硝 10g、白芍 12g、丹皮 12g、元参 12g、瓜蒌 60～90g、知母 15g

（四）二阳并病，引发肝风证

临床表现：高热，项强，角弓反张，昏迷，泄泻，舌苔黄或黄白，脉数。

治法：清里发表，熄风定惊。

方药：葛根芩连汤加味（李翰卿法）。

葛根 30～60g、黄芩 15g、黄连 15g、银花 30g、连翘 30g、钩藤 15～30g、甘草 10g

（五）亡阳欲脱证

临床表现：发病后数日，突然四肢厥冷，二便失禁，昏睡，或下颚、鼻尖冷，面部反红，苔薄白质淡，脉沉微。

治法：回阳救逆。

方药：人参四逆汤。

人参 6g、附子 3～6g、干姜 3g、炙甘草 3g

此时尽管体温仍高，亦应采用此法，服至肢温、体温自然消退。

（六）湿热不化证

临床表现：高热已退，低热或五心烦热，神志清醒，或时见朦胧，舌苔白，食欲很差，脉濡缓。

治法：芳香化浊。

方药：甘露消毒丹加减。

白蔻仁 10g、藿香 10g、茵陈 10g、菖蒲 10g、黄芩 10g、连翘 10g、川贝母 10g、滑石 10g、薄荷 3g、神曲 10g、郁金 6g

（七）阴虚风动证

临床表现：低热，午后热甚，盗汗，阵阵痉厥，舌质红绛，脉细数或虚数。

治法：滋阴潜阳，柔肝熄风。

方药：大定风珠加减。

龟板 30g、鳖甲 30g、生牡蛎 30g、生地 15g、白芍 15g、麦冬 15g、元参 15g、知母 6g、鸡子黄（冲）3 枚、阿胶（烊化）10g

加减：自汗盗汗均有者，加五味子 10g。

（八）肝肾阴虚，筋脉失养证

临床表现：强直性瘫痪，痴呆，舌质红，脉细数。

治法：滋阴养肝，舒筋解痉。

方药：龟板 15g、鳖甲 15g、牡蛎 15g、白芍 15g、赤芍 15g、生地 15g、石斛 15g、木瓜 15g、丹参 15g、乳香 6g、没药 6g、连翘 10g（李翰卿法）

至宝丹 1 日 1～2 丸。

（九）痰热阻滞证

临床表现：失语，流涎或不流涎，脉弦滑。

治法：化痰开窍。

方药：竹沥 15g（冲），全蝎 6g、枳实 6g、茯苓 10g、川贝母 10g、郁金 10g、钩藤 15g（李翰卿法）

针法：哑门、听会，通里、翳风、大陵。

加减：若上方应用一个多月无效，舌质红绛者，为阴虚有热，加麦冬 15g、元参 15g、连翘 6g。

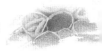

（十）热灼肝肾，目失滋养证

临床表现：失明或目视昏花，舌质红，脉细数。

治法：滋养肝肾。

方药：杞菊地黄丸加减。

杭菊花 10g、枸杞子 10g、麦冬 10g、石斛 10g、五味子 10g、草决明 10g、生地 15g、山药 12g

【按】辨证论治时应注意的问题

（一）辨证

检查本病的重点和辨证时的主要根据是：舌苔舌质的改变、腹肌的软硬和压痛、大便的秘结和稀溏。

（二）论治

1. 处方用药的原则是：除按照卫气营血的不同用药外，腑实便秘者必须通便，苔白腻者必须除湿，便溏者必须燥湿。

2. 本病后遗症的治疗原则是：首先分清痰热和阴虚，然后处方论治。

第十二节　淋巴细胞脉络丛脑膜炎

淋巴细胞脉络丛脑膜炎，中医没有与此完全相对应的独立病名。根据临床表现的特点，大致包括在中医"伤寒""瘟疫"的范畴之中。

【辨证论治】

（一）表寒里热证

临床表现：恶寒发热，头痛身痛，鼻塞流涕，咽痛，或皮疹，淋巴结肿痛，舌苔白，脉浮紧数。

治法：散寒解表，兼清里热。

方药：九味羌活汤加减。

羌活 10g、防风 10g、细辛 3g、苍术 10g、白芷 10g、川芎 10g、黄芩 10g、生地 10g、甘草 10g

（二）邪伏膜原，表寒里热证

临床表现：憎寒壮热，头痛身痛，胸闷呕恶，淋巴结肿大，甚或吐泻并作，口苦咽干，舌苔黄白腻，脉弦数。

治法：开达膜原，解表清里。

方药：达原饮加减。

厚朴 10g、草果 10g、槟榔 10g、知母 10g、黄芩 10g、白芍 10g、柴胡 15g、羌活 10g、桂枝 10g、防风 10g、蝉蜕 10g、僵蚕 10g、薄荷 10g

第十三节　流行性腮腺炎

流行性腮腺炎，中医根据发病部位和传染性，分别称为痄腮、蛤蟆瘟。

【辨证论治】

（一）温毒外客证

临床表现：腮腺肿胀，疲乏无力。

治法：清热解毒。

方药：紫金锭磨汁醋调涂局部；或二味拔毒散醋调涂局部；或蟾蜍锭磨汁醋。

（二）温毒外客，外夹风热证

临床表现：腮腺肿胀较重，发热头痛，脉数。

治法：清热解毒，疏风解表。

方药：蝉薄汤（李翰卿法）。

僵蚕 10g、蝉衣 10g、牛蒡子 10g、山豆根 15g、连翘 15g、板蓝根 30g、薄荷 6g、苏木 3g

（三）热毒凝结证

临床表现：腮腺肿硬，甚至合并有睾丸肿硬，脉弦滑数。

治法：清热解毒，软坚散结。

方药：夏枯苏木汤（李翰卿法）。

夏枯草 15 ～ 30g、板蓝根 30g、大青叶 15g、元参 15g、苏木 6g

（四）热极生风证

临床表现：腮腺肿胀，发热，抽搐昏迷，脉数。

治法：清热解毒，熄风定痉。

方药：蝉苏汤加味。

僵蚕 10g、蝉蜕 10g、牛蒡子 10g、山豆根 15g、连翘 15g、板蓝根 30g、薄荷 10g、苏木 3g、钩藤 30g、全蝎 6g、紫雪丹（冲）3g

【按】辨证论治时应注意的问题

（一）辨证

本病具有发热症状者，为兼风热外客；无明显发热而腮腺肿硬较重者，为热毒凝结。

（二）论治

1. 发热时的治疗原则是解毒清热、疏散风热。

2. 肿硬时的治疗原则是清热解毒、活血散结。

3. 板蓝根是本病清热解毒的要药，苏木配夏枯草是本病软坚散结的有效配伍方法。

第十四节　传染性单核细胞增多症

传染性单核细胞增多症，中医没有与此完全相对应的独立病名。根据临床表现和发病季节的特点，大致包括在中医的痰核、伏暑等病的范畴之中。

【辨证论治】

（一）暑邪内伏，气阴两伤证

临床表现：发热汗出，疲乏无力，颈部两侧或全身淋巴结肿大，呈累累如串珠状，咽喉肿痛，或兼心悸气短，舌苔白，脉虚大弦数。

治法：益气养阴，清暑泄热。

方药：清暑益气汤加减。

西洋参10g、甘草6g、黄芪15g、当归6g、麦冬10g、五味子10g、青皮10g、陈皮10g、神曲10g、黄柏10g、葛根15g、苍术10g、白术10g、升麻10g、泽泻10g

（二）暑湿弥漫三焦证

临床表现：身热面赤，有汗或无汗，胸闷脘痞，下利稀水，小便短赤，颈或全身淋巴结肿大，咳痰带血，不甚渴饮，舌红苔黄滑，脉滑数。

治法：清暑泄热，宣通三焦。

方药：三石汤加减。

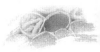

滑石 15g、生石膏 15g、杏仁 10g、竹茹 10g、银花 10g、连翘 10g、通草 10g

（三）三焦郁热，表里合邪证

临床表现：发热恶寒或发热，颈部淋巴结肿大或咽干，胸腹满胀，脉浮弦紧数。

治法：疏理三焦，解表清里。

方药：柴胡达原饮加减。

柴胡 15g、厚朴 10g、槟榔 10g、黄芩 10g、草果 10g、知母 10g、蝉蜕 10g、薄荷 10g、苏叶 10g、防风 10g、大黄 3g

【按】辨证论治时应注意的问题

（一）辨证

本病是属于中医温病范畴内的疾病，因此应按照温病的辨证论治方法去认识本病。

本病在辨证时虽然应该注视症状的分析，但更重要的是抓住脉象去辨证，如脉虚大弦数者为清暑益气汤的气阴两虚，暑邪外客证；脉滑数为里实热证；脉浮弦紧数者为三焦郁热，表里合邪证。

（二）论治

处方用药时一定要根据脉象去论治，千万不可以症状的表现去处方用药。

第十五节　斑疹伤寒

斑疹伤寒，中医没有与此完全相对应的独立病名。根据临床表现，大致包括在瘟疫发斑、温病发斑的范畴之中。

【辨证论治】

气营两燔证

临床表现：高热寒战，头痛身痛，斑疹，脉数。

治法：清气凉营。

方药：化斑汤加减。

生石膏 60 ~ 120g、知母 15g、生地 15 ~ 30g、元参 15 ~ 30g、甘草 3 ~ 10g、全蝎 6g

加减：脉大无力者，加人参 3 ~ 6g；腹胀有压痛，大便秘结者，加大黄 10g、芒硝 10g、枳实 10g、厚朴 10g（不腹胀者，去枳实、厚朴、芒硝）。

【按】辨证论治时应注意的问题

本病为气营两燔证，因此治法以清气凉营为主。

第十六节　衣原体感染

衣原体感染，中医没有与此完全相对应的独立病名。根据临床表现的不同，胞睑内面颗粒累累，状如粟粒者，称粟疮，状如花椒者，称椒疮；尿热、尿频、尿痛者，称淋证；肛门、外生殖器等疱疹溃疡者，称阴疮。

【辨证论治】

(一) 湿热内郁，外感风寒证

临床表现：眼涩痒痛，眵泪胶黏，睑内颗粒，脉弦紧或弦紧数。

治法：内清湿热，外散风寒。

方药：泻黄散加减。

防风20g、甘草10g、藿香10g、生石膏10g、栀子6g、大黄3g

（二）邪入少阳，内夹秽浊证

临床表现：寒热，日晡益甚，头痛身痛，胸满心烦，口苦咽干，舌苔白，脉弦紧数。

治法：和解表里，除秽化浊。

方药：柴胡达原饮加减。

厚朴10g、草果10g、黄芩10g、知母10g、槟榔10g、柴胡10g、羌活10g、白芷10g、防风10g、蝉蜕10g、大黄3g

（三）清气不升，湿热下注证

临床表现：阴痒阴痛，阴部疱疹、溃疡流脓，或见头痛，身酸痛，舌苔白，脉弦紧或弦紧而数。

治法：升阳举陷，除湿清热。

方药：当归拈痛汤加减。

当归12g、羌活10g、防风10g、升麻10g、猪苓10g、泽泻10g、茵陈15g、黄芩10g、葛根15g、苦参15g、知母10g、甘草10g

【按】辨证论治时应注意的问题

本病是一个湿、热、风、寒的合邪病，因此除湿、清热、疏散风寒是本病的基本原则。应用除湿、清热、疏散风寒药时，必须注意发生于上焦者必须以疏散风寒为主，发生于中焦者必须以调理三焦为主，发生于下焦者必须注意升提与利湿并用。

第二章
细菌性疾病

第一节　概论

　　这类疾病从我临床见过的病例来看：①白喉、百日咳、肺结核等由杆菌引起，发生于呼吸系统的疾病，其主要原因是热毒和阴虚，因此在治疗上均宜采用麦冬、生地、元参、沙参和银花、连翘、板蓝根等，并需配合止咳化痰的桔梗、百部、瓜蒌等。②沙门菌感染、细菌性食物中毒、细菌性痢疾等发生于消化系统的疾病，其主要病因是湿、热，且多兼积滞与秽浊，在治疗上均宜采用燥湿清热的黄连、黄芩、黄柏和燥湿的厚朴、木香、苍术，导滞的大黄、神曲、焦山楂等。③流行性脑脊髓膜炎、肺炎球菌脑膜炎、流杆菌脑膜炎、肠道革兰阴性杆菌脑膜炎、葡萄球菌脑膜炎，其他细菌引起的脑膜炎等发生于中枢神经的细菌性脑膜炎，其主要病因是热毒入于气营，且多逆犯心包，因此治疗上均宜采用清气凉营的银花、连翘、生石膏、知母、黄芩、黄连、黄柏、丹皮、生地、元参、全蝎等，以及清热开窍的牛黄、冰片、麝香、郁金等。④链球菌感染中的急性咽炎、急性扁桃体炎、猩红热、丹毒、链球菌脓皮病、链球菌蜂窝织炎等，其主要病因为热毒，且多伤阴，因此在治疗上均宜采用清热解毒的银花、连翘、板蓝根、黄芩、黄连，养阴清热的元参、麦冬、生地；若出现于胸膜内的链球菌感染，则病主要为湿、热、毒，在治疗上则宜采用黄芩、黄连、知母、大黄、枳实、厚朴、木香。⑤葡萄球菌感染中的疖、痈、毛囊炎、脓疱、脓疱疮、外耳炎、伤口感染、肛周脓肿、肺炎等，其主要病因为热毒，因此治疗上宜采用银花、连翘、蒲公英、紫地丁、鱼腥草；葡萄球菌感染引起的败血症则因热毒入于营血分，必须在清热解毒的同时加入清气凉营的生石膏、赤芍、生地、丹皮、元参；葡萄球菌感染引起的肠炎，因其邪热扰乱肠胃，治宜柴平汤中加大黄；肝脓肿、肾脓肿、脾脓肿则因其邪入少阳、阳明，不但要注意解毒，而且尤宜和解少阳枢机与通腑泄热佐入白芥子透脓消痈。⑥肠杆菌科细菌感染中的大肠杆菌感染，克雷伯氏菌属、肠杆菌属、沙雷氏菌属感染、其他肠杆菌科细菌感染等，常因其发生于尿路、腹腔、胆道、肠道、呼吸道、皮肤等部位的不同而采用不同的药物。⑦绿脓杆菌感染多为气血俱虚与热毒、瘀血共存，因此补气养血的黄芪、当归、银花、连翘均不可缺。至于其他细菌感染，则尤重正气中的气血不足，因此黄芪、当归的应用尤应注视。

同时,在临床中处理以高热为主要表现的疾病(扁桃体炎、伤寒、副伤寒、败血症、感染性休克、猩红热、丹毒等)时,应注意运用卫气营血辨证论治、三焦辨证论治、脏腑辨证论治、六淫辨证论治等大法,常用治法有清气热法、清营凉血法、化湿法、开窍法、滋阴法、回阳固脱法(以上均可参见第一章第一节)。

在处理以消化系统症状为主要表现的疾病(细菌性食物中毒、细菌性痢疾、沙门菌感染等)时,应注意运用运气辨证论治、时令辨证论治、六淫辨证论治、三焦辨证论治、八纲辨证论治、脏腑辨证论治等大法(可参见第一章第一节),常用治法有:①解表散寒,化湿和中法:适用于外有表寒,内有湿浊,症见恶寒发热,头重头痛,腹痛吐泻者。解表药如香薷、藿香、苏叶、白芷,化湿药如苍术、厚朴等。②和解少阳,燥湿化浊法:适用于少阳枢机不利,湿浊伤脾,症见寒热往来,头晕头胀,吐泻并作或泄泻干呕,脘腹胀满,脉弦紧者。药如柴平汤加减。③温中散寒法:适用于寒湿秽浊直犯脾胃,症见吐泻并作,或但吐不泻,便利稀水,其味不臭,甚或手足厥冷者。药如丁香、肉桂、白芷、麝香、雄黄。④苦辛通降法:适用于寒热互结,阻于心下,症见心下痞满,或干呕,或吐泻并作,舌苔白黄,脉滑或滑数者。药如半夏泻心汤。⑤芳香化湿法:适用于湿浊内盛,脾失健运,症见脘腹痞满,嗳气吞酸,呕吐泄泻者。药如藿香、白蔻仁、苍术、陈皮。⑥清热祛湿法:适用于湿热外感,或湿热内盛,或湿热下注,症见身热不扬,黄疸,脘痞尿黄者。药如滑石、苡仁、茵陈、黄连、黄芩、黄柏。⑦利水渗湿法:适用于水湿壅盛,症见泄泻,小便不利者。

药如茯苓、泽泻、车前子、猪苓。

在处理以呼吸系统症状为主要表现的疾病（百日咳、白喉）时，相关辨证论治大法可参见"呼吸系统疾病"章。常用治法有：①养阴润肺法：适用于阴虚肺燥的干咳无痰，夜间干咳加重。药如沙参、麦冬、生地。②清化热痰法：适用于痰热阻肺的咳嗽，痰黏，咽干，脉滑。药如川贝母、浙贝母、瓜蒌、桔梗、黄芩、马兜铃、桑白皮。③清热解毒法：适用于热毒犯肺的咽喉肿痛，发热。药如银花、连翘、元参、板蓝根、生地。④调理三焦法：适用于三焦郁热的咽喉疼痛，咳嗽，胸满，便秘。药如桔梗、元参、薄荷、栀子、大黄。⑤祛风清热法：适用于风热客表的头晕头胀，发热，咳嗽，咽干。药如蝉蜕、薄荷、桑叶、菊花、牛蒡子、连翘、银花、僵蚕。⑥宣肺止咳法：适用于肺气壅郁的咳嗽。药如麻黄、桔梗、杏仁、前胡。

在处理具有寒热往来症状的疾病（布氏杆菌病）时，应注意运用六经辨证论治、六淫辨证论治、八纲辨证论治、气血辨证论治等辨证论治大法（可参见第一章第一节）。常用治法有：①和解表里法：适用于少阳半表半里的寒热往来，心烦喜呕，头晕目眩。药如小柴胡汤。②清泻少阳，分清湿热法：适用于湿热郁于少阳气分，寒热往来，午后身热较重，入暮尤甚，胸腹灼热，口渴心烦，脉弦数。药如雷氏宣透膜原法。③开达膜原法：适用于邪伏膜原，三焦俱病，憎寒壮热，或寒热并作，头痛身痛，胸脘满闷，脉弦紧数。药如柴胡达原饮。

在处理以神经精神系统症状为主要表现的疾病（破伤风、流行性脑脊髓膜炎）时，应注意运用卫气营血辨证论治、六淫辨证论治、脏腑辨证论治、三焦辨证论治（以上可参见第一章第一节）、气血辨证论治（后述）等辨证论治大法，常用治法有：①熄风止痉法：适用于热极生风的高热，抽搐。药如钩藤、僵蚕、蝉蜕、羚羊角。②滋阴熄风法：适用于阴虚风动的手足蠕动或瘛疭，时时欲脱，形消神倦，舌光无苔，脉虚数。药如龟板、鳖甲、牡蛎、白芍、阿胶、生地。③祛风止痉法：适用于风邪外客的牙关紧闭，头痛，恶寒发热，甚至全身痉挛，四肢抽搐，角弓反张，脉浮紧。药如蜈蚣、全蝎、蝉蜕、僵蚕、防风、羌活。④补气救脱，熄风定惊法：适用于气血大衰，风邪内动的抽搐，高热，汗出，脉浮大散。药如黄芪、当归、人参、全蝎、蜈蚣。

　　在处理结核病类疾病（肺结核病、颈淋巴结核、结核性腹膜炎、骨关节结核、肾结核、附睾结核、支气管结核、皮肤结核、肠结核、结核性脑膜炎）时，除掌握八纲辨证论治、六淫辨证论治大法（可参见第一章第一节）外，尤应注意以下辨证论治大法：①脏腑辨证论治：这是按照脏腑病理、生理表现提出的一种辨证方法。A. 心证：由于心主血脉，主神明，舌为心之苗，与小肠为表里，故心证见心悸，胸痹，失眠，癫狂，梦遗，昏迷等。其中心阳虚，症见心悸，气喘，心痛，脉细弱；心阴虚，症见心悸，少寐，心嘈；痰火扰心，症见心悸，癫狂，不寐，脉滑；饮邪凌心，症见心悸，眩晕，呕吐，脉紧；心血瘀阻，症见心悸不宁，胸刺痛或牵及两胁肩背。治以入心的药物，如黄连、麦冬、竹叶之类。其中心阳虚治以温心阳，益心气，如附子、桂枝、人参；心阴虚治以滋养心阴，如麦冬、生地；痰火扰心治以清心豁痰泻火，如牛黄、胆南星；水饮

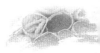

凌心阳治以化饮除痰，如半夏、茯苓；心血瘀阻治以活血行瘀，如红花、丹参。B. 小肠证：由于心与小肠相表里，受盛胃中水谷，主转输清浊，故小肠证见小便不利，大便泄泻等。其中小肠虚寒，症见小腹隐痛喜按，肠鸣溏泻，小便频数不爽；小肠实热，症见心烦口疮，咽痛耳聋，小便赤涩，或茎中痛，脐腹作胀，矢气后稍快；小肠气痛，症见小腹急痛，连及腰背，下控睾丸。治以入小肠的药物。其中小肠虚寒治以温通小肠，如吴茱萸、小茴香；小肠实热治以清利实热，如木通；小肠气痛治以行气散结，如乌药。C. 肺证：由于肺主气，司呼吸，开窍于鼻，与大肠相表里，故肺证见咳嗽，感冒，哮，喘，失音等。其中阴虚肺燥，症见咳呛气逆，痰少质黏，咯吐不利；肺气亏损，症见咳而短气，痰液清稀，倦怠懒言，声音低怯；痰浊阻肺，症见咳嗽气喘，喉中痰鸣，痰黏浊，胸胁支满疼痛，倚息不得卧；风寒束肺，症见恶寒发热，头痛身楚，鼻塞流涕，咳嗽痰稀薄；邪热乘肺，症见咳嗽之声洪亮，气喘息粗，痰稠色黄，或吐出腥臭脓血，咳则胸痛引背。治以入肺的药物，如麻黄、杏仁等。其中阴虚肺燥治以滋阴润肺，如百合、天冬、麦冬；肺气亏虚治以补益肺气，如人参、黄芪；痰浊阻肺治以泻肺涤痰，如葶苈子、苏子；风寒束肺治以温肺化饮，如麻黄、干姜、半夏；邪热乘肺治以清泻肺热，如黄芩、芦根。D. 大肠证：由于肺与大肠相表里，主转送糟粕，故大肠证见大便秘结、泄泻。其中大肠寒证见腹痛肠鸣，大便溏泻，溲清；大肠热，症见口燥唇焦，大便秘结，或大便腐臭，肛门灼热肿痛；大肠虚，症见久痢泄泻，肛门下脱；大肠实，症见腹痛拒按。治以入大肠的药物。其中寒证治以散寒止泻，如荜拨、丁香；热证治以清利湿热，如黄连、白头翁；虚证治以厚肠固涩，如粟壳、诃子；实证治以清热导滞，如大黄、芒硝。E. 脾证：由于脾主运化，统血，主肌肉，与胃相表里，开窍于口，故脾证见泄泻，胃痛，呃逆，呕吐，吐血，便血等。其中脾阳虚衰，症见面黄少华，脘冷或泛清水，腹胀，食入运迟，喜热饮，便溏；中气不足，症见纳运不健，懒言气短，四肢乏力，肠鸣腹胀，大便溏薄；寒湿困脾，症见饮食不香，中脘饱闷，口甜而黏，头身困重，便不实或泄泻；湿热内蕴，脘胁痞胀，不思饮食，身重体困，面目身黄，皮肤发痒，小便色赤不利，脉濡数。治以入脾的药物，如白术、人参、山药等。其中脾阳虚衰治以温运中阳，如人参、白术、干姜；中气不足治以升阳补气，药如人参、黄芪、升麻、柴胡；寒湿困脾治以运脾化湿，如苍术、肉桂；湿热内蕴治以清热利湿，如茵陈，黄连。F. 胃证：由于胃主受纳腐熟水谷，与脾相表里，故胃证见食结郁热，口渴便秘，呕吐。其中胃寒，症见胃脘胀满疼痛，绵绵不止，喜热喜按，泛吐清水，呕吐呃逆，脉迟；胃热，症见口渴思冷饮，消谷善饥，呕吐嘈杂，或食入即吐，口臭，牙龈肿痛，腐烂或出血；胃虚，症见胃脘痞满，食不化，时作嗳气，大便不实；胃实，症见食滞胃脘，脘腹胀满，大便不爽，口臭嗳腐，或呕吐。治以入胃的药物。其中胃寒治以温胃散寒，如高良姜、干姜；胃热治以清胃泻火，如黄连、石膏；胃虚治以益气健中，如人参、白术；胃实治以消导化滞，如神曲、莱菔子。G. 肝证：由于肝位胁下，藏血，主疏泄，藏魂，与胆相表里，故肝证见中风，眩晕，头痛、痉证，癫狂，厥证，积聚，鼓胀，吐血衄血，耳鸣耳聋。其

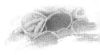

中肝气郁结，症见胁痛，呕逆，腹痛便泄，便后不爽，积聚；肝火上炎，症见胁痛，呕吐，眩晕，头痛，狂怒，耳鸣，耳聋，目赤，吐衄；肝阳妄动，症见昏厥，痉挛，麻木，眩晕，头痛；寒滞肝脉，症见少腹胀痛，睾丸胀坠，或阴囊收缩；肝阴不足，症见眩晕，头痛，耳鸣耳聋，麻木，震颤。治以入肝的药物，如白芍、生地、羚羊角。其中肝气郁结治以疏肝理气，如柴胡、香附；肝火上炎治以泻肝清热，如龙胆草、芦荟；肝阳妄动治以平肝熄风，如羚羊角、钩藤；寒滞肝脉治以温经暖肝，如小茴香、吴茱萸；肝阴不足治以养阴柔肝，如白芍、女贞子。

H. 胆证：由于胆藏精汁，与肝相表里，故胆证见惊恐，耳聋耳鸣。其中胆虚，症见头晕欲吐，易惊少寐，视物模糊；胆实，症见目眩耳聋，头晕，胸满胁痛，口苦，呕吐苦水，易怒，寐少梦多。治以入胆药物。其中胆虚治以和肝胆，如酸枣仁；胆实治以泻胆清热，如龙胆草、栀子。I. 肾证：由于肾藏精，主骨，主水，生髓，主纳气，故肾证见消渴，水肿，癃闭，遗精，阳痿，腰痛，耳鸣，耳聋，眩晕。其中肾气不固，症见面色淡白，腰膝酸软，听力减退，小便频频而清，甚至失禁，滑精早泄，尿后余沥；肾不纳气，症见短气喘促，动则尤甚，咳逆汗出，小便常随咳而出；肾阳虚衰，症见面色淡白，腰酸腿软，阳痿，头昏耳鸣，形寒尿频；肾虚水泛，症见周身浮肿，下肢尤甚，腰腹胀满，尿少；肾阴亏虚，症见头晕耳鸣，少寐健忘，腰酸腿软，遗精；阴虚火旺，症见颧红唇赤，潮热盗汗，腰脊酸痛，虚烦不寐，阳兴梦遗，口咽干痛。治以入肾药物，如肉苁蓉、巴戟天。其中肾气不固治以固涩肾气，如补骨脂、骨碎补；肾不纳气治以纳气归肾，如蛤蚧、补骨脂；肾阳虚衰治以温补肾阳，如蛇床子、淫羊藿；肾虚水泛治以温阳化水，如附子、茯苓；肾阴虚衰治以滋养肾阴，如熟地、山茱萸；阴虚火旺治以滋阴降火，如知母、黄柏。J.膀胱证：由于膀胱位于小腹，主贮藏津液，与肾相表里，故膀胱证小便不利，频数，失禁。其中膀胱虚寒，症见小便频数，淋沥不禁，或遗尿；膀胱实热，症则小便短赤不利，尿色黄赤，或浑浊不清，尿时茎中痛，甚则淋沥不畅，治以入膀胱的药物。其中虚寒治以固摄肾气，如桑螵蛸、益智仁；实热治以清利湿热，如车前子、萹蓄。②气血辨证论治：A.气证：由于气一指构成人体和维持人体生命活动的精微物质，二指脏腑组织的生理功能，且其本在肾，来源于脾、肺，升发疏泄于肝，帅血贯脉而周行于心，故凡气虚则症见头晕目眩，少气懒言，倦怠乏力，自汗；气陷则症见头晕眼花，少气倦怠，腹部有坠胀感，脱肛；气滞则症见胁腹胀痛，攻窜不定，时轻时重，常随精神情绪而增减；气逆则症见咳嗽，喘息，呃逆，嗳气，恶心呕吐，头痛，眩晕，昏厥。治以入气分的药物，如黄芪、白术。其中气虚者治以补气，如黄芪、人参、白术；气陷治以升阳举陷，如升陷汤；气滞治以理气舒肝，如柴胡疏肝散；气逆治以降逆，如沉香、旋覆花、半夏。B.血证：由于肝藏血，心主血，脾统血，血主濡养，故凡出血则症见咳血、吐血、衄血、便血、尿血；瘀血则症见刺痛，痛处不移，紫绀，肿块，瘀斑；血虚则症见面色苍白或萎黄，唇、甲淡白，头晕眼花，心悸失眠。治以入血分药物。其中出血治以止血，如白及、棕榈炭；瘀血治以活血化瘀，如桃仁、红花；血虚治以养血，如当归、熟地。常用治法有：①滋阴降火法：适用于阴虚火旺，症见咳呛气急，痰少质黏，午后潮热，骨蒸劳热，脉细数。药如麦冬、天冬、沙参、生地、鳖甲、地骨皮。②益气养阴法：适应于气阴俱虚，症见咳嗽无力，气短声低，午后潮热，面色㿠白，脉虚大或细弱而数。药如黄芪鳖甲散、保真汤。③滋阴补阳法：适用于阴阳俱虚，症见面浮肢肿，心悸气短，肢冷，男子滑精，女子经少，脉微细。药如右归丸、补天大造丸、阳和汤。

在处理以疖、痈等表现为主的疾病（葡萄球菌感染、绿脓杆菌感染）时，除注意掌握脏腑辨证论治、气血辨证论治等辨证论治大法（见上）外，尤应注意：①肿辨证论治：A. 火肿：肿而色红，皮肤光泽，灼热疼痛，治宜清热泻火，药如黄连、黄芩、栀子、连翘、大黄。B. 寒肿：肿而木硬，常伴有酸痛，治宜温经散寒，药如肉桂、干姜、鹿角胶、附子。C. 湿肿：肿胀皮肤光亮，按之凹陷，溃后滋水横流，治宜燥湿祛湿，药如黄连、黄柏、苍术、茯苓、滑石。D. 风肿：漫肿宣浮，游走不定；消退如常，不红，微有热痛，治宜散风，药如防风、白芷、荆芥。E. 气肿：肿势皮紧内软，不红不热，随喜怒而消长，按之不凹，治宜理气舒肝，药如柴胡、枳壳、香附、乌药。F. 瘀血肿：迅速肿胀，色初暗褐，后转青紫，逐渐变黄消退，持续胀痛，治宜活血化瘀，药如乳香、没药、穿山甲、赤芍、红花。G. 痰肿：肿胀软绵，或如硬核，不红不热，生长缓慢，治宜化痰软坚，药如半夏、白芥子。②痛辨证论治：A. 虚痛：喜按，按之痛感，治宜补益。B. 实痛：拒按，按之痛剧，治宜泻实。C. 寒痛：皮色不变，酸痛而不热，遇冷痛剧，得热则减，治宜温散，药如附子、肉桂、麻黄、白芷。D. 热痛：皮色红赤，灼热疼痛，遇热痛增，遇冷则缓，治宜寒凉，药如黄连、黄柏、银花、连翘。E.风痛：痛无定处，走注迅速，遇风而作，治宜散风，药如防风、全蝎、蜈蚣。F.气痛：游走不定，攻痛无常，每因情志郁闷而作，治宜理气，药如香附、青皮、陈皮、枳壳。G.瘀血痛：皮色暗褐或青紫，痛有定处，持续性隐隐胀痛或刺痛，治宜活血，药如乳香、没药、赤芍、当归、丹皮。H.阵发痛：急痛忽止，发作无常，痛时剧烈，止如常人，或钻顶痒痛，或阵发性加剧，若因虫与寒者，治宜温散安虫，药如川椒、吴茱萸、肉桂、乌梅。I.持续痛：痛无休止，持续不减，多为痈热成脓，治宜消痈，药如银花、连翘、穿山甲、赤芍；痛势缓和，不红不热，持续较久，多为阴证，治宜黄芪、当归、肉桂、鹿角胶。J.刺痛：痛如针刺，多为热毒瘀血，治宜清热解毒、活血，药如赤芍、蒲公英、穿山甲。K.灼痛：痛而有灼热感，面色潮红，遇热则重，治宜清热解毒，药如银花、连翘、升麻。L.钝痛：疼痛滞钝，多为寒，治宜温散，药如肉桂、白芷、白芥子。M.酸痛：又酸又痛，多因寒，治宜温散，药如肉桂、干姜。N.抽掣痛：痛时有抽掣感，并伴放射痛，传导于临近部位，多因毒邪炽盛，治宜清热解毒，药如蒲公英、败酱草；O.绞痛：痛如绞紧，剧痛难忍，若寒实者，治温通。P.啄痛：痛如鸡啄，并伴有节律性，多因热盛肉腐，治宜解毒活血，药如银花、连翘、蒲公英、赤芍。

常用治法有：①清热解毒法：适用于热毒炽盛，症见发热或寒热，痈疖，脉数，药如银花、连翘、蒲公英、红藤。②活血化瘀法：适用于肿疡初起、肿块不消以及各个阶段，药如当归、赤芍、川芎、桃仁、红花、丹参。③益气养血法：

适用于气血俱虚，身热汗出，疲乏无力，脉虚大数，药如黄芪、当归、人参、麦冬、五味子。④通里攻下法：适用于邪毒壅滞腹中，腹胀酸痛，按之则甚，药如枳实、大黄、瓜蒌。

第二节　急性扁桃体炎

急性扁桃体炎，中医根据临床表现，称风热乳蛾。其中双侧者称双乳蛾，单侧者称单乳蛾。慢性扁桃体炎，称乳蛾或慢喉蛾。其中扁桃体肥大，突出腭弓之外，甚至两侧扁桃体在正中线处可以相接触者又称木蛾；扁桃体不大而韧硬结实者称石蛾；潜伏于扁桃体隐窝偏深处者称落井乳蛾。

【辨证论治】

（一）风热客肺，热毒壅滞证

临床表现：发热恶寒，头痛，全身酸痛，扁桃体肿大，吞咽时疼痛，脉浮数。

治法：清热利咽，疏风解毒。

方药：银翘散加减。

银花15g、连翘15g、板蓝根15g、荆芥6g、薄荷10g、牛蒡子10g、桔梗10g、元参12g、麦冬12g、甘草3g

（二）风热客肺，阳明腑实证

临床表现：发热头痛，腹微满，大便秘结，舌苔薄黄，脉浮数。

治法：疏风清热攻里。

方药：升降散加减。

蝉蜕10g、僵蚕10g、片姜黄10g、大黄4g、薄荷10g、连

翘 10g、元参 10g

简易法：①六神丸，含化，每次 5 粒。②针颌下扁桃体压痛点、翳风。

（三）热郁三焦，秽浊不化证

临床表现：初起憎寒壮热，然后但热不寒，头痛烦躁，咽喉肿痛或无明显咽喉疼痛，胸闷呕恶，舌苔白，脉弦紧数。

治法：开达膜原，辟秽化浊。

方药：柴胡达原饮加减。

柴胡 15g、厚朴 10g、草果 10g、槟榔 10g、黄芩 10g、知母 10g、菖蒲 10g、蝉蜕 10g、僵蚕 10g、桂枝 10g、防风 10g、大黄 3～6g

（四）暑热外客，气阴两伤证

临床表现：咽喉肿痛，身热汗出，疲乏无力，舌苔白，脉虚大数。

治法：益气养阴，祛暑清热。

方药：清暑益气汤加减。

西洋参 10g、甘草 6g、黄芪 15g、当归 6g、麦冬 10g、五味子 10g、青皮 10g、陈皮 10g、神曲 10g、黄柏 10g、葛根 15g、苍术 10g、白术 10g、升麻 10g、泽泻 10g

（五）肺肾阴虚，痰热不化证

临床表现：经常反复发作，咽喉疼痛，扁桃体肿大。

治法：养阴、化痰、利咽。

方药：沙参 10g、麦冬 12g、元参 12g、党参 10g、半夏 10g、浙贝母 10g、全蝎 4g

若脉濡缓者，宜加减十味温胆汤。

（六）寒湿郁聚，郁火于上证

临床表现：咽喉疼痛久久不愈，扁桃体肿大，或不太大而硬，痰多，脉弦缓。

治法：化痰通阳，解郁泻火。

方药：半夏散加减。

半夏、桂枝、甘草各等份

用法：共为细末，1日3次，1次3g水煎，兑食醋10g，含漱后内服。

【按】辨证论治时应注意的问题

（一）辨证

1.急性扁桃体炎的病因主要是阴虚与风热。

2.急性扁桃体炎发热的主要原因是：①热毒；②风热。但发热较重者多为：①胃热；②秽浊；③气阴俱虚。

（二）论治

1.急性扁桃体炎发热的治疗主要是：①解毒；②疏风；③养阴润肺。但应用抗生素无明显效果者的治法主要是：①泻下；②疏散风寒；③益气养阴。

2.咽喉肿痛，吞咽极度困难时，宜针颌下扁桃体压痛点、翳风。

第三节　伤寒、副伤寒

中医虽然早就有"伤寒"这一名称，但它所指一为一切外感热病的总称，一为"太阳病，或已发热，或未发热，必恶寒，体痛，呕逆，脉阴阳俱紧"者，不是本病。伤寒、副伤寒，根据临床表现，大致包括在温病的范畴之中。

【辨证论治】

（一）湿热外客，湿重于热证

临床表现：身热不扬，下午较上午为重，或时有轻微恶寒，胸满，腹微胀，口渴，不甚多饮，头痛，身重，舌苔白腻，脉濡。

治法：清宣解表，化湿和中。

方药：三仁汤加减。

杏仁 15g、白蔻仁 10g、半夏 10g、厚朴 10g、藿香 10g、佩兰 10g、连翘 5g、生薏苡仁 15g、木通 10g、黄芩 10g、滑石 18g

（二）湿热外客，热重于湿证

临床表现：发热有汗不解，面色垢滞，胸脘满闷，心烦恶心，腹满口渴，口苦口黏，小便短赤，胸腹部有散在的玫瑰疹或白㾦，舌苔黄腻，脉濡数。

治法：清热化湿。

方药：连朴饮加减。

黄连 6g、厚朴 6g、黄芩 10g、栀子 10g、豆豉 10g、半夏 6g、银花 15g、连翘 15g、滑石 15g、通草 6g

（三）阳明胃热夹湿证

临床表现：高热不退，口干喜饮，身重，舌苔黄，脉洪大。

治法：清热燥湿。

方药：苍术白虎汤加味。

生石膏 30～60g、知母 10～15g、甘草 10g、粳米 15g、苍术 10～15g

（四）暑湿弥漫三焦证

临床表现：壮热汗出，面赤耳聋，胸满脘痞，咳嗽痰多，或不咳嗽，下利稀水，小便短赤，不甚渴饮，舌红苔黄白滑或黄滑，脉洪大数。

治法：清热涤暑，除湿化痰。

方药：三石汤加减。

滑石10g、生石膏18g、寒水石10g、杏仁10g、竹茹6g、银花10g、连翘10g、通草6g

用法：1日2剂，4次分服，每4小时1次。

（五）热入气营证

临床表现：身热稽留不退，神昏烦躁，谵语，入夜则剧，或时鼻衄，舌质红绛少津，边尖起刺，舌苔黄燥，脉数。

治法：清营解毒。

方药：清营汤加减。

生地15g、元参15g、麦冬15g、银花15g、连翘15g、大青叶30g、竹叶10g

并送服安宫牛黄丸。

用法：1日2次，1次送服1丸。

（六）气阴两虚证

临床表现：神疲乏力，食欲不振，身体虚弱，脉沉细无力。

治法：益气养阴。

方药：参莲麦芽汤。

党参15g、麦冬10g、石斛12g、木瓜10g、谷芽10g、麦芽10g、甘草3g、莲子15g

【按】辨证论治时应注意的问题

李翰卿认为，湿热交蒸是本病的主要特点，因此治疗时怎样处理好湿与热之间的比例关系，是获得较好效果的关键。

第四节　败血症

败血症，中医没有与此完全相对应的独立病名。根据临床表现和发病原因的不同，分别将温热病引起的称热入营血、热入下焦或气营两燔证，外科疾病引起的，称疔毒走黄、火毒内陷。

【辨证论治】

（一）**火毒炽盛，气营两燔证**

临床表现：寒战高热，口渴饮冷，烦躁不安，斑疹，舌苔黄质红，脉洪数或数。

治法：清气凉营，解毒。

方药：清瘟败毒饮加减（见流行性乙型脑炎）。

加减：大便秘结者，加大黄 3 ~ 10g（李翰卿法）。

（二）**热入营血证**

临床表现：发热不恶寒，朝轻暮重，斑疹，甚至神昏谵语，舌质红绛，脉数。

治法：清营凉血。

方药：犀角地黄汤加味（李翰卿法）。

全蝎 6 ~ 10g、生地 15g、元参 15 ~ 30g、白芍 15g、丹皮 15g、丹参 15g、麦冬 15g、郁金 10g

（三）热入下焦，肝肾俱虚证

临床表现：骨蒸劳热，自汗盗汗，斑疹，神疲，或抽风，舌质红绛，少津，脉细数或虚大数。

治法：滋阴凉血，柔肝熄风。

方药：大定风珠加丹参、知母（李翰卿法）。

（四）热入营血，阳明腑实证

临床表现：寒战高热，神昏谵语，腹胀便秘，舌质红绛，苔黄，脉数。

治法：凉营通腑。

方药：犀连承气汤加味（李翰卿法）。

全蝎 6g、黄连 6g、元参 15g、生地 15g、大黄 6～10g、芒硝 3g

【按】辨证论治时应注意的问题

（一）辨证

1.辨证时的关键：舌苔舌质是辨别在气在营的关键，汗出与否与面色的㿠白是辨阴虚和气阴两虚的关键。

2.本病的常见类型是：①气营两燔；②热入营血；③肝肾阴虚。

（二）论治

本病的治疗原则是：气血两燔者清气凉营，阴虚者滋阴清热，气阴两虚者益气养阴，营血热炽者清营凉血，便秘者必须通腑泻热。

第五节　感染性休克

感染性休克，中医没有与此完全相对应的独立病名。根据临床表现的不同，中医分别将由外感传变而来，症见烦躁不安，谵语闭目，进而肢冷昏迷者称闭证；昏晕厥逆，四肢逆冷者称厥证；大吐、大汗、大泻等后，症见神倦乏极，表情淡漠，面色灰白，四肢厥冷，或突然大汗，汗出身冷，或汗出如珠，脉微欲绝，甚或口开目合，手撒尿遗者称脱证。

【辨证论治】

（一）暑热外客，气阴欲脱证

临床表现：身热，汗大出，神倦乏极，气短而微喘，口渴喜饮，舌质嫩红，苔净或薄白，脉虚大数。

治法：益气养阴，祛暑解表。

方药：清暑益气汤加减。

人参 10g、甘草 6g、黄芪 15g、当归 6g、麦冬 10g、五味子 10g、青皮 10g、陈皮 10g、神曲 10g、黄柏 10g、葛根 15g、苍术 10g、白术 10g、升麻 10g、泽泻 10g

（二）实热壅闭证

临床表现：腹胀大，按之硬，便秘数日不行或下利清水，肢厥，甚或耳壳、前额、鼻尖、下颌均冷，面色青冷瘦削，反应迟钝或神昏，舌苔老黄或黑干，脉沉伏。

治法：急下存阴。

方药：大承气汤加减。

枳实 10～15g、厚朴 10～15g、大黄 6～15g、芒硝 3～15g

（三）寒邪直中少阴证

临床表现：泄泻无度或大便自遗，粪稀而不臭，反应迟钝或神昏，腹柔软，指趾或四肢厥冷，舌质淡暗而润，苔白，脉沉微欲绝。

治法：回阳救逆。

方药：四逆汤加减。

附子 6g、干姜 6g、甘草 6g

加减：汗出者，加人参 10g；腹痛者，加人参 6g、白术 6g；舌苔黄润者，加黄连 6g。

【按】辨证论治时应注意的问题

（一）辨证

本病的辨证主要的是分虚实，虚实的主要辨证依据是腹部按诊和舌象。即：腹部胀大，按之较硬者为实；腹部塌陷，按之柔软者为虚。舌苔黄燥或黑燥者为实，舌质淡暗润而舌苔薄者为虚。

虚证之中有阴虚、阳虚之别，其辨证的要点是舌象、脉象和指趾的冷热：即舌质嫩红无苔者为气阴两脱，舌质淡暗而润者为阳脱。脉象沉微欲绝者为阳脱，脉象虚大数者为气阴脱。指趾冷者为阳脱，指趾温者为气阴脱。

（二）论治

本病之实证虽实而正已伤，故攻实不可过，因此用承气攻实时，只可恰到好处而止。

本病之虚证虽为阳虚而阴亦不足，故用四逆之回阳救逆时，只可恰到好处而止。虽为阴虚而气亦不足，故用救阴之药时，只可补阴兼予补气。

第六节　猩红热

猩红热，中医根据临床表现，称为烂喉痧或烂喉丹痧。又因发病有时令特点和传染性，分别称为时疫痧、疫喉痧。

【辨证论治】

（一）疫毒化火，由气入营证

临床表现：高热，咽喉肿痛，斑疹密布，舌质红，脉数。

治法：清营泻热，解毒利咽。

方药：银参汤加减。

银花 15～30g、连翘 15～30g、板蓝根 15～30g、元参 15～30g、赤芍 15g、生地 12g、生石膏 12g

加减：咽喉疼痛剧烈者，加麦冬 15g、土牛膝 15g、六神丸 30 粒频频含化；便秘，舌苔黄厚者，加大黄 3～10g、芒硝 3g；抽搐神昏者，加紫雪丹或安宫牛黄丸（李翰卿法）。

（二）热入下焦，阴虚风动证

临床表现：发热虽然较前下降，但出现疲乏无力，自汗盗汗，气短心悸，痉厥神昏，舌质红绛，脉细数。

治法：滋阴清热，潜阳熄风。

方药：三甲复脉汤加减。

龟板 30g、鳖甲 30g、生牡蛎 30g、生地 12g、麦冬 12g、五味子 12g、白芍 15g、阿胶（烊化）10g、元参 15g、甘草 6g、鸡子黄 2 枚

（三）阴竭阳脱证

临床表现：突然面色苍白，四肢厥冷，脉微欲绝。

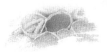

治法：回阳救逆。

方药：人参四逆汤。

人参 10g、附子 6g、干姜 6g、炙甘草 6g

用法：服药至四肢转温，精神好转，脉较前有力后，再给予加减复脉汤治之（李翰卿法）。

【按】辨证论治时应注意的问题

（一）辨证

1. 本病的常见证是气血两燔。

2. 危重证的常见证是热入下焦、阴虚风动。

（二）论治

1. 本病的主要治疗方法是：清营凉血，解毒清热。

2. 攻下法的应用原则是：在一般的情况下禁用攻下法，但舌苔黄厚干燥，大便秘结者，必须缓攻才能使热毒得解。

3. 温热药的禁忌和应用原则是：因本病是热毒炽盛之证，所以一般必须禁用温热药以防助其火势，但是阴竭阳脱者，又必须用回阳救逆才能挽其欲绝之阳气。

第七节　丹毒

丹毒，中医根据临床表现和发病部位的不同，分别将发于颜面者，称抱头火丹；发于小腿者，称流火。又因其传染性，分别称为大头瘟、大头伤寒、大头风、风温时毒等。

【辨证论治】

（一）热毒在表证

临床表现：面部或其他部位，红肿发斑，高热，脉数。

治法：清热解毒，疏风解表。

方药：连翘败毒散加减（李翰卿法）。

连翘 12g、银花 12g、天花粉 12g、防风 10g、荆芥 10g、生地 10g、当归 10g、黄芩 10g、滑石 10g、大黄 10g、赤芍 10g、桔梗 10g、栀子 10g、白芷 10g、元参 12g

加减：发热较轻，颜面红肿较重，咽喉疼痛，脉数等热毒在上者，宜普济消毒饮（李翰卿法）：黄芩 12g、黄连 12g、陈皮 6g、元参 15g、连翘 15g、板蓝根 15g、马勃 3g，大便干者，加大黄 3～6g 或升降散加味：蝉蜕 10g、僵蚕 10g、片姜黄 10g、板蓝根 12g、大黄 3～10g、元参 30g、苏木 15g。

外用：二味拔毒散，茶水调涂（李翰卿法）。

（二）热毒入络证

临床表现：反复发作，象皮肿或合并淋巴结炎。

治法：活血清热，除湿解毒。

方药：上中下痛风方加减。

黄柏 10g、苍术 10g、制南星 10g、桂枝 10g、防己 10g、威灵仙 10g、桃仁 10g、红花 10g、龙胆草 10g、羌活 10g、白芷 10g、川芎 10g、神曲 10g

或：刘寄奴 30～60g、苏木 10g、板蓝根 12g、连翘 12g（李翰卿法）

或：刘寄奴 30～60g、苏木 10g、生薏苡仁 30g（李翰卿法）

（三）气阴两虚，痰热阻滞证

临床表现：下肢浮肿，反复发作，气短乏力，痰多，舌苔白，脉虚大滑或沉细缓。

治法：益气养阴，化痰清热。

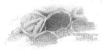

方药：十味温胆汤加减。

黄芪 15g、丹参 15g、党参 10g、麦冬 10g、五味子 10g、竹茹 10g、枳实 10g、半夏 10g、陈皮 10g、茯苓 10g、菖蒲 10g、远志 10g、川芎 10g、知母 10g

【按】辨证论治时应注意的问题

（一）辨证

1. 本病的主要原因是热毒。

2. 病程较久，反复发作者，有虚、实之异，其辨证要点是：脉和局部表现，即脉大者为气血俱虚，脉沉者为瘀血，脉滑者为痰热。

（二）论治

1. 应用连翘败毒散和普济消毒饮的区别是：连翘败毒散适用于肢体和躯干，普济消毒饮适用于颜面。

2. 皮肤粗硬在治疗时应注意痰热和瘀血，药物主要是刘寄奴、苏木。

第八节　细菌性食物中毒

细菌性食物中毒，中医没有与此完全相对应的独立病名。根据临床表现大致包括在中医的霍乱范畴之中。

【辨证论治】

（一）邪入少阳，秽浊犯胃夹积证

临床表现：寒热往来，头晕心烦，吐泻并作，脘腹疼痛，按之更甚，舌苔黄白而腻，脉弦滑数。

治法：和解少阳，化湿导滞。

方药：柴平汤加减。

柴胡 18g、半夏 10g、党参 10g、黄芩 10g、干姜 4g、甘草 6g、大枣 5 枚、苍术 15g、厚朴 10g、陈皮 10g、大黄 3 ~ 6g

（二）寒热互结，扰乱胃肠证

临床表现：吐泻并作，口干口苦，脘腹胀满，烦乱不安，舌苔白腻或黄腻，脉滑数。

治法：苦辛通降祛。

方药：半夏泻心汤加味。

半夏 10g、黄连 10g、黄芩 10g、干姜 10g、党参 10g、大枣 5 枚、苏叶 6g、神曲 10g

【按】辨证论治时应注意的问题

（一）辨证

本病是秽浊扰乱肠胃的一种病证，主要常见的有两个类型，即：①有明显的发热；②无明显的发热。不管有无发热往往均兼食积。

（二）论治

1. 本病发热者宜柴平汤法，无发热者宜半夏泻心汤法。

2. 本病腹痛泄泻必须导滞，重者必用大黄，轻者必用苏叶、神曲。

第九节　细菌性痢疾

细菌性痢疾，中医统称滞下或痢疾。其中慢性者称久痢，时发时止者称休息痢，发热及全身中毒现象严重者称疫毒痢，下利不食或呕不能食者称噤口痢。

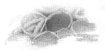

【辨证论治】

（一）少阳兼湿证

临床表现：寒热往来，头身酸痛，恶心呕吐，便如水样，脉弦数。

治法：和解燥湿。

方药：柴平汤加减。

柴胡 15g、半夏 10g、党参 10g、黄芩 10g、厚朴 10g、陈皮 10g、苍术 15g、甘草 6g、生姜 10g、大枣 7 枚

加减：大便不爽或胃脘胀痛，脉滑者，去生姜加干姜 3g、大黄 4～6g。

（二）太阳阳明合病证

临床表现：发热或发热恶寒，头晕或头痛，大便如稀水，或脓血，有或无里急后重，脉数。

治法：解表清里。

方药：葛根芩连汤加味。

葛根 30～60g、黄芩 10g、黄连 10g、黄柏 10g、甘草 10g

（三）湿热积滞，湿重于热证

临床表现：里急后重，便痢脓血，腹胀腹痛，大便每天 5～30 次，脉滑数。

治法：除湿清热，理气导滞。

方药：芍药汤加味。

白芍 10g、黄芩 10g、黄连 10g、木香 10g、焦槟榔 10g、熟大黄 10g、焦山楂 30g、肉桂 1g

（四）湿热下痢，热重于湿证

临床表现：便痢脓血，鲜血甚多，里急后重，脉数。

治法：清热燥湿。

方药：白头翁汤加减。

白头翁 15 ~ 30g、秦皮 10g、黄连 10g、黄柏 10g、马齿苋 30g、血见愁 30g

（五）疫毒内犯，热极生风证

临床表现：高热烦躁，甚至嗜睡，昏迷，抽搐，脉数。

治法：清热解毒，熄风定惊。

方药：银花 12g、连翘 12g、黄连 12g、黄柏 12g、赤芍 12g、郁金 10g、葛根 30g、钩藤 15g、大黄 10g

加减：呕吐者，加苏叶 3g；昏迷者，加紫雪丹 3g。

（六）脾胃虚寒，夹有余热证

临床表现：慢性痢疾，腹痛，遇冷则腹痛加重，便黏液为主，舌苔白，脉弦大。

治法：温中散寒，佐以燥湿清热。

方药：附子理中汤加味（李翰卿法）。

附子 10g、干姜 10g、党参 10g、白术 10g、炙甘草 10g、黄连 10g、焦山楂 30g

（七）寒积不化证

临床表现：脐腹冷痛，里急后重，便为黏液及不消化食物，胃脘或腹部有压痛，脉沉细。

治法：温中攻下。

方药：理中大黄汤加减。

附子 10g、干姜 10g、党参 10g、白术 10g、甘草 10g、大黄 3g、木香 6g

加减：泄泻 1 日 5 ~ 6 次者，加生山药 30g。

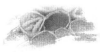

用法：服 1 剂后，大便次数往往增多，应停药 5 ~ 6 天，使脾胃之气稍稍恢复，再服第 2 剂，不可连续服用，若连续服用不但症状不减反而加重，停药几天后，大便自然明显改善（李翰卿法）。

（八）阴虚下利证

临床表现：慢性痢疾，五心烦热，腹冷痛，有或无里急后重，便血为主，脉沉细或沉细数。

治法：养阴止痢。

方药：驻车丸加减。

阿胶（烊化）10g、干姜 3g、当归 10g、白芍 10g、黄连 10g、椿根皮 15g

简易方：①大蒜 1 ~ 2 头（家父法）。用法：顿服。对白痢较好。②马齿苋 60 ~ 120g。用法：顿服。

【按】辨证论治时应注意的问题

（一）辨证

1.急性痢疾发热的辨证要点是：少阳兼湿者必见恶心和泄泻，太阳阳明合病者必见发热、泄泻、脉数。

2.发热不明显的急性痢疾的辨证要点是：白痢为湿热，赤痢为热毒。

3.慢性痢疾的辨证要点是鉴别寒热与虚实的多少比例：脉滑者为热多寒少，脉弦或涩者为寒多于热，血痢者多兼阴虚，白痢者多兼寒积，里急后重者必兼气滞。

（二）论治

1.急性痢疾发热的治疗原则是：有表证者必解表，有少阳证者必和解。

2. 血痢、白痢的常用方是：血痢者宜白头翁汤，白痢者宜芍药汤。

3. 芍药汤中的肉桂配大黄作用是：对预防形成慢性痢疾和经常腹痛有显著效果。

4. 慢性痢疾采用温下法时的具体方法是：1 周 2 剂，不可多服，这样既可驱邪，又可扶正。

第十节　沙门菌感染

沙门菌感染，中医没有与此完全相对应的独立病名。根据临床表现大致包括在广义的霍乱范畴之中。

【辨证论治】

（一）邪入少阳，秽浊犯胃证

临床表现：发热恶寒或寒热往来，恶心呕吐，腹痛泄泻，脉弦紧数。

治法：和解少阳，辟秽和胃。

方药：柴平汤加味方。

柴胡 15 ～ 30g、半夏 10g、黄芩 10g、党参 10g、干姜 6g、甘草 6g、大枣 7 枚、苍术 15g、厚朴 10g、陈皮 10g、大黄 3g、苏叶 10g、神曲 10g

用法：若高热者宜用柴胡 30g，并应在 3 小时之内服完，同时应配合针刺合谷、曲泽、委中、十宣放血。

（二）寒热互结，秽浊犯胃证

临床表现：恶心呕吐，腹痛泄泻，脉滑数。

治法：苦辛通降，化浊和胃。

方药：半夏泻心汤加减。

半夏 10g、黄连 10g、黄芩 10g、干姜 10g、甘草 10g、党参 10g、大枣 7 枚、苏叶 10g、神曲 10g

用法：水煎 2 次，频频服用，并配合针中脘、天枢、足三里、合谷、十宣放血。

（三）湿热弥漫三焦证

临床表现：身热汗出，胸满脘痞，痰多呕吐，下利，舌红赤苔滑，脉滑数或洪大滑数。

治法：清热除湿，宣通三焦。

方药：三石汤加减。

滑石 15g、生石膏 15g、竹茹 10g、银花 10g、通草 10g、黄芩 10g

用法：水煎 2 次，频服，2 小时服完。

【按】辨证论治时应注意的问题

本病早期以柴平汤加减方证为多见，因此在早期多夹积、夹秽，故大黄配干姜、苏叶配神曲尤为必用。持续高热者以三石汤加减方证为多见。

第十一节　　百日咳

百日咳，中医根据临床表现的特点，分别称为鹭鸶咳、顿咳、痉咳、百日咳。

【辨证论治】

（一）燥痰蕴肺，外受风邪证

临床表现：咳嗽，吐痰，流涕或不流涕。

治法：疏风润燥，化痰止咳。

方药：妙灵丹。

用法：1 日 3 次，1 次 1 丸。

拔火罐法：先用三棱针在身柱穴挑破出血，然后拔火罐。

（二）燥热生痰证

临床表现：病情较久，咳嗽严重。

治法：润燥化痰止咳。

方药：百贝汤。

百部 15g、沙参 10g、川贝母 10g、白前 10g、半夏 10g、麦冬 10g、橘红 6g、冰糖 30g

（三）肺燥肠实证

临床表现：久咳不止，腹胀，大便干燥，脉沉。

治法：润肺止咳，通腑泄热。

方药：紫菀丝瓜汤。

紫苏 6g、半夏 6g、陈皮 6g、大黄 1.5g、黄芩 6g、薄荷 6g、丝瓜络 10g、杏仁 6g、紫菀 6g、百部 12g

加减：痰多者，宜用杏仁 3g、枳壳 3g、黄芩 3g、蝉蜕 3g、大黄 3g、厚朴 3g、麦冬 6g、瓜蒌 10g。

【按】辨证论治时应注意的问题

病程较短者，重用百部 15 ～ 18g，有较好的镇咳作用。病程长而兼便秘者，采用适量的大黄、杏仁配合，对咳嗽的解除有重要作用。

第十二节 白喉

白喉，中医根据临床表现的不同，分别称为白喉、白缠喉、缠喉风、锁喉风等。

【辨证论治】

（一）热毒蕴结，肺阴受伤证

临床表现：发热和中毒情况严重，白膜面积较大，咽部较红，呛咳，吸气困难，声音嘶哑，脉数而大。

治法：养阴润肺，解毒清热。

方药：银花 30g、连翘 30g、板蓝根 30g、元参 30g、麦冬 15g、沙参 15g、土牛膝 60g

加减：便秘者，加瓜蒌 30 ~ 60g；发热不高，白膜面积较小，中毒情况亦较轻微者，生巴豆 0.5g，朱砂 0.5g，研匀，取普通膏药一张，将药粉撒其上，贴在前额两眉上方，7 ~ 8小时取下（李翰卿法）。

（二）热毒内攻，气阴欲脱证

临床表现：面色苍黄，神疲欲寐，腹胀肢冷，舌苔白，质红，脉疾无力。

治法：益气养阴固脱。

方药：生脉散加味。

人参 10g、麦冬 10g、五味子 10g

加减：舌质淡者，加附子 3g（李翰卿法）。

【按】辨证论治时应注意的问题

（一）辨证

本病以热毒壅盛、阴液亏损为主。

（二）论治

本病治疗的宜忌是：宜养阴清热解毒，忌用辛温解表。

第十三节　　布氏杆菌病

布氏杆菌病，中医没有与此完全相对应的独立病名。根据临床表现，急性期，全身不适，疲乏无力，食欲不振，关节酸痛者，称为湿温；慢性期，关节肌肉疼痛，疲乏无力，盗汗，午后潮热者，称湿热痹。

【辨证论治】

（一）三阳合病证

临床表现：发热恶寒，身痛，心烦口渴，胸满，脉弦滑数。

治法：解表清里。

方药：达原饮加减。

白芷 10g、桂枝 10g、青蒿 10g、柴胡 10g、黄芩 10g、知母 10g、白芍 10g、槟榔 10g

加减：渴甚者，加天花粉 15g。

（二）阴虚受风证

临床表现：发热，微恶风，自汗盗汗，五心烦热，口渴，脉细。

治法：滋阴清热，佐以散风。

方药：秦艽鳖甲散加减。

青蒿 15g、秦艽 12g、银柴胡 15g、地骨皮 15g、银花

15g、连翘 15g、鳖甲 15g、知母 12g、白薇 5g

（三）气阴两虚证

临床表现：骨蒸劳热，五心烦热，疲乏无力，自汗盗汗，脉虚数。

治法：益气养阴清热。

方药：黄芪鳖甲散加减。

黄芪 10g、鳖甲 10g、地骨皮 10g、秦艽 10g、党参 10g、茯苓 10g、柴胡 10g、半夏 10g、知母 10g、白芍 10g、桂枝 10g、生地 10g

第十四节　破伤风

破伤风，中医将成人外伤后引起的称破伤风，新生儿断脐后发生的称脐风或四六风。

【辨证论治】

（一）疮口未合，外受风邪证

临床表现：发病初起，牙关紧闭，头痛，恶寒发热，甚至全身痉挛，四肢抽搐，角弓反张，舌苔白，脉浮紧。

治法：祛风解痉。

方药：五虎追风散。

（二）邪毒攻心证

临床表现：呼吸急促，痰涎壅盛。

治法：开窍化痰。

方药：木萸散、夺命汤。

（三）邪气入里，正气欲脱证

临床表现：病程较久，抽搐，或见高热，脉浮大散乱。

治法：补气救脱，熄风定惊。

方药：逐风汤加减。

生黄芪 60g、当归 15g、蜈蚣 10 条、全蝎 10g、白芍 15g、人参 15g、蚯蚓 3 条（研末冲）、蛤蚧 1 对（去头足，研末，冲）（家父法）

另外：配合针人中、承浆、下关、十宣、通里、内关、公孙、申脉、后溪、丰隆。

第十五节　流行性脑脊髓膜炎

流行性脑脊髓膜炎，中医没有与此完全相对应的独立病名。根据临床表现的特点，分别将发生于冬季的，称冬温；发生于春季，发病初起以呼吸道症状为主的，称风温；发生于春季，初起即见高热、烦躁、斑疹、呕吐等里热证候的，称春温；大流行者，称瘟疫。

【辨证论治】

（一）气血两燔证

临床表现：高热寒战，头痛，甚至抽搐，斑疹，舌苔黄，质红，脉数。

治法：清热解毒，凉营熄风。

方药：龙胆解毒汤。

龙胆草 15g、栀子 15g、黄芩 15g、黄连 15g、大青叶 30g、板蓝根 30g、银花 15g、连翘 15g、赤芍 15g、元参 15g、

钩藤 15g、知母 12g、生石膏 30g

加减：大便干燥者，加大黄 3 ～ 10g；昏迷者，加安宫牛黄丸 1 ～ 2 丸。

（二）邪入血分，阴阳俱衰证

临床表现：大片瘀斑，唇、指、趾青紫，神志清醒或昏迷，或抽搐，舌质红绛，脉微弱或虚数。

治法：滋阴潜阳，复脉救逆。

方药：三甲复脉汤加减。

龟板 30g、鳖甲 30g、牡蛎 30g、麦冬 10g、人参 10g、五味子 10g、炙甘草 10g、火麻仁 10g、阿胶 10g、白芍 10g、生地 15g

加减：抽搐者较重者，加鸡子黄 3 个。

【按】辨证论治时应注意的问题

本病以温毒炽盛、气血两燔者为多见，其治法也以清热解毒、气营两清为主。

第十六节 肺结核病

肺结核病，中医统称劳瘵、肺痨。根据临床表现的不同和传染性，分别将咳嗽，吐痰者称咳嗽；咳血者，称咳血；咳吐脓血者，称肺痈；咳吐涎沫者，称肺痿；相互传染明显，咳嗽，骨蒸劳热，盗汗者，称劳瘵或传尸。

【辨证论治】

一般症状轻微者，不必进行治疗，应加强适度的户外锻炼，如广播操、太极拳等。

（一）肺阴不足证

临床表现：干咳少痰，质黏色白，或带血丝，午后潮热较轻，或无午后潮热，疲乏无力，夜间口干，脉沉细弱或虚稍数。

治法：养阴润肺。

方药：百合固金汤加减。

百合 5g、生地 10g、元参 10g、麦冬 10g、川贝母 10g、沙参 10g、百部 10g

加减：咳血者，加白及粉（冲）6g。

（二）阴虚热盛证

临床表现：咳嗽吐痰，夜间严重，五心烦热，盗汗，骨蒸劳热，消瘦，舌质红苔薄白，脉细数。

治法：滋阴清热，润肺止咳。

方药：青蒿 15g、鳖甲 15g、地骨皮 15g、胡黄连 10g、百合 10g、川贝母 10g、知母 10g、黄柏 10g

加减：咳血较重者，加白及粉（冲）6g。

（三）气阴两虚证

临床表现：咳嗽气短，痰吐清白或夹血丝，骨蒸劳热，畏风，白汗盗汗，腹胀，食少，便溏，面色㿠白或浮肿，舌光剥少津，脉虚或虚数。

治法：益气养阴。

方药：黄芪鳖甲散加减。

黄芪 15g、鳖甲 12g、地骨皮 10g、紫菀 10g、秦艽 10g、银柴胡 10g、知母 10g、生地 10g、天门冬 10g、甘草 10g、桑白皮 10g、桔梗 10g、白芍 10g、党参 10g、半夏 10g、肉桂 3g

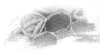

（四）气阴两虚，热腐成脓证

临床表现：身热，极度虚弱，咳嗽，吐脓痰，兼有吐血，面色㿠白，汗多，脉虚大滑数。

治法：补气养阴，清热排脓。

方药：芪蒌汤（李翰卿法）。

生黄芪60g、当归15g、瓜蒌15g、杏仁10g、冬瓜子10g、麦冬10g、银花10g

或济生桔梗汤：桔梗10g、防己10g、桑皮10g、川贝母10g、瓜蒌仁15g、甘草6g、当归6g、生薏苡仁15g、杏仁10g、黄芪15g、百合15g、干姜1g

（五）阴虚络瘀，血热妄行证

临床表现：咳血严重，甚至反复大口咳血，脉虚或虚数。

治法：养阴清热，活血止血。

方药：冬虫夏草24g、白及10g、枯黄芩24g、射干6g、冬瓜子6g、三七参6g（家父法）

用法：共研细末，分30包，早晚各1包。

或用柴胡茜降汤加味：柴胡6g、枳壳10g、降香10g、茜草10g、黄芩10g、白及12g、麦冬12g、丹皮12g、生地12g

（六）瘀血阻滞证

临床表现：无明显症状，或仅有胸痛，或仅有轻微手心热，脉弦涩不调。

治法：活血化瘀。

方药：血府逐瘀汤加味。

当归10g、生地10g、桃仁10g、红花10g、甘草6g、枳壳10g、赤芍10g、柴胡10g、川芎10g、川牛膝10g、丝瓜络10g

【按】辨证论治时应注意的问题

（一）辨证

1. 本病的常见病因是肺阴亏损。

2. 注意夹杂证的鉴别：本病阴虚者虽然比较多，但瘀血和气阴两虚常常同时出现，因此必须鉴别。其鉴别的方法是面色㿠白，自汗盗汗，脉虚大者，为气阴两虚；脉细数，盗汗者，为阴虚有热；咳血量多而胸痛，脉沉涩者，为瘀血。

（二）论治

1. 百合固金汤的适应证是阴虚而火不旺，症见咳嗽痰少甚或咳血，脉弱濡者，若脉大、数、滑者则无效。

2. 白及用于阴虚血脱之出血证，粉剂冲服比煎剂效好。

3. 咳吐脓痰证的治法是：面色㿠白，自汗盗汗，疲乏无力，咳吐大量脓痰，脉虚大者，不可仅扶其正而不祛邪，否则助邪伤正，病必难瘳，而当补气养阴，清热排脓同施。

4. 咳血的治法是：咳血量少或咯血丝者，治宜百合固金汤加白及粉；咳血量大而胸痛者，治宜凉血活血止血的常用方。

5. 活血化瘀法适用于没有明显症状而长期应用抗结核药无效者。

第十七节　颈淋巴结核

颈淋巴结核，中医根据临床表现的不同，分别将淋巴结肿大者，称瘰疬；穿破流脓者，称鼠疮。

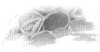

【辨证论治】

（一）痰核凝结，肝郁气滞证

临床表现：颈淋巴结肿大较硬，可移动，或不移动，呈串珠状，全身症状少，脉弦缓。

治法：理气化痰，软坚散结。

方药：夏枯橘药汤。

夏枯草30g、元参10g、连翘10g、牡蛎10g、赤芍10g、青皮10g、黄药子10g、海藻10g、昆布6g、苏木6g、白芥子6g、橘叶6g

加减：咽喉不利者，加瓜蒌10g，浙贝母10g。

或用：浙贝母10g、牡蛎10g、元参10g、连翘10g、赤芍10g、当归尾10g、青皮10g、香附10g

（二）气血俱虚，寒痰凝结证

临床表现：穿破流脓，脓汁如米汤状，形成不易愈合的瘘管和溃疡。

治法：益气养血，化瘀外托。

方药：橘叶煎。

黄芪10g、当归10g、赤芍10g、白芥子1g、白芷1g、橘叶10g、肉桂1g（李翰卿法）

加减：脓色稠黏者，去肉桂，加银花10g，连翘10g。

简易法：委中放血。

【按】辨证论治时应注意的问题

首先应分清瘰疬和鼠疮。瘰疬的治疗原则是消散软坚与委中放血相结合。鼠疮则应区分虚寒和虚中夹热毒，其鉴别点在于脓汁的清稀和稠厚，即清稀者为寒，治宜益气养血，化瘀外托；脓稠者为热，治宜益气养血，清热解毒。

第十八节　　结核性腹膜炎

结核性腹膜炎，中医没有与此完全相对应的独立病名。根据临床表现的不同，分别将腹胀大如鼓者称鼓胀；腹痛者，称腹痛；腹部包块明显者，称癥瘕；慢性腹泻者，称泄泻；骨蒸劳热消瘦者，称虚劳。

【辨证论治】

（一）寒湿郁滞，郁久化热证

临床表现：腹胀腹水，昼轻夜重，口干，手心热，舌苔白，脉沉滑或沉。

治法：温阳除湿，清热消胀。

方药：薏苡附子败酱散加减。

附子 6g、生薏苡仁 60g、败酱草 60g、冬瓜子 60g、白芥子 1g

（二）瘀血阻滞证

临床表现：腹胀痛，有时剧烈腹痛，有包块，五心烦热，夜间口干，脉弦滑。

治法：活血逐瘀。

方药：活络效灵丹加减。

丹参 15g、赤芍 10g、三棱 6g、莪术 6g、肉桂 6g、丹皮 6g

简易法：背部拉罐。

（三）瘀热阻滞，血络不和证

临床表现：腹胀痛，有包块，有压痛和反跳痛，按之有柔韧感，脉滑稍数。

治法：舒气活血，化痰清热。

方药：大柴胡汤加减。

柴胡 10g、枳壳 10g、木香 10g、赤芍 10g、半夏 10g、白芥子 10g、黄芩 10g、大黄 3g、败酱草 60g、丹参 30g

发热，疲乏无力，腹胀痛拒按，腹泻与便秘交替，腹部肿块，脉细数者仍宜上方。

此外，以虚劳表现为主者，应根据虚实寒热兼夹情况，随证治之。

【按】辨证论治时应注意的问题

（一）辨证

1.腹水的辨证要点是：腹胀以朝轻暮重为明显，故为寒湿化热。

2.包块、腹痛的辨证要点是：虽以瘀血为主，但脉沉者必须注意气滞。

（二）论治

1.腹水腹胀因其为寒湿化热，故治疗时必须佐以温阳。

2.败酱草对腹水、腹痛有效。

第十九节 骨关节结核

骨关节结核，中医统称为骨痨或流痰。根据临床表现，又分别将膝关节肿大者，称鹤膝风或鹤膝流痰；腰、髋等寒性脓疡者，称疽。

【辨证论治】

（一）气血俱虚，外受风寒证

临床表现：发病早期，脊背疼痛，偶尔放射至上肢疼痛，舌苔白，脉缓。

治法：益气养血。

方药：黄芪桂枝五物汤加味。

黄芪 15g、桂枝 10g、白芍 10g、当归 10g、生姜 3 片、大枣 7 枚、狗脊 30g、鹿角霜 10g

（二）肾阳虚衰证

临床表现：腰背困痛，偶尔放射至下肢疼痛，舌苔白，脉沉细尺大或虚大而弦。

治法：温肾壮阳。

方药：八味地黄加减。

熟地 24g、山药 10g、肉苁蓉 10g、茯苓 10g、泽泻 10g、丹皮 10g、怀牛膝 10g、车前子（布包）10g、鹿角霜 10g、菟丝子 15g、附子 2g、肉桂 2g

或阳和汤。

熟地 60g、鹿角胶 10g、炮姜 3g、肉桂 3g、麻黄 0.5g、白芥子 3g、甘草 10g

（三）气血俱虚，阴阳不足证

临床表现：脓肿已经形成，局部柔软，无红肿，或有瘘管形成，流清水样稀脓，久久不愈，脉沉细。

治法：气血双补，温经散寒。

方药：十全大补汤加味。

熟地 24g、川芎 10g、当归 12g、白芍 12g、党参 15g、白

术 12g、茯苓 10g、炙甘草 10g、黄芪 15g、肉桂 10g、鹿角霜 10g、蜂房 10g、全蝎 10g、蜈蚣 5 条

用法：水煎 3 次，每晚 1 次。

若体质较好者，宜蜈蝎散。

（四）气血俱虚，热毒蕴结证

临床表现：发热，自汗盗汗，脓肿形成或瘘管形成，舌苔白，面色㿠白，脉虚数。

治法：益气养血，清热解毒。

方药：芪银汤（李翰卿法）。

黄芪 15g、当归 10g、赤芍 10g、银花 15g、连翘 15g、白芷 3g、白芥子 3g

（五）阴虚劳热证

临床表现：骨蒸劳热，盗汗，脉细数。

治法：滋阴清热。

方药：青蒿鳖甲汤加减。

青蒿 6g、鳖甲 15g、银柴胡 10g、地骨皮 10g、丹皮 10g、续断 12g、怀牛膝 12g、桃仁 12g、红花 12g

（六）气阴两虚，痰热不化证

临床表现：面色㿠白，疲乏无力，关节肿痛，伸屈困难，脉虚大。

治法：益气养阴，化痰清热。

方药：四神汤（王文鼎法）。

生黄芪 250g、远志 130g、怀牛膝 130g、金石斛 15g、银花 30g

用法：取水 10 碗，先煎前 4 味，煮水减半时入银花，再

煎至一大碗，睡前顿服，取汗。

【按】辨证论治时应注意的问题

（一）辨证

本病是一个以虚为主的疾病，临床所见大致有阴证、半阴半阳证、阴证化热证三种。阴证是气血阴阳俱虚所致，半阴半阳证是气阴两虚所致，阴证化热是气血俱虚、痰郁化热所致。其鉴别要点有三：一为局部有无红肿，二为脓色清稀或黄稠，三为脉象的滑数、沉细、虚大。即：局部平坦，颜色不变者，为阴证；红肿热痛者，为阳证。脓色稀白者，为阴寒证；脓色稠黄者，为热证。脉滑数者，为痰热或热毒；沉细者，为气血阴阳俱虚；虚大者，为气阴俱虚或气血俱虚。

（二）论治

在治疗时，一般首先根据常见的 3 个类型，分别按照气血阴阳俱虚之阴证，采用温阳益气养血；半阴半阳者，采用益气养阴化痰；阴证化热者，采用益气养血，清热解毒。

第二十节　肾结核

肾结核，中医没有与此完全相对应的独立病名。根据临床表现，分别将尿血尿痛者，称血淋、尿血；病程久长，长期不愈者，称肾痨、劳淋。

【辨证论治】

（一）气阴两虚，湿热下注证

临床表现：尿频、尿痛、尿血，疲乏无力，五心烦热，脉沉细无力或虚大。

治法：益气养阴，清热利湿。

方药：肾痨汤加减。

生黄芪 30g、生山药 30g、藏红花 3g、龟板 12g、盐黄柏 5g、丹皮 10g、当归 10g、蒲黄 10g、川牛膝 10g、没药 6g、琥珀粉 6g、土茯苓 60g

（二）肾气不足，气滞血瘀证

临床表现：腰痛，少腹痛，尿频，尿痛，尿血，脉沉细。

治法：理气活血，补肾。

方药：怀牛膝 10g、归尾 10g、黄芩 10g、琥珀 10g、桃仁 10g、麝香（冲）0.1g

腰痛严重者，宜：川牛膝 12g、怀牛膝 12g、肉苁蓉 30g、熟地 30g、五味子 10g、龙骨 10g、牡蛎 10g、沉香 10g、麝香（冲）0.1g

第二十一节 附睾结核

附睾结核，中医没有与此完全相对应的独立病名。根据临床表现，大致包括在疝的范畴之中。

【辨证论治】

（一）肾阳不足，寒凝气结证

临床表现：附睾硬结，坠痛，腰酸，脉沉细。

治法：温肾助阳，软坚散结。

方药：橘核丸、济生肾气丸。

两方交替服用，即腰痛严重时用济生肾气丸，腰不痛时用橘核丸。

（二）阳虚寒凝证

临床表现：破溃流脓，脓如清水，不红不痛。

治法：温肾壮阳，祛寒通络。

方药：蜈蝎散、八味地黄丸两方交替应用。或用小金丹。

（三）阴虚有热证

临床表现：局部红肿热痛，全身轻度发热，脉沉细数。

治法：滋阴清热。

方药：知柏地黄丸加减。

知母10g、黄柏10g、熟地24g、山药10g、泽泻10g、茯苓10g、丹皮10g、龟板10g、肉桂3g、肉苁蓉10g

（四）肾气亏损，痰热凝结证

临床表现：附睾硬结，坠痛，腰酸，头晕头胀，胸满心烦，尿黄，舌苔白或黄白腻，脉弦滑数。

治法：培补肾气，化痰泻火。

方药：柴苓温胆汤、知柏地黄汤加减。

（1）柴胡10g、黄芩10g、龙胆草10g、竹茹12g、枳实10g、半夏10g、陈皮10g、滑石15g、竹叶10g、夜交藤30g

（2）熟地30g、山药10g、肉苁蓉10g、茯苓10g、泽泻10g、丹皮10g、附子10g、肉桂10g、知母10g、黄柏10g

两方交替服用。

【按】辨证论治时应注意的问题

（一）辨证

本病未化脓前基本上分为两类：一以肾虚为主，具有明显的腰酸痛，脉沉细或尺大而弦。一以附睾肿硬为主。化脓形成瘘管之后大致亦有两类：一以阳虚寒凝为主，脓稀色白；

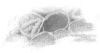

一以阴虚有热为主，脓色黄稠。

（二）论治

化脓前以肾虚为主，治宜温补肾气；以附睾肿硬为主，治宜软坚散结。化脓后以阳虚寒凝为主，治宜蜈蝎散；阴虚者，治宜八味地黄丸。但阴虚有热者补阴时必佐肉桂，否则，阴寒凝结，阳不化气，病必难除。

第二十二节　支气管结核

支气管结核，中医没有与此完全相对应的独立病名。根据临床表现的不同，分别将骨蒸劳热、咳嗽咯血者，称肺痨或劳瘵；以咳嗽为主者，称咳嗽。

【辨证论治】

（一）气阴两虚，痰湿蕴肺证

临床表现：咳嗽气短，痰吐稀白或咯血相兼，骨蒸劳热，畏风，或无骨蒸劳热，自汗盗汗，或兼腹部微胀，面色㿠白，或消瘦乏神，舌质光剥少津或舌苔薄白，脉虚大或虚大弦数。

治法：益气养阴，化痰止咳。

方药：黄芪鳖甲散加减。

黄芪 15g、鳖甲 12g、地骨皮 10g、紫菀 10g、柴胡 10g、知母 10g、生地 10g、天冬 10g、甘草 10g、白芍 10g、人参 10g、半夏 10g、肉桂 6g

（二）气阴两虚，热腐成脓证

临床表现：身热，极度虚弱，咳嗽，吐脓痰，兼有咯血，面色㿠白，汗多，脉虚大滑数。

治法：补气养阴，清热排脓。

方药：芪蒌汤。

生黄芪 60g、当归 15g、瓜蒌 15g、杏仁 10g、冬瓜子 10g、麦冬 10g、银花 10g

（三）阴虚络瘀，血热妄行证

临床表现：咳血严重，甚至反复大口咯血，脉虚或虚数。

治法：养阴清热，活血止血。

方药：冬虫夏草 24g、白及 90g、枯黄芩 24g、射干 6g、冬瓜子 6g、三七参 6g

用法：共为细末，分 30 包，早晚各 1 包。

（四）痰饮中阻，肺气不降证

临床表现：咳喘气短，咳吐泡沫痰，胃脘痞满，舌苔白或黄白而腻，脉弦紧或弦紧而滑。

治法：化痰蠲饮，益气消脓。

方药：木防己汤加减。

防己 10g、桂枝 10g、生石膏 15g、人参 10g、半夏 10g、陈皮 10g、紫菀 10g、葶苈子 1g

【按】辨证论治时应注意的问题

本病从总的方面看是一个虚实夹杂证，虚主要表现为气虚、阴虚；实主要表现为痰饮和痈脓。本病辨证论治的着重点在于辨虚、实之间的比例和主次，若以虚为主者当补益为主兼以化饮，饮邪为主者当化饮为主兼以扶正，千万不可主次不分，本末倒置。

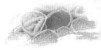

第二十三节 皮肤结核

皮肤结核，中医没有与此完全相对应的独立病名。根据临床表现的不同，分别将颈部结核累累如串珠者，称瘰疬；面部、臀部、四肢红褐色结节者，称斑。

【辨证论治】

（一）痰热凝结，郁于胆肝证

临床表现：颈部两侧，或腋下，腹股沟，或小腹部皮下结节，质硬，按之可自由活动，舌苔白，脉弦滑。

治法：理气化痰，软坚散结。

方药：夏枯橘药汤。

夏枯草30g、元参10g、连翘10g、牡蛎10g、赤芍10g、青皮10g、黄药子10g、海藻6g、昆布6g、苏木6g、白芥子6g、橘叶6g

简易法：委中放血，1周1次。

（二）风痰入络证

临床表现：四肢或躯干出现坚实的结节，色紫红，或皮色不变，身热不甚，或仅见疲乏无力，舌苔白，脉弦滑。

治法：化痰通络。

方药：熄风通络汤加味。

钩藤15g、生薏苡仁30g、香橼10g、佛手10g、枳壳10g、丝瓜络10g、连翘10g、地龙10g、白芥子1g、桑枝30g

（三）湿热下注，入于血络证

临床表现：下肢，特别是小腿数个或数十个紫红色结节，隐隐作痛，久久不愈，口苦口干，舌苔白，脉弦紧而数。

治法：除湿清热，活络升阳。

方药：当归拈痛汤加减。

当归 15g、羌活 10g、防风 10g、升麻 10g、猪苓 10g、泽泻 10g、茵陈 15g、黄芩 10g、葛根 20g、苦参 15g、知母 10g、甘草 10g

【按】辨证论治时应注意的问题

本病的主要病因有痰、湿、热三种。其中发病主要在上者以痰为主，发病主要在下者以湿为主，弥漫于全身者必夹风邪，斑色紫红者必兼血络瘀滞。

第二十四节　肠结核

肠结核，中医没有与此完全相对应的独立病名。根据临床表现，分别将久泻为主者，称久泻；腹痛为主者，称腹痛等。

【辨证论治】

（一）脾虚木乘，血络瘀滞证

临床表现：左少腹疼痛，泄泻，脉弦。

治法：舒肝助脾，活血通络。

方药：逍遥散加减。

柴胡 6g、白芍 15g、白术 12g、茯苓 9g、当归 15g、甘草 6g、干姜 3g、薄荷 3g、防风 3g、焦山楂 30g

（二）脾胃虚寒，食积不化证

临床表现：食后腹痛，痛则泄泻，泄后痛减，或时有便秘，脉沉细。

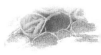

治法：温中导滞。

方药：附子理中汤加味（李翰卿法）。

附子 9g、干姜 9g、白术 9g、人参 9g、甘草 9g、大黄 3g、焦山楂 30g、莱菔子 9g、白芥子 3g、枳实 9g、厚朴 9g

用法：3 日 1 剂，不可连续服。

（三）寒热错杂，久痢伤阴，寒多热少证

临床表现：脐腹经常疼痛，隐痛，阵发性加剧，口苦口干，手指冷，脉弦。

治法：苦辛酸法。

方药：乌梅丸加减。

乌梅 15g、细辛 6g、桂枝 9g、党参 9g、附子 9g、川椒 9g、干姜 9g、黄连 9g、黄柏 9g、当归 9g

（四）下焦有寒，瘀血阻滞证

临床表现：小腹经常疼痛，怕冷，压痛，泄泻，或时有便秘，脉沉弦或沉涩。

治法：温经散寒，活血逐瘀。

方药：少腹逐瘀汤加减。

小茴香 6g、炮姜 3g、元胡 6g、五灵脂 6g、没药 6g、川芎 6g、蒲黄 6g、当归 6g、官桂 6g、赤芍 6g

（五）寒热错杂，久痢阴伤证

临床表现：反复泄泻，或便秘与腹泻交替，腹痛，便痢脓血，五心烦热，骨蒸劳热，夜间口干，脉沉细。

治法：养阴止痢，苦辛合法。

方药：驻车丸加减。

阿胶（烊化）9g、干姜 3g、黄连 9g、当归 9g、乌药 9g、

椿根皮 15g

指趾厥冷者，宜黄土汤。

伏龙肝 30g、阿胶 10g、黄芩 10g、生地 30g、附子 10g、白术 10g、甘草 10g

（六）命门火衰证

临床表现：便利稀水，但时有便秘，久久不愈。

治法：补火止泻。

方药：1.升华硫黄（朱庆丰法）。用法：1日2次，1次0.6g。

2.硫黄 30g、生山药 60g（家父法）。用法：共为细末，水合为丸，如梧子大，1日2次，1次15～30粒。

（七）瘀血结滞证

临床表现：腹部包块，腹痛，泄泻不严重，脉沉弦细缓。

治法：活血消瘀。

方药：桂枝茯苓丸。

桂枝 9g、茯苓 9g、赤芍 9g、桃仁 9g、丹皮 9g

此外，背部刮痧疗法，对腹痛、便秘、泄泻有效。脾俞、胃俞、三焦俞、膈俞、气海、关元拔火罐，对腹痛、便秘、泄泻有效。

【按】辨证论治时应注意的问题

（一）辨证

1.本病常见的证候是虚实、寒热夹杂。

2.辨证分析的重点和意义。本病辨证的重点是：①腹痛的部位；②腹痛与大便的关系；③指趾的冷热；④口干与否；⑤脉象。即少腹一侧疼痛者，为肝木克土；脐腹疼痛者，为脾肾虚寒，腹痛即泻，泻后痛减者，为积；而一侧腹痛泄泻，泄后痛减者，为肝木克土。便秘与腹泻交替者，为肾阳虚衰；指趾厥冷者，为脾肾阳虚；手足心热者，为血虚有热。脉象：弦者，为肝木克脾土或寒。涩者，为寒，为瘀血。滑者，为积、痰。

（二）论治

1. 逍遥散对一侧腹痛、泄泻者有奇效。

2. 温下法的使用，宜 3 ~ 7 天 1 剂，不宜连续服用，否则易正伤而邪难除。

3. 硫黄既能通便，又能止泻，故对便秘与腹泻交替证有奇效。

第二十五节 结核性脑膜炎

结核性脑膜炎，中医没有与此完全相对应的独立病名。根据年龄和临床表现的不同，分别将小儿抽风者，称惊风；成人者，称痉。

【辨证论治】

（一）痰火化风证

临床表现：小儿烦躁爱哭，食欲减退，有时惊叫。

治法：熄风化痰定惊。

方药：定惊散（家父方）。

用法：每服 0.3 ~ 0.5g，蜜调。

（二）热极生风，痰蒙心窍证

临床表现：头痛，呕吐，意识模糊，神志忽明忽昧，或昏睡高热，舌红苔黄，脉数。

治法：清热化痰，开窍熄风。

方药：清瘟败毒饮加全蝎、蜈蚣、至宝丹或祛风保婴丹。

（三）气虚风动证

临床表现：发热，或不发热，神志有时清楚，有时昏迷，头痛呕吐，疲乏无力，脉虚大。

治法：补气祛风。

方药：（1）补中益气汤加减。

黄芪 30g、白术 9～12g、人参 9g、陈皮 9g、升麻 9g、柴胡 9g、半夏 9g、防风 9g、羌活 9g、蜈蚣 5 条、全蝎 6～9g

（2）逐风汤。

（四）阴虚风动证

临床表现：面色㿠白，自汗盗汗，发热抽搐，舌质红绛，脉虚大弦数。

治法：滋阴潜阳，柔肝熄风。

方药：大定风珠加减。

龟板 30g、鳖甲 30g、龙骨 30g、牡蛎 30g、甘草 10g、白芍 15g、阿胶 10g、生地 30g、麦冬 10g、火麻仁 10g、蜈蚣 3 条

（五）厥阴肝寒，风痰上扰证

临床表现：头痛呕吐，抽搐，舌苔白，脉弦紧。

治法：温肝降逆，化痰熄风。

方药：吴茱萸汤加减。

吴茱萸 30g、人参 9g、生姜 15g、大枣 20 个、制南星 30g、全蝎 15g、蜈蚣 5 条、茯苓 30g

用法：共研细末，炼蜜为丸，每丸 3g，1 日 2 次，1 次 3 丸。逐渐加量至每次 6 丸。

【按】辨证论治时应注意的问题

（一）辨证

本病鉴别虚实寒热的主要方法是脉象和舌苔舌质，即：脉细数者，为阴虚火旺；虚大数者，为阴虚风动；弦大紧数者，为气血俱虚而兼风寒；弦紧者，为肝寒。舌质淡暗者，为寒；舌质嫩红者，为阴虚；舌质红绛者，为营血热炽。

（二）论治

大定风珠的适应证为阴液亏损、虚风内动的抽搐、发热、汗出。定惊散配伍用药时必须是活全蝎。

第二十六节　葡萄球菌感染

葡萄球菌感染，中医没有与此完全相对应的独立病名。其中皮肤、软组织感染者，称痈；其他如败血症、心内膜炎、脑膜炎、肺炎以及肠炎、尿路感染、骨髓炎、关节炎等，因表现不同，而称不同的名称。

【辨证论治】

（一）热毒壅盛证

临床表现：疖、痈、脓疱，红肿热痛，发热或寒热，脉数。

治法：清热解毒，行瘀消壅。

方药：加减仙方活命饮。

银花 15 ～ 30g、连翘 15g、防风 10g、白芷 10g、当归 10g、皂角刺 10g、天花粉 10g、蒲公英 30g、白芥子 6g

用法：急性期发热较重者，可 1 日 2 剂，分 4 ～ 6 次服。

（二）风寒闭郁，湿热内蕴证

临床表现：脓疱，脓疱疮，全身多见，高热，身痛，脉弦紧数。

治法：散寒解郁，除湿清热。

方药：加减防风通圣散。

防风10g、大黄4～6g、荆芥10g、麻黄6g、赤芍10g、连翘15g、甘草6g、桔梗10g、生石膏15g、滑石15g、薄荷6g、黄芩10g、苍术10g、川芎10g、当归10g

用法：一般1日1剂，分2次服。病情严重者，第1天可1日2剂，分4～6次服，病情稍减后，改为1日1剂，分3次服。

（三）少阳阳明，痈脓壅结证

临床表现：寒热往来，恶心或恶心呕吐，头晕头痛，胸胁或脘腹疼痛拒按，或阴道、尿道、肛门有脓液不断排出，脉弦滑数。

治法：和解攻里，消痈排脓。

方药：柴英汤。

柴胡15～30g、半夏10g、白芍10g、枳实10g、黄芩10g、蒲公英30g、白芥子10g、大黄3～6g、干姜1～2g

用法：若为肝、胆、肾、盆腔脓肿高热持续不退，全身衰竭状况较重者，柴胡用30g，大黄用3g，干姜1g，1日1剂，分3次服；若全身衰竭状况较轻，高热持续不退，大便干者，可大黄用至6g，干姜用至2g，1日2剂，分6次服；若热度在38.5℃左右，可用柴胡15g；若舌苔黄干者，去干姜。

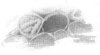

（四）气血俱虚，热毒壅郁证

临床表现：高热汗出，面色㿠白，疲乏无力，脓肿、脓胸、肺化脓，关节肿痛化脓，脉虚大滑数。

治法：益气养血，解毒排脓。

方药：加减当归补血汤。

黄芪 15g、当归 10g、银花 10g、连翘 10g、白芥子 3g

用法：1 日 1 剂，必要时可以 1 日 2 剂。

此证以正虚为主，热毒为辅，不可因高热而予大剂清热解毒，否则病反难除。

（五）大气下陷，热毒壅郁证

临床表现：寒战高热持续不退，汗出神疲，气短而喘，甚或二便不通，腹坠腹痛，脉虚大滑数。

治法：升阳益气，消痈排脓。

方药：加减升陷汤。

升麻 10g、柴胡 10g、黄芪 15g、当归 10g、枳实 10g、桔梗 10g、知母 10g、白芥子 4g、蒲公英 15g

用法：1 日 1 剂，分 2 次服，甚者，1 日 2 剂，昼夜分 6 次服。

（六）太少俱病，湿热内郁证

临床表现：寒热往来，头晕头痛，全身疼痛，脘腹满痛，尿频尿痛，脉弦紧数。

治法：调理内外，除湿清热。

方药：加减柴胡达原饮。

柴胡 15 ～ 30g、草果 10g、槟榔 10g、厚朴 10g、黄芩 10g、知母 10g、菖蒲 10g、大黄 3g、桂枝 10g、白芷 10g

用法：若高热者，柴胡用 30g；若便秘者，大黄加至 6g；

若恶心呕吐者，加苏叶 6g、神曲 10g；若尿脓，阴道排脓者，加白芥子 4g、蒲公英 30g。

【按】辨证论治时应注意的问题

本证以气血俱虚、热腐为痈及少阳阳明、热腐为痈者为多见，因此加减当归补血汤、加减升陷汤、加减大柴胡汤比较多用。

清热解毒应贯穿于各种治法中，但如果不配加白芥子、枳实、桔梗等化痰之品，往往其效甚微。

疏风散寒法的运用一般要慎之又慎，否则可能病情加重，然而表寒闭郁者又非疏散风寒而不解。

第二十七节　绿脓杆菌感染

绿脓杆菌感染，中医没有与此完全相对应的独立病名，根据临床表现的不同，分别将软组织感染者称痈；败血症者，称疔毒走黄等。

【辨证论治】

（一）气阴俱虚，湿热内蕴证

临床表现：高热汗出，面色㿠白，气短而喘，全身软弱，极度疲乏无力，舌质嫩红，脉虚大而数。

治法：补气养阴，除湿清热。

方药：加减清暑益气汤。

人参 10g、甘草 6g、黄芪 15g、当归 6g、麦冬 10g、五味子 10g、青皮 10g、陈皮 10g、神曲 10g、黄柏 10g、葛根 15g、苍术 10g、白术 10g、升麻 10g、泽泻 10g

用法：1 日 2 剂，分 4～10 次服。若上证出现于呼吸衰竭、气管切开、心内膜炎、败血症，神志时清时昧者，尤宜频频少量服用，若舌质红明显而无苔者，可去人参，加西洋参 10g。

（二）风寒闭郁，湿热内蕴证

临床表现：脓疱、脓疱疮，高热，身痛，脉弦紧数。

治法：散寒解郁，除湿清热。

方药：加减防风通圣散。

防风 10g、大黄 6g、荆芥 10g、麻黄 6g、赤芍 10g、连翘 15g、甘草 6g、桔梗 10g、生石膏 15g、滑石 15g、薄荷 6g、黄芩 10g、苍术 10g、川芎 10g、当归 10g

用法：1 日 1 剂，分 2 次服。病情严重者，第 1 天可 1 日 2 剂，分 4～6 次服，病情稍减后，改为 1 日 1 剂，分 3 次服。

（三）火毒炽盛，气营两燔证

临床表现：寒战高热，口渴饮冷，烦躁不安，斑疹，舌苔黄质红，脉洪数或数。

治法：清气凉营，解毒。

方药：清瘟败毒饮加减。

参见流行性乙型脑炎。

（四）热入下焦，肝肾俱虚证

临床表现：发热，面色㿠白，汗出，斑疹，神疲，舌质红绛少津，脉细数或虚大数。

治法：滋阴凉血，柔肝熄风。

方药：大定风珠加减。

龟板 30g、牡蛎 15g、鳖甲 15g、甘草 10g、麦冬 10g、白

芍 10g、生地 15g、阿胶（烊化）10g、火麻仁 10g、知母 6g、丹参 10g

（五）少阳阳明合病证

临床表现：寒热往来，恶心或恶心呕吐，头晕头痛，胸胁或脘腹疼痛拒按，或阴道、尿道、肛门有脓液不断排出，脉弦滑数。

治法：和解攻里。

方药：加减大柴胡汤。

柴胡 15～30g、半夏 10g、白芍 10g、枳实 10g、黄芩 10g、蒲公英 30g、白芥子 10g、大黄 3～6g、干姜 1～2g、苏叶 1g

用法：参见葡萄球菌感染。

（六）气血俱虚，热毒壅郁证

临床表现：高热汗出，面色㿠白，疲乏无力，脓肿、脓胸、肺化脓、耳化脓，关节肿痛化脓，脉虚大滑数。

治法：益气养血，解毒排脓。

方药：加减当归补血汤。

黄芪 15g、当归 10g、银花 10g、连翘 10g、白芥子 3g

用法：参见葡萄球菌感染。

（七）大气下陷，热毒壅郁证

临床表现：寒战高热持续不退，汗出神疲，气短而喘，甚或二便不通，腹坠腹痛，脉虚大滑数。

治法：升阳益气，消痈排脓。

方药：加减升陷汤。

升麻 10g、柴胡 10g、黄芪 15g、当归 10g、枳实 10g、桔

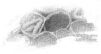

梗 10g、知母 10g、白芥子 4g、蒲公英 15g

用法：参见葡萄球菌感染。

（八）太少俱病，湿热内郁证

临床表现：寒热往来或寒热，头晕头痛，全身疼痛，或见目赤肿痛，脘腹满胀或满痛，或尿频尿痛，脉弦紧数。

治法：调理内外，除湿清热。

方药：加减柴胡达原饮。

柴胡 15～30g、草果 10g、槟榔 10g、厚朴 10g、黄芩 10g、知母 10g、菖蒲 10g、大黄 3g、桂枝 10g、白芷 10g、蝉蜕 10g

用法：参见葡萄球菌感染。

【按】辨证论治时应注意的问题

本病是一个既热毒炽盛又气血俱虚的疾病，因此如何鉴别其正虚、邪实的比例关系在治疗的成败上具有重要意义。

本病以邪实为主的证候，不但要注意清热解毒，而且要注意调理脾胃与三焦的升降，否则难以使病情很快改善。

第二十八节　肠杆菌科细菌感染

肠杆菌科细菌感染，中医没有与此相对应的独立病名。根据临床表现的不同，分别称以尿频、尿急、尿痛为主者称淋证，腹内痈肿者称腹痛，腹痛为主者称腹痛，泄泻者称泄泻等。

【辨证论治】

（一）少阳阳阴合病证

临床表现：寒热往来，胸满心烦，腹胀恶心，大便干燥，尿热尿痛，或腹胀腹痛，按之更甚，或身目发黄，脉弦滑数。

治法：和解攻里。

方药：大柴胡汤加减。

柴胡 15g、半夏 10g、枳实 10g、白芍 10g、黄芩 10g、大黄 6g、连翘 15g

（二）少阳兼湿浊犯胃证

临床表现：寒热往来，恶心呕吐，泄泻，腹满，心烦，口苦口干，脉弦滑数或弦紧数。

治法：和解少阳，燥湿化浊。

方药：柴胡达原饮加减。

柴胡 15g、苏叶 6g、黄芩 10g、知母 10g、连翘 10g、草果 10g、厚朴 10g、陈皮 10g、甘草 6g、大黄 6g

（三）湿热蕴郁证

临床表现：发热口干，午后加重，脘痞腹胀，肢酸倦怠，咽肿尿黄，脉濡或沉缓。

治法：除湿清热。

方药：甘露消毒丹加减。

滑石 15g、茵陈 15g、黄芩 10g、白蔻仁 10g、木通 10g、藿香 10g、射干 10g、连翘 10g、薄荷 6g

（四）邪入少阳，痈脓不化证

临床表现：小腹胀痛拒按，头晕心烦，纳呆食减，脉弦紧。

治法：和解少阳，清痈排脓。

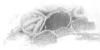

方药：柴胡苡败煎。

柴胡 15g、半夏 10g、黄芩 10g、干姜 3g、枳实 10g、生苡米 30g、附子 6g、败酱草 100g

（五）寒邪直中证

临床表现：泄泻腹痛，其状如水，脉弦紧。

治法：温中散寒。

方药：丁桂散加减。

丁香 6g、肉桂 10g、苏叶 6g、神曲 10g、苍术 10g、车前子 10g

外贴：宝宝一贴灵，2 日 1 贴，贴脐部。

【按】辨证论治时应注意的问题

本病从病因看主要有湿、热两种。从病位来看主要在脾胃、三焦。因此治法应以除湿清热、调理三焦为主。上焦湿热以芳香化浊、宣肺透表为主，如苏叶、杏仁、白蔻仁、厚朴、藿香、桔梗、通草等；中焦湿热以燥湿利湿为主，如苍术、厚朴、陈皮、藿香、半夏、薏苡仁、茯苓、黄连、茵陈等；下焦湿热以利湿清热为主，如通草、木通、泽泻、茯苓、猪苓、滑石等。若寒湿直中则莫如丁香、肉桂。

第三章
真菌性疾病

第一节　概论

这类疾病的共同特点是：①从病因来看大都均有湿热（或痰热）与气阴两虚；②从病位来看大都与脾、肺有关；③从治疗的原则看在肌表者首应除湿祛风化痰，在里者首应补气养阴、升清降浊，佐以除湿清热化痰。

这类疾病辨证论治大法有：六淫辨证论治、八纲辨证论治、时令辨证论治、脏腑辨证论治（以上参见第一章第一节）、气血辨证论治、肿痛辨证论治（以上参见第二章第一节）。

常用治法有：①祛风散寒法：适用于风寒客表，头痛身痛，恶寒发热，皮损部发痒，脉浮紧。药如麻黄、桔梗、防风、羌活、独活、白芷、苍耳子。②除湿清热法：适用于湿热蕴郁，脓疱湿烂，身热乏力，午后加重，脉濡数。药如苦参、黄柏、白鲜皮、茵陈、滑石。③化痰散结法：适用于结节、脓疱、溃疡，脉滑数。药如制南星、半夏、橘红、丝瓜络、生薏苡仁、佛手、枳壳。

第二节 孢子丝菌病

孢子丝菌病，中医没有与此完全相对应的独立病名。根据临床表现大致包括在痤、疳、疮范畴之中。

【辨证论治】

（一）风寒闭郁，湿热内蕴证

临床表现：脓疱，溃疡，间有斑块，疣状，甚或脓肿，脉弦紧或弦紧数。

治法：散寒解郁，除湿清热。

方药：加减防风通圣散。

防风 10g、大黄 4～6g、荆芥 10g、麻黄 6g、赤芍 10g、连翘 15g、甘草 6g、桔梗 10g、生石膏 15g、滑石 15g、薄荷 6g、黄芩 10g、苍术 10g、川芎 10g、当归 10g

用法：1 日 1 剂，分 2 次服。

（二）痰热内郁，风寒外客证

临床表现：斑块，疣状、肿瘤状损害，脉滑数或弦滑数。

治法：化痰通络，散寒清热。

方药：加减上中下痛风方。

黄柏 10g、苍术 10g、制南星 10g、桂枝 10g、防己 10g、威灵仙 10g、桃仁 10g、红花 10g、龙胆草 10g、羌活 10g、川

芎 10g、神曲 10g

用法：1 日 1 剂，分 2 次服。

（三）太少俱病，湿热蕴郁证

临床表现：斑块、疣状、肿瘤状，间有少许脓疮，尤以面部多见，或见心烦心悸，胃脘胀满，胸胁苦满，或见睾丸疼痛，口苦口干，头晕头胀，脉弦紧数。

治法：调理三焦，除湿清热。

方药：加减柴胡达原饮。

厚朴 10g、草果 10g、槟榔 10g、黄芩 10g、知母 10g、菖蒲 10g、柴胡 10g、桂枝 10g、白芷 10g、蝉蜕 10g、防风 10g、大黄 4g

用法：1 日 1 剂，分 2 次服。

（四）气阴俱虚，湿热内郁证

临床表现：结节、脓肿、溃疡、淋巴结肿大，疲乏无力，面色㿠白，脉虚大或虚大弦紧数。

治法：益气养阴，除湿清热。

方药：加减清暑益气汤。

人参 10g、甘草 6g、黄芪 15g、当归 6g、麦冬 10g、五味子 10g、青皮 10g、陈皮 10g、神曲 10g、黄柏 10g、葛根 15g、苍术 10g、白术 10g、升麻 10g、泽泻 10g、白蒺藜 10g

【按】辨证论治应注意的几个问题

本病以外受风寒、内蕴湿热（或痰热）者为多见，因此散寒与除湿（祛痰）清热应贯穿于整个治疗过程。

病程较久，正气大衰是本病日渐恶化或久治不愈的主要原因，因此补气养阴、除湿清热、外散风寒三法合用是难治

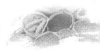

性孢子丝菌病的主要方法。

第三节　着色真菌病

着色真菌病，中医没有与此完全相对应的独立病名。根据临床表现大致包括在广义的痤疮的范畴之中。

【辨证论治】

（一）痰热内郁，外受风寒证

临床表现：伤口周围丘疹，结节，甚或发生疣状、瘤状损害，久久不愈，脉弦滑或弦紧稍滑。

治法：化痰通络，散寒清热。

方药：加减上中下通用痛风方。

黄柏 10g、苍术 10g、制南星 10g、桂枝 10g、防己 10g、威灵仙 10g、桃仁 10g、红花 10g、龙胆草 10g、羌活 10g、白芷 10g、川芎 10g、神曲 10g

（二）风痰入络，痰湿较盛证

临床表现：结节、囊肿，皮色不变，脉滑或弦滑。

治法：熄风通络，化痰除湿。

方药：熄风通络汤加味。

钩藤 15g、生薏苡仁 60g、杏仁 10g、香橼 10g、佛手 10g、枳壳 10g、丝瓜络 10g、连翘 10g、地龙 10g、白芥子 1g、桑枝 30g

（三）气阴两虚，痰热阻滞证

临床表现：结节、斑块、囊肿，有的破溃流出脂样物，脉虚大弦滑或沉缓。

治法：益气养阴，化痰软坚。

方药：加减十味温胆汤。

黄芪 15g、当归 6g、党参 10g、麦冬 10g、五味子 10g、竹茹 10g、枳实 10g、半夏 10g、陈皮 10g、茯苓 10g、甘草 10g、远志 10g、菖蒲 10g、生地 10g

（四）气阴两虚，痰湿阻滞证

临床表现：皮肤脓肿，溃疡，大疮，身热汗多，疲乏无力，甚或呼吸困难，痰多，脉虚大数。

治法：益气养阴，燥湿化痰。

方药：清暑益气汤加减。

人参 10g、甘草 6g、黄芪 15g、当归 10g、麦冬 10g、五味子 10g、青皮 10g、陈皮 10g、神曲 10g、黄柏 10g、葛根 15g、苍术 15g、白术 10g、升麻 10g、泽泻 10g

【按】辨证论治时应注意的问题

本病从病因来看主要是痰与湿，因此化痰除湿药如白芥子、制南星、生薏苡仁、枳壳、陈皮、半夏、佛手、香橼，通络药全蝎、威灵仙、赤芍、地龙、桑枝、丝瓜络等常常贯穿于各证之中。

本病较重者多与气阴或气血俱虚有关，其鉴别是否是以气阴两虚为主的诊断依据主要是脉象和气色，即面色㿠白者为气阴俱虚，脉象虚大者为气阴俱虚。

第四节　念珠菌病

念珠菌病，中医没有与此完全相对应的独立病名。根据临床表现口腔黏膜的一部或全部被乳白色薄膜覆盖的称鹅口疮或雪口，乳房、会阴、肛口沟、腹股沟、脐窝潮红糜烂的称湿疮。

【辨证论治】

（一）脾胃积热证

临床表现：口腔舌面满布白屑，面赤唇红，烦躁不宁，夜扰啼哭，大便干，小便黄，脉滑。

治法：清泻心脾积热。

方药：清热泻脾散。

栀子3g、生石膏6g、黄连3g、黄芩3g、生地3g、竹叶3g、灯心1g、大黄3g

外用：青吹口散，撒患处，日5～6次。

（二）湿热在表证

临床表现：乳房、会阴、肛口沟、指趾、腹股沟、脐窝潮红糜烂。

治法：燥湿清热。

方药：参艾洗剂。

苦参30g、川椒10g、艾叶10g

用法：水煎，外洗。

外用：黄柏、滑石各等份，研极细，撒疮面上，并用于脱脂棉盖住。

（三）脾胃湿热证

临床表现：口腔舌面满布白屑，泄泻，脉弦滑。

治法：燥湿健脾，利湿清热。

方药：苍术10g、陈皮10g、厚朴10g、苏叶6g、神曲

10g、车前子 10g、大黄 2g

并可针天枢、中脘、足三里。

【按】辨证论治时应注意的问题

本病的主要病因是脾胃湿热与积热，因此除湿清热和消积导滞为本病的主要治法。

第四章
钩端螺旋体病

钩端螺旋体病，中医没有与此完全相对应的独立病名。根据临床表现和季节的不同，分别将高热，全身疼痛，口干者，称暑温夹湿；发热较轻，全身肌肉沉重酸痛，口不渴，脉濡者，称湿温；发热，黄疸者，称黄疸。

【辨证论治】

（一）内热外寒兼湿证

临床表现：发热恶寒，头痛，全身疼痛，咳嗽，脉浮弦紧。

治法：散寒解表，除湿清热。

方药：大青龙汤加味。

麻黄 12g、桂枝 10g、生姜 10g、杏仁 10g、甘草 6g、生石膏 15 ~ 30g、银花 15g、大枣 5 枚

（二）湿热郁于表里证

临床表现：发热，全身酸痛，胸脘满闷，尿黄而少，舌

苔白或黄厚，脉濡数或数。

治法：祛湿清热。

方药：甘露消毒丹加减。

茵陈 15g、白蔻仁 10g、藿香 10g、滑石 12g、木通 10g、菖蒲 10g、川贝母 10g、栀子 10g、射干 10g、黄芩 10g、连翘 12g、薄荷 6g

加减：大便稀溏者，去黄芩、栀子，加生薏苡仁 30g、厚朴 10g；恶心呕吐者，加半夏 10g。

（三）湿热郁滞，热重于湿证

临床表现：黄疸，发热，尿黄赤，大便干，脉弦数或滑数。

治法：清热燥湿。

方药：茵陈蒿汤加味。

茵陈 30g、栀子 15g、连翘 15g、黄芩 15g、大黄 6g、板蓝根 30g、大青叶 30g

（四）内热炽盛，寒湿郁表证

临床表现：咳喘，烦躁不安，口渴，高热，身痛，舌质红苔黄或白，脉洪数。

治法：清热散寒。

方药：三黄石膏汤加味。

麻黄 10 ~ 12g、生石膏 30 ~ 60g、黄连 10g、黄柏 10g、黄芩 10g、栀子 10g、豆豉 10g、银花 30g、连翘 15g、甘草 10g

【按】辨证论治时应注意的问题

本病以湿热证为多见，但必须注意表寒证。

第五章
原虫病

第一节　概论

这类疾病从我见过的 3 个病即阿米巴病、疟疾、黑热病来看，其在病因上的共同特点有二：①虫；②湿热。其在病位上的共同特点有二：①膜原；②肠胃。因此在用药上除强调专病专药外，尤其强调调理三焦与肠胃。

常用辨证论治大法有六淫辨证论治、六经辨证论治（参见第一章第一节）。

常用治法有：①专病专药法：阿米巴痢：白头翁、鸭蛋子。疟：柴胡、常山、青蒿、砒石。②和解表里法：适用于寒热往来，心烦喜呕，头晕目眩。药如小柴胡汤。③开达膜原法：适用于邪入膜原，三焦俱病，憎寒壮热，或寒热并作，头痛身痛，胸脘满闷。药如柴胡达原饮。

第二节　阿米巴肠病

阿米巴肠病，中医没有与此完全相对应的独立病名。根据临床表现大致包括血痢或赤痢的范畴之中。

【辨证论治】

（一）寒热夹杂证

临床表现：急性腹泻，肠鸣，大便1日3～10次，口苦干，脉弦滑。

治法：苦辛通降。

方药：生姜泻心汤加减。

生姜10g、干姜10g、半夏10g、黄连10g、黄芩10g、党参10g、甘草10g、大枣5个

（二）湿热下痢，热重于湿证

临床表现：便血如果酱状，1日数次，发热，脉滑或滑数。

治法：清热燥湿。

方药：白头翁汤加味。

白头翁30～60g、秦皮15g、黄连12g、黄柏12g、血见愁40g

（三）病久脾虚，湿热及于血分证

临床表现：便血较久较重，脉滑。

治法：健脾燥湿，凉血止痢。

方药：生山药30g、白头翁12g、秦皮10g、生地榆15g、生白芍12g、甘草6g、三七粉6g（冲）、鸭蛋子20粒（去皮，

龙眼肉包裹送服）

（四）脾虚血热证

临床表现：大便稀溏，久久不愈，时而便血如果酱状。

治法：健脾清热止痢。

方药：生山药 30g（煮成糊状，送服下药）、三七粉 6g、鸭蛋子仁 20 粒

（五）阴虚下痢证

临床表现：病程长，便血，五心烦热，腹冷痛，脉沉细。

治法：养阴止痢，佐以温散。

方药：驻车丸加减。

黄连 10g、干姜 3～10g、当归 10g、阿胶 10g（烊化）、椿根皮 30g

（六）脾虚不运，积滞内停证

临床表现：脘腹胀满，时而腹痛，吃饭不合适则发生腹泻，舌苔白，脉弦滑。

治法：健脾燥湿，消积导滞。

方药：苍术 15g、厚朴 15g、陈皮 10g、甘草 10g、焦三仙各 12g、干姜 10g、大黄 3～5g

【按】辨证论治时应注意的问题

（一）辨证

1. 阿米巴肠病的常见证是：急性者以热为主，慢性者以脾虚血热为多。

2. 慢性阿米巴肠病的常见类型有三：①脾虚血热；②阴虚下痢；③脾虚不运，积滞内停。其鉴别要点是脾虚血热症见大便稀溏，便如果酱状；阴虚下痢证见五心烦热；脾虚不运，

积滞内停证见脘腹胀满。

（二）论治

1.阿米巴肠病的常用方：急性热重于湿证宜白头翁汤加味方，慢性者健脾清热止痢方。

2.慢性阿米巴肠病的处方中，要十分注意寒热、补泻药物的配合，如驻车丸中的干姜，平胃散加味方中的干姜配大黄等。

第三节　阿米巴肝脓肿

阿米巴肝脓肿，中医没有与此完全相对应的独立病名。根据临床表现的不同，大致将肝肿大为主者称癥瘕，肝肿大发热者称肝痈。

【辨证论治】

（一）少阳阳明，热毒蕴结证

临床表现：寒战高热，或寒热往来，恶心呕吐，腹胀胁痛，肝肿大，压痛，甚或拒按，大便稀溏，或见便痢脓血，口苦咽干，纳呆食减，舌苔黄白腻，脉弦滑数。

治法：和解通里，清热解毒。

方药：大柴胡汤加减。

柴胡24g、大黄6g、枳实15g、黄芩10g、半夏12g、白芍12g、白芥子6g、蒲公英30g

（二）少阳阳明，痰热阻肺证

临床表现：寒热往来，胸脘胀痛拒按，肝肿大，咳嗽气短，舌苔黄腻，脉弦滑数。

治法：和解通里，清热化痰。

方药：柴胡陷胸汤加减。

柴胡24g、半夏10g、黄芩10g、桔梗12g、枳实10g、瓜蒌30g、郁金10g、白芥子6g、蒲公英30g

（三）气血两虚，痰热阻滞证

临床表现：寒热往来，或低热，自汗盗汗，胸脘胀痛，肝肿大，舌苔白，脉虚大滑数。

治法：益气养血，解毒化痰。

方药：苇茎汤加减。

银花15g、连翘15g、冬瓜子10g、桃仁10g、瓜蒌15g、白芥子6g、黄芪15g、当归10g

【按】辨证论治时应注意的问题

本病是一个以少阳阳明经为主的疾病，因此和解攻里为本病的主要治法，但病久者亦多兼证，其兼肺证者当配以宣肺化痰，兼气血俱虚者当佐以补益。

第四节　疟疾

疟疾，中医亦称疟疾。根据临床表现和发病原因的不同，而有湿疟、痰疟、食疟、温疟、瘴疟、牡疟、疫疟、疟母、劳疟、瘅疟等称谓。

【辨证论治】

本病的类型很多，治法各异，其中虚证长期不愈者，可参考《温病条辨》。现仅介绍一个截疟方。

柴胡20～28g、草果10g、常山10g、黄芩10g、陈皮

10g、槟榔 10g

　　加减：口渴者，加知母 10g、青蒿 30g。

　　【按】辨证论治时应注意的问题

　　截疟方必须在发病前 1 小时左右服用。

第五节　黑热病

　　黑热病，中医没有与此完全相对应的独立病名。根据临床表现，分别将寒热如疟者，称疟；衄血者，称衄血；脾脏肿大者，称癥瘕；合并牙疳迅速溃烂者，称走马牙疳。

　　【辨证论治】

　　（一）少阳阳明合病证

　　临床表现：寒热往来，纳呆，恶心呕吐，泄泻，脉弦滑或弦滑数。

　　治法：和解攻里。

　　方药：柴平汤加减。

　　柴胡 10g、半夏 10g、党参 10g、黄芩 10g、陈皮 10g、苍术 15g、厚朴 10g、莱菔子 10g、大黄 3～6g、干姜 1.5g、甘草 6g

　　（二）瘀血阻滞，肠胃瘀积证

　　临床表现：脾大过脐，腹胀大，发热，尤以手足为甚，脉滑数。

　　治法：活血消积，清热凉血。

　　方药：大黄、硫酸镁各等份。

　　用法：两药混匀，1 日 3 次，1 次 2～6g。

另用二龙膏外贴脐部，在贴二龙膏的同时，内服上药。服药时，以大便微溏，1日2～3次为佳。

［附］走马牙疳的治法

1. 白信石

用法：取少许白信石研极细，放入冷水中，以棉球放入浸湿，然后用该棉球涂擦局部至出血后，以茶水漱口多次。

2. 雄黄

用法：将雄黄研极细，用干棉球蘸少许雄黄粉，涂擦局部至出血后，以浓茶水漱口。

【按】辨证论治时应注意的问题

（一）辨证

本病以瘀血阻滞、肠胃积滞证为多见。

（二）论治

1. 应用二龙膏的方法是：以1周1张为宜。

2. 应用大黄硫酸镁方的注意事项是：服药后以大便稀溏，1日2~3次为佳。若药后大便不溏，且达不到1日2~3次者，应增加药量，否则不但发热不减，而且癥瘕不除。若大便1日4次以上，且便如稀水者，应减量服药，否则邪不但不祛，反而正气反伤。

3. 衄血用药：大黄为止血佳品。

4. 信石、雄黄均为剧毒药，治疗走马牙疳时以棉球涂至出血时效果最佳，但因其毒性太大，为防中毒故以浓茶水漱口，以防中毒。

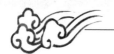

第六章
蠕虫病

第一节　概论

蠕虫病其共同特点是：①在病因上是一种虫；②病性和病位常因不同的虫而不同；③在治疗上常因不同的虫病而采用不同的专用杀虫药，如绦虫用槟榔、雷丸、南瓜子，蛔虫用使君子、苦楝根皮、鹤虱、芜荑、槟榔，蛲虫用百部、槟榔、贯众、鹤虱，钩虫用雷丸等。

常用辨证论治大法为八纲辨证论治（参见第一章第一节）。

常用治法有：①驱杀法：根据不同的寄生虫，采用恰当的驱虫药。如蛔虫用苦楝皮、使君子；绦虫用槟榔、南瓜子、雷丸；蛲虫用槟榔、百部等。②温中散寒法：适用于脾胃虚寒，症见腹痛、泄泻者。药如川椒、吴茱萸、肉桂、细辛等。

第二节 蛔虫病

蛔虫病，中医亦称蛔虫病，或包括在广泛的虫证范畴。其中小儿腹大，消瘦，食泥土异物者，又称虫疳。

【辨证论治】

（一）虫积不化证

临床表现：小儿腹胀大，食欲不振，嗜食泥土异物，五心烦热，面有虫斑。

治法：消积杀虫。

方药：连槟汤。

胡黄连 6g、使君子 10g、神曲 3g、焦山楂 3g、槟榔 3g、白术 3g、木香 3g

（二）蛔动腹痛证

临床表现：脐腹阵发性剧痛，时痛时止，按之有索条状物，脉弦紧。

治法：安蛔止痛。

方药：乌附梅汤。

乌梅 10g、干姜 2g、川楝子 10g、白芍 10g、细辛 2g、附子 5g、胡黄连 6g

加减：便秘者，加大黄 6g、槟榔 6g；腹痛不止者，加食醋 30 ~ 50ml。

另介绍一驱虫方：雷君汤（王伯岳方）。

黄连 3g、乌梅 6g、榧子 10g、使君子 10g、川楝子 10g、芜荑 10g、槟榔 10g、雷丸 10g、川椒 6g、焦大黄 3g

【按】辨证论治时应注意的问题

（一）辨证

1. 辨别蛔虫有无的方法有 3 种：①小儿面部有虫斑；②腹部按诊有索条状物；③粪便虫卵。

2. 腹痛与虫卵的关系：脐腹经常痛者，可能有蛔虫。大便检查有蛔虫卵，服驱虫药无效者，为脾胃虚寒；服驱虫药后经常腹痛者，为脾胃虚寒。

（二）论治

驱虫是治疗本病的首要方法，若采用一般的驱虫药无效时，多为脾胃素有虚寒，治宜采用温中散寒药；若服驱虫药后，腹痛仍然持续不止，治宜温中散寒，寒邪除，腹痛自止。

第三节　蛲虫病

蛲虫病，中医没有与此完全相对应的独立病名。根据临床表现，大致包括在虫证的范畴之中。

驱虫方：

1. 使君子肉。炒熟，成人 1 日 15～30 粒，小儿每日 3～15 粒，饭前服，分 3 次服完。忌茶。

2. 槟榔瓜子汤（王伯岳方）：槟榔 15g、南瓜子 15g。

3. 百部槟榔汤（王伯岳方）：百部 15g、槟榔 15g。

4. 鹤虱 12g（王伯岳方）。

第四节 钩虫病

钩虫病，中医没有与此完全相对应的独立病名。根据临床表现，大致包括在黄胖病的范畴之中。

【辨证论治】

（一）驱虫

方药：榧子 30g、槟榔 30g、贯众 30g、苏叶 15g

用法：1 日 1 剂。每剂分 4 次服完，共服 4 剂。并在服药的同时，吃大蒜 3 瓣，以增加驱虫效果。

（二）气血俱虚证

临床表现：驱除虫后仍然面色萎黄，疲乏无力，气短，舌质淡苔薄白，脉沉细无力。

治法：益气养血。

方药：归脾汤加味。

当归 6g、黄芪 15g、人参 10g、白术 10g、甘草 6g、茯苓 10g、远志 10g、炒枣仁 15g、木香 6g、夜交藤 15g、生姜 3 片、大枣 5 枚

【按】辨证论治时应注意的问题

辨证要点：一方面可有恶心呕吐，腹痛或嗜食泥土异物现象，另一方面可能出现面色萎黄，心悸气短，疲乏无力，浮肿等。

第五节　绦虫病

绦虫病，中医称寸白虫、白虫。根据临床表现包括在广泛的虫证范畴之中。

【辨证论治】

（一）脾胃寒湿，虫邪扰动证

临床表现：脘腹胀满，恶心欲吐，纳呆食减，头晕头胀，便溏，时有绦虫节片排出，舌苔白，脉弦紧数。

治法：舒肝和胃，温中化湿。

方药：柴平汤加减。

柴胡 10g、半夏 10g、党参 10g、干姜 6g、黄芩 10g、肉桂 6g、吴茱萸 6g、苍术 10g、厚朴 10g、陈皮 10g、甘草 6g

（二）虫积不化证

临床表现：经常有绦虫节片从大便中排出，脘腹不适，脉弦紧。

治法：温中散寒，驱虫。

方药：

（1）槟榔 120g、雷丸 10g（家父法）。先煎槟榔 2 次，雷丸研末，再用槟榔水送雷丸粉服。

（2）槟榔 60g、南瓜子 60g。先将南瓜子去皮打碎碾碎，加入少许糖水研成浆液状，空腹顿服。2 小时后再服槟榔煎剂，若 4～5 小时后，虫体仍不排出，可再服元明粉 6g。

【按】辨证论治时应注意的问题

若采用驱虫剂虫体不能排出时，多为脾胃虚寒所致，宜

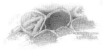

加吴茱萸或改用柴平汤加味方。

第六节 囊虫病

囊虫病，中医没有与此完全相对应的独立病名。根据临床表现，大致包括在痰核流注的范畴之中。

【辨证论治】

痰核流注证

临床表现：皮下、肌肉柔韧结节，脉弦滑。

治法：化痰软坚，杀虫散结。

方药：温胆汤加味。

竹茹15g、橘红10g、枳实10g、茯苓10g、半夏10g、干漆3g、郁金10g、白矾6g、槟榔30g、雷丸10g、蛇蜕15g、胡黄连6g、大黄6g、浙贝母10g

用法：共为细末，炼蜜为丸，每丸10g，1日2次，1次1丸。

加减：抽搐者，加全蝎6g、蜈蚣6条、钩藤15g；昏厥者，加菖蒲10g、乳香10g。

第七节 丝虫病

丝虫病，中医没有与此完全相对应的独立病名。根据临床表现，分别将淋巴管炎者，称流火；乳糜尿者，称尿浊、膏淋；小腿足肿胀者，称大脚风。

【辨证论治】

（一）湿热阻滞，热重于湿证

临床表现：急性期，发热，受累肢体肿痛，皮肤紧张有压痛，沿发炎的淋巴管出现红线或一片红，脉数。

治法：清热利湿。

方药：防己 10g、川牛膝 10g、黄柏 10g、威灵仙 10g、桂枝 6g、赤芍 6g、生石膏 30g

（二）湿热阻滞，湿重于热证

临床表现：发热不严重或不发热，受累肢体肿痛，有红线或无明显红线，精索粗硬，睾丸肿痛，脉缓。

治法：燥湿清热，活血逐瘀。

方药：威灵仙 15g、独活 3g、槟榔 15g、苏叶 10g、川牛膝 15g、海桐皮 15g、苍术 10g、防己 10g、黄柏 10g、水蛭 3g

加减：寒重者，去黄柏，加吴茱萸 3g。

（三）水湿内停，瘀血阻滞证

临床表现：象皮肿，阴囊象皮肿，脉沉。

治法：活血除湿。

方药：鸡鸣散加减（李翰卿法）。

苏叶 10g、吴茱萸 10g、桔梗 10g、五灵脂 15g、刘寄奴 60g

（四）湿热下注，下焦气滞证

临床表现：尿混浊有块，上有浮油，或带血丝，血块，小便不畅，小腹坠胀，尿道或有热痛，口干口苦，舌苔黄，舌质红，脉弦数。

治法：理气化浊，清利湿热。

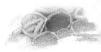

方药：萆薢分清饮加减。

萆薢 15g、木通 6g、甘草 6g、石菖蒲 10g、乌药 10g、槟榔 10g、苏叶 3g、土茯苓 15g。

加减：尿浊呈片块状，尿时不畅，口苦，苔黄，去石菖蒲，加黄柏 10g、栀子 10g；虚烦口渴，小便带血丝，血块，舌质红，脉细数，加生地 10g、小蓟 12g、白茅根 30g、丹皮 10g（李翰卿法）。

（五）气虚下陷，脾虚不摄证

临床表现：尿色混浊如白浆，小腹坠胀，尿意不畅，每因劳累或食油腻而反复发作，消瘦，面色萎黄，神疲乏力，舌质淡，脉濡弱。

治法：益气升阳，健脾固涩。

方药：补中益气汤加减。

黄芪 15g、党参 10g、白术 10g、升麻 6g、柴胡 6g、枳壳 10g、桔梗 10g、益智仁 15g、山药 30g

加减：血尿者，加炮姜炭 3g。

（六）肾气不固证

临床表现：病程很长，尿浊反复发作，尿色乳白如胶冻或如凝脂，精神萎靡，腰酸腿软，头晕耳鸣，苔少，脉沉细无力。

治法：补肾固摄。

方药：熟地 15g、山药 15g、山茱萸 10g、菟丝子 15g、芡实 15g、金樱子 12g、鹿角霜 10g、莲子 15g、茯苓 10g、沙苑子 10g

第七章
感染性腹泻

第一节　概　论

　　这类疾病虽多，但从病因看都具有：①寒湿偏渗；②积滞内停；③秽浊内犯肠。从病位来看均在肠胃。从治疗的药物看均宜采用苍术、厚朴、丁香、苏叶、肉桂、车前子等，针刺、刮痧均有极好的疗效。

　　常用辨证论治大法有：运气辨证论治、时令辨证论治、六淫辨证论治、八纲辨证论治（参见第一章第一节）。

　　常用治法有：①和解少阳，燥湿化浊法：适用于少阳枢机不利，湿浊伤脾，症见寒热往来，头晕头胀，吐泻并作或泄泻干呕，脘腹胀满，脉弦紧者，药如柴平汤加减。②温中散寒法：适用于寒湿秽浊直犯脾胃，症见吐泻并作，或但吐不泻，便利稀水，其味不臭，甚或手足厥冷者。药如丁香、肉桂、白芷、藿香、雄黄。③苦辛通降法：适用于寒热互结，症见心下痞满，或干呕，或吐泻并作，脉滑或滑数者。药如半夏泻心汤。④芳香化浊法：适用于湿浊内盛，脾失健运，症见脘腹痞满，嗳气吞酸，呕吐泄泻者。药如藿香、白蔻仁、苍术、陈皮。⑤利水渗湿法：适用于水湿壅盛，症见泄泻，小便不利者。药如苍术、车前子。

第二节　病毒性胃肠炎

病毒性胃肠炎，中医没有与此完全相对应的独立病名。根据临床表现的不同，分别将吐泻并作者称霍乱，水泄不止者称泄泻。

【辨证论治】

（一）外感风寒，内伤暑湿证

临床表现：发热恶寒，有汗或无寒，头痛，胸膈满闷，脘腹疼痛或不痛，恶心呕吐，肠鸣泄泻，舌苔白，脉浮洪数或浮紧数。

治法：解表化湿，理气和中。

方药：藿香正气散加减。

藿香 10g、大腹皮 10g、苏叶 10g、陈皮 10g、茯苓 10g、苍术 10g、厚朴 10g、半夏 10g、神曲 10g、白芷 10g

用法：少量频服，1 日 1 ~ 2 剂。

针法：①十宣放血。②委中、曲泽放血。

（二）寒邪直中脾胃证

临床表现：水泄不止，消瘦，尿少，甚或四肢厥冷，舌苔白，脉沉细。

治法：温中利湿。

方药：胃桂汤。

苍术 10g、厚朴 10g、车前子 10g、肉桂 10g、丁香 6g

呕吐者，加苏叶 6g、神曲 10g

针法：针中脘、天枢、足三里。

捏脊疗法：用于小儿。方法是先用手轻轻揉按背部 2～3 次，然后用手捏起皮肤从尾骨部向上推至大椎穴，如此反复操作 3 次。

（三）少阳兼脾湿寒积证

临床表现：寒热往来，口苦咽干，恶心或呕吐，腹满或腹满腹痛，泄泻，便呈不消化状或夹黏液，小儿大便呈绿色，脉弦滑。

治法：和解燥湿，温中导滞。

方药：柴平汤加减。

柴胡 10g、半夏 10g、黄芩 10g、党参 10g、苍术 15g、厚朴 10g、陈皮 10g、甘草 6g、干姜 2g、大枣 3 个、大黄 3g

用法：1 日 1 剂，分 3 次服。若为小儿则 1 剂分 2～3 天服，每日服 2～3 次。

针法：针中脘、天枢、足三里。

【按】辨证论治时应注意的问题

（一）辨证

本病辨证的重点是：①时令；②大便特点；③全身症状。

即秋季或秋末冬初者多为寒湿；大便呈水状为湿邪偏渗，夹黏液或呈不消化状为寒积；恶寒发热者为表寒，寒热往来者为少阳证。

（二）论治

1. 本病治疗的重点是：①温中散寒；②燥湿利湿，但夹积者必须温下。

2. 以上方药应用之后必须数小时至 1 日见大效，否则必是辨证有误。

3. 捏脊、针刺有立竿见影之效。

4. 宝宝一贴灵对轮状病毒感染有卓效。

第三节　大肠杆菌性腹泻

大肠杆菌性腹泻，中医没有与此完全相对应的独立病名。根据临床表现大致包括在广义的泄泻范畴之中。

【辨证论治】

（一）寒湿偏渗大肠证

临床表现：猝然泄泻不止，大便呈水样，很快出现脱水貌，脉弦紧。

治法：燥湿利湿。

方药：胃桂汤加味。

丁香 6g、肉桂 10g、苍术 15g、车前子 10g（布包煎）

加减：若大便有黏液或腹痛者，加大黄 38；腹胀或纳呆，恶心者，加苏叶 6g、神曲 10g。

用法：1 日 1 ~ 2 剂，分 4 次服，若为小儿则 1 日 1 剂，为 4 次服。

或胃苓汤加减。

苍术 15g、厚朴 10g、陈皮 10g、甘草 6g、桂枝 10g、白术 10g、泽泻 10g、猪苓 10g、茯苓 10g

简易法：宝宝一贴灵贴脐部。

针法：针中脘、天枢、足三里。

捏脊疗法：见前。

（二）寒湿秽浊积滞扰乱脾胃证

临床表现：猝然水泻不止、纳呆，或身微热，继而腹痛不止，兼少量黏液脓血，脉弦滑。

治法：温中化湿，消积导滞。

方药：大橘皮汤加减。

肉桂 10g、苍术 15g、车前子 10g、厚朴 10g、焦槟榔 10g、焦山楂 10g、陈皮 10g

针法：针中脘、天枢、气海、足三里。

【按】辨证论治时应注意的问题

（一）辨证

本病辨证的重点是：①时令；②大便特点。即秋季或秋末冬初为寒湿，大便呈水状为水湿偏渗，大便呈黏液脓血状为积。

（二）论治

本病治疗方法的重点是温中、燥湿、利湿，但夹积者直须导滞。针刺对兼积者效果极佳，无积者宝宝一贴灵（丁桔儿脐贴）尤效。

针、药对本病有速效，若 1 日之内无效则必辨证有误，必须改变治法。

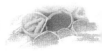

第四节 与抗生素相关的腹泻与结肠炎

与抗生素相关的腹泻与结肠炎，中医没有与此完全相对应的独立病名。根据临床表现，以泄泻为主者称泄泻，黏液血便者称痢疾。

【辨证论治】

（一）脾胃虚寒，水湿偏渗证

临床表现：泄泻不止，大便呈稀水状，味腥臭，消瘦，指趾或见厥冷，脉弦紧或沉细弦。

治法：温中健脾，燥湿利湿。

方药：胃桂汤。

丁香10g、肉桂10g、苍术15g、车前子10g

或胃苓汤加减。

肉桂10g、白术10g、泽泻10g、猪苓10g、茯苓10g、苍术15g、厚朴10g、陈皮10g、甘草6g

简易法：宝宝一贴灵贴脐部。

（二）湿热内蕴，积滞不化证

临床表现：泄泻，呈水样，时兼不消化状便，或兼脓血，大便不爽，小便不利或热痛，口干，脉弦紧或弦紧而数。

治法：除湿清热，利湿消积。

方药：大橘皮汤加减。

陈皮10g、肉桂10g、白术10g、泽泻10g、猪苓10g、滑石15g、甘草6g、木香10g、槟榔10g、焦山楂15g

（三）少阳兼寒湿积滞证

临床表现：寒热往来，头身酸痛，恶心，泄泻，便如水样或水粪杂下，兼有黏液，里急后重，脉弦紧数。

治法：和解表里，燥湿消积。

方药：柴平汤加减。

柴胡 15g、半夏 18g、人参 10g、黄芩 10g、干姜 6g、甘草 6g、大枣 7 枚、苍术 15g、厚朴 10g、陈皮 10g、大黄 4g

用法：饭后服。1 日 1 剂，分 2 次服。

（四）湿热弥漫三焦证

临床表现：身热汗出，胸闷脘痞，下利稀水时兼脓血，小便短赤，咳嗽带血，舌苔黄滑脉滑数或洪数。

治法：清热利湿，宣通三焦。

方药：三石汤加减。

滑石 18g、生石膏 18g、竹茹 12g、杏仁 10g、银花 10g、黄芩 10g、通草 10g

用法：1 日 1 剂。若高热者，1 日 2 剂，分 4 次服。

（五）邪阻膜原证

临床表现：寒热往来，身痛，脘腹胀满，恶心欲吐，大便不爽，一日数次，便利脓血，脉弦紧数。

治法：疏利透达，化湿清热。

方药：柴胡达原饮加减。

柴胡 10g、厚朴 10g、草果 10g、槟榔 10g、黄芩 10g、知母 10g、甘草 6g、菖蒲 10g、桂枝 10g、白芷 10g、大黄 5g

用法：若高热者，1 日 2 剂，分 4 次服。

针刺：针中脘、合谷、天枢、足三里。

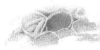

（六）湿热积滞，湿重于热证

临床表现：里急后重，便痢脓血，腹胀痛，大便每日 5 ~ 30 次不等，脉滑数。

治法：除湿清热，理气导滞。

方药：芍药汤加减。

白芍 10g、黄芩 10g、黄连 10g、木香 10g、焦槟榔 10g、熟大黄 10g、焦山楂 30g、肉桂 3g

【按】辨证论治时应注意的问题

（一）辨证

本病辨证的要点是：一发热时必须认真鉴别是表、是里、是湿、是热。二泄泻者必须认真鉴别湿、寒、热、积的有无和四者之间的比例关系。

（二）论治

1. 发热者，若兼表者，治宜白芷、桂枝、防风；半表半里者，治宜柴胡、草果；里热者，治宜黄芩、银花、生石膏。

2. 水泻者，治宜燥湿利湿，苍术、车前子为要药。

3. 便痢脓血者，宜分白、赤何者为主，白为主者，治宜干姜配大黄，甚者配焦山楂、焦神曲；赤为主者，治宜黄芩、黄连，然必佐用肉桂。

第五节 亲水气单胞菌感染

亲水气单胞菌感染，中医没有与此完全相对应的独立病名。根据临床表现急性吐泻并作者称霍乱，按触水后感染者称中水毒。

【辨证论治】

（一）少阳兼秽湿证

临床表现：寒热往来，头身酸痛，恶心呕吐，泄泻，便如水样，脉弦紧数。

治法：和解表里，燥湿除秽。

方药：柴平汤加减。

柴胡 15g、半夏 10g、党参 10g、黄芩 10g、厚朴 10g、陈皮 10g、苍术 15g、苏叶 10g、神曲 10g、生姜 4 片、大枣 5 枚

（二）水毒侵及皮肤

临床表现：外伤局部红肿痒痛。

治法：解毒除秽。

方药：艾叶 10g、花椒 10g、苦参 60g、苏叶 10g

用法：水煎，外洗。

【按】辨证论治时应注意的问题

本病的病因是饮入或涉入不洁之水中而引起的，因此除湿、化浊为本病的主要治法。

第六节　空肠弯曲菌肠炎

空肠弯曲菌肠炎，中医没有与此完全相对应的独立病名。根据临床表现以吐泻并作为主者称霍乱。

【辨证论治】

（一）少阳兼秽湿积滞证

临床表现：寒热往来，恶心呕吐，腹痛泄泻，大便呈水样，兼不消化状脓血便，脉弦紧数或弦滑数。

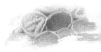

治法：和解表里，燥湿除秽，导滞。

方药：柴平汤加减。

柴胡 15g、半夏 10g、黄芩 10g、党参 10g、干姜 6g、甘草 6g、大枣 5 枚、苍术 10g、厚朴 10g、陈皮 10g、苏叶 10g、神曲 10g、大黄 6g

针法：针合谷、中脘、天枢、足三里。

（二）湿热积滞，湿重于热证

临床表现：里急后重，便痢脓血，腹胀腹痛，脉滑数。

治法：除湿清热，理气导滞。

方药：芍药汤加减。

白芍 10g、黄芩 10g、黄连 10g、木香 10g、焦槟榔 10g、大黄 6g、焦山楂 30g、肉桂 3g

【按】辨证论治时应注意的问题

本病以柴平汤证为多见，但必须注意导滞，否则其效必微。针刺对本病有速效，但留针需在半小时以上。

第七节　耶氏菌肠炎

耶氏菌肠炎，中医没有与此完全相对应的独立病名。根据临床表现以泄泻为主者称泄泻，腹痛为主者称腹痛。

【辨证论治】

（一）少阳兼秽湿积滞证

临床表现：寒热往来，腹痛泄泻，大便呈黄色水样或含黏液，脉弦紧或弦紧数。

治法：和解表里，燥湿除秽，导滞。

方药：柴平汤加减。

柴胡 15g、半夏 10g、黄芩 10g、党参 10g、厚朴 10g、陈皮 10g、干姜 6g、甘草 6g、大枣 5 枚、苍术 10g、苏叶 10g、神曲 10g、大黄 6g

针法：针合谷、中脘、足三里、天枢。

（二）湿热积滞，湿重于热证

临床表现：腹胀腹痛，便利脓血，里急后重，脉滑数。

治法：除湿清热，理气导滞。

方药：芍药汤加减。

白芍 10g、黄芩 10g、黄连 10g、木香 10g、焦槟榔 10g、大黄 6g、焦山楂 30g、肉桂 3g

加减：腹痛剧烈者，减大黄 3g，加肉桂 3g。

针法：针合谷、天枢、中脘、足三里。

第八节　旅游者腹泻

旅游者腹泻，中医没有与此完全相对应的独立病名。

【辨证论治】

（一）秽浊犯脾胃证

临床表现：旅游者刚到某地，呕吐腹痛泄泻或泄泻，脉弦紧。

治法：温中燥湿，和胃化浊。

方药：丁苏煎。

丁香 6g、肉桂 6g、苏叶 6g、神曲 10g、苍术 15g、厚朴 10g

针刺：针天枢、中脘、足三里、气海。

（二）少阴兼秽湿积滞证

临床表现：寒热往来，头身酸痛，恶心呕吐，泄泻，或吐泻并作，腹痛剧烈，脉弦紧。

治法：和解除秽，燥湿导滞。

方药：柴平汤加减。

柴胡 15g、半夏 10g、黄芩 10g、党参 10g、干姜 6g、甘草 6g、大枣 7 枚、苍术 10g、厚朴 10g、陈皮 10g、苏叶 10g、神曲 10g、大黄 6g

用法：1 日 1 剂，分 3 次服。若服后泄泻反见加重，不必惊恐，候 2 小时以上自然改善。

【按】辨证论治时应注意的问题

本病以寒湿秽浊犯脾胃者多见，若寒热、腹痛者以柴平汤加减方证为多见。

第八章
医院内感染

医院内感染主要有尿路感染、外科伤口感染、下呼吸道感染、败血症、消化系统感染、皮肤感染等。这类疾病从其发病的特点看主要有二：①三焦俱病；②虚实并见。因此在治疗上尤应重视调理三焦，开达膜原，扶正祛邪同施。

第一节　尿路感染

医院内尿路感染是在大量应用抗生素和正气虚衰的情况下出现的，大都具有气阴俱虚、湿热蕴郁三焦、表里俱病的特点。

【辨证论治】

（一）邪阻膜原，湿热蕴结证

临床表现：寒热往来或憎寒壮热，身痛，脘腹胀满，恶

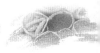

心欲吐，或见尿频尿痛，脉弦紧数。

治法：疏利透达，除湿清热。

方药：柴胡达原饮加减。

柴胡 10 ~ 10g、厚朴 10g、草果 10g、槟榔 10g、黄芩 10g、知母 10g、甘草 6g、菖蒲 10g、桂枝 10g、防风 10g、白芷 10g、大黄 5g

加减：若呕吐或恶心者，加苏叶 10g。

（二）气阴俱虚，湿热蕴结证

临床表现：高热持续不退，汗出神疲，面色㿠白，气短微喘，舌质嫩红少苔，脉虚大而数。

治法：补气养阴，除湿清热。

方药：加减清暑益气汤。

人参 10g、甘草 6g、黄芪 15g、当归 6g、麦冬 10g、五味子 10g、青皮 10g、陈皮 10g、神曲 10g、黄柏 10g、葛根 15g、苍术 10g、白术 10g、升麻 10g、泽泻 10g

用法：1 日 1 ~ 2 剂，分 4 次服。

第二节　外科伤口感染

医院内外科伤口感染是在大量应用抗生素和正气虚衰的情况下出现的，大都具有气阴两虚和三焦郁滞的特点。

【辨证论治】

（一）三焦郁滞，热腐为脓证

临床表现：胸部或腹部手术后，手术切口长期不能愈合，或红肿疼痛，或有脓液不断排出，寒热往来或仅低热，胸胁苦满，头晕心烦，纳呆食减，甚或恶心呕吐，或脘腹胀痛拒按，脉弦滑数。

治法：调理三焦，消痈排脓。

方药：柴英汤。

柴胡 10～20g、半夏 10g、黄芩 10g、白芍 10g、枳实 10g、白芥子 6g、蒲公英 30g、半夏 1～2g、大黄 3～6g

用法：1 日 1 剂，分 2 次服，饭后服。

（二）气血俱虚，热毒壅郁证

临床表现：胸部或躯干部手术之后，手术切口长期不能愈合，或红肿疼痛，或不断有脓液排出，自汗盗汗，身热乏力，面色㿠白，脉虚大滑数。

治法：益气养血，解毒排脓。

方药：加减当归补血汤。

黄芪 15g、当归 10g、银花 10g、连翘 10g、白芥子 3g

（三）湿热蕴结证

临床表现：胸部或躯干部手术之后，手术切口长期不能愈合，或红肿疼痛，或经常有少量脓液排出，午后低热，纳呆脘痞，脉濡缓。

治法：化湿清热。

方药：甘露消毒丹加减。

白蔻仁 10g、藿香 10g、茵陈 15g、滑石 15g、木通 6g、菖蒲 10g、黄芩 10g、连翘 10g、川贝母 10g、射干 10g、薄荷 3g

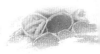

第三节 下呼吸道感染

医院内下呼吸道感染是在长期大量应用抗生素和正气虚衰的情况下发生的，大都具有气阴两虚和外感风寒的特点。

【辨证论治】

（一）心肾阳虚，水气凌心，外感风寒证

临床表现：咳嗽气短不能平卧，心悸，浮肿，尿少，舌质暗，苔薄白，鼻塞，身酸痛，脉细数无力或促或疾，指趾厥冷。

治法：温阳化饮，益气定喘，佐以解表散寒。

方药：真武汤加味。

附子 3g、茯苓 3g、白术 3g、白芍 3g、杏仁 3g、人参 3g、麻黄 1g

（二）肾气亏损，外受风寒证

临床表现：发热恶寒，咳嗽不得平卧，浮肿腹胀，有或无腹水，四肢厥冷，口渴喜饮，尿少，脉浮紧或浮紧数。

治法：温阳利水，解毒散寒。

方药：桂枝去芍加麻辛附子汤加减。

麻黄 10g、桂枝 10g、细辛 3g、附子 10g、生姜 10g、甘草 6g、生石膏 15g、白茅根 30g、防己 12g、大腹皮 10g

（三）气阴俱虚，痰热不化证

临床表现：咳嗽气短或气短而咳嗽，痰多身热或骨蒸劳热，自汗盗汗，腹满纳差，面色㿠白或浮肿，脉虚大而数。

治法：益气养阴，化痰止咳。

方药：黄芪鳖甲散加减。

黄芪 15g、鳖甲 15g、地骨皮 10g、紫菀 10g、柴胡 10g、人参 10g、茯苓 10g、半夏 10g、知母 10g、生地 10g、白芍 10g、麦冬 10g、肉桂 6g、甘草 6g

（四）暑热外客，气阴两虚证

临床表现：夏季发病，发热微恶寒，汗出咳喘，严重疲乏无力，口干，脉濡或虚大数。

治法：益气养阴，祛暑清热。

方药：清暑益气汤加减。

人参 10g、甘草 6g、黄芪 15g、当归 6g、麦冬 10g、五味子 10g、青皮 10g、陈皮 10g、神曲 10g、黄柏 10g、葛根 15g、苍术 15g、白术 10g、升麻 10g、泽泻 10g

第四节　败血症

医院内感染败血症是长期大量应用药物和正气虚衰的情况下发生的，大都具有气阴俱虚、阴精耗伤、湿热蕴结的特点。

【辨证论治】

（一）火毒炽盛，气营两燔证

临床表现：寒战高热，口渴饮冷，烦躁不安，斑疹，脉洪数或数。

治法：清热解毒，气营两清。

方药：清瘟败毒饮加减。

生地 15g、黄连 10g、黄芩 10g、丹皮 10g、生石膏 30g、栀子 10g、甘草 6g、竹叶 10g、全蝎 6g、元参 30g、连翘 15g、桔梗 10g、黄柏 10g、知母 10g、豆豉 10g

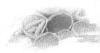

（二）热入营血证

临床表现：发热不恶寒，朝轻暮重，斑疹，甚至神昏谵语，舌质红绛，脉数。

治法：清营凉血。

方药：犀角地黄汤加减。

全蝎（犀角代用品）6～10g、生地15g、元参30g、白芍15g、丹皮10g

加减：大便干者加大黄6g。

（三）热入下焦，肝肾俱虚证

临床表现：骨蒸劳热，自汗盗汗，斑疹或有或无，神疲，舌质红绛少津，脉细数或虚大数。

治法：滋阴潜阳，凉血。

方药：大定风珠加减。

龟板30g、鳖甲30g、牡蛎30g、甘草10g、白芍15g、生地30g、五味子10g、阿胶10g、知母10g、火麻仁10g

（四）暑热外客，气阴俱脱证

临床表现：身热汗出，神倦乏极，气短而喘，口渴喜饮，舌质嫩红，脉虚大数。

治法：益气养阴，祛暑解表。

方药：清暑益气汤加减。

人参10g、甘草6g、黄芪15g、当归6g、麦冬10g、五味子10g、青皮10g、陈皮10g、神曲10g、黄柏10g、葛根15g、苍术10g、白术10g、升麻10g、泽泻10g

（五）气血俱虚，热毒壅郁证

临床表现：高热汗出，面色㿠白，疲乏无力，脓肿，脓胸、肺化脓，脉虚大滑数。

治法：益气养血，清热解毒。

方药：加减当归补血汤。

黄芪 15g、当归 10g、银花 10g、连翘 10g、白芥子 1g

（六）湿热蕴结证

临床表现：发热，午后加重，纳呆脘痞，舌苔白，脉濡缓或濡数。

治法：化湿清热。

方药：甘露消毒丹加减。

白蔻仁 10g、藿香 10g、茵陈 15g、滑石 15g、木通 10g、菖蒲 10g、黄芩 10g、连翘 10g、川贝母 10g、射干 10g、薄荷 3g

第五节 消化系统感染

医院内消化系统感染是在大量应用药物和正气虚衰的情况下发生的，大都具有寒湿、湿热和气阴俱虚的特点。

【辨证论治】

（一）少阳兼秽湿积滞证

临床表现：寒热往来，头身酸痛，呕吐泄泻或腹痛泄泻，脉弦紧。

治法：和解除秽，燥湿导滞。

方药：柴平汤加减。

柴胡 10g、半夏 10g、黄芩 10g、党参 10g、干姜 6g、甘草 6g、大枣 7 枚、苍术 10g、厚朴 10g、陈皮 10g、苏叶 10g、神曲 10g、大黄 3g

（二）湿热积滞，湿重于热证

临床表现：里急后重，便痢脓血，大便数次至十数次不等，脉滑数。

治法：除湿清热，理气导滞。

方药：芍药汤加减。

白芍 10g、黄芩 10g、黄连 10g，大黄 6g、肉桂 6g、槟榔 10g、木香 10g、当归 10g、焦山楂 30g

第九章
免疫缺陷者感染

免疫缺陷者感染常见的有皮肤黏膜的完整性受损，吞噬作用受损、细胞免疫缺陷、体液免疫缺陷，中医没有与此完全相对应的独立病名。从中医临床特点来看，这类疾病虽然很多，但大都具有三大特点，即：①三焦的气机升降失常；②气血或气阴俱虚；③湿热或痰热的蕴结。因此在治疗上必须注意：①升清降浊，舒肝解郁；②补气养血或补气养阴；③除湿清热或化痰清热。

【辨证论治】

（一）太少俱病，湿热内郁证

临床表现：寒热往来，头晕头痛，全身疼痛，脘腹满痛，尿频尿痛，脉弦紧数。

治法：调理内外，除湿清热。

方药：加减柴胡达原饮。

柴胡 15~30g、草果 10g、槟榔 10g、厚朴 10g、黄芩 10g、知母 10g、菖蒲 10g、大黄 3g、桂枝 10g、白芷 10g

用法：高热者柴胡用 30g，便秘者大黄用 6g，恶心呕吐者加苏叶 6g、神曲 10g，尿脓、阴道流脓者加白芥子 4g、蒲公英 30g。

（二）气血俱虚，热毒壅郁证

临床表现：高热汗出，面色㿠白，疲乏无力，脓肿，脓胸、肺化脓，关节肿痛化脓，脉虚大滑数。

治法：益气养血，解毒排脓。

方药：加减当归补血汤。

黄芪 15g、当归 10g、银花 10g、连翘 10g、白芥子 1g

（三）大气下陷，热毒壅郁证

临床表现：寒战高热持续不退，汗出神疲，气短而喘，甚或二便不通，腹坠腹痛，脉虚大滑数。

治法：升阳益气，消痈排脓。

方药：加减升陷汤。

升麻 10g、柴胡 10g、黄芪 15g、当归 10g、枳实 10g、桔梗 10g、知母 10g、白芥子 4g、蒲公英 15g

（四）气阴俱虚，暑热外客，湿热内蕴证

临床表现：身热汗出，气短而喘，面色㿠白，神疲乏力，脉虚大而数。

治法：益气养阴，除湿，祛暑清热。

方药：清暑益气汤加减。

人参 10g、甘草 6g、黄芪 15g、当归 6g、麦冬 10g、五味子 10g、青皮 10g、陈皮 10g、神曲 10g、黄柏 10g、葛根

15g、苍术 15g、白术 10g、升麻 10g、泽泻 10g

（五）三焦郁滞，热腐为脓证

临床表现：胸部或腹部手术后，手术切口处长期不能愈合，或红肿疼痛，或脓液不断排出，寒热往来或低热，胸胁苦满，头晕心烦，纳呆食减，甚至恶心呕吐，或脘腹胀痛拒按，脉弦滑数。

治法：调理三焦，消脓排脓。

方药：柴英汤。

柴胡 10～20g、半夏 10g、黄芩 10g、白芍 10g、枳实 10g、白芥子 6g、蒲公英 30g

（六）气阴两虚，痰热蕴肺证

临床表现：咳嗽气短，痰吐稀白或夹血丝，骨蒸劳热，畏风，或寒热往来，自汗盗汗，腹满纳少，疲乏无力，面色㿠白或面浮肿，脉虚大弦紧或虚大紧数。

治法：益气养阴，清热化痰。

方药：黄芪鳖甲散加减。

黄芪 15g、鳖甲 15g、地骨皮 10g、紫菀 10g、人参 10g、茯苓 10g、柴胡 15g、半夏 10g、知母 10g、生地 10g、白芍 10g、麦冬 10g、肉桂 10g、甘草 6g

（七）湿热蕴结证

临床表现：胸部或躯干部手术后，手术切口长期不能愈合，或红肿疼痛，或经常有大量脓液排出，午后低热，纳呆脘痞，脉濡缓。

治法：化湿清热。

方药：甘露消毒丹加减。

白蔻仁 10g、藿香 10g、茵陈 15g、滑石 15g、木通 6g、菖蒲 10g、黄芩 10g、连翘 10g、川贝母 10g、射干 10g、薄荷 3g

【按】辨证论治时应注意的问题

由药物、肿瘤、感染、创伤等所致的获得免疫缺陷而发生的感染的主要特点是，郁与气机升降失常同时存在，气血或气阴俱虚与湿热同时存在，气血俱虚与邪热同时存在。因此辨证论治时必须注意同时存在的两种以上因素，并区别其多少的比例和先后，否则是很难取得较好效果的。

第十章
发热

　　发热，一般常见的有四种类型。其一是急性发热，其二是复发性或规律性发热，其三是长期发热，其四是长期低热。中医根据发热时症状表现分别称怕冷为主者为恶寒，身热为主者称发热，发热定时如潮水之有汛者称潮热；时冷时热，一天一次或一天数次者称寒热往来。在急性发热中，具有明显恶寒身痛者，以表寒证为多，故麻黄、桂枝、羌活、防风、细辛尤为多用，若寒热往来者，柴胡绝不可缺。具有皮疹的急性发热在辨证论治上应遵叶天士提出的辨斑疹白㾦法进行分析，即斑与疹均是出现在肌肤表面的红色皮疹，其点大成片，有触目之形，而无碍手之质，压之色不退者为斑；点小呈琐碎小粒，形如粟米，突出于皮肤表面，抚之碍手者为疹。斑和疹均是热邪深入营血的征象，其治总离不开清营凉血药，如丹皮、赤芍、生地、白芍、丹参、元参。但斑多因阳明热积，内迫营血,故多酌用生石膏、知母、黄连之属;疹多因邪热郁肺,内窜营分,故多酌用银花、连翘、板蓝根、大青叶、牛蒡子之属。至若白㾦,则多因湿热蕴郁在表,故多用生薏苡仁、滑石、通草。具有呼吸道症状的发热在辨证论治上,若为上呼吸道感染,除应辨寒热,即鼻流清涕恶寒者宜用辛温之麻黄、羌活、白芷、防风、苏叶,咽喉疼痛头晕者宜薄荷、菊花、桑叶,尤需注意蝉蜕、薄荷、牛蒡子、银花、连翘、芦根的应用。若咽峡炎、扁桃体炎,除注意辛凉之蝉蜕、薄荷外,还应注意养阴清热解毒,如银花、连翘、桔梗、元参、麦冬、板蓝根、射干。若咳喘,首先应注意宣肺解表,即表寒者宜麻黄、桂枝、细辛、荆芥、防风、白芷,表热者宜蝉蜕、薄荷、桑叶、菊花,肺气不宣者宜麻黄、杏仁、桔梗、前胡。其次应注意寒热,若肺热者宜生石膏、知母、芦根、黄芩、桑皮,肺寒者宜细辛、干姜、麻黄。若脓肿,除注意应用清热解毒之银花、连翘、蒲公英外,还须注意配合排脓之桔梗、白芥子、瓜蒌。具有心血管疾病的发热,在辨证论治上大都与少阳枢机不利和痰饮阻滞有关,因此在用药上尤应调理少阳枢机,促进升降恢复和化痰蠲饮,其中和解少阳者尤应注意柴胡配黄芩,促进升降者尤应重视柴胡、升麻、葛根、茯苓、泽泻,化痰者用半夏、陈皮、茯苓、瓜蒌、防己。具有神经系统症状的发热,在辨证论治上除注意其热的阳明经热必用生石膏、知母,腑热必用大黄、芒硝,营热必用生地、白芍、丹皮、元参之外,尤应开窍,药如牛黄、冰片、麝香等。具有消化道症状的发热,在辨证论治上应注意寒、湿、热、积和病的在表、在里、在半表半里,其中寒湿泄泻者必用燥湿化湿,药如苍术、厚朴、藿香之属，湿热痢疾者必用苦寒燥湿，药如黄连、黄芩、黄柏、银花，积滞不化者必用消积导滞，药如槟榔、大黄，痈脓者必用蒲公英、败酱草、银花。具有生殖泌尿系统症状的发热，以少阳枢机不利和湿热者为多见，因此柴胡、薄荷、黄芩、厚朴、槟榔、紫苏、大黄等多用。具有黄疸的发热，以湿热蕴郁者为多，故茵陈、黄芩、黄柏、黄连、大黄尤应多用。具有淋巴结肿大的发热，多为热毒或风热，因此蝉蜕、僵蚕、薄荷、连翘、银花、元参、板蓝根尤应考虑。具有肝脾肿大的发热，不可忘记瘀与积，故大黄、芒硝、枳实、厚朴、白芥子、郁金、姜黄尤应选择应用。具有出血症状的发热，多为热迫血行，若实热者可用黄连、黄芩、黄柏、栀子、大黄，血热妄行者可用生地、白芍、丹皮、元参。

在复发性或规律性发热中，常见的有疟疾、回归热、局灶性化脓性感染、部分淋巴瘤、丝虫病、鼻咽癌等疾病。

从中医的角度看大都为邪热入于膜原或湿热蕴郁三焦、肝、胆。故其治法总离不开和解表里、除湿清热、调理三焦，其药物如柴胡、草果、厚朴、常山、黄芩、知母。若深入阴血者，则需银柴胡、青蒿、秦艽、白薇、鳖甲，至若阴虚骨蒸劳热，则宜养阴清热，药如地骨皮、丹皮、青蒿、鳖甲、生地、知母、黄柏、白薇、白芍等；若为湿热蕴结，尤当化湿、利湿、清热，药如白蔻仁、藿香、茵陈、滑石、通草、菖蒲、黄芩等。

在长期发热中，常见的有感染性疾病、结缔组织病、肿瘤等疾病。其中感染性疾病常见的有结核病、感染性心内膜炎、布氏杆菌病、伤寒、副伤寒、其他沙门菌感染、黑热病、深部真菌病、局限性化脓性感染、病毒性感染以及肝硬化侧支循环形成、支气管扩张痰液潴留、心力衰竭细菌感染等。这类疾病的长期发热在辨证依据的认识上最应注意的是脉象、腹诊、热型。例如：脉弦数者，治宜舒肝泻火，药如柴胡、黄芩、栀子；脉弦细数者，治宜舒肝养阴（或养血）泻火，药如柴胡、青蒿、丹皮、生地、白芍、当归、鳖甲；脉弦滑数者，治宜舒肝化痰泻火，药如柴胡、半夏、枳实、瓜蒌、桔梗、白芥子，若兼痈脓者，治宜佐加蒲公英、银花，若兼腹部压痛明显者，治宜佐加大黄、枳实。脉虚大者，治宜补气养阴或补气养血，前者药如黄芪、人参、麦冬、五味子、知母、黄柏，后者药如黄芪、当归。若虚大而滑数者，治宜佐加化痰清热，药如瓜蒌、葶苈子、桑皮、川贝母、浙贝母。虚大而弦数者，必佐升阳散火，药如柴胡、葛根、升麻，若兼痈脓者，治宜佐用银花、连翘、蒲公英。脉洪大而数者，治宜清泻阳明气热，药如生石膏、知母。腹诊中的压痛部位与癥瘕中，其中主要在剑突下者治宜瓜蒌、半夏、黄连，中脘者治宜枳实、厚朴、大黄，小腹者治宜逐瘀活血，药如丹皮、大黄、败酱草，然后注意脉象。若脉滑数则宜用白芥子，涩则必用温经活血药，如桂枝、肉桂、干姜；癥瘕者，非痰即瘀，若痰者，治宜白芥子、半夏、枳实、大黄，瘀者，治宜丹参、丹皮、鳖甲、大黄。热型中的寒热身痛者必兼表寒，治宜辛温解表，药如麻黄、桂枝、防风、羌活、细辛，寒热而无身痛者，多兼痈脓，治宜银花、连翘、蒲公英之解毒消痈，白芥子之通皮里膜外。日晡潮热者，治宜攻里，药如大黄、芒硝，但须注意湿热，湿热者须用芳香，如白蔻仁、茵陈、黄芩、菖蒲。结缔组织病中的长期发热者，在辨证论治上尤应区分表、里、半表半里的寒热多少。若表寒夹湿身痛者，治宜辛温解表，药如麻黄、桂枝、防风、白芷、羌活、独活、细辛；里热而口渴便干者，治宜清热泻火，药如黄芩、黄连、黄柏、生石膏、知母、大黄；半表半里证见寒热往来，口苦咽干，胸胁苦满者，治宜和解表里，药如柴胡、黄芩、草果、槟榔、半夏。肿瘤的长期发热，以气阴俱虚和气血俱虚为主，故治疗时黄芪、当归、人参、西洋参、麦冬、五味子尤不可缺，但多夹实、夹郁、夹瘀、夹痰、夹积、夹湿。若夹实者，治宜大黄、黄芩、黄柏、黄连；夹郁者，治宜升麻、柴胡、葛根、薄荷、枳实、厚朴、青皮、橘叶；夹瘀者，治宜桃仁、红花、郁金、姜黄、三棱、苍术；夹痰者，治宜苍术、枳实、半夏、南星、茯苓、陈皮、全蝎；夹积者，治宜大黄、槟榔、枳实；夹湿者，治宜黄芩、黄连、黄柏、苍术、白术、茯苓、泽泻、猪苓。至于其他长期发热中的变应性亚败血症、颞动脉炎、风湿性多发性肌痛、脂膜炎、白塞病，在辨证论治亦如感染性疾病的长期发热一样，最应注意的是脉象、腹泻、热型，其所用药物亦如感染性疾病的长期发热。

在长期的低热中，常见的有感染性、非感染性两大类。在感染性中有结核病、慢性肾盂肾炎、病毒性肝炎、布氏杆菌病、巨细胞病毒感染、慢性阴道和胆囊感染、鼻窦炎、牙根脓肿、前列腺炎、支气管扩张、急性感染性心内膜炎、感染后低热、蛔虫病、肺吸虫病等。这类疾病的长期低热在辨证论治上的主要依据是脉象和热证型。即脉象细数者，治宜养阴泻火，药如生地、丹皮、地骨皮、知母、黄柏；脉弦数者，治宜清肝泻火，药如栀子、丹皮、黄芩、黄连、龙胆草；脉滑数者，治宜化痰泻火，药如竹茹、半夏、陈皮、柴胡、黄芩、青黛龙胆草、黄连；脉虚大数者，治宜补气养阴，药如黄芪、当归、人参、麦冬、五味子，甚者佐加柴胡、升麻、葛根；脉弦涩不调者，治宜温经活血，药如桃仁、红花、丹皮、丹参、赤芍、桂枝；脉虚大数而舌红无苔者，治宜滋阴潜阳，药如龟板、鳖甲、牡蛎、麦冬、白芍、生地、阿胶；脉濡缓者，治宜除湿清热，药如滑石、茵陈、黄芩、白蔻仁、生薏苡仁、竹叶；脉弦紧而脘腹胀满者，治宜调理三焦，药如柴平汤、达原饮。在热型中，若上午潮热乏力者，治宜补气升阳，药如补中益气汤；日晡时热甚者，治宜除湿清热，药如甘露消毒丹；午后至前半夜热甚，骨蒸劳热者，治宜养阴清热，药如生地、丹皮、地骨皮、青蒿、鳖甲、知母、黄柏；羸瘦而五心烦热者，治宜活血清热，药如鳖甲、丹皮、赤芍、青蒿，至若小儿腹大者，尚需消积，药如胡黄连、神曲、大黄。在非感染性长期低热中，常见的有结缔组织病、风湿热、内分泌疾病、肝硬化、充血性心力衰竭、血液病、间脑综合征、恶性肿瘤、功能性低热等，除在辨证论治上和如感染性长期低热的重视脉象和热型外，还应重视舌质、腹诊。即舌质嫩红无苔者，为气阴两虚中的阴虚为主，治宜补气养阴，在应用黄芪、人参、麦冬、生地、五味子时，重用养阴。舌质紫暗者，治宜温阳活血，药如附子、桂枝、肉桂、苏木；舌有瘀斑者，治宜活血祛瘀，药如当归、苏木、红花；舌质淡润者，治宜温阳利水，药如附子、肉桂、桂枝、茯苓、白术；腹满胀者，治宜理气化湿，药如厚朴、大腹皮、枳实、陈皮；有癥块者，治宜活血消癥，药如三棱、莪术、郁金、姜黄；舌质淡润，胃脘或脘腹冷痛者，治宜健脾温中，益气养血，药如建中汤、人参养荣汤。

【辨证论治】

（一）表寒闭郁，内有郁热证

临床表现：高热寒战，身痛，烦躁，脉浮紧。

治法：外散风寒，佐以清热。

方药：大青龙汤。

麻黄 18g，桂枝 10g、杏仁 10g、甘草 10g、生石膏 15g、生姜 10g、大枣 7 枚

用法：参见流行性感冒。

（二）三阳合病证

临床表现：恶寒发热，头痛身热，口干口苦，脉浮数或弦滑数。

治法：解表清里，和解少阳。

方药：柴葛解肌汤加减。

柴胡 15g、葛根 15g、羌活 10g、白芷 10g、白芍 10g、桔梗 10g、蝉蜕 10g、生石膏 30g、甘草 10g

用法：参见流行性感冒。

（三）邪入少阳，内夹秽浊证

临床表现：寒热，日晡益甚，头痛身热，胸满心烦，口苦咽干，舌苔白或苔白如积粉，脉弦紧数或滑数。

治法：和解表里，除秽解表。

方药：柴胡达原饮加减。

厚朴 10g、草果 10g、黄芩 10g、知母 10g、槟榔 10g、菖蒲 10g、柴胡 15g、羌活 10g、白芷 10g、防风 10g、蝉蜕 10g、大黄 3g

（四）风寒夹湿，客于太少证

临床表现：憎寒壮热，无汗，头项强痛，肢体酸痛，胸膈痞满，有或无鼻塞严重，有或无咳嗽，脉浮弦紧或浮弦紧数。

治法：散寒除湿，和解表里。

方药：荆防败毒散加减。

荆芥 10g、防风 10g、柴胡 15g、前胡 10g、川芎 10g、枳壳 10g、羌活 10g、独活 10g、茯苓 10g、桔梗 10g、甘草 6g、生姜 3 片、薄荷 6g

用法：参见流行性感冒。

（五）风寒夹湿，束于肌表证

临床表现：恶寒发热，无汗头痛，肢体酸痛，口苦微渴或不渴，脉浮或浮紧。

治法：发汗除湿，微清里热。

方药：九味羌活汤加减。

羌活 10g、防风 10g、细辛 3g、苍术 10g、白芷 10g、川芎 10g、黄芩 10g、生地 10g

（六）邪入少阳，脾湿不化证

临床表现：寒热往来，口苦咽干，恶心呕吐，泄泻，胸腹满闷，舌苔白，脉弦或弦紧数。

治法：和解少阳，燥湿和胃。

方药：柴平汤加减。

柴胡 18g、半夏 10g、党参 10g、黄芩 10g、生姜 10g、厚朴 10g、陈皮 10g、苍术 15g、甘草 6g、大枣 5 枚

加减：若腹痛者，加干姜 6g、大黄 3g。

用法：参见流行性感冒。

（七）风热客肺证

临床表现：发热，头痛，疲乏无力，咳嗽，咽喉干燥，舌苔白，脉浮。

治法：疏风清热，润燥止咳。

方药：桑菊饮加减。

蝉蜕 10g、桑叶 10g、菊花 10g、桔梗 10g、连翘 10g、杏仁 10g、麦冬 10g、川贝母 10g、甘草 6g

（八）风热表实证

临床表现：发热，全身酸痛，口干，咽喉干痛，脉浮或浮数。

治法：辛凉解表。

方药：银翘散加减。

银花 15g、连翘 15g、竹叶 6g、茯苓 10g、薄荷 6g、豆豉 10g、芦根 15g、甘草 6g、蝉蜕 10g

加减：有红疹者，加赤芍 10g、丹皮 10g。

（九）表热里实证

临床表现：发热，头晕头痛，口干或咽喉肿痛，大便干或不干，舌苔白或黄，脉浮或浮数。

治法：解毒攻里。

方药：升降散加减。

蝉蜕 10g、僵蚕 10g、桑叶 10g、片姜黄 10g、大黄 3g

加减：咽喉肿痛较重者加元参 15g、薄荷 10g。

（十）风寒表虚证

临床表现：发热恶风，汗出，全身酸痛，鼻塞，或干呕，舌苔薄白，脉浮缓。

治法：调和营卫。

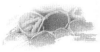

方药：桂枝汤。

桂枝 10g、白芍 10g、甘草 6g、生姜 10g、大枣 7 枚

用法：参见呼吸道病毒性疾病。

（十一）凉燥客肺证

临床表现：秋季发病，发热恶寒，头晕头痛，鼻塞咽干，咳嗽，脉浮。

治法：宣肺达表，润燥止咳。

方药：杏苏散加减。

杏仁 10g、紫苏 10g、葛根 15g、半夏 10g、陈皮 10g、茯苓 10g、前胡 10g、桔梗 10g、枳壳 10g、甘草 10g

（十二）少阳半表半里证

临床表现：往来寒热，胸胁苦满，心烦恶心，口苦咽干，纳呆食减，脉弦。

治法：和解少阳。

方药：小柴胡汤加减。

柴胡 10～24g、半夏 10g、黄芩 10g、甘草 6g、生姜 4 片、人参 10g、大枣 7～12 枚

（十三）心下水饮，外感风寒证

临床表现：麻疹突然隐退，腹胀喘满或素有水肿腹胀，发热恶寒，咳嗽气短，脉浮紧数。

治法：通阳利水，解表散寒。

方药：桂枝去芍药加麻辛附子汤加减。

桂枝 10g、甘草 6g、生姜 3 片、大枣 7 枚、麻黄 6g、细辛 4g、附子 10g、生石膏 15g、大腹皮 10g、白茅根 30g

（十四）气营两燔证

临床表现：大热烦躁，头痛渴饮，甚或昏迷，舌绛唇焦，脉沉细数或洪大而数。

治法：气营两清。

方药：清瘟败毒饮加减。

生地 30g、白芍 30g、丹皮 15g、银花 30g、连翘 30g、黄芩 12g、栀子 12g、黄柏 12g、生石膏 60g、知母 15g、桔梗 10g、豆豉 10g、蝉蜕 15g

（十五）暑湿弥漫三焦证

临床表现：壮热汗出，面赤耳聋，胸满脘痞，咳嗽痰多，或咳嗽下利稀水，小便短赤，不甚渴饮，舌苔黄白滑或黄滑，脉洪大数。

治法：清热除暑，除湿化痰。

方药：三石汤加减。

滑石 10g、生石膏 18g、杏仁 10g、竹茹 10g、银花 10g、连翘 10g、通草 6g

（十六）气阴俱虚，脾湿不化，暑热外客证

临床表现：身热汗出，四肢困倦，胸满脘痞，或咳嗽气短，脉虚大弦紧或虚大紧数。

治法：益气养阴，除湿涤暑。

方药：清暑益气汤加减。

人参 10g、甘草 6g、黄芪 15g、当归 6g、麦冬 10g、五味子 10g、青皮 10g、陈皮 10g、神曲 10g、黄柏 10g、葛根 15g、苍术 10g、白术 10g、升麻 10g、泽泻 10g

（十七）阳明腑实证

临床表现：不恶寒反恶热，潮热谵语，腹满便秘，或热结旁流，舌苔焦黄或焦黑燥裂，脉沉实。

治法：峻下热结。

方药：大承气汤加减。

枳实 15g、厚朴 15g、大黄 12g、芒硝 10g

（十八）外感风寒，内伤湿滞证

临床表现：发热恶寒，头痛，胸膈满闷，脘腹疼痛，恶心呕吐，肠鸣泄泻，脉洪大紧数。

治法：解表化湿，理气和中。

方药：藿香正气散加减。

藿香 10g、大腹皮 10g、苏叶 10g、白芷 10g、茯苓 10g、苍术 10g、半夏 10g、神曲 10g、陈皮 10g、厚朴 10g、甘草 6g

（十九）湿热下痢，热重于湿证

临床表现：便痢脓血，鲜血甚多，里急后重，肛门灼热，脉弦数或滑数。

治法：清热解毒，凉血治痢。

方药：白头翁汤加减。

白头翁 15g、黄柏 12g、黄连 10g、秦皮 12g、银花 15g

（二十）真阴耗损证

临床表现：身热不甚，久留不退，手足心热甚于手足背，咽干齿黑，或神倦耳聋，或手足蠕动或瘛疭，心悸，舌质干绛，脉虚或结代。

治法：育阴清热。

方药：三甲复脉汤加减。

甘草 18g、生地 20g、白芍 20g、麦冬 15g、阿胶（烊化）10g、火麻仁 10g、龟板 30g、鳖甲 30g、牡蛎 15g

（二十一）风热疫毒，壅于上焦证

临床表现：恶寒发热，头面红肿热痛，咽喉不利，舌燥口渴，脉浮数有力。

治法：清热解毒，疏风散邪。

方药：普济消毒饮加减。

黄芩 10g、元参 20g、甘草 6g、银花 15g、桔梗 10g、连翘 15g、板蓝根 30g、升麻 10g、僵蚕 10g、薄荷 10g

（二十二）风热疫毒，壅结在表证

临床表现：四肢或躯干，或但见足部红肿热痛，发热恶寒，脉数。

治法：清热解毒，防风散邪。

方药：连翘败毒散加减。

连翘 12g、银花 12g、天花粉 12g、甘草 12g、防风 10g、荆芥 10g、生地 10g、当归 10g、黄芩 10g、滑石 10g、大黄 10g、赤芍 10g、桔梗 10g、栀子 10g、白芷 10g、元参 15g

（二十三）痈疮肿毒，热毒壅结证

临床表现：疮痈肿毒初起，红肿热痛，或身热恶寒，脉数。

治法：清热解毒，消肿溃坚。

方药：仙方活命饮加减。

白芷 10g、浙贝母 10g、赤芍 10g、当归 10g、皂刺 10g、穿山甲 10g、天花粉 10g、银花 30g、蒲公英 30g

（二十四）表里俱病，湿热蕴结证

临床表现：湿疮、脓疮遍布全身，或痒或痛，脉弦紧数。

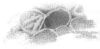

治法：除湿清热，解表清里。

方药：防风通圣散加减。

防风 10g、大黄 4～6g、荆芥 10g、麻黄 6g、赤芍 10g、连翘 15g、甘草 6g、桔梗 10g、生石膏 15g、滑石 15g、薄荷 6g、黄芩 10g、苍术 10g

（二十五）少阳阳明合病证

临床表现：往来寒热，胸胁苦满，郁郁微烦，心下痞硬或心下满痛，或大便秘结，或恶心呕吐，脉弦有力或弦滑。

治法：和解少阳，内泻热结。

方药：大柴胡汤加减。

柴胡 15～28g、半夏 10g、白芍 10g、枳实 10g、黄芩 10g、大黄 3～6g、干姜 3g

（二十六）气血俱虚，痈脓热毒证

临床表现：高热汗出，面色㿠白，疲乏无力，脓肿、脓胸、肺化脓，关节肿痛化脓，脉虚大滑数。

治法：益气养血，解毒排脓。

方药：加减当归补血汤。

黄芪 15g、当归 10g、银花 10g、连翘 10g、白芥子 1g

（二十七）邪留气分，湿热交蒸证

临床表现：发热倦怠，胸闷腹胀，肢酸咽肿，或身黄，或颐肿，小便短赤，或淋浊，脉濡缓。

治法：利湿化浊，清热解毒。

方药：甘露消毒丹加减。

滑石 15g、茵陈 15g、黄芩 10g、石菖蒲 10g、川贝母 10g、木通 10g、藿香 10g、射干 10g、连翘 10g、薄荷 6g、白

蔻仁 10g

（二十八）气阴两虚，痰热蕴肺证

临床表现：咳嗽气短，骨蒸劳热，畏风汗出，面色㿠白或浮肿，脉虚大而数。

治法：益气养阴，化痰清热。

方药：加减黄芪鳖甲散。

黄芪 15g、鳖甲 15g、地骨皮 10g、秦艽 10g、紫菀 10g、人参 10g、茯苓 10g、柴胡 10g、半夏 10g、知母 10g、生地 10g、白芍 10g、麦冬 10g、肉桂 10g、甘草 6g

（二十九）少阳阳明，痈脓壅结证

临床表现：寒热往来，胸胁苦满，恶心呕吐，头晕头痛，腹部痈肿化脓，脉弦滑数。

治法：和解攻里，消肿排脓。

方药：柴英汤加减。

柴胡 15 ~ 30g、半夏 10g、白芍 10g、枳实 10g、黄芩 10g、蒲公英 30g、白芥子 10g、大黄 3 ~ 6g、干姜 1 ~ 2g

（三十）肝郁血虚，郁而化火证

临床表现：头晕头痛，胸胁满痛，潮热，或自汗盗汗，心烦心悸，月经失调，或小便涩痛，脉弦细数。

治法：养血疏肝，解郁泻火。

方药：丹栀逍遥散。

柴胡 10g、当归 10g、白芍 10g、茯苓 10g、白术 10g、甘草 6g、生姜 3 片、薄荷 6g、丹皮 10g、栀子 10g

（三十一）阴液亏损，邪热内伏证

临床表现：夜热早凉，热退无汗，能食形瘦，脉数。

治法：养阴透热。

方药：青蒿鳖甲汤加减。

青蒿 10g、鳖甲 15g、生地 12g、知母 10g、丹皮 10g

（三十二）**肝肾阴虚，虚火上炎证**

临床表现：骨蒸潮热盗汗，或烦热易饥，足膝痛热，或咳嗽咯血，吐血，脉数有力。

治法：滋阴降火。

方药：大补阴丸加减。

熟地 60g、龟板 60g、知母 10g、黄柏 10g

（三十三）**脾胃虚寒，气血俱虚证**

临床表现：面色苍白或萎黄，胃脘或脘腹冷痛，疲乏无力，或夏季手心烦热，脉沉细弦。

治法：健脾温中，益气养血。

方药：十四味建中汤加减。

黄芪 15g、肉桂 10g、当归 10g、川芎 10g、生地 10g、白芍 10g、人参 10g、白术 10g、茯苓 10g、甘草 10g、半夏 10g、麦冬 10g、大云 16g、生姜 3 片、大枣 5 枚

（三十四）**阴盛格阳证**

临床表现：身热不恶寒，面色赤，下利清谷，手足厥逆，舌质淡润，苔白或薄黄，脉微欲绝。

治法：温阳守中。

方药：通脉四逆汤加减。

附子 10g、干姜 10g、甘草 10g

用法：水煎 2 次，每次 40 分钟，候冷，频服。

【按】辨证论治时应注意的问题

发热是正气与邪气交争过程中的一个症状表现，因此没有正气或没有邪气的任何一方时均不会出现发热，即如有正气或有邪气而无力与另一方斗争时也不会出现发热，因此考虑发热时必须考虑正气与邪气两个方面之间的关系。由于正气有气、血、阴、阳的不同，所以发热也有不同的表现形成，由于邪气有风、寒、暑、湿、燥、火、痰、瘀、郁、积的区别，所以发热也有不同的表现形式。因此治疗发热在补正上有补气、补血、补阴、补阳之不同，在祛邪上有散风、散寒、祛暑、祛湿、润燥、泻火、祛痰、活血、理气、消积的差异。千万不可见热即予清热。

第十一章
化学、物理因素所致疾病

治疗此类疾病应注意气血辨证论治、脏腑辨证论治等辨证论治大法的运用（参见第二章第一节）。还应注意寻找毒物的种类，采用不同的解毒药物和方法，例如：半夏、南星毒用生姜汁、干姜、防风；铅中毒用杏仁；蜂毒用贝母等。

第一节　矽肺

矽肺，中医没有与此完全相对应的独立病名。根据临床表现的不同，分别将气短为主者，称短气；胸闷痛为主者，称胸痹；咳喘为主者，称咳喘；喘咳胸满者，称肺胀。

【辨证论治】

（一）肝肺气郁，痰浊不化证

临床表现：胸满胸痛，胃脘痞满，心烦心悸，微咳，脉沉弦或沉弦稍滑。

治法：舒肝理气，清化痰热。

方药：四逆散加减。

柴胡 10g、白芍 10g、枳壳 10g、陈皮 10g、半夏 10g、青皮 10g、杏仁 10g、厚朴 10g、桔梗 10g、瓜蒌 15g、苏叶 6g、甘草 6g

加减：脉滑者，去厚朴；心烦较重者，加栀子 10g。

（二）气阴两虚，痰郁气结证

临床表现：头晕，心悸心烦，胸闷或闷痛，气短喘咳，脉虚大或弦滑。

治法：益气养阴，理气化痰。

方药：咳嗽遗尿方加减。

柴胡 6g、当归 10g、白芍 10g、陈皮 10g、半夏 10g、党参 10g、麦冬 10g、五味子 10g、青皮 10g、黄芩 10g、紫菀 10g、橘叶 10g

其他诸证，可参考慢性支气管炎、阻塞性肺气肿、慢性肺源性心脏病篇。

【按】辨证论治时应注意的问题

（一）辨证

1. 辨证的原则是辨证时必须按照"五脏六腑皆令人咳"的原则进行。

2. 本病常见的病因是肝肺气郁、痰浊不化。

（二）论治

1. 本病常用的治法是肝肺气郁、痰浊不化者，应予舒肝理气、降气化痰，不可见喘即予麻黄。

2. 久病的治疗原则是必须注意正虚、邪实的多少及其用药之间的比例。

第二节 一氧化碳中毒

一氧化碳中毒，中医根据发病原因，称煤气中毒。其后遗症，根据临床表现的不同，分别将以痴呆为主者，称痴呆；瘫痪为主者，称瘫痪；精神失常者，称癫狂。

【辨证论治】

（一）中毒后的治法

1. 中毒轻证

临床表现：头晕头痛，心悸，恶心呕吐，四肢软弱无力，甚则短暂昏厥。

治法：通风或改变环境，再灌服下药。

方药：①食醋；②酸菜汤；③白萝卜鲜汁。

2. 中毒重症

临床表现：昏迷，面色及皮肤潮红，呼吸急促，舌质红绛，脉数。

治法：清营泄热，化痰开窍。

方药：清营汤合至宝丹。

全蝎 6g、生地 15g、元参 10g、竹叶心 3g、麦冬 10g、丹参 10g、黄连 6g、银花 10g、连翘 10g

至宝丹

用法：1 日 2 ~ 3 次，1 次 1 丸。

（二）后遗症的治疗

1. 痰热蒙蔽，瘀血阻滞证

临床表现：痴呆或神识不清，失语或言语謇涩，全身瘫痪，舌质红绛，脉细数。

治法：开窍化痰，活血清热。

方药：活络效灵丹合至宝丹加减。

丹参 30g、赤芍 15g、乳香 6g、没药 6g、当归 10g、木瓜 10g、桑枝 30g

至宝丹 2 丸。

加减：下肢瘫痪不能缓解，左者，加鹿角胶 6g；右者，加狗脊 10g（李翰卿法）。

2. 痰火阻滞，瘀阻经络证

临床表现：精神抑郁，烦躁不安，激动，木僵，或不知秽臭，甚或以粪为食，以尿为饮，舌苔黄白，舌质红绛，脉滑数。

治法：泻火化痰，活血通络。

方药：上中下痛风方加减。

黄柏 10g、苍术 10g、胆南星 10g、防己 10g、桃仁 10g、红花 10g、龙胆草 10g、郁金 10g、桑枝 30g

3. 气血俱虚，血络瘀滞证

临床表现：四肢瘫痪，久久不愈，手足冷，脉沉细。

治法：益气养血，通经活络。

方药：十全大补汤加味（李翰卿法）

黄芪 15g、当归 10g、川芎 10g、党参 10g、熟地 10g、赤芍 10g、白术 10g、茯苓 10g、肉桂 10g、炙甘草 10g、桑枝 30g、木瓜 10g

【按】辨证论治时应注意的问题

本病的主要病因是秽浊之气，其主要病位是秽浊之邪侵入厥阴心包和厥阴肝经。因此治疗昏迷时宜凉开，不宜温开；治疗痴呆时宜清热开窍活血；治疗瘫痪时，早期宜活血舒筋，较久者必佐补益方可，另外，瘫痪的左右侧用药不同亦当注意。

第三节　中暑

中暑，中医根据病因的发生亦称中暑。

【辨证论治】

（一）暑热伤阴，湿邪不化证

临床表现：头晕乏力，口干尿少，腓肠肌痉挛疼痛，脉弦细小数。

治法：清热养阴，除湿舒筋。

方药：梅瓜汤加减。

乌梅 15g、木瓜 15g、白芍 15g、甘草 10g、晚蚕沙 10g、五加皮 15g、佛手 10g

（二）暑入阳明证

临床表现：壮热汗多，心烦面赤，头痛且晕，口渴，脉洪数或洪大而芤。

治法：清暑泄热。

方药：人参白虎汤。

生石膏 60g、知母 15g、甘草 10g、白粳米 60g、人参 10g

（三）暑伤气津，湿热蕴结证

临床表现：身热汗多，肢倦神疲，心烦尿黄，脉虚大。

治法：益气养阴，除湿清热。

方药：清暑益气汤加减。

人参 10g、甘草 6g、黄芪 15g、当归 6g、麦冬 10g、五味子 10g、青皮 10g、陈皮 10g、神曲 10g、黄柏 10g、葛根 15g、苍术 10g、白术 10g、升麻 10g、泽泻 10g

【按】辨证论治时应注意的问题

本病的辨证依据要以脉为主，症状为辅。

第十二章
营养缺乏性疾病

第一节　概论

营养缺乏性疾病，从目前来看有营养不良和蛋白质缺乏症、蛋白质热能营养不良、维生素 A 缺乏病、维生素 B_1 缺乏症、尼克酸缺乏病、维生素 B_1 缺乏症、维生素 C 缺乏症、维生素 D 缺乏症、维生素 K 缺乏症、微量元素缺乏等。这些疾病除其中的个别类型中医认为是缺乏某种特殊的物质引起的，需要给予某种特殊的专药治疗外，对于其中的绝大多数疾病中医则认为是由某种特发的疾病引起的，也就是说某种特发的疾病才是营养缺乏病的根本原因，所以在治病必求于本的思想指导下，中医对于营养缺乏病不但不冠以某某营养缺乏病，而且不考虑从这个方面进行治疗，并认为只要治愈了原发疾病其营养缺乏病自然可以治愈。

处理此类疾病应注意运用辨证论治大法有八纲辨证论治、六淫辨证论治（以上参见第一章第一节）、脏腑辨证论治、气血辨证论治（以上参见第二章第一节）、痰证辨证论治（参见第十六章第一节）。

中医认为各种营养素的摄取一般受饮食和脾胃运化的盛衰所决定，因此，《备急千金要方》《太平圣惠方》《普济方》《诸病源候论》等书中很早就记载了营养缺乏病和它的治疗方法，《饮膳正要》提出如何改善烹调法，《食疗本草》提出食品的治疗价值，李东垣提出脾胃为后天之本等，并分别提出了治疗营养缺乏病的治疗方法。

常用治法有：①补充必要的营养素：给予该种营养素丰富的食物。例如：夜盲服食鸡肝、羊肝等。②治疗脾胃运化失职的原因。例如：脾虚食滞泄泻形成的疳眼，采用健脾燥湿，消食导滞；胃热上炎形成的口疮，采用清胃泻火；气血俱虚出现的浮肿、乏力，采用益气养血等。③治疗原发病。

第二节　营养不良和蛋白质缺乏病

营养不良和蛋白质缺乏病，散见于各种疾病之中，中医没有与此完全相对应的独立病名。

【辨证论治】

（一）肝胃不和，寒积不化证

临床表现：胃肠道疾病，面色萎黄，消瘦乏力，脘腹胀痛，按之更甚，纳呆食减，口苦咽干，头晕头胀，胸满心烦，大

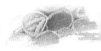

便或溏或秘，脉弦紧或弦紧而数。

治法：舒肝和胃，温中导滞。

方药：柴平汤加减。

柴胡 10g、半夏 10g、黄芩 10g、干姜 6g、大枣 7 枚、甘草 6g、苍术 15g、厚朴 10g、陈皮 10g、大黄 3g、肉桂 6g

用法：1 日 1 剂，分 2 次服，早晚饭后服。

针法：针中脘、天枢、气海、足三里。

（二）气阴两虚，痰郁气结证

临床表现：严重心脏病、肾炎、神经及脑部病变、肺结核或肺功能不全，面色㿠白，疲乏无力，失眠健忘，心悸气短，脘腹胀满，消瘦或轻度浮肿，或精神淡漠，应对迟缓，或呈全身无力，行动亦难持续，脉沉细缓。

治法：补气养阴，理气化痰。

方药：加减十味温胆汤。

黄芪 15g、当归 6g、人参 10g、麦冬 10g、五味子 10g、竹茹 10g、枳实 10g、半夏 10g、陈皮 10g、甘草 6g、菖蒲 10g、远志 10g、生地 10g

（三）气血俱虚，气滞血瘀，水湿泛滥证

临床表现：肝硬化，心力衰竭，腹胀或腹胀腹水，消瘦乏力，或下半身浮肿，纳呆食减，口燥咽干，舌质紫暗，脉沉或弦大紧涩或结、促。

治法：益气养血，理气活血，健脾利水。

方药：参芪丹鸡黄精汤加减。

人参 10g、黄芪 30g、丹参 30g、鸡血藤 15g、苍术 15g、白术 10g、青皮 10g、陈皮 10g、柴胡 10g、三棱 10g、莪术

10g、薄荷 3g、夜交藤 30g、莱菔子 10g、砂仁 10g

（四）气阴两虚，湿热蕴结证

临床表现：人体蛋白质大量或长期丧失，面色㿠白，消瘦，发热汗多，疲乏无力，脉虚大弦紧数。

治法：补气养阴，除湿清热。

方药：清暑益气汤加减。

人参 10g、甘草 6g、黄芪 15g、当归 6g、麦冬 10g、五味子 10g、青皮 10g、陈皮 10g、神曲 10g、黄柏 10g、葛根 15g、白术 10g、升麻 10g、泽泻 10g、苍术 15g

【按】辨证论治时应注意的问题

本病的主要病因有三：①饮食失节；②脾胃运化失职；③气阴俱虚。其病位亦主要有三：①气阴或气血；②脾胃；③肺肾。其治法主要应注意三个环节：①补气养阴；②健脾消食导滞；③调理三焦。其主要药物中补气养阴药如黄芪、人参、党参、白术、麦冬、当归、生地、五味子；健脾消食药如人参、党参、白术、苍术、枳实、厚朴、陈皮、干姜、肉桂、大黄、槟榔、莱菔子；调理三焦药如升麻、柴胡、葛根、草果、厚朴、黄芩、黄连、泽泻、大黄、苍术、黄柏。

第三节　蛋白质热能营养不良

蛋白质热能营养不良有营养不良性消瘦和恶性营养不良两种，中医没有与此完全相对应的独立病名，其中见于婴儿期的极度消瘦症，中医称为疳积，恶性营养不良称虚劳。

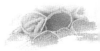

【辨证论治】

（一）脾虚食积证

临床表现：形体较消瘦，面色萎黄少华，头发稍稀，纳呆食减，精神欠佳，腹胀微满，脉沉弦缓。

治法：健脾和胃，消食导滞。

方药：资生健脾丸加减。

白术 10g、炒薏苡仁 10g、人参 10g、桔梗 10g、山楂 12g、神曲 10g、山药 15g、麦芽 10g、枳实 10g、茯苓 10g、黄连 3g、草豆蔻 6g、泽泻 10g、枳壳 10g、藿香 10g、甘草 6g、莲肉 10g、扁豆 10g

用法：1 剂，水煎 2 次，兑在一起，分 3 日服完。

（二）积滞内停，壅遏气机证

临床表现：形体明显消瘦，肚腹胀大，甚则青筋暴露，面色萎黄无华，毛发稀黄，精神不振，或烦躁激动，睡眠不宁，纳呆食减，多吃多便，脉沉涩。

治法：消积醒脾。

方药：疳积散加减。

鸡内金 10g、苍术 10g、肉豆蔻 10g、香附 10g、胡黄连 3g、砂仁 10g、神曲 10g、麦芽 10g

（三）气血俱虚证

临床表现：极度消瘦，皮肤干瘪起皱，大肉已脱，皮包骨头，精神萎靡，毛发干枯，腹凹如舟，纳呆食减，大便稀溏或便秘，时有低热，口唇干燥，舌质淡嫩或红，无苔，脉沉细弱。

治法：补气养血。

方药：八珍汤。

人参 6g、白术 6g、茯苓 6g、甘草 6g、当归 6g、川芎 6g、生地 6g、白芍 6g

用法：因其气血大衰而脾土不足，不可骤补，只可缓补。

【按】辨证论治时应注意的问题

本病以小儿特别是婴幼儿为多见，其病在儿科来讲大致属于疳积，其治以虚实并见为主，故应补与泻同施，若但予补者必须缓图，但予泻者亦应缓图。

第四节　维生素 A 缺乏症

维生素 A 缺乏症，中医没有与此完全相对应的独立病名。根据临床表现，分别将夜间视物模糊者，称雀盲、夜盲；小儿泄泻引起者，称疳眼。

【辨证论治】

（一）脾虚食滞证

临床表现：腹胀腹痛，大便稀溏，呈不消化状，并带少量黏液，一日数次，五心烦热，皮肤干燥，舌苔厚，脉弦滑。

治法：健脾燥湿，消食导滞。

方药：平胃散加味。

苍术 10 ～ 15g、厚朴 6 ～ 10g、陈皮 10g、神曲 10g、焦山楂 10g、大黄 1 ～ 3g、甘草 3g、鸡肝 2 具

用法：除鸡肝外，余药同煎。另煮鸡肝至半熟，与药同吃。

针法：四缝（点刺）、中脘、天枢、足三里。

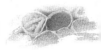

（二）肝血不足证

临床表现：夜盲。

治法：滋养肝阴。

方药：苍术 10g、夜明砂 10g、草决明 10g、枸杞子 10g

【按】辨证论治时应注意的问题

临床时，不可因其是维生素 A 缺乏而认为是中医的虚证而仅予补益，也不可因其有虚而不敢祛邪，但祛邪时必须顾护正气，补正时必须注意祛邪。

临床所见，各种动物的肝脏对本病治疗均有效果，但以鸡肝的效果最好，其应用办法是半熟，不可过煮，亦不可加盐，否则效果较差。

第五节　维生素 B₂ 缺乏症

维生素 B₂ 缺乏症，中医没有与此完全相对应的独立病名。根据临床表现，分别将口角炎、舌炎称为口疮；阴囊出疹者，称绣球风。

【辨证论治】

（一）脾胃实热证

临床表现：口角糜烂，溃疡疼痛，张口时疼痛加重。

治法：清胃泻火。

方药：加减泻黄散（李翰卿法）。

藿香 10g、防风 10g、栀子 10g、石斛 10g、玉竹 10g、黄柏 10g、元参 10g、枳壳 10g、甘草 6g

（二）阴虚胃热证

临床表现：舌红肿灼痛，有裂纹，吃热饭或酸辣食物时疼痛加重。

治法：养阴清热。

方药：加减甘露饮。

生地 10g、石斛 10g、枇杷叶 10g、黄芩 10g、元参 10g、麦冬 10g、玉竹 10g、藿香 10g、枳壳 10g

加减：久久不愈者，加肉桂 3g；阴囊红肿，发痒者，加滑石 10g、泽泻 10g。

（三）肾阴亏损，阴虚及阳，虚火上炎证

临床表现：舌红肿疼痛，久久不愈，脉弦细尺大。

治法：补阴益阳泻火。

方药：十味地黄汤加减。

生地 30g、山药 10g、山茱萸 10g、五味子 10g、茯苓 10g、泽泻 10g、丹皮 10g、附子 10g、肉桂 10g、元参 30g、白芍 15g

（四）肝肾俱虚证

临床表现：眼红眼干，流泪畏光，甚至角膜云翳。

治法：滋补肝肾。

方药：明目地黄丸、杞菊地黄丸。

【按】辨证论治时应注意的问题

本病以脾胃有热者多见，既有虚热，又有实火。其鉴别要点是看有无舌苔，有舌苔者为实火，无舌苔者为虚火。实火者，治宜泻黄散加减；虚火者，治宜甘露饮加减。虚火证以甘露饮无效者，必须佐用肉桂以引火归元。

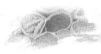

阴囊红肿，发痒者，早期以阴虚兼湿热者为多见，病程已久，往往引起肾之阴阳俱虚，治疗时非滋阴益阳不效。

第六节　维生素C缺乏症

维生素C缺乏症，中医没有与此完全相对应的独立病名。根据临床表现的不同，分别将以牙龈出血为主者，称牙衄；皮下、肌肉、关节等出血者，称肌衄。总起来讲，包括在血证范畴之中。

【辨证论治】

（一）胃热上冲证

临床表现：牙龈出血，齿龈微见肿痛。

治法：清泻胃热。

方药：清胃散加减。

升麻6g、黄连6g、麦冬6g、当归6g、丹皮10g、生石膏10g

（二）气血两虚证

临床表现：面色㿠白，虚肿，齿龈、皮下、肌肉、关节均出血，脉细缓。

治法：补气养血。

方药：归脾汤加减。

黄芪15g、人参10g，白术10g、当归6g、茯苓10g、远志10g、炒枣仁10g、龙眼肉10g、木香3g、生姜3片、大枣5枚、生地12g

（三）中气不足，气血大衰证

临床表现：面色㿠白无华，疲乏无力，脘腹冷痛，脉弦细。

治法：补气养血，温中健脾。

方药：十四味建中汤加减。

黄芪 15g、当归 10g、川芎 10g、生地 15g、白芍 15g、党参 10g、白术 10g、茯苓 10g、甘草 10g、麦冬 10g、半夏 10g、肉苁蓉 15g、附子 6g、生姜 3 片、大枣 5 枚

（四）气阴俱衰，血络瘀滞证

临床表现：面色㿠白，疲乏无力，胸腹疼痛拒按，脉沉细。

治法：益气养阴，佐以活血。

方药：人参 10g、当归 10g、麦冬 6g、丹参 10g、赤芍 10g、枳实 3g、大黄 3g

第七节　烟酸缺乏症

烟酸缺乏症，中医没有与此完全相对应的独立病名。大致包括在斑疹、泄泻、口疮等的范畴之中。

【辨证论治】

（一）肝郁脾虚，津不上潮证

临床表现：胸脘满闷，头晕心烦，纳呆食减，麻木，泄泻，舌红疼痛，脉沉弦。

治法：健脾舒肝，甘酸化阴。

方药：四逆梅瓜汤（李翰卿法）。

柴胡 3g、枳壳 10g、白芍 10g、陈皮 10g、青皮 10g、苏叶 6g、郁金 6g、苍术 3g、木瓜 10g、甘草 3g、乌梅 12g

（二）肝郁阴虚，筋脉失养证

临床表现：四肢麻木，烦躁易怒，恶心呕吐时作，指、肘、膝呈棕红色，干燥脱屑增厚或灼痛，舌红无苔，口腔黏膜、咽部红肿疼痛，脉沉细稍数。

治法：舒肝和胃，甘酸化阴。

方药：熄风通络汤加减。

钩藤 10g、木瓜 10g、陈皮 10g、香橼 10g、佛手 10g、白芍 10g、甘草 3g、丝瓜络 3g、枳壳 6g、乌梅 10g、晚蚕沙 10g

【按】辨证论治时应注意的问题

本病以脾湿阴伤者为多见，因此滋阴燥湿均难措手，只可采用酸甘化阴法以救其阴。

第八节　维生素D缺乏症

维生素D缺乏症，中医没有与此完全相对应的独立病名。根据临床表现的不同，分别将小儿者称疳积，成人手抽者，称鸡爪风；产后发生者，称虚劳。

【辨证论治】

（一）小儿软骨病

1. 脾虚失运，积滞不化证

临床表现：腹胀，纳呆，泄泻，消瘦，五心烦热。

治法：消积导滞。

方药：三棱 15g、莪术 15g、神曲 3g、麦芽 3g、焦山楂 3g、胡黄连 3g、枳实 3g、白术 3g、鳖甲 6g

阿魏化痞膏 1 张，贴脐部。

用法：除内服、外贴上药外，并应配合捏脊疗法。

2.精血亏损证

临床表现：消瘦乏力，齿迟，行迟，怯冷。

治法：大补精血。

方药：龟鹿二仙胶。

用法：1日3次，1次3g。

（二）成人骨软化证

1.脾肾俱虚，精血亏损证

临床表现：怀孕期间腰背痛，腿痛乏力，脉沉细。

治法：脾肾双补，大益精血。

方药：何首乌15g、黄精15g、枸杞子15g、山药15g、石斛12g、菟丝子10g、续断10g、白术10g

2.气血俱虚，血络瘀滞证

临床表现：妇女产后背、臂、腿、腰、足跟、指趾疼痛，食欲不振，脉弦滑。

治法：益气养血，活血通络。

方药：身痛逐瘀汤加减。

怀牛膝10g、地龙10g、秦艽3g、香附10g、甘草10g、当归10g、川芎10g、黄芪15g、苍术10g、黄柏3g、桃仁10g、红花10g

3.气阴两虚证

临床表现：腰背疼痛，甚或全身关节疼痛，疲乏无力，汗多，五心烦热，舌质略红，苔薄白，脉虚滑数。

治法：补气养阴。

方药：芪脉汤。

黄芪 15g、当归 6g、人参 10g、石斛 10g、麦冬 10g、五味子 10g、苍术 10g、黄柏 10g、木瓜 10g

【按】辨证论治时应注意的问题

本病发生于小儿者，多为积；成人者，多为虚。因此小儿的治疗原则应以消积滞为主，积滞去后再予补益，补益之法以龟鹿二仙胶为好。成人者的治疗原则应以补益为主，但本证常多虚中夹实，故补正之时必佐活血通络。

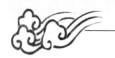

第十三章
新陈代谢疾病

第一节　概　论

新陈代谢疾病主要包括水钠代谢紊乱、钾代谢紊乱、镁代谢障碍、钙磷代谢紊乱、代谢性酸中毒、代谢性碱中毒、呼吸性酸中毒、呼吸性碱中毒以及糖尿病、糖尿病酮症酸中毒、低血糖症、糖原累积病、肥胖病、痛风等。这些疾病除糖尿病、痛风等个别疾病的个别类型中医认为是特种原因引起的疾病，并给予特殊的命名外，其他疾病均认为是某些疾病的某种类型，其治疗方法也按照原发疾病的辨证论治规律进行。

处理此类疾病应注意运用辨证论治大法：八纲辨证论治、六淫辨证论治（以上参见第一章第一节）、脏腑辨证论治、气血辨证论治（以上参见第二章第一节）、痰证辨证论治（参

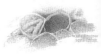

见第十六章第一节）。

常用治法有：①滋阴生津法：用于阴虚津亏，症见口渴喜饮，脉细数。药如：生地、麦冬、玉竹、沙参、石斛。②清胃生津法：用于胃热津伤，症见烦渴喜饮，脉滑数。药如：生石膏、天花粉、黄连。③益气养阴法：用于气阴两虚，症见口渴喜饮，疲乏无力，脉濡数或虚大。药如：黄芪、人参、麦冬、五味子、枸杞子、西洋参、生地、熟地。④温阳利水法：用于阳虚水停，症见水肿，小便不利，或烦渴多饮，小便数少，脉弦大紧。药如：人参、白术、茯苓、泽泻、附子、肉桂。⑤培补肾气法：用于肾阳亏损，症见腰困乏力，脉沉细弦。药如：济生肾气丸。⑥舒肝和胃法：用于肝胃不和，痰湿蕴郁，症见胃脘满痛，胸满心烦，恶心呕吐，泄泻或便秘，脉弦紧。药如：柴平汤。

第二节　水钠代谢紊乱

水钠代谢紊乱，中医没有与此完全相对应的独立病名。根据发病原因的不同，例如呕吐、泄泻引起的称呕吐、泄泻、霍乱，因尿崩症引起的称消渴，因高热汗出引起的多为阳明经证等。

【辨证论治】

（一）邪入少阳，秽湿犯脾证

临床表现：吐泻并作，头晕心烦，寒热往来，脉弦紧数。

治法：和解少阳，燥湿化浊。

方药：柴平汤加减。

柴胡 10g、半夏 10g、人参 10g、黄芩 10g、甘草 6g、生姜 4 片、大枣 5 枚、苍术 10g、厚朴 10g、陈皮 10g、苏叶 10g、神曲 10g

用法：水煎 2 次，每次 30 分钟，频频服，24 小时服完 2 剂。

（二）水湿内停证

临床表现：脘腹胀满，水泄难止，小便短少，脉弦紧。

治法：健脾和中，燥湿利湿。

方药：胃苓汤加减。

苍术 15g、厚朴 10g、陈皮 10g、肉桂 10g、白术 10g、泽泻 10g、猪苓 10g、茯苓 10g

（三）脾肾虚寒，水蓄膀胱证

临床表现：口渴多饮，饮不解渴，舌淡而滑，手足厥冷，脉弦紧。

治法：温阳健脾，利水化气。

方药：理苓汤。

附子 10g、肉桂 10g、人参 10g、白术 10g、干姜 10g、甘草 10g、茯苓 10g、泽泻 10g、猪苓 10g

用法：水煎，放置冰箱中候冷，频服。

（四）暑入阳明，气津两伤证

临床表现：壮热烦渴，大汗，舌苔黄，脉浮大无力。

治法：清热生津，益气。

方药：白虎加人参汤。

生石膏 30g、知母 10g、甘草 6g、粳米 30g、人参 10g

（五）气津两伤，湿热不化证

临床表现：身热头痛，口渴汗多，四肢困倦，胸满身重，

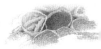

脉虚大紧数。

治法：益气生津，除湿清热。

方药：清暑益气汤加减。

人参 10g、甘草 6g、黄芪 15g、当归 6g、麦冬 10g、五味子 10g、青皮 10g、陈皮 10g、神曲 10g、黄柏 10g、葛根 15g、苍术 15g、白术 10g、升麻 10g、泽泻 10g

（六）寒邪直中少阴证

临床表现：吐利腹痛，下利清谷，四肢厥逆，恶寒蜷卧，神疲欲寐，口不渴，脉沉微细。

治法：回阳救逆。

方药：四逆汤加减。

附子 10g、干姜 10g、甘草 10g

【按】辨证论治时应注意的问题

1. 水钠代谢紊乱不可单纯认为是中医所说的津液匮乏，不可单纯强调养阴生津。

2. 水钠代谢紊乱的治疗必须强调引起水钠代谢紊乱的病因，如水湿蕴结引起的必须燥湿利水，阳明热盛伤津耗液引起的必须清泻阳明，气阴两虚引起的必须补阴益气，阳虚寒盛引起的必须温阳散寒。

第三节　代谢性酸中毒

代谢性酸中毒，中医没有与此完全相对应的独立病名。由于本病是其他疾病演变中的一个过程中的表现，所以多以原发疾病命名。

【辨证论治】

（一）湿热蕴结，湿浊犯胃证

临床表现：疲乏思睡，头晕头痛，恶心呕吐，心胸烦乱，舌苔黄厚腻，面色萎黄，脉弦滑或弦紧数。

治法：除湿清热，和胃止呕。

方药：加减达原饮。

厚朴 10g、草果 10g、黄芩 10g、知母 10g、菖蒲 10g、苏叶 10g、神曲 10g、柴胡 10g、桂枝 10g、白芷 10g

（二）气阴两虚，痰郁气结证

临床表现：腰背酸痛，疲乏无力，心烦不寐或疲乏思睡，纳呆食减，全身沉重，面色㿠白，脉沉细缓。

治法：益气养阴，理气化痰。

方药：加减十味温胆汤。

黄芪 15g、麦冬 10g、人参 10g、五味子 10g、当归 6g、竹茹 10g、枳实 10g、半夏 10g、陈皮 10g、茯苓 10g、甘草 6g、菖蒲 10g、远志 10g、生地 10g

（三）气阴俱虚，湿热蕴结证

临床表现：腰背酸痛，疲乏无力，身热或有汗出，口苦口干，小便黄赤，面色㿠白，纳呆食减，舌苔黄白厚腻，脉虚大滑数。

治法：补气养阴，除湿清热。

方药：参芪地黄汤加减。

黄芪 15g、当归 6g、人参 10g、麦冬 10g、五味子 10g、生地 15g、土茯苓 30g、苍术 10g、泽泻 10g、丹皮 10g、苏叶 10g、黄连 3g

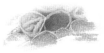

【按】辨证论治时应注意的问题

本病在辨证论治时首应重脉，次应重色，然后才是症状，并应依据比例辨证方法去辨证用药。

第四节 呼吸性酸中毒

呼吸性酸中毒，中医没有与此完全相对应的独立病名。根据临床表现的不同，分别将以喘为主要表现者称喘，神志昏迷者称昏迷。

【辨证论治】

气阴两虚，湿热蕴郁，清升浊降失职证

临床表现：呼吸困难而急促，头痛，视物模糊，烦躁不安，身热汗出，脉虚大弦紧数甚或促。

治法：益气养阴，除湿清热，升清降浊。

方药：清暑益气汤加减。

人参10g、甘草6g、黄芪15g、当归6g、麦冬10g、五味子10g、青皮10g、陈皮10g、神曲10g、黄柏10g、葛根15g、苍术15g、白术10g、升麻10g、泽泻10g

用法：昼夜频频服用，24小时服2剂。

【按】辨证论治时应注意的问题

本病是一个危证，千万不可受西医快、中医慢的错误思想的困扰而失掉应用中药救治的机会，如果对证常常可以使症状迅速改善。

第五节　糖尿病

糖尿病，中医没有与此完全相对应的独立病名。根据临床表现，分别将口渴多饮者，称消渴；疲乏无力，纳呆食减者，称虚劳；疲乏无力，心烦，逆气上冲者，称奔豚。

【辨证论治】

（一）胃热津伤证

临床表现：口渴多饮，舌苔黄白，脉滑数。

治法：清胃生津。

方药：黄连黑豆汤加减（朱庆丰法）。

生石膏 60 ~ 90g、黄连 6g、黑豆 120g

（二）胃热津伤，痰湿郁结证

临床表现：消食易饥，胃脘痞满，或素有胃寒，舌苔白润，舌质红，或仅舌尖红，脉弦滑或滑数。

治法：清胃增液，佐以苦辛。

方药：生石膏 30g、天花粉 30g、苍术 12g、干姜 3 ~ 10g、黑豆 240

（三）寒热交结，木郁失达证

临床表现：胸脘满闷或胸痛，头晕，心烦，口渴或不渴，恶心，纳呆，大便干，小便较多，舌苔白，脉弦滑。

治法：舒肝化痰，苦辛通降。

方药：柴胡桂枝干姜汤加减。

柴胡 6g、桂枝 10g、白芍 10g、天花粉 10g、牡蛎 10g、青皮 10g、黄芩 10g、枳实 10g、半夏 10g、人参 10g、干姜 3g、

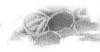

大黄 6g

（四）气阴两虚证

临床表现：口渴多饮，疲乏无力，腰背困痛，舌苔白，质嫩红，脉沉缓。

治法：益气养阴。

方药：治消滋坎饮加减。

生地 15g、熟地 10g、山茱萸 15g、山药 10g、枸杞子 10g、女贞子 15g、元参 10g、麦冬 10g、砂仁 10g、党参 10g、玉竹 10g、天花粉 10g、肉苁蓉 10g、黄芪 15g

（五）气阴两虚，痰湿阻滞证

临床表现：口渴喜饮，疲乏无力，四肢沉重，胃脘或胸脘痞满，心悸心烦，汗多，舌苔白，脉虚大。

治法：益气养阴，燥湿清热。

方药：清暑益气汤加减。

人参 10g、甘草 6g、黄芪 15g、当归 6g、麦冬 10g、五味子 10g、青皮 10g、陈皮 10g、神曲 10g、黄柏 10g、葛根 15g、苍术 10g、白术 10g、升麻 10g、泽泻 10g

（六）气阴两虚，痰郁气结证

临床表现：疲乏无力，腰背酸困，心烦心悸，自汗盗汗，失眠健忘，胸满，舌苔白，脉沉缓。

治法：补气养阴，理气化痰。

方药：加减十味温胆汤。

黄芪 15g、当归 6g、人参 10g、麦冬 10g、五味子 10g、竹茹 10g、枳实 10g、半夏 10g、陈皮 10g、茯苓 10g、甘草 6g、菖蒲 10g、远志 10g、生地 10g

（七）肾气不足，津不上潮证

临床表现：腰困腰痛，口渴喜饮，尿多，尤以夜尿为多，疲乏无力，时见足麻，脉沉细或尺大而弦。

治法：温肾生津。

方药：十味地黄汤加减（李翰卿法）。

生地 24g、山药 12g、山萸肉 10g、茯苓 10g、泽泻 10g、丹皮 10g、附子 10g、肉桂 10g、元参 15g、白芍 15g

（八）脾肾虚寒，水饮停蓄证

临床表现：口渴多饮，胃脘痞满，四肢厥冷，舌苔白，舌质淡暗，脉弦大紧数。

治法：温中散寒，化饮利水。

方药：理苓汤。

附子 10g、肉桂 10g、人参 10g、白术 10g、干姜 10g、甘草 10g、茯苓 10g、泽泻 10g、猪苓 10g

用法：置冰箱中候冷后服。

【按】辨证论治时应注意的问题

（一）辨证

1. 辨证时不可因口渴多饮而认为完全属于胃热津伤或阴虚津亏。

2. 辨证时的要点是：①脉象：滑，为痰热或胃热；虚大，为气阴两虚或气血两虚；沉细弦，为阳虚；濡缓，为气阴虚或湿盛；尺大而弦，为肾阳虚；尺大而滑数，为阴虚相火妄动；弦大紧，为阴虚寒盛，痰饮中阻。②脾胃症状：胃脘痞满，为痰热或寒饮蕴结；胃脘悸动，为阳虚寒饮；纳呆，为脾虚湿盛。

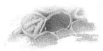

（二）论治

1.不可乱用滋阴　痰湿阻滞者，化其痰，津自上潮；寒热交结者，化其结，津自上潮；阳虚不能化水者，温其阳，津自上潮。切不可因其口渴而必加滋阴生津药。

2.不可乱用寒凉　长期服用寒凉，容易损伤脾肾阳气，因此泻火时千万不可损阳，滋阴时不可耗气。

3.注意用药过程　长期应用胰岛素者，中药效果较差，也不容易巩固效果。应用降糖灵等药物者，容易取效，也容易巩固效果。

4.方剂适应证　柴胡桂枝干姜汤适用于脉弦滑而肝经症状较多者；十味地黄汤适用于腰困痛，脉沉细而尺脉较大者；理苓汤适用于脘痞、指趾厥冷、脉弦大紧者；治消滋坎饮适用于脉沉缓者。

第六节　糖尿病酮症酸中毒

糖尿病酮症酸中毒，中医没有与此完全相对应的独立病名。根据临床表现，分别将恶心呕吐为主者称呕吐；心悸为主者，称惊悸；昏迷为主者，称昏迷。

【辨证论治】

（一）气阴两虚，湿热内郁，津不上潮证

临床表现：疲乏软弱，四肢无力，极度口渴，多饮多尿，脉虚大弦数。

治法：补气养阴，燥湿清热，升津增液。

方药：清燥汤加减。

黄芪 6g、苍术 4g、白术 2g、陈皮 2g、泽泻 2g、人参 1g、茯苓 1g、升麻 1g、当归 1g、生地 1g、麦冬 1g、甘草 1g、神曲 1g、黄柏 1g、猪苓 1g、柴胡 1g、黄连 0.5g、五味子 3g

（二）肝胃不和，秽浊犯胃证

临床表现：头晕头痛，纳呆食减，恶心呕吐，时或脘腹满痛，口苦咽干，舌苔黄白腻，脉弦紧而数。

治法：舒肝和胃，燥湿化浊。

方药：柴平汤加减。

柴胡 10g、黄芩 10g、人参 10g、半夏 10g、生姜 3 片、甘草 6g、大枣 5 枚、苍术 12g、厚朴 10g、陈皮 10g、桂枝 10g、茯苓 10g

加减：胃脘有压痛者，加大黄 3g。

（三）痰饮中阻，气阴俱虚证

临床表现：疲乏无力，食欲不振，恶心欲吐，口渴喜饮，胃脘痞满，心悸心烦，尿少浮肿，舌苔白，脉虚大弦紧数。

治法：补气养阴，化饮利水。

方药：芪脉地黄汤加减。

黄芪 15g、当归 6g、人参 10g、麦冬 10g、五味子 10g、生地 15g、苍术 10g、茯苓 10g、泽泻 10g、丹皮 10g、防己 10g、肉桂 10g、生石膏 15g

【按】辨证论治时应注意的问题

本病是一个气虚、阴虚、痰饮具备的疾病，因此治疗时务必注意气虚、阴虚、痰饮三者的比例关系，若以痰饮为主存在时就应以化痰饮为主的方法治疗。

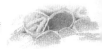

第七节　低血糖症

低血糖症，中医没有与此完全相对应的独立病名。根据临床表现大致包括在厥证的范畴之中。

【辨证论治】

（一）气郁痰阻证

临床表现：恐惧，狂躁，胸满，甚至抽搐，脉沉弦滑。

治法：舒肝理气，化痰泻火。

方药：癫狂梦醒汤加减。

桃仁10g、香附10g、青皮10g、半夏10g、木通10g、赤芍10g、川芎10g、桑白皮10g、大腹皮10g、苏子10g、枳壳10g、柴胡10g、甘草15g

（二）中气不足，肝气上冲证

临床表现：疲乏无力，胃脘冷痛，心悸失眠，或疲乏思睡，虽睡而疲乏不减，脘腹悸动，时而突然汗出而厥，舌苔白，脉沉细弦。

治法：健中补脾，平肝降冲。

方药：黄芪建中汤加味。

黄芪15g、桂枝10g、白芍20g、生姜3片、大枣7枚、甘草10g、当归10g、生龙骨10g、生牡蛎10g

（三）气阴两虚证

临床表现：疲乏无力，下肢沉重，头晕而重，手足心热，纳呆食减，脉沉细弱或虚大。

治法：益气养阴。

方药：补中益气汤、六味地黄加减。

黄芪 15g、党参 10g、白术 10g、升麻 6g、柴胡 6g、陈皮 10g、甘草 6g、熟地 10g、山药 10g、山茱萸 10g、茯苓 10g、泽泻 10g、丹皮 10g、黄精 10g、五味子 10g、何首乌 10g

（四）气阴两虚，痰气郁结证

临床表现：疲乏无力，头晕头重，心悸气短，阵发性汗出，纳呆心烦，舌苔薄白，脉沉细弱或沉缓。

治法：补气养阴，理气化痰。

方药：加减十味温胆汤心。

黄芪 15g、当归 6g、人参 10g、麦冬 10g、五味子 10g、竹茹 10g、枳壳 10g、半夏 10g、陈皮 10g、茯苓 10g、甘草 6g、菖蒲 10g、远志 10g、生地 10g

【按】辨证论治时应注意的问题

本病大多与肝郁脾虚有关。

第八节　肥胖

肥胖，中医没有与此完全相对应的独立病名。根据临床表现，以腹满为主的，称胀满；浮肿较重的，称浮肿；心烦，胸满为主的，称郁证。

【辨证论治】

（一）痰湿阻滞证

临床表现：脘腹胀满，午后至前半夜加重，上午减轻，日渐肥胖，全身憋胀，疲乏无力，走路、登高、弯腰时均感气短，下肢轻度浮肿，口干，舌苔白，脉弦滑。

治法：燥湿化痰，理气消胀。

方药：木香顺气丸加减。

木香 10g、香附 20g、半夏 10g、陈皮 10g、神曲 10g、砂仁 10g、莱菔子 10g、枳实 10g、茯苓 10g、白术 10g、桔梗 10g、甘草 6g、槟榔 10g、大腹皮 10g

（二）气血俱虚，气滞血瘀，痰湿壅滞证

临床表现：肥胖，腹满腹胀，全身憋胀，下肢浮肿，月经涩少，舌苔白，舌质暗，脉弦滑。

治法：益气养血，理气活血，燥湿化痰。

方药：参芪丹鸡黄精汤加减。

黄芪 30g、丹参 30g、鸡血藤 30g、夜交藤 30g、党参 10g、苍术 15g、白术 10g、青皮 10g、陈皮 10g、当归 10g、生地 10g、黄精 10g、柴胡 10g、三棱 10g、莪术 10g、薄荷 3g、莱菔子 10g、砂仁 10g

（三）肾气不足，痰湿郁滞证

临床表现：肥胖，腰腿疼痛，下肢浮肿，足冷，舌苔薄白，脉沉弦。

治法：温肾利湿。

方药：济生肾气丸加减。

生地 15g、苍术 10g、茯苓 10g、肉苁蓉 10g、泽泻 10g、丹皮 10g、附子 10g、肉桂 10g、五味子 10g、怀牛膝 10g、车前子 10g

【按】辨证论治时应注意的问题

本病以气虚痰湿为多见，若病程较久者，往往出现气滞血瘀，因此治疗本病，首先要益气燥湿化痰，及其病久时，必予活血通络。

第九节　痛风

痛风，中医没有与此完全相对应的独立病名。根据临床表现，将急性痛风性关节炎、痛风石及慢性关节炎者，称痹证。

【辨证论治】

（一）风湿热痹证

临床表现：关节红肿疼痛，身热乏力，或无明显身热，口干，舌质红，苔白或黄白，脉弦滑或滑数。

治法：除湿清热散风。

方药：宣痹汤加减。

防己15g、杏仁15g、滑石15g、赤小豆15g、晚蚕沙15g、半夏15g、生薏苡仁15g、海桐皮15g、片姜黄15g、连翘15g、桑枝15g

（二）痰热内郁，风寒郁闭证

临床表现：关节肿痛时轻时重，时作时止，发热或不发热，舌苔白或黄腻，脉滑数。

治法：清热化痰，散寒除湿。

方药：上中下痛风方加减。

黄柏10g、苍术10g、制南星10g、桂枝10g、防己10g、威灵仙10g、桃仁10g、红花10g、龙胆草10g、羌活10g、白芷10g、川芎10g、神曲10g

（三）湿热下注，清阳不升证

临床表现：小趾、拇趾关节红肿反复发作，舌苔白，脉弦紧。

治法：除湿清热，升阳。

方药：当归拈痛汤加减。

当归 15g、羌活 10g、防风 10g、升麻 10g、猪苓 10g、泽泻 10g、茵陈 15g、黄芩 10g、葛根 15g、苦参 15g、知母 10g、甘草 6g

【按】辨证论治时应注意的问题

（一）辨证

本病是由风、寒、湿、热杂至而成的疾病，其辨证的关键在于区分风、寒、湿、热的比例关系。

（二）论治

治疗的整个过程要注意清热不可使寒邪闭郁，散寒不可留湿助热。

第十四章
免疫性疾病

第一节　概论

免疫性疾病从目前来看主要的有变态反应、血清病、荨麻疹、过敏性鼻炎、过敏性休克、药物反应、自身免疫病、免疫缺陷病等。这些疾病从临床来看，荨麻疹、过敏性鼻炎，药物反应从中医的角度看大都与风有关，因此祛风就成了这类疾病的主要治法。但是，由于正气盛衰的不同和兼夹邪气的差异，其治法又有很大差别。例如：风热外客者，治宜疏风清热法；卫气不固，遇风则甚者，治宜益气固表法；风寒客表者，治宜疏散风寒祛；风湿外客者，治宜散风除湿法；营卫失调者，治宜和调营卫法。血清病，过敏性休克，或为气阴俱脱，或为亡阳、闭厥，其治法若气阴俱脱者尤应重视生脉散、山茱萸的应用，亡阳者四逆汤、参附汤尤不可缺；闭厥者必除其邪，邪去正始安。自身免疫病、免疫缺陷病，因临床见之较少，其规律性尚未看出，然而从部分病例来看大都与气阴俱虚有关，因此益气养阴在所必用。

处理此类疾病应注意运用的辨证论治大法有六淫辨证论治、气血辨证论治、八纲辨证论治（参见第一章第一节）。常用治法有：①疏风清热法：适用于风热外袭，皮疹红肿疼痛，发热，咽喉干痛，脉浮数，药如银花、连翘、蝉蜕、薄荷、浮萍、僵蚕。②养血祛风法：适用于血虚生风或血燥生风，皮疹痒而搔破出血，夜间痒甚或吃辛辣食物加重，药如当归、川芎、生地、熟地、胡麻仁、何首乌、白芍。③益气固表法：适用于卫气不固，遇风则甚，药如黄芪、人参、白术、党参。④疏散风寒法：适用于风寒客表，皮疹奇痒，药如防风、羌活、独活、苍耳子、细辛、白芷、麻黄、桂枝。⑤散风除湿法：适用于风夹湿邪的皮疹，其中风湿兼热者，宜用苦参、土茯苓、地肤子、黄柏配苍术；风湿兼寒者，宜用桂枝、麻黄、细辛、白芷、藁本、苍术、白术。⑥调和营卫法：适用于营卫失调的皮疹，身痒，流涕，脉缓，药如桂枝汤。

第二节　枯草热

枯草热，中医没有与此完全相对应的独立病名。根据临床表现，分别将鼻痒为主者，称鼻痒；喷嚏为主者，称伤风。

【辨证论治】

（一）营卫不调证

临床表现：鼻塞鼻痒，喷嚏流清涕，舌苔薄白，脉浮缓。

治法：调和营卫。

方药：桂枝汤。

桂枝 10g、白芍 10g、生姜 10g、炙甘草 10g、大枣 12 枚

用法：服药后饮热水，取微汗。

（二）脾虚湿盛，风邪外客证

临床表现：鼻塞鼻痒，流清涕，喷嚏，胃脘痞满，脉浮。

治法：燥湿祛风。

方药：消风散加减。

荆芥 6g、防风 6g、蝉蜕 10g、茯苓 6g、苍术 10g、厚朴 10g、陈皮 10g、僵蚕 10g、甘草 3g、羌活 3g、川芎 10g、藿香 10g

加减：无效者，加乌梅 3 个、生姜 3 片。

（三）表虚不固，风热外客证

临床表现：久久不愈，头晕乏力，鼻流清涕，喷嚏，口干，脉缓。

治法：益气固表，散风清热。

方药：益气聪明汤加减。

黄芪 15g、党参 10g、升麻 10g、蔓荆子 10g、葛根 10g、白芍 10g、黄柏 10g、甘草 6g

（四）中气不足，外受风寒证

临床表现：鼻痒鼻塞，喷嚏，流清水鼻涕，舌苔白，舌质淡，脉浮大或缓。

治法：补中益气，外散风邪。

方药：补中益气汤加味。

黄芪 15g、党参 10g、白术 10g、当归 10g、陈皮 10g、升麻 10g、柴胡 10g、甘草 10g、羌活 10g、防风 10g、独活 10g

【按】辨证论治时应注意的问题

（一）辨证

1.本病以表虚不固、营卫失调者为多见。

2.表虚不固和营卫失调的主要鉴别点是：全身症状。即营卫失调者全身的症状少，表虚不固者，具有气虚之证。

（二）论治

1.营卫失调者，桂枝汤是有效的方剂。

2.表虚不固者，多兼风热，故补气固表时，宜佐入寒凉药。

第三节　蔬菜日光性皮炎

蔬菜日光性皮炎，中医没有与此完全相对应的独立病名。根据临床表现，大致包括在斑疹的范畴之中。

【辨证论治】

风热外客证

临床表现：阳光照射后，颜面、手等暴露部位，突然发生弥漫性水肿，质地坚实发亮，色鲜红或紫红，局部灼热疼痛，麻木或兼瘙痒，脉浮数。

治法：清热解毒，疏风。

方药：银花 15g、连翘 15g、大青叶 15g、元参 15g、赤芍 15g、蝉蜕 10g、薄荷 10g（朱庆丰方）

加减：大便不畅者，改用升降散加味。

蝉蜕 12g、僵蚕 10g、片姜黄 10g、连翘 12g、大黄 3g、丹皮 12g

【按】辨证论治时应注意的问题

本病的主要原因是风热外客，因此疏风清热是本病的主要治法。

第四节　药物性皮炎

药物性皮炎，中医没有与此完全相对应的独立病名。根据临床表现，分别将荨麻疹样者，称痦瘟或风疹块；红斑者，称红斑；麻疹样者，称隐疹。

【辨证论治】

（一）热毒壅郁，外受风邪证

临床表现：猩红热样或麻疹样皮疹，色红，发热，微恶寒，脉浮数。

治法：清热解毒，疏风解表。

方药：银花 15g、连翘 15g、大青叶 15g、川芎 10g、当归 10g、生地 10g、蝉蜕 10g、薄荷 10g、荆芥 10g

加减：局部发红较重，身热较轻者，加丹参 15g，去大青叶；起疱疹，疼痛者，加瓜蒌 30g、生薏苡仁 30g；不痒不痛者，去银花、连翘、大青叶，加桃仁 10g、红花 10g。

（二）营卫失调，阳明里实证

临床表现：荨麻疹样皮疹，奇痒，食欲不振，舌苔黄，脉浮缓。

治法：调和营卫，佐以清里。

方药：桂枝大黄汤。

桂枝 10g、白芍 20g、生姜 10g、甘草 10g、大枣 12 个、大黄 4g

（三）里有郁热，外受风寒证

临床表现：荨麻疹样或疱疹样皮疹，奇痒，口苦口干，小便黄，大便干，脉弦紧。

治法：内清郁热，外疏风寒。

方药：防风通圣散加减。

防风 10g、大黄 3g、荆芥 10g、麻黄 10g、赤芍 10g、连翘 10g、甘草 6g、桔梗 10g、川芎 10g、当归 10g、生石膏 15g、滑石 15g、薄荷 6g、黄芩 10g、苍术 10g

（四）脾湿不运，外受风邪证

临床表现：皮肤奇痒，脘腹痞满，口淡乏味，舌苔白，脉浮缓。

治法：燥湿祛风。

方药：消风散加减。

防风 10g、荆芥 10g、蝉蜕 10g、僵蚕 10g、苍术 10g、白术 10g、茯苓 10g、甘草 6g、藿香 10g、厚朴 10g、竹叶 10g

（五）热毒壅盛，卫气不足证

临床表现：水疱，糜烂，大片脱落，高热，脉虚数。

治法：益气固表，清热解毒。

方药：生黄芪 15g、当归 10g、白芍 10g、银花 15g、连翘 15g、麦冬 15g、生地 15g、甘草 6g

外用：大黄、青黛各等份，共为细末，撒于疮面上。

（六）气营两燔证

临床表现：大片红斑，水疱，高热，神昏谵语，或烦躁不安，舌质红绛，苔黄干，脉数或洪数。

治法：清气凉营。

方药：清瘟败毒饮加减。

生地 30g、黄连 10g、丹皮 10g、生石膏 100g、栀子 10g、竹叶 10g、甘草 6g、元参 30g、连翘 30g、麦冬 15g、知母 10g

（七）热入营血证

临床表现：高热神昏，斑疹，舌质红绛无苔，脉数。

治法：清营凉血。

方药：犀角地黄汤加味。

羚羊角 10g、生地 30g、白芍 30g、丹皮 12g、元参 40g

【按】辨证论治时应注意的问题

（一）辨证

本病辨证的要点是：①皮疹的颜色和形态：色红，片大，起疱者，为热毒炽盛或热入营血；色不甚红，片小者，为风热或风寒。②脉象：浮数，为风热；浮紧，为风寒；洪数，为热入阳明；虚大而数，为气阴两虚而热邪炽盛；浮缓，为营卫失调；濡缓，为湿盛；细数，为阴虚有热、血虚有热。

（二）论治

可按疹属肺、斑属胃，疹在气分、斑在血分的原则处理。

第五节　荨麻疹

荨麻疹，中医根据临床表现，称为瘖瘟、隐疹、风团。

【辨证论治】

（一）风湿客表，内有郁热证

临床表现：急性发病，风团遍身，颜色鲜红或淡红，口干，大便干，舌苔黄，脉浮稍数。

治法：疏散风湿，内清郁热。

方药：防风通圣丸。

用法：1日2次，1次10g。

仅口干，舌苔黄，大便不干者，宜：荆芥10g、防风10g、蝉蜕10g、牛蒡子10g、白蒺藜10g、薄荷3g、生石膏15g、丹皮15g、赤芍15g（李翰卿法）

（二）风寒湿邪客表证

临床表现：急性发病，遇冷时发作严重，口不干，舌苔薄白，脉浮紧或浮缓。

治法：疏风散寒。

方药：桂枝麻黄各半汤。

麻黄5g、桂枝5g、杏仁5g、白芍5g、甘草5g、生姜2片、大枣5枚

（三）脾湿不化，外受风寒证

临床表现：胃脘满胀或胀痛，甚至恶心呕吐，风团遍身，头晕头痛，项背强急，目昏，舌苔白或黄白，脉浮。

治法：燥湿健脾，疏散风寒。

方药：消风散加减。

党参10g、防风3g、茯苓10g、川芎10g、羌活3g、僵蚕10g、蝉蜕10g、藿香10g、荆芥10g、厚朴15g、陈皮10g、甘草6g、竹叶10g

（四）风热客表证

临床表现：遇热或太阳照射时发作，风团奇痒，颜色鲜红，遇寒凉后痒感及风团均改善，舌苔白，脉浮。

治法：疏风清热。

方药：浮萍10g、银花10g、牛蒡子10g、连翘10g、丹皮10g、五加皮10g、白芷10g、生地10g、防风6g、白蒺藜6g（李翰卿法）

（五）气血俱虚，外受风邪证

临床表现：慢性反复发作，白天发作较多，稍受风冷亦容易发作。

治法：益气养血，活血散风。

方药：黄芪四物汤加减。

黄芪13g、当归10g、川芎10g、白术10g、防风10g、赤芍10g、豨莶草7g

加减：风热较甚者，可予秦艽5g、牛蒡子4g、枳壳4g、麻黄4g、生地4g、黄芪4g、防风2g、甘草2g、元参7g、升麻7g（李翰卿法）。

（六）血虚生热，外受风邪证

临床表现：慢性反复发作，夜间遇热容易发病，手心时热，脉沉细。

治法：养血活血，疏散风热。

方药：丹参银翘饮加减。

丹参15g、银花10g、连翘10g、当归10g、生地10g、赤芍10g、荆芥10g、生首乌12g、豨莶草10g

加减：气血俱虚者，宜益气养血祛风：当归5g、生地

5g、白芍 5g、川芎 5g、生首乌 5g、荆芥 5g、防风 5g、白蒺藜 5g、生黄芪 3g、甘草 3g。

（七）血虚络瘀，风邪因动证

临床表现：妇女每至经期发作，脉沉细弦。

治法：养血活血，佐以散风。

方药：四物胡麻仁汤（李翰卿法）。

生首乌 10g、当归 10g、川芎 10g、生地 10g、赤芍 10g、胡麻仁 10g、红花 10g、荆芥 6g

（八）气阴两虚，痰郁气结证

临床表现：慢性发病，久久不愈，妇女经期间，男子每至节气相交，即发生少量风团，或兼喘，或兼腹痛，腹胀，口干，舌苔白腻，脉虚大弦滑。

治法：益气养阴，理气化痰。

方药：黄芪鳖甲散加减。

黄芪 15g、地骨皮 10g、紫菀 10g、党参 10g、茯苓 10g、柴胡 10g、半夏 10g、知母 10g、生地 10g、白芍 10g、天门冬 10g、肉桂 10g、桂枝 3g、秦艽 3g、甘草 6g

【按】辨证论治时应注意的问题

（一）辨证

本病辨证的要点是：①发疹与气候的关系：寒冷气候发作者，为风寒；湿热气候发作者，为湿热；夏季发作者，为气阴两虚。②发疹与昼夜的关系：夜间发作者，为血虚燥热。③有无腹部症状：发疹时腹痛腹胀泄泻者，为脾胃寒湿；便秘者，为阳明实热。④与其他疾病的关系。

（二）论治

处方用药时，一般必须注意以下几点。

1. 急性发作时，应予散风；慢性反复发作者，注意养血、活血、健脾、益气。

2. 兼有便秘者，必须通便；腹胀、便溏者，必佐燥湿健脾；脉虚大者，益气养血之药不可缺。

3. 处方用药必须君臣佐使分明，不可以主作辅，也不可以辅作主，否则病必难除。

第六节　过敏性鼻炎

过敏性鼻炎，中医没有与此完全相对应的独立病名。根据临床表现，大致包括在鼻鼽的范畴之中。

【辨证论治】

（一）风邪外客，脾虚湿盛证

临床表现：鼻腔发痒，酸胀不适，继则喷嚏频作，鼻塞不通，流涕清稀量多，舌苔白，脉浮紧或浮缓。

治法：燥湿祛风。

方药：消风散加减。

羌活10g、防风10g、荆芥10g、川芎10g、厚朴10g、人参10g、茯苓10g、陈皮10g、甘草6g、僵蚕10g、蝉蜕10g、藿香10g、竹叶10g

（二）中气不足，清阳失升证

临床表现：喷嚏时作，久久不愈，鼻塞不通，流涕清稀量多，头晕，舌苔白，脉濡缓。

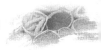

治法：益气升阳。

方药：益气聪明汤加减。

蔓荆子 10g、升麻 10g、葛根 15g、人参 10g、黄芪 15g、黄柏 10g、白芍 10g、甘草 6g

（三）气阴两虚，湿热蕴结证

临床表现：喷嚏时作，久久不愈，鼻塞不通，流涕清稀量多，口干咽燥，舌苔白或黄白，脉虚大或虚大而数。

治法：补气养阴，除湿清热。

方药：清暑益气汤加减。

人参 10g、甘草 6g、黄芪 15g、当归 6g、麦冬 10g、五味子 10g、青皮 10g、陈皮 10g、神曲 10g、黄柏 10g、葛根 15g、苍术 10g、白术 10g、升麻 10g、泽泻 10g、白芷 10g

（四）太少合病证

临床表现：喷嚏频繁，久久不愈，鼻塞流涕，涕如清水，时见头晕口干，或胸满心烦，舌苔白，脉弦缓。

治法：和解少阳，调和营卫。

方药：柴胡桂枝汤加减。

柴胡 10g、半夏 10g、黄芩 10g、人参 10g、甘草 6g、生姜 3 片、大枣 7 枚、桂枝 10g、白芍 10g、苏叶 10g、薄荷 6g、蝉蜕 10g

（五）营卫失调证

临床表现：喷嚏时作，鼻塞流清涕，脉缓。

治法：调和营卫。

方药：桂枝汤加味。

桂枝 10g、白芍 10g、生姜 10g、甘草 10g、大枣 12 枚、苏叶 3g

【按】辨证论治时应注意的问题

（一）辨证

本病的辨证依据要以脉为主，即脉虚大者为气阴俱虚，脉濡缓者为气虚清阳失升，脉浮紧者以风寒客表为主。脉浮缓者为营卫失调，弦者为少阳枢机不利。

（二）论治

虚者当以补为主佐以祛邪，急性者当以祛风为主，枢机不利必须和解枢机，营卫失调者必须调其营卫。

第七节　自身免疫病

自身免疫病，中医没有与此完全相对应的独立病名。从我临床所见，这种疾病大都与中医的气阴两虚、痰湿郁滞、三焦郁滞、气机升降失常有关，其病位主要在心、肺和三焦。

【辨证论治】

（一）气阴两虚，湿热蕴结，升降失常证

临床表现：发热汗出，疲乏无力，颈部两侧或全身淋巴结肿大，咽喉肿痛，或心悸气短，脉虚大紧数。

治法：益气养阴，除湿清热，升清降浊。

方药：清暑益气汤加减。

西洋参10g、甘草6g、黄芪15g、当归6g、麦冬10g、五味子10g、青皮10g、陈皮10g、神曲10g、黄柏10g、葛根15g、苍术10g、白术10g、升麻10g、泽泻10g

（二）气阴两虚，痰热内郁，升降失常证

临床表现：咳嗽气短，痰吐清白或夹血丝，自汗盗汗，

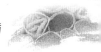

发热或骨蒸劳热，脉虚大数或虚大弦紧数。

治法：补气养阴，清热化痰，升清降浊。

方药：黄芪鳖甲散加减。

黄芪 15g、鳖甲 15g、地骨皮 10g、紫菀 10g、人参 10g、茯苓 10g、柴胡 10g、半夏 10g、知母 10g、生地 10g、白芍 10g、麦冬 10g、肉桂 10g、甘草 10g

（三）气阴两虚，清阳失升证

临床表现：疲乏无力，背热或不热，气短，脉虚大弦紧尺脉尤甚。

治法：补气养阴，升清降浊。

方药：加减补阴益气煎。

升麻 10g、柴胡 10g、黄芪 15g、白术 10g、陈皮 10g、甘草 6g、人参 10g、生地 15g、山药 10g、五味子 10g、茯苓 10g、泽泻 10g、丹皮 10g、当归 6g

（四）气阴两虚，湿热蕴结证

临床表现：关节疼痛，红肿或不红肿，自汗盗汗，身热或五心烦热，疲乏无力，脉虚大滑数。

治法：益气养阴，除湿清热。

方药：芪脉三妙汤加减。

黄芪 15g、当归 6g、麦冬 10g、人参 10g、五味子 10g、石斛 10g、苍术 10g、黄柏 10g、怀牛膝 10g、晚蚕沙 10g

（五）气阴俱虚，痰气郁结证

临床表现：面色㿠白，自汗盗汗，疲乏无力，心悸气短，胸脘痞满，便秘或便溏或便血，脉沉缓。

治法：益气养阴，理气化痰。

方药：加减十味温胆汤。

黄芪 15g、当归 6g、人参 10g、麦冬 10g、五味子 10g、竹茹 10g、枳实 10g、半夏 10g、陈皮 10g、茯苓 10g、甘草 6g、菖蒲 10g、远志 10g、生地 10g

【按】辨证论治时应注意的问题

本病的主要原因有三：①气阴两虚；②痰湿热郁滞；③三焦的升降失常。因此治疗本病时应注意：补气养阴、除湿清热或化痰清热、调理三焦三条。其中补气养阴药有黄芪、人参、党参、西洋参、麦冬、五味子、石斛、生地，除湿清热药有陈皮、青皮、半夏、茯苓、泽泻、黄柏、黄芩，化痰清热药有半夏、陈皮、制南星、远志、青皮、陈皮、茯苓，调理三焦药有升麻、柴胡、葛根、厚朴、菖蒲、草果、知母、泽泻、黄柏、黄芩等。

第八节　免疫缺陷病

免疫缺陷病，中医没有与此完全相对应的独立病名。

【辨证论治】

（一）真阴亏损，虚风内动证

临床表现：身热汗多，手足心热甚于手足背，神倦形消，心悸，手足蠕动或瘛疭，甚则时时欲脱，或神昏，舌干绛或干绛无苔，脉虚或虚大数。

治法：滋阴增液，柔肝熄风。

方药：大定风珠加减。

甘草 10g、生地 18g、白芍 18g、麦冬 15g、阿胶（烊化）

10g、火麻仁 10g、生龙骨 15g、生牡蛎 15g、龟板 15g、鳖甲 15g、五味子 10g、鸡子黄 2 枚（冲）

加减：喘者加人参 10g。

（二）脾胃气虚，寒湿不化证

临床表现：久泻久利，消瘦乏力，纳呆食减，或腹满腹痛，脉细缓。

治法：健脾益气，和胃渗湿。

方药：加减资生丸。

人参 10g、茯苓 10g、白术 10g、炒扁豆 10g、陈皮 10g、山药 15g、甘草 6g、莲子 10g、砂仁 10g、炒薏苡仁 15g、桔梗 10g、白蔻仁 10g、神曲 10g、焦山楂 10g、黄连 6g、吴茱萸 10g、芡实 15g、补骨脂 10g

（三）气血俱虚，热毒蕴结证

临床表现：脓肿形成，脓色黄稠，久久不愈，身热汗多，面色㿠白，疲乏无力，脉虚大滑数。

治法：益气养血，解毒排脓。

方药：芪银汤加减。

黄芪 15g、当归 6g、赤芍 10g、银花 10g、连翘 10g、白芥子 3g、白芷 3g

（四）气阴两虚，湿热蕴结证

临床表现：关节疼痛，红肿或不红肿，身热汗出，疲乏无力，口干，脉虚大滑数或虚数。

治法：益气养阴，燥湿清热。

方药：芪脉三妙汤加减。

黄芪 15g、当归 6g、麦冬 10g、人参 10g、五味子 10g、石

斛 10g、苍术 10g、黄柏 10g、怀牛膝 10g

（五）气阴两虚，湿热蕴结，升降失常证

临床表现：发热汗出，疲乏无力，颈部或全身淋巴结肿大或不肿大，咽喉疼痛或干，或心悸气短，脉虚大紧数或虚大数。

治法：益气养阴，除湿清热，升清降浊。

方药：清暑益气汤加减。

人参 10g、甘草 6g、黄芪 15g、当归 6g、麦冬 10g、五味子 10g、青皮 10g、陈皮 10g、神曲 10g、黄柏 10g、葛根 15g、苍术 15g、白术 10g、升麻 10g、泽泻 10g

（六）气阴两虚，痰热内郁，升降失常证

临床表现：咳嗽气短，或咳喘气短，痰多清白，自汗盗汗，发热或骨蒸劳热，脉虚大数或虚大弦紧数。

治法：补气养阴，清热化痰，升清降浊。

方药：黄芪鳖甲散加减。

黄芪 15g、鳖甲 15g、地骨皮 10g、紫菀 10g、人参 10g、茯苓 10g、柴胡 10g、半夏 10g、知母 10g、生地 10g、白芍 10g、麦冬 10g、肉桂 10g、甘草 6g

（七）气阴俱虚，痰气郁结证

临床表现：面色㿠白，自汗盗汗，疲乏无力，心悸气短，胸脘痞满，脉沉缓。

治法：益气养阴，理气化痰。

方药：加减十味温胆汤。

黄芪 15g、当归 6g、人参 10g、麦冬 10g、五味子 10g、竹茹 10g、枳实 10g、半夏 10g、陈皮 10g、茯苓 10g、甘草 6g、

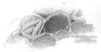

菖蒲 10g、远志 10g、生地 10g

【**按**】辨证论治时应注意的问题

本病是一个以虚为主的疾病，因此补益是本病的主要治法。本病是一个虚实并见的疾病，因此补益的同时不可忘记祛邪。

第十五章
风湿性疾病

第一节　概论

风湿性疾病，从目前来看主要有红斑性狼疮、类风湿性关节炎、皮肌炎、硬皮病、结节性多动脉炎、白塞病、韦格内肉芽肿、结节性脂膜炎、干燥综合征、混合结缔组织病、重叠综合征、嗜酸性脂膜炎等。这些疾病中由于其症状大多均有关节僵硬疼痛，且其病机多与气血瘀阻有关，因此多在痹证一病范畴中进行论述，中医认为痹证均与风、寒、湿杂至有关，因此考虑这类疾病的治疗时必须考虑风、寒、湿三气的同时存在和风、寒、湿三气之间的比例多少的关系。中医理论同时还认为，由于风、寒、湿三邪所客的部位和正气盛衰的差异，又常常表现为不同的痹证，正如《素问·痹论》

所说："痹之安生……风寒湿三气杂至，合而为痹也。其风气胜者为行痹，寒气胜者为痛痹，湿气胜者为着痹也。""以冬遇此者为骨痹，以春遇此者为筋痹，以夏遇此者为脉痹，以至阴遇此者为肌痹，以秋遇此者为皮痹……五脏皆有合，病久而不去者，内舍于其合也。故骨痹不已，复感于邪，内舍于肾；筋痹不已……内舍于肝；脉痹不已……内舍于心；肌痹不已……内舍于脾；皮痹不已……内舍于肺。"同时还认为营卫之气亦可与风寒湿气相结合形成痹证，因此治痹除注意风寒湿外，还应注意活血行气。

处理此类疾病时，应注意运用的辨证论治大法有六淫辨证论治、八纲辨证论治（以上参见第一章第一节）、脏腑辨证论治、气血辨证论治（以上参见第二章第一节）。

常用治法有：①祛风散寒除湿法：适用于风寒湿三气杂至，关节、肌肉疼痛，僵硬者。药如：麻黄、桂枝、羌活、防风、白芷、细辛、苍术、白术、薏苡仁。②燥湿清热法：适用于湿热客于关节、肌肉，症见关节肿痛；午后发热，尿黄，脉滑数。药如：二妙丸、海桐皮、防己、生薏苡仁、晚蚕沙。③养血柔肝法：适用于血虚筋脉失养，症见关节拘挛，疼痛。药如：白芍、生地、首乌、当归、桑寄生、女贞子、菟丝子。④滋补肝肾法：适用于肝肾亏损，症见腰膝疼痛，头晕头痛，目视昏花。药如：归芍地黄丸、杞菊地黄丸。⑤温阳散寒法：适用于阳虚寒湿痹阻，症见畏寒肢冷，关节肌肉疼痛，脉微细。药如：附子、肉桂、巴戟天、淫羊藿。⑥活血逐瘀法：适用于瘀血阻滞，症见疼痛，瘀斑。药如：当归、赤芍、鸡血藤、丹参、桃仁、红花。

第二节　红斑性狼疮

红斑性狼疮，中医没有与此完全相对应的独立病名。根据临床表现，分别将高热发斑者称温热发斑；关节疼痛者称痹证；水肿小便不利者称水肿；心悸者称怔忡；面赤斑斑如锦纹者称阴阳毒。

【辨证论治】

（一）热毒炽盛证

临床表现：壮热烦躁，皮损为水肿性鲜红色斑片，口渴喜饮，便秘溲赤，舌苔黄燥，舌质红绛，脉弦滑。

治法：清热凉血，通腑泻热。

方药：犀连承气汤加减。

全蝎 6g、黄连 10g、大黄 6g、生地 15g、丹参 15g、丹皮 10g、元参 15g、白芍 15g

（二）心肾阳虚，痰饮内部，表里俱病证

临床表现：持续高热不退，微恶风寒，浮肿腹胀，气短而喘，二便不利，纳呆食减，舌苔白或黄白而滑，脉弦紧而数。

治法：温阳化饮，解表散寒。

方药：桂枝去芍加麻辛附子汤加减。

桂枝 10g、生姜 4 片、甘草 6g、大枣 7 枚、麻黄 6g、细辛 3g、附子 10g、生石膏 15g、防己 10g、大腹皮 10g、白茅根 30g

（三）阴虚火旺证

临床表现：皮损红斑不鲜艳，低热持续不退，时高时低，

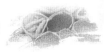

口干舌燥，头晕乏力，腰部关节酸痛，头发脱落稀疏，脉细数。

治法：滋阴降火。

方药：大补阴丸加减。

龟板 30g、黄柏 10g、知母 10g、熟地 15g、当归 10g、怀牛膝 10g、锁阳 10g、白芍 10g、肉苁蓉 15g

（四）气滞血瘀，湿郁不化证

临床表现：胁部常胀痛，纳呆食减，泛泛欲恶，肝脏肿大，胃脘有压痛，甚或肝脾肿大，脘腹胀满，或见面赤斑斑，苔薄舌红，脉弦紧或弦紧数。

治法：理气活血，燥湿清热。

方药：达原饮加减。

厚朴 10g、草果 10g、槟榔 10g、黄芩 10g、知母 10g、菖蒲 10g、郁金 10g、柴胡 10g、紫苏 10g、桂枝 10g、防风 10g、大黄 3g

（五）阴阳不足，气血俱虚证

临床表现：胸闷心悸，或有酸痛，夜难安眠，口干舌燥，形寒怕冷，面色㿠白，舌质淡红，舌苔薄白，脉细弱或结代。

治法：阴阳双补，益气养血。

方药：十四味建中汤加减。

黄芪 15g、肉桂 10g、当归 10g、川芎 10g、生地 10g、白芍 10g、党参 10g、白术 10g、茯苓 10g、甘草 10g、附子 6g、麦冬 10g、肉苁蓉 15g、半夏 10g、生姜 3 片、大枣 5 枚

（六）脾肾阳虚证

临床表现：红斑不显或无皮损，低热畏寒，腰部酸楚，关节疼痛，头发稀疏，神疲乏力，自汗盗汗，身肿腹胀，纳

呆食减，便溏溲少，舌苔白，舌质淡，脉濡或沉细弱。

治法：温肾壮阳，健脾利水。

方药：理中地黄汤加减。

附子6g、肉桂6g、人参6g、白术6g、干姜6g、甘草6g、熟地10g、山药10g、山茱萸10g、茯苓10g、泽泻10g、丹皮10g

（七）气阴两虚，湿热内蕴，外受风邪证

临床表现：皮损主要在面部，亦可发生在耳壳、头皮、手背、口唇、颈背等处，微痒，舌苔白，脉弦大紧或弦大紧数。

治法：益气养阴，除湿清热，外散风邪。

方药：清暑益气汤加减。

西洋参10g、甘草6g、黄芪15g、当归6g、麦冬10g、五味子10g、青皮10g、陈皮10g、神曲10g、黄柏10g、葛根15g、苍术10g、白术10g、升麻10g、泽泻10g、白蒺藜10g

（八）肾阴亏损证

临床表现：皮损主要在面部，亦可发生在耳壳、头皮、手背、口唇、颈背等处，舌苔白，脉弦滑。

治法：滋阴补肾。

方药：六味地黄丸。

用法：1日3次，1次1丸。青蒿梗9g，煎汤送服。

第三节　类风湿性关节炎

类风湿性关节炎，中医没有与此完全相对应的独立病名。根据临床表现，分别将关节疼痛，与气候变化有关者，称痹

证；诸肢节疼痛，身体尪羸，脚肿如脱者，称尪痹；关节肿痛，如虎之啮者，称白虎历节；关节粗大疼痛，称历节风；腰痛严重者，称腰痛。

【辨证论治】

（一）气血俱虚，血络瘀滞，外受风寒证

临床表现：全身疼痛，指关节痛，疲乏无力，口干口苦，尿黄赤，脉沉细。

治法：益气养血，活络祛风。

方药：身痛逐瘀汤加减。

黄芪 15g、当归 12g、川牛膝 10g、地龙 10g、秦艽 10g、香附 10g、川芎 10g、苍术 10g、黄柏 10g、羌活 5g、红花 10g、桃仁 10g、没药 10g、五灵脂 10g

（二）寒湿化热证

临床表现：大小关节肿痛，尤以小关节肿痛为重，消瘦，下肢浮肿或不浮肿，头晕乏力，食欲不振，甚或恶心，口苦口干，指尖冷，脉沉细或细数无力。

治法：通阳行痹，祛风除湿。

方药：桂枝芍药知母汤加减。

桂枝 12g、白芍 10g、甘草 6g、麻黄 6g、生姜 15g、白术 15g、知母 12g、防风 12g、附子 6g

（三）气阴两虚，湿热不化证

临床表现：面色㿠白，消瘦汗多，发热，午后更甚，关节肿痛，尿黄，口干，脉虚大而数。

治法：益气养阴，燥湿清热。

方药：芪脉三妙汤加减。

黄芪 15g、当归 6g、人参 10g、麦冬 10g、五味子 10g、苍术 10g、黄柏 10g、川牛膝 10g、石斛 10g、桑枝 10g、地龙 10g、晚蚕沙 10g、生薏苡仁 15g

（四）气阴俱虚，湿热内蕴，外受风寒证

临床表现：关节肿痛，身热，疲乏无力，口干，舌苔白，脉弦细数。

治法：益气养阴，除湿清热，佐以散风。

方药：大秦艽汤加减。

秦艽 10g、羌活 10g、独活 10g、防风 10g、川芎 10g、白芷 10g、细辛 3g、黄芩 10g、生地 30g、熟地 15g、生石膏 15g、当归 10g、白芍 10g、茯苓 10g、甘草 6g、白术 15g

（五）脾肾俱虚，湿热较轻证

临床表现：腰痛，关节肿痛，疲乏无力，头晕头重，食欲不振，口微干，舌苔白，脉弦大而滑。

治法：健脾益气，补肾利湿。

方药：补中益气、六味地黄合方。

升麻 10g、柴胡 10g、黄芪 15g、白术 10g、党参 10g、陈皮 10g、甘草 6g、生地 10g、山药 10g、山茱萸 10g、茯苓 10g、泽泻 10g、丹皮 10g

（六）脾肾阳虚证

临床表现：小腹冷痛或胃脘冷痛，食欲不振，腰痛，关节肿痛，疲乏无力，舌苔白，脉沉细弦。

治法：阴阳双补。

方药：理中地黄汤加减。

生地 24g、山药 10g、肉苁蓉 10g、茯苓 10g、泽泻 10g、

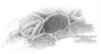

丹皮 10g、附子 10g、肉桂 10g、党参 10g、白术 10g、干姜 10g、甘草 10g

　　加减：便溏者，加骨碎补 10g、补骨脂 10g。

（七）肾气不足，络脉瘀滞证

　　临床表现：腰冷痛，或腰腿冷痛，脉虚大或沉细弦而尺大。

　　治法：补肾活血。

　　方药：八味地黄汤加味。

　　熟地 24g、山药 10g、肉苁蓉 10g、茯苓 10g、泽泻 10g、丹皮 10g、附子 10g、肉桂 10g、乳香 10g、没药 10g、骨碎补 15g、怀牛膝 10g、蜂房 10g

　　加减：口干者，加元参 15g。

（八）寒湿客于历节证

　　临床表现：关节疼痛剧烈，不能屈伸，得热略减，舌苔白，脉弦紧。

　　治法：散寒止痛。

　　方药：乌头汤加减。

　　麻黄 10g、白芍 10g、黄芪 10g、甘草 10g、制川乌 10g、蜂蜜 30g

　　用法：先将川乌、蜂蜜同煎，余药另煎，然后将药汁兑在一起服。

（九）肝郁气结，络脉瘀滞证

　　临床表现：胸胁苦满窜痛，全身关节，尤其是指趾关节痛，头晕头痛，心烦不安，口干，舌苔白，脉弦稍紧。

　　治法：舒肝理气，化痰通络。

　　方药：四逆香佛二花汤。

柴胡 10g、枳壳 10g、白芍 10g、甘草 6g、香橼 10g、佛手 10g、玫瑰花 10g、代代花 10g、丝瓜络 10g、元参 3g、黄芩 3g、合欢花 15g

【按】辨证论治时应注意的问题

本病是以气虚、阴虚、阳虚、血虚为主的疾病，但亦不乏肝郁气滞者，因此补益虽是本病的主要治法，但亦应注意舒肝理气。

第四节　硬皮病

硬皮病，中医没有与此完全相对应的独立病名。根据临床表现，分别将重而不举者称骨痹，血凝不流者称脉痹，寒在皮毛者称皮痹。

【辨证论治】

（一）风寒湿客于肌表证

临床表现：局限性或系统性硬皮病，皮肤发硬光滑，舌质淡，苔薄白，脉沉细。

治法：疏风散寒，佐以除湿。

方药：麻杏薏甘汤加减。

麻黄 10g、杏仁 10g、生薏苡仁 12g、甘草 10g、威灵仙 3g

加减：指趾厥冷者，加附子 3g、细辛 3g。

（二）寒湿内郁，风寒闭塞证

临床表现：胃脘满胀，四肢厥冷，局限性或系统性硬皮病，舌质淡，苔薄白，脉沉细。

治法：温中化湿，散寒通阳。

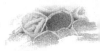

方药：桂枝去芍加麻辛附子汤。

麻黄 10～15g、桂枝 6～15g、附子 10～15g、细辛 4g、生姜 10g、甘草 10g、大枣 7 个

（三）心肾阳虚，寒水不化证

临床表现：局限性或系统性硬皮病，腹冷痛，四肢厥冷疼痛，舌质淡，苔白润，脉沉细微。

治法：温阳化水行痹。

方药：真武汤加减（任应秋法）。

附子 10g、茯苓 18g、党参 10g、苍术 10g、干姜 6g、白芍 18g

（四）血虚络瘀证

临床表现：局限性或系统性硬皮病，指趾厥冷紫暗，舌苔白质暗，脉沉细涩。

治法：养血活血，温经通络。

方药：桃红四物汤加减。

桃仁 10g、红花 10g、川芎 10g、赤芍 10g、何首乌 15g、菟丝子 15g、鸡血藤 15g、桂枝 15g、细辛 3g、威灵仙 6g

（五）肾气亏损证

临床表现：局限性或系统性硬皮病，指趾厥冷，腰背酸痛，舌苔白，脉沉细。

治法：温补肾气。

方药：右归丸加减。

附子 10g、肉桂 10g、山茱萸 10g、杜仲 10g、怀牛膝 10g、何首乌 18g、肉苁蓉 18g、菟丝子 12g、山药 12g、枸杞子 12g、威灵仙 3g、当归 10g、苏木 10g

（六）气血俱虚，阴阳不足证

临床表现：局限性或系统性硬皮病，疲乏无力，指趾厥冷，全身酸困，纳呆食减，胃脘冷痛，舌质淡，苔薄白，脉沉细。

治法：健脾温中，益气养血。

方药：十四味大建中汤加减。

黄芪 15g、肉桂 10g、川芎 10g、当归 10g、生地 10g、白芍 10g、党参 10g、白术 10g、茯苓 10g、甘草 10g、附子 10g、麦冬 10g、半夏 10g、肉苁蓉 15g、生姜 3 片、大枣 5 枚

【按】辨证论治时应注意的问题

本病是以寒湿为主的证候，因此治疗时必须注意温化寒湿，但病程甚久者，多与气血俱虚、瘀血阻滞有关，因此病程久者必须注意活血、补气、补血、补阴、补阳，

第五节　结节性多动脉炎

结节性多动脉炎，中医没有与此相对应的独立病名。根据临床表现，大致包括在温毒发斑的范畴之中。

【辨证论治】

（一）阳明里热，兼表证

临床表现：发热恶寒，汗出，脘腹疼痛，恶心呕吐，全身酸痛，荨麻疹或猩红热样红斑，或多形性红斑，紫癜，口干渴喜冷饮，舌苔黄或黄白，脉洪数。

治法：内清里热，外疏风寒。

方药：白虎桂枝汤加减。

生石膏 60~120g、桂枝 15g、白芍 15g、银花 15g、连翘

15g、知母 15g、生姜 10g、甘草 10g、大枣 12 枚

加减：恶心呕吐严重者，加半夏 10g；呼吸困难者，如桔梗 12g、杏仁 12g。

（二）邪入少阳，痰热郁结证

临床表现：胸满胸痛，呼吸困难，心烦头晕，寒热往来，脉弦滑数。

治法：和解表里，化痰清热。

方药：柴胡陷胸汤加减。

柴胡 15g、瓜蒌 60g、赤芍 15g、桔梗 15g、枳壳 15g、连翘 10g、竹茹 10g、郁金 6g、甘草 6g

（三）瘀血阻滞证

临床表现：躯干、四肢有紫红色斑片，无发热，或见五心烦热，脉弦缓。

治法：活血通络。

方药：桃红四物汤加减。

桃仁 10g、红花 10g、川芎 10g、当归 10g、赤芍 10g、生山楂 12g

第六节　白塞病

白塞病，与中医狐惑病相类似。

【辨证论治】

（一）阳明胃热，兼有表寒证

临床表现：口、鼻、生殖器溃疡，眼红眼痛，身热乏力，全身酸痛，舌苔白，脉浮紧。

治法：内清阳明，外散表邪。

方药：白虎桂枝汤加减。

桂枝 30g、知母 10g、生石膏 60g、甘草 10g、粳米 30g

（二）脾胃湿热证

临床表现：口、生殖器、肛门溃疡疼痛，眼红眼痛，食欲不振，恶闻食臭，心神不安，全身酸痛，五心烦热，舌苔黄白，脉弦滑关脉尤甚。

治法：苦辛通降。

方药：甘草泻心汤加减。

甘草 12g、黄芩 10g、人参 10g、干姜 10g、黄连 6g、半夏 15g、大枣 12 个、元参 10g、赤小豆 30g、当归 10g

（三）胃阴不足，虚火上炎证

临床表现：口、眼、鼻、生殖器溃疡，全身多发性疖肿或有或无，口干，舌质嫩红，脉虚数或滑数。

治法：养阴泻火。

方药：沙参麦冬汤加减。

沙参 15g、麦冬 12g、天门冬 12g、生地 30g、玉竹 12g、竹叶 12g、生石膏 30g、法半夏 10g、甘草 10g、大枣 8 枚、白茅根 30g

加减：脉弦或涩或尺脉弦大者，增液汤加味。

生地 25g、麦冬 15g、元参 30g、肉桂 6g

用法：两方交替服。

（四）气阴两虚，湿热蕴结证

临床表现：口、眼、鼻、生殖器溃疡，全身有或无疖肿，面色㿠白，疲乏无力，胃脘痞满，食欲不振，大便稀溏或干稀不调，舌苔白腻，舌质红，脉虚大弦滑。

治法：益气养阴，燥湿清热。

方药：芪脉三妙汤加减。

黄芪 15g、当归 10g、人参 10g、麦冬 10g、五味子 10g、石斛 10g、生地 10g、苍术 10g、黄柏 10g、怀牛膝 10g

若脉大紧数者，治宜清暑益气汤加减。

人参 10g、甘草 6g、黄芪 15g、当归 6g、麦冬 10g、五味子 10g、青皮 10g、陈皮 10g、神曲 10g、黄柏 10g、葛根 15g、苍术 10g、白术 10g、升麻 10g、泽泻 10g

（五）湿热壅郁，热腐为脓证

临床表现：口、眼、生殖器、肛门肿痛化脓，舌苔白，脉滑数。

治法：除湿清热，消肿排脓。

方药：赤小豆当归散加味。

赤小豆 240g、当归 15g、败酱草 30g

（六）脾肾阳虚，格阳于外证

临床表现：口、眼、生殖器、肛门等溃疡，全身有或无疖肿，身热上午严重，全身酸痛，胃脘冷痛，大便稀溏或便秘，足冷，舌质淡，苔白润，脉弦大紧按之无力。

治法：温补脾肾。

方药：附桂理中合六味地黄汤。

生地 10g、山药 10g、山茱萸 10g、茯苓 10g、泽泻 10g、丹皮 10g、附子 10g、肉桂 10g、人参 10g、白术 10g、干姜 10g、甘草 10g

用法：置冰箱中候冷服用。

（七）胃阴不足，阳明腑实证

临床表现：口腔溃疡反复发作，夏季甚，秋季减，舌苔白或黄白，大便干，脉弦滑。

治法：养阴通下。

方药：增液承气汤加减。

元参 15g、生地 15g、麦冬 10g、枳实 10g、厚朴 10g、大黄 3g

［附］外用法

1. 蜂蜜枯矾。适量。

用法：将枯矾研细，置蜂蜜中调成流浸膏状，外涂患处。

2. 大蜘蛛 2 个、冰片少许。

用法：共研极细末，外涂患处。

【按】辨证论治时应注意的问题

本病以热证夹寒、虚证夹实者为多见，因此临证时必须十分注意热证中的寒的多少和虚证中的实的多少比例及处方中的反佐用药。

第七节　干燥综合征

干燥综合征，中医没有与此完全相对应的独立病名。根据临床表现，大致包括在燥证范畴之中。

【辨证论治】

（一）气阴两虚，湿热内郁，津不上潮证

临床表现：口眼干燥，眼痒眼涩，疲乏无力，或见头晕耳鸣，舌苔黄白，脉虚大弦滑。

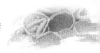

治法：补气养阴，燥湿清热，升津润燥。

方药：清燥汤加减。

人参 10g、茯苓 10g、升麻 10g、当归 10g、生地 10g、麦冬 10g、甘草 10g、神曲 10g、黄柏 6g、黄芪 20g、苍术 10g、白术 10g、陈皮 6g、泽泻 6g、柴胡 6g、黄连 4g、五味子 6g

（二）胃气不和，津不上潮证

临床表现：口干，尤其是进食时缺少唾液，味觉减退，舌及口角碎裂疼痛，吞咽干食有困难，胃脘痞满，舌苔白，脉滑。

治法：和胃降逆，开结除痞。

方药：半夏泻心汤加减。

半夏 10g、黄连 10g、黄芩 10g、干姜 10g、甘草 6g、党参 10g、大枣 7 枚

（三）津液亏损，肾气不足证

临床表现：口舌干燥，甚或口角裂纹，溃疡，声音嘶哑，舌苔白，脉弦细尺脉大或尺弱。

治法：滋阴补阳。

方药：十味地黄汤加减。

生地 20g、山药 10g、山茱萸 10g、茯苓 10g、泽泻 10g、丹皮 10g、附子 10g、肉桂 10g、元参 15g、白芍 15g

（四）太少合病，风热外客证

临床表现：眼干，口干，鼻干，耳干，头晕，心烦，胸胁苦满或见全身酸痛而干，舌苔薄白，脉弦。

治法：和解少阳，佐以解表。

方药：柴胡桂枝汤加减。

柴胡 10g、半夏 10g、黄芩 10g、人参 10g、甘草 6g、生姜 3 片、大枣 5 枚、桂枝 10g、苏叶 10g、薄荷 10g、蝉蜕 10g

第十六章
呼吸系统疾病

第一节　概述

呼吸系统疾病包括多种，本书就仅个人经验讨论以下疾病：急性支气管炎、慢性支气管炎、支气管哮喘、支气管扩张、阻塞性肺气肿、肺炎（病毒性肺炎、支原体肺炎、肺炎球菌肺炎、葡萄球菌肺炎）、肺脓肿、肺不张、肺嗜酸粒细胞浸润症、弥漫性间质性肺病、特发性肺纤维化、结节病、外源性变应性肺泡炎、睡眠-呼吸暂停综合征、呼吸衰竭、自发性气胸、胸膜炎（结核性胸膜炎、脓胸）、膈肌疾病（膈肌麻痹）、特发性肺含铁血黄素沉着症等。中医认为，由于肺主气，所以肺在人体的气化过程中具有举足轻重的地位，由于肺主皮毛，开窍于鼻，所以自然界中的大气不断地与肺相通，并通过肺将大气中的清气与血中的浊气相交换，同时外邪中的风、寒、暑、湿、燥、火、毒也不断地侵犯肺脏，因此多称外邪首先犯肺，引起肺的宣降失常。同时又认为，肺的呼吸动作的发生不但靠肺本身的功能，而且依靠肝的升发条达，肾的纳气，脾胃的斡旋升降，三焦的通调，因此治疗呼吸系统的疾病时，首先应注意祛散外邪，其次应注意肺的宣降，三应注意心、肝、脾胃、肾、三焦对肺的影响。

中医认为，肺不但是大气中的清气和血中的浊气交换的呼吸系统的主要部分，而且是水液运化系统中的重要组成部分，称肺为水之上源，肺为储痰之器，因此治疗肺之疾病时多注意治痰化饮等。

一、辨证论治大法

（一）阴阳辨证论治

1.阴虚证　虚火上时炎，面白颧赤，咽干口燥，心烦，手足心热，头胀眼花，耳鸣，腰腿酸软无力，骨蒸盗汗，梦多遗精，大便秘结，小便短少，以上诸症夜间、午后加重，舌红干少苔，脉细数无力，治以养阴。药如：熟地、生地、麦冬、天冬、玉竹、沙参、石斛等。

2.阳虚证　面色㿠白，形寒肢冷，唇舌色淡，口淡多涎，喘咳身肿，自汗头眩，不欲食，腹大胫肿，大便溏薄或五更泄泻，阳痿早泄，精冷不育，或宫冷不孕，舌淡胖嫩，苔白润，脉沉细无力，治以扶阳。药如：附子、肉桂、鹿茸、肉苁蓉等。

（二）五行辨证论治

1.五行配属五脏　心属火，肝属木，脾属土，肺属金，肾属水。五行相生：火不生土，症见心悸失眠，肢厥，脉微细，胃脘冷痛，饮食不化，治以补火生土。药如：肉桂、附子。土不生金，症见咳喘气短，痰多，脘腹痞满，食少便溏，脉濡缓，治以补土生金。药如：人参、白术、山药、茯苓、甘草。金不生水，症见咳嗽，喘，气短，腰酸腰痛，脉虚大，治以补肺益肾。药如：麦冬、天冬、冬虫夏草。水不生木，症见腰痛腰困，头晕目眩，耳鸣，脉沉细弱，治以滋水涵木。药如：熟地、山药、山茱萸、枸杞子、女贞子。木不生火，症见头晕头痛，心悸失眠，心烦易怒，脉弦，治以补肝益心。药如：当归、白芍。

2.五行相克　火克金，症见失眠健忘，心烦心悸，咳嗽气短，脉细数或滑数，治以益肺泻火。药如：麦冬、竹叶。金克木，症见咳喘气短，心烦易怒，头晕目眩，脉虚大，治以泻肺补肝。药如：桑皮、地骨皮。木克土，症见头晕目眩，胸胁苦满，胃脘满痛，痛泄，脉弦，治以补土泻木。药如：痛泻要方、逍遥散。土克水，症见胃脘痞满，泄泻，腰困腰痛，脉沉细，治以平胃补肾。药如：平胃地黄汤。水克火，症见浮肿尿少，逆气上冲，心悸失眠，脉沉弱，治以补火利水。药如：真武汤。

（三）升降辨证论治

1.气陷证　头晕眼花，神疲乏力，少气懒言，甚或久泄脱肛，腹部坠胀，子宫脱垂，舌淡苔白，脉弱无力或虚大，治以升阳益气。药如：升陷汤、补中益气汤。

2.气滞证　胀闷疼痛，尤以脘腹胸胁胀闷疼痛为主，脉沉弦，治以理气。药如：木香、香附、乌药、青皮、枳壳、陈皮。

3.气逆证　有肝、胃、肺的不同，其中肝气上逆，症见头痛眩晕，昏厥呕血，急躁易怒，脉弦。肺气上逆，症见咳嗽气喘，胸闷痰多。胃气上逆，症见呃逆，嗳气，恶心呕吐，治以降气。药如：代赭石、旋覆花、沉香、半夏。

4.肾不纳气证　咳喘，呼多吸少，气不得续，动则喘息益甚，头热足冷，伴腰膝酸软，治以补肾纳气。药如：蛤蚧、沉香、补骨脂、胡桃肉。

（四）痰证辨证论治

痰证的一般表现：咯痰或呕吐痰涎，神昏，癫狂，喉中痰鸣，肢体麻木，半身不遂，瘰疬、气瘿，乳癖、肌肤痰核，咽喉异物感，治以祛痰。药如：半夏、南星、白芥子、皂荚、桔梗、旋覆花、瓜蒌、贝母、天竺黄、竹沥、海浮石、昆布、海藻、苏子。

其中：①肺痰多咯痰，并见咳嗽，气喘，胸闷。其中痰量多者病重，量少者病轻；痰饮稀薄者属寒，质稠厚腻者多属热；色白者多寒，色黄者多热。治以治肺化痰。药如：桔梗、瓜蒌、南星、白芥子、苏子、贝母、天竺黄、旋覆花。②脾胃痰：痰在脾，其痰滑而易出，并伴有腹胀便溏，面黄神倦，肢体沉重，脉缓，在胃，多呕痰。色白质稀者多属寒，稠厚色黄者多属热，并伴有脘痞纳呆，头晕目眩，苔腻，脉滑。治以理脾胃化痰。药如：半夏、陈皮、枳实、茯苓。③心痰：痰迷心窍，症见意识模糊，甚则昏不知人，喉中痰鸣。痰火扰心，症见如狂，或发狂，狂乱骂詈，不避亲疏。治以化心痰。药如：竹沥、竺黄、牛黄、远志。④肝痰：痰火夹风，症见猝然倒地，喉中痰鸣，手足抽搐，或半身不遂。痰气郁结，症见咽部异物感。治以化痰熄风。药如：全蝎、牛黄、竺黄、防风、地龙。⑤肾痰：面黑神倦，痰中有黑点而味咸，其中阳虚者痰涎稀薄，阴虚者痰黏稠浊。治以补肾祛痰。药如：肾气丸、蛤蚧、胡桃肉。

此外应注意运用：六淫辨证论治、八纲辨证论治（以上参见第一章第一节）、脏腑辨证论治、气血辨证论治（以上参见第二章第一节）。

二、常用治法

1.疏风解表法　适用于邪客肌表的表证。常见的有风寒和风热两类。

2.宣肺止咳法　适用于外邪客肺，肺气不宣的咳嗽、喘，咽喉疼痛。药如：桔梗、麻黄、蝉蜕等。

3.降气止咳法　适用于外邪阻肺或痰湿壅肺，肺气不降的咳嗽、喘。药如：杏仁、紫菀、冬花、苏子、旋覆花等。

4.化痰止咳法　适用于痰阻于肺，肺气不降的痰多咳喘。由于痰的性质不同，所以治法又有燥湿化痰、温化寒痰、润燥化痰、清热化痰的区别。燥湿化痰法适用于湿痰的胸脘痞满，咳吐痰涎，舌苔白腻。药如：半夏、橘红、陈皮、苍术等。温化寒痰法适用于寒痰的咳吐白痰，遇寒加重。药如：细辛、半夏、橘红、干姜等。润燥化痰法适用于阴虚肺燥的咳嗽少痰，或夜间干咳。药如：沙参、麦冬、天门冬、百合、玉竹等。清热化痰法适用于肺热痰多，咳吐黄痰。药如：瓜蒌、马兜铃、黄芩、贝母等。

5.养阴润肺祛　适用于阴虚肺燥的干咳无痰，夜间干咳加重，口干。药如：沙参、麦冬、天门冬、生地、百部、玉竹、百合等。

6.补益肺气法　适用于肺气不足的气短乏力，稍劳则咳喘加重。药如：黄芪、人参、党参、冬虫夏草。

7.温肾纳气法　适用于肾阳不足，肾不纳气的咳喘气短，腰酸背困，头热足冷，脉沉细弦。药如：胡桃肉、冬虫夏草、紫河车、芡实、补骨脂、蛤蚧以及黑锡丹等。

8.温阳化饮法　适用于肺肾阳虚，水饮上泛的咳喘气短，浮肿肢厥，吐白色泡沫痰。药如：附子、干姜、肉桂、茯苓、白术等。

9.理气舒肝法　适用于肝肺气郁的胸胁苦满，咳喘气短，生气或月经期间加重，脉沉。药如：四逆散、逍遥散。

10.健脾化痰法　适用于脾肺俱虚的咳喘气短，食欲不振，胃脘痞满，口淡乏味，脉濡缓。药如：香砂六君子汤。

11.温通心肺法　适用于心肺阳虚，痰饮阻滞的胸满胸痛，气短而喘，脉弦涩不调。药如：瓜蒌薤白桂枝汤。

12.清热解毒法　适用于热毒壅盛的咳喘，高热，脉数。药如：黄芩、黄连、金银花、连翘、鱼腥草、生石膏、知母等。

由于正气的盛衰，邪气的性质不同，部位有异，所以呼吸系统疾病的治法还有差别。又因邪正虚实经常夹杂出现，所以治疗方法也经常数法同用。

第二节　急性支气管炎

急性支气管炎，中医没有与此完全相对应的独立病名。根据临床表现的不同，分别将咳嗽为主者，称咳嗽；兼有表

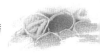

证者，称感冒；秋季干咳无痰者，称秋燥。

【辨证论治】

（一）风热客肺证

临床表现：全身酸痛，头晕头痛，鼻塞，咽干，咳嗽少痰，脉浮滑。

治法：疏风清热，宣肺止咳。

方药：桑菊饮加减。

桑叶 10g、菊花 10g、蝉蜕 10g、桔梗 10g、连翘 10g、紫菀 10g、杏仁 10g、甘草 10g、竹叶 6g

加减：咽干较重者，加麦冬 10g；咳嗽较重者，加川贝母 10g、芦根 30g。

（二）风寒客肺证

临床表现：恶寒，身痛，咳嗽吐痰，口不干，脉浮紧。

治法：解表散寒，宣肺止咳。

方药：麻黄汤加味。

麻黄 10g、桂枝 10g、杏仁 10g、紫菀 10g、前胡 10g、陈皮 10g、款冬花 10g、甘草 10g

加减：口干者，加生石膏 15g。

（三）肺气失宣，兼表寒证

临床表现：咳嗽，鼻塞，舌苔薄白，脉浮。

治法：宣肺止咳，佐以解表。

方药：止嗽散加减。

荆芥 10g、桔梗 10g、百部 10g、白前 10g、紫菀 10g、杏仁 10g、陈皮 10g、枳壳 10g、甘草 6g

加减：兼热痰者，加瓜蒌 10g。

（四）寒饮阻肺，外兼里寒证

临床表现：胸闷，痰多，咳嗽，平卧及夜间睡眠加重，坐立后咳嗽减轻，脉弦紧。

治法：化痰降气，止咳解表。

方药：金沸草散加减。

旋覆花10g（布包）、前胡10g、紫菀10g、半夏10g、荆芥10g、陈皮10g、杏仁10g、枳壳10g、桑白皮10g、茯苓10g、甘草6g

加减：脉弦紧，咳稀水泡沫痰者，去桑白皮，加细辛3g。

（五）痰饮蕴结，邪入少阳证

临床表现：胸胁苦满，喜叹气，头晕口苦，咳嗽，平卧时加重，坐起后减轻，脉弦。

治法：和解少阳，化饮止咳。

方药：小柴胡汤加减。

柴胡10~12g、半夏10g、黄芩10g、橘红10g、五味子10g、干姜3g、紫菀10g、丝瓜络10g

（六）燥邪伤肺证

临床表现：口鼻干燥，干咳无痰，身热，脉右大于左。

治法：清燥润肺止咳。

方药：桑杏汤加减。

桑叶10g、杏仁10g、麦冬10g、沙参10g、栀子10g、甘草6g

加减：仅干咳无痰或夜间咳嗽，脉沉细缓者，予加减麦门冬汤。

沙参 15g、麦冬 15g、百部 15g、半夏 10g、紫菀 10g、桑白皮 10g、竹叶 10g、炙枇杷叶 10g、甘草 6g

（七）营卫不调，脾肺气滞证

临床表现：全身酸痛，鼻塞喷嚏，咳嗽吐痰，或咳而微喘，腹微胀，脉浮缓。

治法：调和营卫，理气化痰。

方药：桂枝加厚朴杏子汤加味。

桂枝 10g、白芍 10g、厚朴 10g、杏仁 10g、紫菀 10g、生姜 3 片、甘草 6g、大枣 7 枚

（八）脾肺气郁，肺失肃降证

临床表现：咳嗽少痰，胸腹满胀，纳差，甚或呕吐，脉沉。

治法：理气化痰。

方药：杏苏散加减。

紫苏 10g、厚朴 10g、杏仁 10g、香附 10g、紫菀 10g、半夏 10g、陈皮 10g、前胡 10g

加减：口苦，脉沉滑者，加黄芩 5g。

【按】辨证论治时应注意的问题

（一）辨证

本病辨证分析时的重点是全身和肺的症状，脉象仅处于从属的地位。其中咳嗽辨证时应注意以下方面：

1.咳嗽发生的季节　春季发病者，多为风热；秋季发病者，多为燥；长夏发病者，多为湿；冬季发病者，多为风寒。

2.昼夜对咳嗽的影响　夜间咳嗽严重，少痰者，为阴虚肺燥；痰多者，为寒饮。

3.咳嗽与体位变化的关系　平卧时咳嗽加重，坐起后咳

嗽好转者，为痰饮蕴肺。

4.痰的特点　咳吐白色泡沫痰者，为寒饮；咳吐少量黏痰者，为阴虚肺燥；咳吐黄稠痰者，为肺热。

5.其他　本病初起均兼表邪，其中冬季者，多兼风寒；春季者，兼风热；秋季者，兼燥邪。病程稍久者，多因邪入少阳、燥邪失治、痰饮内伏、脾胃寒湿。

（二）论治

本病治疗时必须注意以下原则：

1.有表邪者，必须解表。

2.一定要分清病因、病位，再去处方用药。

3.反复不愈的原因大致有：①寒饮作热咳；②肺燥未养阴；③腹胀未理气；④少阳未和解；⑤表证未解表。

第三节　慢性支气管炎

慢性支气管炎，中医没有与此完全相对应的独立病名。根据临床表现，分别将长期持续不断的咳嗽者，称久咳或久嗽；慢性反复发作，痰多者，称痰饮；咳喘者，称喘。

【辨证论治】

（一）咳嗽

1.痰气郁结证

临床表现：咳嗽痰多，胸满心烦，脉弦滑。

治法：化痰止咳，理气，

方药：金沸草散加减（李翰卿法）。

旋覆花（布包）12g、前胡10g、半夏10g、茯苓10g、陈

皮 10g、紫菀 10g、枳壳 10g、香附 10g、苏叶 10g、甘草 3g

加减：口苦者，加黄芩 10g；痰稀难咯出者，加细辛 1.5g。心烦，胸满，时时叹气者，予小柴胡汤加减：柴胡 10g、黄芩 10g、半夏 10g、干姜 3~6g、细辛 1.5~3g、五味子 10g、陈皮 10g。

2. 痰热阻滞证

临床表现：咳嗽，吐黄痰，口苦干，胸满，脉滑稍数。

治法：清化热痰。

方药：

（1）清气化痰丸加减（李翰卿法）。

瓜蒌 15g、半夏 10g、南星 10g、枳壳 10g、杏仁 10g、川贝母 10g、黄芩 10g、橘红 10g、茯苓 10g、生姜 3 片

（2）二母宁嗽丸。

用法：1 日 3 次，1 次 1 丸。

3. 阴虚燥咳证

临床表现：夜间咳嗽无痰，咽干，脉沉细。

治法：养阴润燥，祛痰止咳。

方药：加减麦门冬汤。

沙参 10g、半夏 10g、紫菀 10g、百部 10g、炙桑白皮 10g、炙枇杷叶 10g、竹叶 10g、甘草 3g、麦冬 10g

加减：久咳及肾，遇热加重，夏季加重，夜间严重，少痰，脉沉细，宜肺肾俱补：①冬虫夏草 15g、百合 10~18g、干贝 10g、冰糖 15g（白清佐方）；②麦味地黄丸。用法：1 日 3 次，1 次 1 丸。

4. 肺肾俱虚，湿痰内盛

临床表现：咳嗽痰多，甚或微喘，腰酸背困，脉弦滑尺

大或尺微。

治法：补肺肾，化痰浊。

方药：金水六君煎加减。

半夏 10g、陈皮 10g、茯苓 10g、炙甘草 6g、熟地 15g、当归 10g

5. 脾肺俱虚，湿痰内盛证

临床表现：咳嗽痰多，胸脘满闷，饭后或饮水后加重，吃猪肉后咳嗽尤重，舌苔白腻，脉濡缓或滑。

治法：燥湿健脾，止咳化痰。

方药：平胃二陈汤加减。

半夏 10g、陈皮 10g、杏仁 10g、厚朴 10g、苍术 10g、紫菀 10g、茯苓 10g、甘草 3g、莱菔子 6g

加减：脉滑，口苦，痰黄者，加黄芩 10g；食后加重者，加焦三仙各 10g、紫苏 3g；食欲不振，饥饿时咳嗽加重者，六君子汤加味。

陈皮 6g、半夏 10g、党参 10g、白术 10g、茯苓 10g、炙甘草 6g、紫菀 10g、杏仁 10g、芡实 10g

（二）喘

1. 外寒内饮证

临床表现：冬季遇风冷后，喘咳不能平卧，吐白色泡沫痰，苔白，脉弦紧。

治法：解表化饮。

方药：小青龙汤加减。

炙麻黄 10g、干姜 10g、桂枝 10g、白芍 10g、甘草 10g、细辛 6g、半夏 10g、五味子 10g

加减：口干，脉数者，加生石膏 15g。

2. 痰热内蕴，风寒外束证

临床表现：痰多色黄或色白，喘咳，口苦干，舌苔黄或白，脉滑数。

治法：宣肺平喘，清热化痰。

方药：定喘汤加味。

麻黄 10g、白果 10g、款冬花 10g、半夏 10g、杏仁 10g、桑白皮 10g、苏子 6g、黄芩 6g、地龙 10g、甘草 6g

3. 痰涎壅盛，上盛下虚证

临床表现：痰涎壅盛，喘咳，胸膈满闷，咽喉不利，口苦干，或喘而头汗大出，足反厥冷，脉滑而尺微，寸盛。

治法：降气化痰定喘。

方药：苏子降气汤加减。

苏子 10g、橘红 10g、半夏 10g、当归 10g、前胡 10g、厚朴 10g、肉桂 10g、炙甘草 6g、生姜 3 片

加减：喘甚，头汗足冷者，加蛤蚧 1 对（去头足），黑锡丹 3g（冲）；自觉呼吸表浅，腹微胀者，加沉香 6g。

4. 湿痰阻于肺胃证

临床表现：咳喘痰浊，胃脘满胀，食后，特别是吃猪肉后咳嗽加剧，四肢沉重，舌苔白腻，脉濡缓。

治法：燥湿化痰，定喘。

方药：平胃二陈汤加味。

苍术 10g、厚朴 10g、半夏 10g、陈皮 10g、茯苓 10g、杏仁 10g、紫菀 10g、苏子 10g、莱菔子 10g、甘草 6g

加减：兼口苦者，加黄芩 4.5g。胃脘痞满而冷，四肢厥冷，

脉弦大者，宜：党参 10g、白术 10g、干姜 10g、附子 10g、枳实 10g、杏仁 10g、苏子 10g、半夏 10g、陈皮 10g、茯苓 10g、甘草 6g。

5. 阴虚痰热证

临床表现：咳喘，痰较少，遇热或夏季咳喘加重，口干，脉沉细滑。

治法：滋阴清热，化痰止咳定喘。

方药：加减麦门冬汤（见前）。

6. 气阴两虚，痰气郁结证

临床表现：喘咳，胸满，心悸心烦，头晕，生气或月经期间加重，脉弦滑。

治法：益气养阴，理气化痰。

方药：咳嗽遗尿方加减。

柴胡 6~10g、当归 10g、白芍 10g、麦冬 10g、党参 10g、五味子 10g、半夏 10g、陈皮 10g、青皮 10g、黄芩 10g、紫菀 10g

7. 气阴两虚，痰湿阻滞证

临床表现：发热汗出或不发热，时汗出，疲乏无力，咳喘短气，痰多，口干渴，夜间烦热或时盗汗，舌质红或无苔或苔薄白，脉虚大。

治法：补气养阴，化痰定喘。

方药：黄芪鳖甲散加减。

黄芪 15g、地骨皮 10g、柴胡 10g、半夏 10g、知母 10g、生地 10g、白芍 10g、麦冬 10g、肉桂 10g、桔梗 10g、桑白皮 10g、紫菀 10g、党参 10g、茯苓 10g

加减：热重者，去肉桂 4.5g。

8. 心肾阳虚，寒水凌肺证

临床表现：咳喘吐白色稀痰，指趾厥冷，舌苔白质淡，脉沉细或沉细而急数。

治法：温阳化饮。

方药：真武汤加减。

附子 4.5g、茯苓 6g、白芍 6g、白术 6g、生姜 2 片、干姜 1.5g、细辛 0.4g、五味于 4.5g

用法：本证虽然以阳虚为主，但阴亦亏损，所以，用药时宜从小量，量多则恐伤阴液而病必不除。

9. 肾气亏损，水饮射肺证

临床表现：咳喘重而痰较少，头汗，上半身热，而足反冷，舌苔白或薄黄，脉虚数，寸大尺微。

治法：补肾纳气，化饮定喘。

方药：金匮肾气丸加味。

熟地 15g、山药 12g、山萸肉 12g、茯苓 10g、泽泻 10g、丹皮 10g、附子 10g、肉桂 10g、五味子 10g、车前子（布包）10g、怀牛膝 10g

加减：如无山萸肉，可用补骨脂 10g。咳喘缓解后，可长期服用利肺片、河车大造丸。

【按】辨证论治时应注意的问题

（一）辨证

1. 咳嗽的辨证方法是从咳嗽加重的季节，昼夜对咳嗽的影响，痰的形态和颜色，全身症状，脉象等几个方面去分析。

（1）季节：冬季加重者，为痰饮蕴伏；夏季加重者，为阴虚痰热。

（2）昼夜：夜间咳嗽加重，咽干者，为阴虚肺燥；夜间平卧时咳嗽，而坐起来好转者，为寒饮；早晨起床时咳嗽严重者，为痰饮夹肝肺气郁；日晡时咳嗽加重者，为胃热、食积不化；中午咳嗽严重者，为心肝火旺。

（3）痰：白色泡沫稀痰者，为寒饮内伏；白色泡沫胶黏难吐者，为阴虚夹饮；白色黏硬块状者，为阴虚肺燥；白色兼少量红色痰者，为寒痰伤及肺络。

（4）脉象：滑者，为热痰；细数者，为阴虚生热；虚大者，为气阴两虚或气血两虚；弦者，为寒饮或肝邪犯肺；沉者，为肝肺气郁；涩者，为阳虚或气滞血瘀；濡者，为脾虚或湿盛；虚者，为肺气虚。又应分寸关尺和左右，即：两寸滑者，为上焦肺痰；两关滑者，为中焦脾胃痰；两尺滑者，为肾虚热盛；尺大而弦者，为肾气亏损；左脉大于右脉者，为肝邪犯肺；右脉大于左脉者，为气虚或气阴两虚。

2. 急性支气管炎的辨证重点是全身症状，慢性支气管炎的辨证重点是脉象。

3. 喘的辨证可从季节、昼夜、痰的形态和颜色、脉象、全身症状等几方面去分析，

（1）季节：冬季喘咳发作者，为寒饮内伏；夏季发作者，为阴虚燥痰；春季发作者，为肝郁血虚，木火刑金；长夏喘咳严重者，为痰湿壅滞；四季均作者，为气阴两虚，痰饮阻滞。

（2）昼夜：与咳嗽相同。

（3）痰：与咳嗽相同。

（4）脉象：除与咳嗽相同者外，寸脉洪大无伦，甚或上

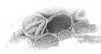

入鱼际者，为肾不纳气，上焦痰盛；寸关极沉，尺脉动摇，为肝脾郁结。

（二）论治

1. 本病多为正虚、邪实证，其虚实多少的处理，是治疗本病的关键，因此必须善于处理缓急标本。

2. 蛤蚧头足能损目，黑锡丹久服可引起铅中毒，故应用蛤蚧时应去头足，黑锡丹只可暂时服用。

第四节 支气管哮喘

支气管哮喘，中医没有与此完全相对应的独立病名。根据临床表现的特点，大致包括在哮喘或哮证范畴之中。

【辨证论治】

（一）外寒引动伏饮证

临床表现：冬季或遇风冷时发作，喘咳，吐白色泡沫痰，喷嚏，舌苔白，脉浮紧。

治法：化饮解表。

方药：小青龙汤加减。

麻黄 6g、桂枝 10g、干姜 10g、细辛 6g、五味子 10g、白芍 10g、半夏 10g、甘草 6g

加减：咳嗽严重者，加紫菀 10g、款冬花 10g；哮鸣音严重者，加射干 10g；口干发热者，加生石膏 15g。

（二）上实下虚，痰饮阻滞证

临床表现：咳喘不能平卧，头汗出，口苦，苔黄，足冷，脉弦滑。

治法：降气化痰，补肾纳气。

方药：苏子降气汤加减。

苏子 10g、橘红 10g、半夏 10g、当归 10g、前胡 10g、厚朴 10g、肉桂 3g、蛤蚧 1 对（去头足）、黑锡丹 3g（另服）

（三）痰饮蕴伏，肺寒膈热证

临床表现：喘咳，痰多，口苦，苔黄，脉滑数。

治法：化痰清热，宣肺定喘。

方药：定喘汤加减。

麻黄 10g、白果 10g、款冬花 10g、半夏 10g、桑白皮 10g、紫苏子 10g、杏仁 10g、黄芩 10g、甘草 10g

加减：胸满严重者，加瓜蒌 12g；痰壅甚者，加葶苈子 6g，大枣 4 枚。

（四）痰热壅滞，肺胃不降证

临床表现：咳嗽喘息，痰声漉漉，饮食不下，脘痞，苔白腻，脉缓或沉滑。

治法：理肺祛痰，和胃定喘。

方药：尊生定喘汤加减。

炙紫菀 10g、葶苈子 10g、紫苏子 10g、五味子 10g、半夏 10g、橘红 10g、杏仁 10g、厚朴 10g、茯苓 10g、甘草 10g、神曲 10g、莱菔子 10g

（五）气阴两虚，痰气郁结证

临床表现：头晕心烦，胸满气短，夜间口干，阵发性咳喘，尤以生气和月经前后发作为多，脉沉或弦滑。

治法：益气养阴，舒气化痰。

方药：咳嗽遗尿方加减。

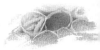

柴胡 10g、当归 10g、白芍 10g、麦冬 10g、党参 10g、五味子 10g、半夏 10g、陈皮 10g、青皮 10g、紫菀 10g、黄芩 10g、枳壳 10g

加减：妇女月经前后，加苏木 3g。

（六）脾胃虚寒，痰饮阻滞证

临床表现：胃脘痞满，食欲不振，咳喘，气短，吐白色泡沫痰，饮酒喝水或吃猪肉后咳喘更加严重，舌苔白润或水滑，脉沉细或虚大。

治法：温脾化饮。

方药：理中化痰丸加减。

附子 10g、干姜 10g、党参 10g、白术 10g、枳实 10g、半夏 10g、陈皮 10g、杏仁 10g、神曲 10g、甘草 6g

加减：腹胀严重者，加厚朴 10g。

（七）肺阴不足，痰热不化证

临床表现：夏季咳喘，冬季不喘，或遇热气则喘，痰少色白而硬，夜间口干，脉稍滑。

治法：养阴化痰。

方药：加减麦门冬汤加减。

麦冬 10g、沙参 10g、法半夏 10g、紫菀 10g、桑白皮 10g、百部 10g、竹叶 10g、枇杷叶 10g、甘草 3g、冰糖少许

兼腰酸者，为肺肾阴虚，宜麦味地黄丸。

（八）肝肺气郁，痰湿不化证

临床表现：胸上半部憋闷严重，难吸气，脉沉滑。

治法：理气化痰。

方药：四逆散加味。

柴胡 6g、枳壳 10g、白芍 10g、半夏 10g、陈皮 10g、青皮 10g、桔梗 10g、杏仁 10g、瓜蒌 15g、甘草 6g

（九）肺肾阳虚，寒水上冲证

临床表现：咳喘气短不能平卧，畏寒，指趾厥冷，舌苔白水滑，脉沉细弱或细数无力。

治法：温阳化饮。

方药：真武汤加减。

杏仁 6g、人参 6g、附子 6g、茯苓 6g、白芍 6g、白术 6g、厚朴 6g

（十）肾气不足证

临床表现：腰酸困，短气，喘，头汗出，足冷，面热，脉沉细尺大或尺脉极弱而寸极大。

治法：补肾纳气。

方药：金匮肾气丸加减。

生地 24g、山药 12g、补骨脂 10g、茯苓 10g、泽泻 10g、丹皮 10g、附子 10g、肉桂 10g、车前子（布包）10g、五味子 10g

加减：在停止发作时，可长期服用河车大造丸、利肺片、人参胡桃汤等。

（十一）气阴俱衰，痰热不化证

临床表现：咳喘，痰难咳出，气短，神疲，汗多或无汗，劳累、生气或外感均使咳喘加重，口干，舌苔薄白或舌质红而光亮无苔，脉虚大或极微。

治法：补气养阴，理气化痰。

方药：黄芪鳖甲散加减。

黄芪 15g、地骨皮 10g、柴胡 10g、紫菀 10g、党参 10g、茯苓 10g、半夏 10g、知母 10g、生地 10g、白芍 10g、天门冬 10g、肉桂 3g

加减：骨蒸劳热者，加鳖甲 15g。

［附］简易法

经常感冒，鼻孔发痒，发作性哮喘，可在肺俞穴贴定喘膏。内服薯蓣丸，1 日 3 丸（李翰卿法）。

【按】辨证论治时应注意的问题

本病辨证时，首先要分清其发病的部位是肺，还是在其他脏腑，其次，还应注意按照脉象与症状相结合的方法确定标本缓急和用药后的反应，如：应用麻黄以后，头晕咳喘加重者，多为肾不纳气或阴虚喘咳等。

在论治时，要特别注意外邪和伏饮的主次比例、肺脾肾之间的关系和病势的升降浮沉与药物的关系，否则是很难取得较好效果的。

第五节　支气管扩张

支气管扩张，中医没有与此完全相对应的独立病名。根据临床表现，分别将咯吐大量黄臭痰者，称肺痈；经常咳嗽吐白痰者，称咳嗽；反复大量咯血者，称咯血；哮喘者，称哮喘。

【辨证论治】

（一）痰热秽浊阻滞证

临床表现：反复咳嗽，吐脓痰，早晨痰多，脉滑。

治法：清化痰浊。

方药：千金苇茎汤加味。

芦根 30g、生薏苡仁 30g、冬瓜子 15g、桃仁 10g、桔梗 10~12g、川贝母 10~12g、瓜蒌 15g、牙皂 6g、大枣 5 枚

（二）气阴两虚，痰热阻肺证

临床表现：体质较差，面色白，咳嗽痰多或兼微喘气短，五心烦热，脉虚大滑或沉细。

治法：益气养阴，化痰清热。

方药：桔梗汤加减。

桔梗 10~12g、防己 10g、桑白皮 10g、浙贝母 10g、当归 10g、杏仁 10g、生薏苡仁 30g、黄芪 15~30g、百合 15g、甘草 6g、干姜 1g

加减：痰多微喘者，加葶苈子 2~6g、大枣 5 枚；少量咯血者，加黄芩 10g。

（三）血热妄行证

临床表现：发热，大口咯血，舌质红，脉滑数或数。

治法：凉血止血。

方药：犀角地黄汤加味（李翰卿法）。

玄参 30g、生地 30g、麦冬 10g、白芍 15g、丹皮 12g、小蓟炭 30g、白茅根 30g

（四）阴虚阳浮，血不归经证

临床表现：面赤，大口咯血，脉虚大而寸脉尤甚，尺微。

治法：补肾纳气，重镇潜摄。

方药：生龙骨 30g、生牡蛎 30g、山萸肉 30g、三七粉（冲）10g、白及粉（冲）10g（李翰卿法）

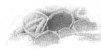

如服上方药无效时可改用下方：

生地30g、元参30g、麦冬30g、肉桂1.5g

（五）血热妄行，瘀血阻滞证

临床表现：胸痛，咯血，五心烦热，脉沉弦涩或稍滑数。

治法：活血凉血止血。

方药：柴胡6g、枳壳10g、白芍10g、降香10~12g、茜草10~12g、百合15g、生地15g、瓜蒌15g、白茅根30g、丹皮12g、黄芩10g

（六）肺肾阴虚，虚火上炎证

临床表现：咳嗽咯血，或痰中带血，咽喉燥痛，口干喜饮，舌红少苔，脉细数或濡数。

治法：养阴清热，润肺化痰。

方药：百合固金汤加减。

百合15g、生地15g、熟地10g、元参15g、川贝母10g、桔梗10g、甘草6g、麦冬10g、白芍10g、当归10g、白及6g

【按】辨证论治时应注意的问题

（一）辨证

本病常见的有咯血、咳痰两大类型，其咳痰为主者，以气阴两虚、痰热阻肺为多见；咳血为主者，在辨证分析时要以脉象为主，即滑数者，为热迫血行；虚大，而寸脉盛尺微者，为阴虚阳浮，血不归经；沉弦涩者，为瘀血阻滞，血不归经；细数者，为阴虚火旺。

（二）论治

治疗时一般咳痰为主者，宜补气化痰同施；咳血为主者，以血热为主时，宜凉血止血；瘀血阻滞者，宜活血止血；阴虚阳浮者，宜重镇潜摄。

第六节　阻塞性肺气肿

阻塞性肺气肿，中医没有与此完全相对应的独立病名。根据临床表现的不同，分别将咳逆倚息，短气不得卧，其形如肿者，称支饮；喘咳胸满，肺气胀满者，称肺胀；呼吸短促，不相接续者，称短气等。

【辨证论治】

（一）气阴俱虚，痰湿不化，升降失职证

临床表现：身热或不身热，四肢困倦，气短而喘，胸满身重，口渴汗多，舌苔白或白腻，脉虚大弦紧。

治法：益气养阴，燥湿化痰，升清降浊。

方药：清暑益气汤加减。

人参 10g、甘草 6g、黄芪 15g、当归 6g、麦冬 10g、五味子 10g、青皮 10g、陈皮 10g、神曲 10g、黄柏 10g、葛根 15g、苍术 10g、白术 10g、升麻 10g、泽泻 10g

若经常反复感冒，发则咳喘痰多，时有带血，口干口苦，舌苔黄厚腻，脉弦大紧数者，宜黄芪鳖甲散加减。

黄芪 15g、地骨皮 10g、紫菀 10g、人参 10g、茯苓 10g、柴胡 10g、半夏 10g、知母 10g、生地 10g、白芍 10g、麦冬 10g、肉桂 6g、甘草 6g

（二）肝肺气郁，气阴俱虚，痰湿不化证

临床表现：气短咳喘，不能平卧，心烦心悸，胸胁苦满，头晕头胀，口干，舌苔白，脉弦滑。

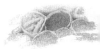

治法：益气养阴，化痰止咳，舒肝理气。

方药：咳嗽遗尿方加减。

柴胡 10g、当归 10g、白芍 10g、麦冬 10g、人参 10g、五味子 10g、半夏 10g、陈皮 10g、青皮 10g、黄芩 10g、紫菀 10g

（三）脾肺俱虚证

临床表现：短气，活动时气短严重，胃脘及腹部经常感到空虚，少吃些饭后气短好转，吃饭多则胃脘满胀，大便溏，脉虚缓。

治法：健脾益气。

方药：参苓白术散加减。

党参 10g、白术 10g、扁豆 10g、莲子 10g、茯苓 10g、桔梗 6g、山药 15g、炙甘草 6g、砂仁 6g、薏苡仁 15g、陈皮 10g、芡实 5g、生姜 3 片、大枣 5 枚

加减：效果较差者，可用资生丸。

（四）肾气亏损证

临床表现：气短，腰腿酸困，头晕，记忆力衰退，失眠，面色青黑，消瘦，脉沉细弱或虚大而缓色。

治法：培补肾气。

方药：参芪地黄汤加减。

人参 10g、黄芪 15g、紫河车（研末冲服）10g、熟地 12g、山药 12g、芡实 12g、五味子 12g、补骨脂 12g、茯苓 10g、泽泻 10g、丹皮 10g

用法：共为细末，炼蜜为丸，1 日 3 次，1 次 10g。

（五）痰郁气结证

临床表现：胸满痛，气短心烦，头晕头痛口干，脉沉。

治法：理气化痰。

方药：四逆散加味。

柴胡 10g、枳壳 10g、白芍 10g、青皮 10g、桔梗 10g、杏仁 10g、紫苏 10g、瓜蒌 15g、甘草 6g、陈皮 10g

加减：口苦心烦较重者，加黄芩 6g。

【按】辨证论治时应注意的问题

临床所见，本病多数是一个正虚邪实的证候，因此辨证时必须仔细分辨其虚实寒热的比例。另外，本病又常常表现为五脏俱病，此时必须注意五脏六腑的关系，千万不可拘于初病在肺，久病治肾之说，而拘泥于补肾，否则是取不到应有的效果的。

第七节　病毒性肺炎

病毒性肺炎，中医没有与此完全相对应的独立病名。根据临床表现的不同，分别将冬春感受风热，发热，微恶，风寒，咳嗽，口微渴者，称风温；秋季发病，咽干鼻燥，咳嗽少痰者，称秋燥。

【辨证论治】

（一）燥热客肺证

临床表现：发热，头痛，疲乏无力，咳嗽，咽喉干燥，舌苔白，脉浮。

治法：疏风清热，润燥止咳。

方药：桑菊饮加减。

蝉蜕 10g、桑叶 10g、菊花 10g、桔梗 10g、连翘 10g、杏仁 10g、麦冬 10g、沙参 10g、川贝母 10g、甘草 6g

（二）燥痰结滞证

临床表现：表邪已祛，干咳无痰，夜间严重，或咳少量黏痰，痰中带血，咽干，以夜间为重，脉濡缓。

治法：润燥化痰。

方药：加减麦门冬汤。

麦冬 15g、沙参 15g、半夏 10g、紫菀 10g、桑白皮 10g、百部 15g、炙枇杷叶 10g、竹叶 10g、甘草 6g

加减：胸痛严重者，加瓜蒌 15g。

（三）热毒犯肺，燥邪未除证

临床表现：发热较重，咳嗽吐痰较多，咽干，脉数。

治法：清热解毒，润燥化痰。

方药：银花 15g、连翘 15g、板蓝根 15g、桔梗 10g、麦冬 12g、沙参 12g、川贝母 10g、蝉蜕 10g、甘草 6g

（四）凉燥犯肺证

临床表现：恶寒，咳嗽稀痰或干咳，鼻塞，脉缓。

治法：苦温酸辛。

方药：杏苏散加减。

杏仁 10g、苏叶 10g、陈皮 10g、枳壳 10g、前胡 10g、半夏 10g、葛根 15g、木香 6g、甘草 6g、桔梗 10g、甘草 6g

（五）风寒客表，内有积滞证

临床表现：发热恶寒，咳嗽微喘，腹满而胀，舌苔黄白，脉弦滑。

治法：疏风散寒，理气导滞，宣肺止咳。

方药：达原杏苏汤加减（李翰卿法）。

紫苏 10g、防风 10g、厚朴 10g、草果 10g、柴胡 10g、槟榔 10g、黄芩 10g、菖蒲 10g、杏仁 10g、前胡 10g、知母 10g

（六）瘀血阻滞证

临床表现：胸微满，肺部阴影长期不见消退，舌苔白，脉沉细。

治法：理气活血。

方药：血府逐瘀汤。

当归 10g、生地 10g、桃仁 10g、红花 10g、甘草 6g、枳壳 10g、赤芍 10g、柴胡 10g、川芎 10g、桔梗 10g、川牛膝 10g

【按】辨证论治时应注意的问题

（一）辨证

1.本病常见的病因有三：①风热；②燥邪；③寒痰。

2，注意夹杂证：例如：兼有胸胁疼痛的肝郁气滞证；兼有腹满的脾胃或大肠气滞证。

（二）论治

1.本病的主要治法是：①疏散风热；②润燥宣肺；③散寒润肺。

2.兼症明显者必须兼治，例如：腹满而喘者必佐理气消胀，胸胁疼痛者必佐舒肝理气。

第八节　支原体肺炎

　　支原体肺炎，中医没有与此完全相对应的独立病名。根据临床表现的不同，分别将以高热喘咳为主者称风温，喘为主者称喘证。

【辨证论治】

（一）风寒客表，痰饮蕴肺证

　　临床表现：鼻塞流涕，头痛咽痛，咳嗽咯痰，平卧或夜间咳嗽加重，脉浮紧。

　　治法：疏风散寒，化痰止咳。

　　方药：金沸草散加减。

　　旋覆花10g、前胡10g、细辛3g、半夏10g、茯苓10g、荆芥10g、甘草6g、紫菀10g、黄芩10g、苏叶10g、薄荷10g

（二）表里合邪，三焦俱病证

　　临床表现：恶寒发热，头身疼痛，胸脘满胀，口苦口干，恶心呕吐，咳嗽微作，舌苔白，脉弦数。

　　治法：解表清里，调理三焦。

　　方药：柴胡达原饮加减。

　　柴胡20g、桂枝10g、羌活10g、苏叶10g、厚朴10g、草果10g、槟榔10g、黄芩10g、知母10g、菖蒲10g、甘草6g

（三）三阳合病证

　　临床表现：寒热往来，头身疼痛，咳嗽胸满，口渴喜饮，脉弦紧数。

　　治法：解表清里。

方药：柴葛解肌汤加减。

柴胡 20g、葛根 15g、羌活 10g、生石膏 15g、大枣 5 枚、生姜 4 片、黄芩 10g、白芍 10g、桔梗 10g、甘草 6g、白芷 10g

用法：2 剂，昼夜 24 小时分 6 次服，体温正常后宜改用其他药物。

（四）脾肺同病，外寒内饮证

临床表现：发热恶寒，身痛或不身痛，咳嗽或咳喘，腹满胀痛，脉浮紧数。

治法：宣肺理脾，解表化饮。

方药：厚朴麻黄汤加减。

麻黄 6g、杏仁 6g、生石膏 10g、厚朴 15g、半夏 10g、干姜 6g、五味子 10g、细辛 3g、浮小麦 15g

（五）肝肺气郁，痰湿不化证

临床表现：胸满胸痛，咳嗽咽痛，头晕头痛，恶心欲吐，脉沉弦。

治法：舒肝理肺，化痰清热。

方药：柴胡枳桔汤加减。

柴胡 10g、枳壳 10g、桔梗 10g、甘草 6g、半夏 10g、陈皮 10g、生姜 3 片、射干 10g、郁金 10g、枇杷叶 10g、豆豉 10g、通草 6g、苏叶 10g、薄荷 10g

【按】辨证论治时应注意的问题

本病是一个寒包火证，治疗之时千万不可忘记散寒中佐以清热。

第九节　肺炎球菌肺炎

肺炎球菌肺炎，中医没有与此完全相对应的独立病名。根据临床表现，大致包括在风温的范畴之中。

【辨证论治】

（一）风温客肺证

临床表现：寒战高热，咳喘，脉浮滑数。

治法：宣肺清热解毒。

方药：麻杏石甘汤加味。

麻黄 10~15g、杏仁 10~12g、生石膏 60~90g、甘草 6~10g、银花 30g、连翘 30g、芦根 30g、瓜蒌 30g

用法：1 日 2 剂。

若服药后 2 日内，高热不退，舌苔黄燥，脉滑数者，宜三黄石膏汤加减。

麻黄 10~15g、生石膏 60~90g、黄芩 15g、黄连 15g、黄柏 15g、栀子 15g、豆豉 15g、瓜蒌 15~30g、银花 30g、连翘 30g、芦根 30g

1 日 2 剂，若出现颈项强直，抽搐昏迷者，加羚羊角粉（冲）3~6g。

（二）热犯三焦，肺与大肠俱实证

临床表现：发热持续不退，咳喘严重，腹胀痛，大便秘结，脉沉实而数。

治法：清热通腑。

方药：凉膈散加减（李翰卿法）。

薄荷 10g、蝉蜕 10g、枳壳 10g、厚朴 10g、栀子 12g、杏仁 10g、大黄 3~6g、连翘 12g、黄芩 12g

大热大渴，痰涎壅盛，舌苔黄燥，脉沉而滑者，宜承气合小陷胸汤。

瓜蒌 10g、黄连 6g、枳实 6g、厚朴 6g、半夏 10g、大黄 10g

喘促不宁，痰涎壅盛，右寸实者，宜宣白承气汤。

生石膏 15g、杏仁 6g、瓜蒌 10g、大黄 10g。

（三）肺热壅盛，热腐为痈证

临床表现：高热寒战，咳喘，吐脓痰，胸痛，脉滑数。

治法：清热解毒，消痈排脓。

方药：银花 30g、连翘 30g、瓜蒌 30g、赤芍 15g、桔梗 15g、白芥子 3g、冬瓜子 15g、蚤休 15g、葶苈子 2~6g

（四）气阴两虚，热毒壅盛证

临床表现：面色㿠白，自汗盗汗，咳喘，吐黄脓痰，发热，脉虚大而数。

治法：益气养阴，解毒排脓。

方药：桔梗汤加减（李翰卿法）。

桔梗 12g、桑白皮 12g、浙贝母 12g、甘草 6g、当归 10g、枳壳 10g、生薏苡仁 30g、生黄芪 30g、百合 10g、葶苈子 2g、银花 15g

（五）阴虚发热，络脉瘀滞证

临床表现：潮热盗汗，胸痛，咳嗽，吐白痰，脉细数或沉细弱。

治法：养阴清热，佐以活血。

方药：秦艽鳖甲散加减（李翰卿法）。

秦艽 12g、青蒿 12g、地骨皮 15g、鳖甲 30g、麦冬 6g、丹参 6g、降香 6g、生地 15g

（六）亡阳欲脱证

临床表现：突然四肢厥冷，冷汗出，气短，神疲欲寐，脉细疾。

治法：回阳救逆。

方药：人参四逆汤加减。

人参 10g、附子 6g、干姜 6g、甘草 6g

口干，脉虚数等气阴两脱者，宜益气养阴固脱，生脉散加减。

人参 10~12g、麦冬 10g、五味子 10g。手足冷者，加附子 3~6g

（七）肝肺气郁，痰湿不化证

临床表现：不发热，胸满，咳嗽微喘，平卧时咳喘加重，痰较多，舌苔白，脉沉。

治法：舒肝理气，化痰止咳。

方药：四逆散加味。

柴胡 10g、枳壳 10g、白芍 10g、旋覆花 10g、紫菀 10g、半夏 10g、陈皮 10g、黄芩 10g、甘草 3g

（八）瘀血阻滞证

临床表现：发热已退，但肺部炎症迟迟不吸收，胸痛，脉沉。

治法：理气活血。

方药：血府逐瘀汤加味。

当归 10g、生地 10g、桃仁 10g、红花 10g、甘草 6g、枳壳 10g、赤芍 10g、柴胡 10g、川芎 10g、桔梗 10g、牛膝 15g、降香 6g

【按】辨证论治时应注意的问题

（一）辨证

1.本病发热阶段的主要原因是风温热毒。

2.病程较久者的辨证必须注意脉色。即脉虚大者，为气血或气阴俱虚；脉细数者，为阴虚；脉沉者，为气滞血瘀；面色㿠白者，为气血俱虚或气阴俱虚；汗多者，为气阴两虚。

（二）论治

1.高热寒战时的主要治法是清热解毒。

2.高热寒战持续十日以上不退时，其主要发病原因有二：①气阴两虚；②热毒壅盛。其治疗原则是益气养阴，解毒排脓同施。

3.攻下法的适应证及用法是：发热持续不退，咳喘痰多，腹胀便秘者必须佐以攻下，因为只有攻下才可使喘止热除，但泻下时一定要注意脉象，即脉不浮者重在攻下，右寸脉实大者因其重在肺热故不可攻下。

4.炎症迟迟不吸收的治疗方法：寒战高热已退，但胸满胁痛，咳嗽吐痰者，治宜理气化痰；胸闷胸痛，无咳嗽吐痰者，治宜理气活血。

5.羚羊角的适应证：①高热咳喘不减；②高热，颈项强直，抽搐。

第十节 葡萄球菌肺炎

葡萄球菌肺炎，中医没有与此完全相对应的独立病名。根据临床表现大致包括在肺痈范畴之中。

【辨证论治】

气血俱虚，热毒壅塞，腐化为脓证

临床表现：身热汗出，或寒热高热，汗出乏力，咳喘气急，胸痛，精神疲惫，面色㿠白，脉虚大而数。

治法：补气养血，解毒消痈。

方药：加味当归补血汤。

黄芪 15g、当归 6g、银花 6g、连翘 10g、白芥子 3g

用法：若发热及全身衰竭状态较重，可昼夜服 2 剂，分 6 次服。

第十一节 肺脓肿

肺脓肿，中医根据临床表现的特点，称肺痈。

【辨证论治】

（一）热毒壅肺证

临床表现：急性发病，高热寒战，咳嗽微喘，吐痰，脉滑数或洪数。

治法：清热解毒，宣肺化痰。

方药：三黄石膏汤加味。

麻黄 10g、黄芩 10g、黄连 10g、黄柏 10g、栀子 10g、豆

豉 10g、生石膏 30g、金银花 30g、连翘 30g、瓜蒌 30g、桔梗 30g、甘草 10g

用法：1 日 2 剂，水煎分 6 次服。

（二）热毒壅肺，腐化为脓证

临床表现：发热，咳喘，吐米粥样痰，苔黄，脉滑数。

治法：清热解毒，祛痰排脓。

方药：千金苇茎汤加减。

芦根 30g、生薏苡仁 30g、冬瓜子 30g、金银花 30g、连翘 30g、瓜蒌 30g、枳壳 15g、桃仁 12g、白芥子 3~6g、桔梗 30g

简易法：犀黄丸。

用法：1 日 2 次，1 次 3~6g。

（三）气阴两虚，热腐为痈证

临床表现：面色白或晄白，自汗盗汗，疲乏无力，发热或午后潮热，咳嗽微喘，吐脓痰，脉虚而滑数。

治法：益气养阴，化痰排脓。

方药：桔梗汤加味。

桔梗 15g、防己 12g、桑白皮 12g、浙贝母 12g、当归 10g、生薏苡仁 30g、黄芪 30g、瓜蒌 30g、枳壳 30g、百合 30g、白芥子 6g、甘草 10g

加减：咯血者，去白芥子，加茜草 15g；热重者，加金银花 30g，连翘 15~30g；效果较差者，犀黄丸，1 日 2 次，1 次 12g。

（四）阴阳俱虚证

临床表现：咳脓痰，或微喘，久久不愈，不发热，脉沉细涩。

治法：阴阳俱补，佐以化痰排脓。

方药：阳和汤加减。

熟地 30~60g、鹿角胶（烊化）10g、炮姜 1g、肉桂 3~6g、白芥子 10g、炙麻黄 1g、炙甘草 10g

【按】辨证论治时应注意的问题

（一）辨证

本病的辨证要点有五：①病程：半月左右者，多为实热；1个月以上者，以虚证为主。②发热：有明显的寒战高热者，热毒为主；无明显发热者，痰热为主。③吐痰：吐痰量多，如脓状者，以热痰为主；无明显吐痰症状者，以热毒和正虚为主。④面色：面色㿠白者，气阴两虚为主；面色萎黄者，阴阳俱虚为主。⑤脉象：数者，为热毒；滑数者，为痰热；沉细者，阴阳俱虚；虚大者，气血俱虚或气阴两虚。

（二）论治

在急性阶段（即半月左右者）的治法有二：①即发热明显者，清热解毒为主；②发热轻，脓痰重者，祛痰清热为主。慢性阶段的治法有二：①气阴两虚，痰热壅盛者，治宜补气养阴，化痰排脓；②阴阳俱虚者，治宜阴阳双补。全身症状少，肺痈久久不愈者，每兼瘀血，犀黄丸有很好效果。

第十二节　肺不张

肺不张，中医没有与此完全相对应的独立病名。根据临床表现，分别将呼吸短促不能接续者，称短气；阴虚肺伤，咳嗽，吐稠痰白沫，形体消瘦者，称肺痿；胸阳不振，胸中气塞，胸背痛，呼吸喘促，咳嗽多痰者，称胸痹。

【辨证论治】

（一）痰热壅郁，气阴两虚证

临床表现：咳嗽微喘，气短乏力，身热汗多，或自汗盗汗，面色㿠白，舌质红，苔黄白或白腻，脉虚大弦滑。

治法：化痰清热，益气养阴。

方药：桔梗汤加减。

桔梗 10g、防己 10g、浙贝母 10g、当归 10g、杏仁 10g、桑白皮 15g、瓜蒌 15g、生薏苡仁 15g、黄芪 15g、百合 30g、麦冬 10g、生姜 3 片、甘草 6g

（二）气阴两虚，痰郁气结证

临床表现：咳嗽微喘，气短乏力，胸胁满痛，心烦易怒，自汗盗汗，身热或骨蒸劳热，面色㿠白，舌苔白，脉虚而弦滑。

治法：益气养阴，理气舒肝，化痰止咳。

方药：黄芪鳖甲散加减。

黄芪 15g、鳖甲 15g、地骨皮 10g、紫菀 10g、党参 10g、茯苓 10g、柴胡 10g、半夏 10g、知母 10g、生地 10g、白芍 10g、麦冬 10g、桔梗 10g、桑白皮 10g、肉桂 6g、甘草 6g、冬瓜子 15g

（三）阴虚胃热，瘀血阻滞证

临床表现：咳嗽微喘，气短胸痛，偶有咳血，身热乏力，面色㿠白，舌质红，舌苔白或舌净，脉大而稍滑。

治法：养阴化痰，活血清热。

方药：参麦石膏汤。

沙参 12g、人参 12g、麦冬 12g、丹参 12g、川楝子 12g、元参 15g、生地 15g、石斛 15g、黄精 10g、枇杷叶 10g、柴胡

10g、三棱 10g、莪术 10g、生石膏 30g、知母 10g、瓜蒌 15g

加减：咳血较重者，加茜草 15g。

（四）肝肺气郁，痰湿不化证

临床表现：气短，微喘，胸满咳嗽，口苦口干，头晕目眩，脉沉弦或沉弦而涩。

治法：舒肝理气，姜味并用。

方药：小柴胡汤加减。

柴胡 10g、半夏 10g、黄芩 10g、干姜 3g、五味子 10g、紫菀 10g、丝瓜络 10g、苏叶 10g、薄荷 10g、蝉蜕 10g

【按】辨证论治时应注意的问题

本病以气阴两虚、痰热阻滞者为多见，因此益气养阴、化痰清热比较多用。然亦时见肝肺气郁者，应从脉象的浮沉中去鉴别。

第十三节　肺嗜酸粒细胞浸润症

肺嗜酸粒细胞浸润症，中医没有与此完全相对应的独立病名。根据临床表现大致包括在郁证、咳嗽、喘证的范畴之中。

【辨证论治】

（一）肝肺气郁，痰热不化证

临床表现：胸满胸痛，干咳少痰，痰黏不利，咽干，脉沉。

治法：舒肝理气，宣肺化痰。

方药：柴胡枳桔汤加减。

柴胡 10g、半夏 10g、黄芩 10g、桔梗 10g、枳壳 10g、陈皮 10g、生姜 3 片、甘草 6g、苏叶 6g、郁金 10g

（二）气阴两虚，痰郁气结证

临床表现：胸满心烦，气短咳喘，疲乏无力，腰背酸痛，失眠或嗜眠，时而烦热上冲，冲则汗出，脉沉缓。

治法：补气养阴，理气化痰。

方药：加减十味温胆汤。

黄芪15g、当归6g、人参10g、麦冬10g、五味子10g、竹茹10g、枳实10g、半夏10g、陈皮10g、茯苓10g、甘草6g、菖蒲10g、远志10g、生地10g

（三）气阴俱虚，湿热内蕴，清升浊降失职证

临床表现：胸闷咳嗽，心悸气短，身热汗多，或身不热汗出，疲乏无力，脉虚大弦紧数。

治法：益气养阴，除湿化痰，升清降浊。

方药：清暑益气汤加减。

人参10g、甘草6g、黄芪15g、当归6g、麦冬10g、青皮10g、陈皮10g、神曲10g、黄柏10g、葛根15g、苍术15g、白术10g、升麻10g、泽泻10g

（四）气阴两虚，痰热蕴肺证

临床表现：身热汗出，咳喘气短，痰多而黏，脉虚大弦紧数。

治法：补气养阴，化痰清热。

方药：黄芪鳖甲散加减。

黄芪15g、地骨皮10g、紫菀10g、人参10g、茯苓10g、柴胡15g、半夏10g、知母10g、生地10g、白芍10g、麦冬10g、桂枝10g、甘草6g

【按】辨证论治时应注意的问题

本病在治疗上不可因咳喘而不敢用理气、补益，也不可因有高热而怕用补益，正如李东垣所说："甘温可除大热"。

第十四节　弥漫性间质性肺病

弥漫性间质性肺病，中医没有与此完全相对应的独立病名，根据临床表现大致包括在短气范畴之中。

【辨证论治】

（一）气阴俱虚，湿热内蕴，清升浊降失职证

临床表现：胸闷气短，咳喘气促，心悸心烦，或见身热汗出，疲乏无力，脉虚大弦紧数。

治法：益气养阴，除湿化痰，升清降浊。

方药：清暑益气汤加减。

人参 10g、甘草 6g、黄芪 15g、当归 6g、麦冬 10g、五味子 10g、青皮 10g、陈皮 10g、神曲 10g、黄柏 10g、葛根 15g、苍术 15g、白术 10g、升麻 10g、泽泻 10g

（二）气阴两虚，痰热蕴肺证

临床表现：身热汗出，或身不热而汗出，咳喘气短，痰多而黏，口干，脉弦大紧数。

治法：补气养阴，化痰清热。

方药：黄芪鳖甲散加减。

黄芪 15g、地骨皮 10g、紫菀 10g、人参 10g、茯苓 10g、柴胡 10g、半夏 10g、知母 10g、生地 10g、白芍 10g、麦冬 10g、肉桂 10g、甘草 6g

（三）肝肺气郁，痰湿不化证

临床表现：胸满气短，心烦头晕，脉沉。

治法：理气舒肝，化痰宣肺。

方药：柴胡枳桔汤加减。

柴胡 10g、枳壳 10g、桔梗 10g、半夏 10g、黄芩 10g、甘草 6g、陈皮 10g 苏叶 6g、郁金 10g

【按】辨证论治时应注意的问题

脉象是本病辨证的关键：即脉弦大紧数者以虚为主，应与补益；脉沉者，必予理气。

第十五节　特发性肺纤维化

特发性肺纤维化，中医没有与此完全相对应的独立病名。根据临床表现大致包括在短气的范畴之中。

【辨证论治】

（一）气阴俱虚，温热内蕴，升降失职证

临床表现：气短而喘，胸闷心悸，或身热汗出，疲乏无力，脉虚大弦紧数。

治法：益气养阴，除湿清热，升清降浊。

方药：清暑益气汤加减。

人参 10g、甘草 6g、黄芪 15g、当归 6g、麦冬 10g、五味子 10g、青皮 10g、陈皮 10g、神曲 10g、黄柏 10g、葛根 15g、苍术 15g、白术 10g、升麻 10g、泽泻 10g

（二）气阴两虚，痰热蕴肺证

临床表现：气短而喘，痰多而黏，或身热汗出，口干，

脉弦大紧数。

治法：补气养阴，化痰清热。

方药：黄芪鳖甲散加减。

黄芪 15g、地骨皮 10g、紫菀 10g、人参 10g、茯苓 10g、柴胡 10g、半夏 10g、知母 10g、生地 10g、白芍 10g、麦冬 10g、肉桂 10g、甘草 6g

（三）肝肺气郁，痰湿不化证

临床表现：胸满气短，心烦头晕，脉沉。

治法：理气舒肝，化痰宣肺。

方药：柴胡枳桔汤加减。

柴胡 10g、枳壳 10g、桔梗 10g、半夏 10g、黄芩 10g、甘草 6g、陈皮 10g、苏叶 6g、郁金 10g

第十六节 结节病

结节病，中医没有与此完全相对应的独立病名。根据临床表现，大致包括在咳嗽、痰核等的范畴之中。

【辨证论治】

（一）气阴俱虚，痰热郁滞证

临床表现：咳嗽吐痰，胸满心烦，气短微喘，纳呆食减，腋下，鼠溪部淋巴结肿大，头晕头胀，舌苔白，脉虚大弦滑。

治法：补气养阴，理气化痰。

方药：咳嗽遗尿方加减。

柴胡 10g、当归 10g、白芍 10g、麦冬 10g、人参 10g、五味子 10g、半夏 10g、陈皮 10g、青皮 10g、黄芩 10g、紫菀

10g、丝瓜络 10g

（二）气阴俱虚，痰湿郁滞，升降失常证

临床表现：身热汗多，咳喘气短，疲乏无力，口干，淋巴结肿大，舌苔白，脉虚大弦紧数。

治法：益气养阴，除湿化痰，升清降浊。

方药：清暑益气汤加减。

人参 10g、甘草 6g、黄芪 15g、当归 6g、麦冬 10g、五味子 10g、青皮 10g、陈皮 10g、神曲 10g、黄柏 10g、葛根 15g、苍术 10g、白术 10g、升麻 10g、泽泻 10g

（三）痰热内郁，血络瘀滞，外受风寒证

临床表现：咳嗽气短，头身疼痛，淋巴结肿大，结节红斑，舌苔白，脉弦滑稍紧。

治法：化痰除湿，祛寒通络。

方药：上中下痛风方加减。

黄柏 10g、苍术 10g、胆南星 10g、桂枝 10g、防己 10g、灵仙 10g、桃仁 10g、红花 10g、龙胆草 10g、羌活 6g、白芷 10g、川芎 10g、神曲 10g

第十七节　外源性变应性肺泡炎

外源性变应性肺泡炎，中医没有与此完全相对应的独立病名。根据临床表现大致包括在喘证之中心。

【辨证论治】

（一）脾肺同病，外寒内饮证

临床表现：恶寒发热，头痛身痛，咳嗽或咳喘，腹满纳差，

脉浮紧数或浮紧。

治法：宣肺理脾，解表化饮。

方药：厚朴麻黄汤加减。

厚朴15g、麻黄10g、杏仁10g、生石膏15g、半夏10g、干姜6g、细辛3g、五味子10g、浮小麦15g

针：定喘穴。

（二）气阴俱虚，湿热内蕴，升降失职证

临床表现：胸满气短，咳嗽而喘，或身热汗多，或不身热，疲乏无力，脉虚大弦紧或虚大弦紧而数。

治法：益气养阴，除湿清热，升清降浊。

方药：清暑益气汤加减。

人参10g、甘草6g、黄芪15g、当归6g、麦冬10g、五味子10g、青皮10g、陈皮10g、神曲10g、黄柏10g、葛根15g、苍术15g、白术10g、升麻10g、泽泻10g

（三）气阴两虚，痰热蕴肺证

临床表现：气短而喘，痰多而黏，或身热汗出，口干，脉弦大紧数。

治法：补气养阴，化痰清热。

方药：黄芪鳖甲散加减。

黄芪15g、地骨皮10g、紫菀10g、人参10g、茯苓10g、柴胡10g、半夏10g、知母10g、生地10g、白芍10g、肉桂10g、麦冬10g、甘草6g

第十八节 睡眠-呼吸暂停综合征

睡眠-呼吸暂停综合征，中医没有与此完全相对应的独立病名。大致包括在广义的郁证之中。

【辨证论治】

（一）肺肝气郁，痰湿不化证

临床表现：睡眠过程中突然口鼻腔气流暂停 10 秒钟以上，打鼾气憋，头痛乏力，白天嗜睡，脉沉弦滑。

治法：理气舒肝，化痰清热。

方药：柴胡枳桔汤加减。

柴胡 10g、桔梗 10g、枳壳 10g、半夏 10g、陈皮 10g、黄芩 10g、生姜 3 片、射干 10g、郁金 10g、枇杷叶 10g、豆豉 10g、通草 6g

（二）气阴两虚，痰郁气结证

临床表现：白天嗜睡乏力，晨起头痛，睡眠打鼾，气憋，脉沉缓。

治法：补气养阴，理气化痰。

方药：加减十味温胆汤。

黄芪 15g、当归 6g、人参 10g、麦冬 10g、五味子 10g、竹茹 10g、枳实 10g、半夏 10g、陈皮 10g、茯苓 10g、甘草 6g、菖蒲 10g、远志 10g、生地 10g

第十九节 呼吸衰竭

呼吸衰竭，中医没有与此完全相对应的独立病名。根据临床表现的不同，分别将气短为主者称短气；喘息抬肩不能平卧者称喘。

【辨证论治】

（一）上实下虚，痰饮阻滞证

临床表现：咳喘不能平卧，头汗出，口苦口干，紫绀，足冷，舌苔黄白，脉弦滑。

治法：降气化痰，补肾纳气。

方药：苏子降气汤加减。

苏子10g、橘红10g、半夏10g、当归10g、前胡10g、厚朴10g、肉桂3g、蛤蚧一对（去头足）、黑锡丹3g（另服）

（二）气阴两衰，痰气郁结证

临床表现：头晕心烦，胸满心悸，时或烦躁易怒，喘而短气，紫绀，舌质暗，舌苔白或黄白，脉虚弦滑数或沉弦滑数促。

治法：补气养阴，化痰理气。

方药：咳嗽遗尿方加减。

柴胡9g、当归9g、白芍9g、人参9g、麦冬10g、五味子9g、半夏9g、陈皮9g、青皮9g、紫菀9g、黄芩9g、枳壳9g

（三）肺肾阳虚，寒水上冲证

临床表现：喘而短气不能平卧，畏寒，指趾厥冷，舌质紫暗，口唇手指微见紫绀，舌苔白而水滑，脉沉细促或细数无力。

治法：温阳化饮。

方药：真武汤加减。

杏仁6g、人参6g、附子6g、茯苓6g、白芍6g、白术6g

（四）心阳不振，痰饮中阻，郁而化火证

临床表现：喘而短气难于接续，胃脘痞满，吸气不能，时或反复咳嗽，口干舌燥，紫绀，痰多难于咯出，舌苔黄白，脉弦紧数促或弦紧数。

治法：温阳化饮，开结清热。

方药：木防己汤加减。

防己 10g、肉桂 10g、人参 10g、生石膏 15g、半夏 10g、陈皮 10g、葶苈子 4g、丝瓜络 10g

（五）气阴大衰，痰气郁结，上热下寒证

临床表现：喘而短气，疲乏无力，胸胁苦满，心烦心悸，身热，汗多或无汗，紫绀，舌苔白腻，或黄白腻，脉虚大弦滑数或促。

治法：益气养阴，理气化痰，温阳化水。

方药：黄芪鳖甲散加减。

黄芪 15g、地骨皮 10g、柴胡 10g、紫菀 10g、人参 10g、茯苓 10g、半夏 10g、知母 10g、生地 10g、白芍 10g、麦冬 10g、肉桂 10g、甘草 10g

（六）肾阳不足，纳气不能证

临床表现：喘而短气，头部冷汗出，面热足冷，轻度紫绀，脉沉细尺大或尺脉极弱而寸极大或有散意。

治法：补肾纳气。

方药：金匮肾气丸加减。

熟地 24g、山药 12g、补骨脂 9g、茯苓 9g、泽泻 9g、丹皮 9g、附子 9g、肉桂 9g、车前子 9g（布包）、山茱萸 9g、五味子 9g、沉香 3g、蛤蚧 1 对（去头足）

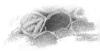

【按】辨证论治时应注意的问题

（一）辨证

1. 由于心、肝、脾、肺、肾对呼吸吐纳都有一定的作用，所以辨证时一定要分清呼吸衰竭的当时，哪个脏腑起着关键性的作用。

2. 由于本病是一个涉及到多个脏腑，且虚实并见的疾病，所以辨证时一定要分清虚实的比例、脏腑的关系。

（二）论治

1. 注意脏腑之间的关系用药。

2. 注意虚实之间的比例用药。

第二十节　自发性气胸

自发性气胸，中医没有完全与此相对应的独立病名。根据临床表现，分别将呼吸短促不能接续者，称短气；胸阳不振，胸中气塞，胸背痛，呼吸喘促，咳嗽多痰者，称胸痹。

【辨证论治】

（一）肝肺气郁证

临床表现：胸闷胸痛，呼吸困难，脉沉或沉弦滑。

治法：舒肝理气。

方药：柴胡枳桔汤加减。

柴胡 6~10g、枳壳 10g、白芍 10g、杏仁 10g、陈皮 10g、青皮 10g、郁金 10g、桔梗 10g、瓜蒌 10g、苏叶 6g、甘草 3g

加减：胸痛较重，咳嗽吐痰者，加旋覆花（布包）10g、紫菀 10g。

（二）胸阳不振，寒气凝结证

临床表现：胸闷痛，气短，舌苔薄白，脉弦涩不调。

治法：宽胸散结，温通胸阳。

方药：枳实薤白桂枝汤。

枳实 15g、薤白 15g、桂枝 15g、杏仁 15g、陈皮 15g、瓜蒌 15g、桔梗 15g、生姜 3 片

（三）气阴两虚，痰郁气结证

临床表现：呼吸困难，胸满痛，咳嗽或不咳嗽，心烦心悸，口干，脉大而弦滑。

治法：补气养阴，理气化痰。

方药：咳嗽遗尿方。

柴胡 10g、当归 10g、白芍 10g、麦冬 10g、党参 10g、五味子 10g、陈皮 10g、青皮 10g、半夏 10g、紫菀 10g、黄芩 10g

（四）痰气壅滞，上盛下虚证

临床表现：咳喘痰多，出汗多，口苦干，口唇青紫，足冷，脉弦滑。

治法：降气化痰，纳气定喘。

方药：苏子降气汤加减。

苏子 12g、橘红 10g、半夏 10g、当归 10g、前胡 10g、肉桂 10g、厚朴 10g、沉香 6g、苏木 6g、人参 6~10g、黑锡丹 3g（另服）

【按】辨证论治时应注意的问题

（一）辨证

本病辨证时的重点是：①脉象：沉者，为气郁；涩者，

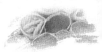

为阳虚；滑者，为多痰；大者，为气阴或气血两虚。②四肢冷热：指趾厥冷者，为气郁阳虚；足冷，头热，汗出者，为肾不纳气，上焦痰壅，肺气失降。

（二）论治

在处方用药时，必须按照标本缓急的原则进行。对虚实夹杂证，必须注意虚实的多少及其用药比例。

第二十一节　结核性胸膜炎

结核性胸膜炎，中医没有与此完全相对应的独立病名。根据临床表现，分别将有胸水、短气者，称悬饮；胸痛而无胸水者，称胸胁痛。

【辨证论治】

（一）气滞血瘀证

临床表现：胸闷胸痛，时而心烦，脉沉弦涩不调。

治法：理气活血止痛。

方药：四逆散加减。

柴胡 6g、枳实 10g、白芍 10g、郁金 10g、青皮 10g、陈皮 10g、元胡 10g、桃仁 10g、白芥子 10g、瓜蒌 15g、甘草 6g、红花 10g

（二）热痰蕴结证

临床表现：恶寒发热，或寒热往来，胸满痛，呼吸困难，口干，脉弦滑数。

治法：清热化痰。

方药：柴胡陷胸汤加减。

柴胡 15g、桔梗 15g、枳壳 15g、半夏 15g、竹茹 15g、白芥子 15g、黄芩 15g、赤芍 15g、金银花 15g、瓜蒌 15g、竹叶 6g、连翘 15g

（三）气阴两虚，痰饮结于胸胁证

临床表现：午后发热、疲乏无力，面色㿠白，汗多，胸闷痛，呼吸困难，咳嗽，脉虚数。

治法：益气养阴，清热化痰。

方药：桔梗汤加减。

黄芪 15g、百合 15g、桔梗 10g、桑白皮 10g、枳壳 10g、白芥子 3g、当归 4.5g、金银花 10g、连翘 10g、地骨皮 10g

加减：脉细数者，加知母 4.5g、黄柏 4.5g。

（四）痰饮积于胸胁证

临床表现：胸闷，呼吸困难，轻微咳嗽，低热或不发热，头汗出或不汗出，脉沉滑。

治法：攻逐水饮。

方药：（1）十枣汤。

甘遂 1g、大戟 1g、芫花 1g

用法：研末，枣泥为丸。早晨 1 次服。

（2）控涎丹。

用法：1 日 2 次，1 次 1.5~3g。

（五）瘀血阻滞证

临床表现：胸水消失，但胸痛一直持续存在，低热或五心烦热，或不发热，脉沉涩或沉弦。

治法：活血逐瘀。

方药：血府逐瘀汤。

当归 10g、川芎 10g、生地 10g、桃仁 10g、红花 10g、枳壳 10g、赤芍 10g、柴胡 10g、桔梗 10g、甘草 6g、牛膝 15g

简易法：火柴棍一枚。

用法：取火柴棍 0.5~1cm 长，放在痛处胸壁上，胶布固定。

（六）外寒内饮，表里合邪证

临床表现：发热或发热恶寒，气短而喘，胃脘痞满或胃脘满胀，口干不喜饮，或时见手足厥冷，脉浮紧数或弦紧数。

治法：解表散寒，温阳化饮。

方药：桂枝去芍加麻辛附子汤加减。

麻黄 10g、细辛 3g、附子 10g、桂枝 10g、生姜 4 片、大枣 5 枚、生石膏 15g、防己 10g、大腹皮 10g

【按】辨证论治时应注意的问题

（一）辨证

本病辨证的方法，主要应注意以下几点：

1.病程　1 个月以内者，以外邪为主；1 个月以上者，往往兼有正气亏损。

2.发热　发热恶寒或寒热往来者，邪在少阳或少阳太阳两经；面色㿠白，汗多，发热者，为气阴两虚。

3.胸水与胸痛　胸水多而气短者，为饮邪内积；胸痛而无胸水者，为气滞血瘀。

4.脉象　紧滑者，为饮邪内积；虚大者，为气阴两虚；沉弦者，为气滞血瘀；浮紧者为表寒。

（二）论治

本病治疗的原则是：胸水，而无明显的发热恶寒者，治宜攻逐水饮，如十枣汤、控涎丹。胸水多，而有明显的寒热者，必兼治其他寒热发生的原因，如寒热往来者，用柴胡陷胸汤，否则，表邪入里，病必难除。

具有明显的发热者，以半表半里证为多见，治宜和解表里；面色㿠白，汗多，发热者，为气阴两虚、痰热阻滞，治宜养阴益气，清化痰热。否则补正不祛邪，必使邪气留恋，祛邪不扶正，必使正气更虚，邪必不除。

胸痛，脉沉涩或沉弦者，理气活血为主要方法。简易法对解除胸痛或暂时减轻疼痛有奇效。控涎丹的服法，要视正气盛衰而定。若病程较长，正气亏损者，1 次服 3~5 粒，1 日 3 次即可；反之，可以增加药量。

第二十二节　脓胸

脓胸，中医没有与此完全相对应的独立病名。根据临床表现，大致包括在肺痈的范畴之中。

【辨证论治】

（一）热毒壅肺证

临床表现：高热寒战，胸闷，呼吸急促，脉滑数。

治法：清热解毒，宣肺消痈。

方药：三黄石膏汤加减。

麻黄 10g、黄芩 6g、黄连 10g、栀子 10g、豆豉 10g、生石膏 30g、金银花 30g、连翘 30g、瓜蒌 30g、桔梗 30g、枳壳 15g、甘草 10g

用法：1 日 2 剂，分 4~6 次服。

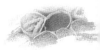

（二）气阴两衰，热腐为痈证

临床表现：面色白或㿠白，盗汗自汗，疲乏无力，发热寒战或午后潮热，咳而微喘，吐脓痰，脉虚而滑数。

治法：益气养阴，解毒排脓。

方药：桔梗汤加减。

桔梗 15g、防己 10g、桑白皮 10g、浙贝母 10g、当归 12g、生薏苡仁 30g、黄芪 30g、百合 15g、瓜蒌 30g、枳壳 30g、金银花 15g、连翘 15g

加减：舌质红者，加麦冬 15g；痰多而喘重者，加葶苈子 3g、大枣 3 枚。亦可采用下方：金银花 15g、连翘 15g、冬瓜子 10g、桃仁 10g、瓜蒌 15g、白芥子 3g、黄芪 15g、麦冬 10g（李翰卿法）。

（三）阴阳俱虚证

临床表现：久久不愈，脓色较清稀，消瘦，气短，不发热，脉沉细。

治法：阴阳双补，佐以排脓。

方药：

（1）阳和汤加减。

熟地 30~60g、鹿角胶（烊化）10g、炮姜 6g、肉桂 3~6g、白芥子 6g、炙麻黄 1.5g、炙甘草 10g

（2）橘叶 10g、黄芪 15g、当归 10g（朱庆丰法）。

（3）蜈蝎散。

（4）十全大补丸，犀黄丸。用法：每日 2 次，每次各 10g。

【按】辨证论治时应注意的问题

（一）辨证

本病临床时应注意以下两点：

1.本病辨证时分析的要点　①病程：1个月之内者，以热毒为主；1个月以上者，以正气虚为主。②发热：高热寒战者，为热毒；低热者，为血虚、阴虚者多；不发热者，为阳虚。③面色：面色㿠白，多汗者，为气阴两虚或气血两虚；面色粗干者，为阴阳俱虚。④脉象：滑数者，为热毒痈脓；虚大滑数者，为气阴（或气血）两虚兼热毒痈脓；沉细者，为阴阳（或气血）俱虚；脉沉者，为气滞血瘀。

2.本病分阴阳两类　阳证者，具有明显的发热；阴证者，无明显发热。阳证者，有热毒和兼气阴两虚的两种；阴证者，有阴阳俱虚和兼气滞血瘀的两类。阳证区别的要点是面色和脉象，阴证鉴别的要点是脉象。

（二）论治

处方用药时必须注意以下两点：

1.治则　阳证治法，除清热解毒外，必须配用化痰排脓之药。阴证除补益外，必须根据虚和滞的不同，分别用药。

2.加减用药　清热解毒药，宜用银花、连翘、鱼腥草；化痰排脓，宜用桔梗、浙贝母、瓜蒌、冬瓜子；脓多而喘，宜葶苈；消痈散结，必用白芥子；补气养血，宜用黄芪、当归；理气散结，橘叶甚佳。

第二十三节　膈肌麻痹

膈肌麻痹，中医没有与此完全相对应的独立病名。根据

临床表现大致包括在呃逆、胀满等范畴之中心

【辨证论治】

（一）气阴两虚，痰郁气结证

临床表现：腰背酸痛，嗳气脘痞，气短乏力，失眠心烦，咽干，脉沉缓。

治法：补气养阴，理气化痰。

方药：加减十味温胆汤。

黄芪15g、当归6g、人参10g、麦冬10g、五味子10g、竹茹10g、枳实10g、半夏10g、陈皮10g、茯苓10g、甘草6g、菖蒲10g、远志10g、生地10g

（二）膈间支饮证

临床表现：胃脘痞满，或腹痛腹胀，紫绀，明显呼吸困难，端坐呼吸，脉弦紧。

治法：散结化饮。

方药：木防己汤加减。

防己10g、人参10g、生石膏15g、肉桂10g、半夏10g、陈皮10g、葶苈子3g、紫菀10g

（三）肺胃气逆证

临床表现：脘腹满痛，嗳气频频，脉沉弦。

治法：温中散寒，降气止嗳。

方药：加减局方四七汤。

人参10g、肉桂10g、半夏10g、甘草10g、乌药10g、槟榔10g、沉香10g

第二十四节　特发性肺含铁血黄素沉着症

肺含铁血黄素沉着症，中医没有与此完全相对应的独立病名。根据临床表现的不同，大致包括在血证中的咯血范畴之中。

【辨证论治】

（一）瘀血阻滞，血不归经证

临床表现：胸满气短，咳嗽，咯血，舌苔白，脉弦涩不调。

治法：活血止血。

方药：柴胡6g、枳壳9g、白芍9g、降香10g、茜草10g、生地15g、瓜蒌根15g、白茅根30g、丹皮10g、黄芩10g

（二）肺阴不足证

临床表现：干咳痰少，夜间口干，咳血，脉沉细弱或虚弱数。

治法：养阴润肺。

方药：百合固金汤加减。

百合15g、生地9g、元参9g、麦冬9g、川贝母9g、沙参9g、百部9g

第十七章
消化系统疾病

第一节　概论

中医认为，食物进入体内之后的运化过程是通过以下途径完成的。首先是食物进入胃之后即分成三个部分。其中最为轻清的部分进入胃之后即直接进肝脏注入于筋，较浊部分通过脾的作用归心，再注于脉，由脉至肺，与大气中的精气相化合后输布于皮毛，毛脉合精之后留于四脏，更浊部分运输至小肠，再经小肠的运化，分为清浊两个部分，其中轻清部分归于脉→心→脉→肺→皮毛形成毛脉合精入脏而留于四脏，较浊部分转入于大肠。在大肠又经大肠的运化作用分为清浊两部分，清者归于脉→心→脉→肺→皮毛形成毛脉合精入脏而留于四脏，较浊部分经肛门排出体外。

中医还认为，食物运化系统不但是化食物而成精的器官，而且是食物秽浊不断侵害的系统，因此常以饮食不节则伤脾胃称之，脾胃为后天之本称之，所以治疗脾胃运化系统疾病时多注意调理脾胃、消食导滞。同时还认为，脾胃的运化过程，还要依靠肝气的升发，心火的温煦，肾命温养，肺气的肃降，所以李东垣称治食物运化系统疾病必须注意升降。

一、辨证论治大法

注意运用昼夜、四时辨证论治。①疼痛：白天、春夏疼痛加剧者，为病在气分。夜间、秋冬疼痛必发者为病在血分。②痞满：白天、春夏痞满必作或较剧者为病在气分、阳分。③夜间痞满发作，为病在血分、阴分。口干：夜间口干始作者，为阴虚；白天口干者，为病在阳分，多热。

此外，还应注意运用六淫辨证论治（参见第一章第一节）、脏腑辨证论治（参见第二章第一节）、阴阳辨证论治、五行辨证论治、痰证辨证论治、升降辨证论治（以上参见第十六章第一节）等辨证论治大法。

二、常用治法

在脾与胃的受纳和运化、升和降、燥和湿的矛盾统一理论指导下，通过辨证论治确定了病位、病性以后，一般采用以下治疗大法。

1. 燥湿健脾法　适用于湿邪困脾的口淡纳减，脘闷思睡，甚至腹胀便溏，苔白而腻。药如：苍术、白术、陈皮、厚朴、木香、砂仁等。

2.燥湿化痰法　适用于脾湿痰盛的胃脘痞满，胸闷痰多。药如：半夏、陈皮、茯苓、甘草、枳实、枳壳。

3.降逆和胃法　适用于胃气上逆的呕吐、嗳气、呃逆。药如：代赭石、半夏、竹茹、陈皮、旋覆花、枇杷叶。

4.温阳化饮法　适用于阳虚停饮的胃脘痞满，脘腹悸动，或有振水者，或素盛今瘦，脘腹悸动，逆气上冲，舌苔白质淡，脉弦。药如：苓桂术甘汤。

5.理气温通法　适用于脾胃的升降功能不利所致的腹部胀痛，大便不通，舌苔白质淡，脉沉弦。药如：厚朴、枳实、莱菔子、木香、沉香、大黄配附子、肉桂心。

6.温阳开秘法　适用于脾肾阳虚的便秘，腹冷，腰酸。药如：肉苁蓉、锁阳、胡桃肉及半硫丸。

7.清热和胃法　适用于胃热不降，胃气上逆的呕吐酸苦，或呃逆口干，舌苔黄腻。药如：橘皮竹茹汤。

8.湿热两清法　适用于湿热夹杂的黄疸，下利，舌苔黄腻。药如：茵陈蒿汤、甘露消毒丹。

9.收敛止泻祛　适用于滑脱不禁的泄泻。药如：赤石脂、禹余粮、诃子、粟壳。

10.清泻胃火祛　适用于胃热较盛的口苦、纳呆、口疮。药如：黄连、黄柏、栀子、大黄。

11.清热凉血法　适用于胃火炽盛，伤及血络的吐血衄血，斑疹，舌质红绛，脉数。药如：生地、元参、丹皮、白芍等。

12.淡渗分利法　适用于脾湿太甚，湿聚为水的泄泻，口淡不渴，小便不利，舌白润。药如：五苓散、胃苓汤。

13.苦寒攻下法　适用于热结胃肠或热积胃肠的腹胀腹痛，

大便不通，舌苔黄燥，脉沉实或沉滑。药如：大承气汤、小承气汤。

14. 消食和胃法　适用于饮食停滞的嗳腐吞酸，嗳气如败卵臭，食欲不振。药如：焦神曲、焦麦芽、焦山楂、焦槟榔、莱菔子、鸡内金。

15. 活血逐瘀法　适用于瘀血阻滞的腹痛、癥瘕等。药如：当归、川芎、赤芍、乳香、没药、五灵脂、三七、丹参等。

16. 芳香化浊法　适用于秽浊犯胃的呕吐泄泻，腹部绞痛。药如：麝香、丁香、藿香、佩兰、檀香、木香等。

17. 健脾益气法　适用于脾气虚弱的食欲不振，少气懒言，面色不华，口淡乏味，脉缓。药如：四君子汤、参苓白术散。

18. 温补脾阳法　适用于脾阳不足的胃脘冷痛，食入不化，下利完谷不化，脉弦紧或迟缓。药如：附桂理中汤、黄芪建中汤。

19. 补气升提法　适用于脾阳不足，清阳不升的疲乏无力，下肢沉重，头晕头胀，脱肛，子宫脱垂，脉虚大。药如：补中益气汤、升陷汤。

20. 补脾摄血法　适用于脾气虚弱，气不摄血的出血，斑疹，脉濡。药如：归脾汤。

21. 滋养胃阴法　适用于胃阴不足的食欲不振，口干不欲饮，胃脘疼痛，吃辛辣或热药加重，舌质嫩红，脉细数。药如：沙参、玉竹、石斛、麦冬、百合、生地。

22. 甘酸化阴法　适用于肝肾阴虚，脾湿不化，滋阴助湿，燥湿伤阴的泄泻痞满，舌嫩红少苔，五心烦热。药如：木瓜、甘草、白芍、乌梅、陈皮。

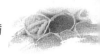

23.苦辛酸法　适用于寒热夹杂，久而阴伤的胃脘冷痛或脐腹冷痛，口苦干，夜间口干加重，泄泻或久痢，脉沉弦。药如：乌梅丸。

24.苦辛通降法　适用于寒热夹杂的胃脘痞满，口苦干，舌苔白。药如：半夏泻心汤、黄连汤、左金丸。

25.舒肝和胃法　适用于肝胃不和的胃脘胀痛，胸胁苦满，头晕心烦，脉弦滑。药如：柴平汤。

26.温补脾肾法　适用于脾肾阳虚的胃脘冷痛，痛彻腰部或腰酸腰困，或五更泄泻，脉弦紧或尺大而弦。药如：理中地黄汤、四神丸。

27.舒肝助脾法　适用于肝脾不和的腹痛或胁下疼，或痛泄，生气后诸症加重，脉弦。药如：逍遥散、痛泻要方。

以上诸法，有时可以单独应用，有时必须配合应用。

第二节　食管贲门失弛缓症

食管贲门失弛缓症，中医没有与此完全相对应的独立病名。根据临床表现的特点，分别将食物入口难于下咽，似有物阻，有气格逆者，称噎；食物咽下后，隔阻于胃口，自觉不下行，因而吐出者，称膈。

【辨证论治】

（一）气滞痰郁证

临床表现：发病早期，吃饭发噎，胸骨下或胃脘上部疼痛，脉沉弦滑。

治法：理气化痰。

方药：半夏厚朴汤加味。

苏叶 10g、厚朴 10g、半夏 10g、茯苓 10g、枳壳 10g、麦冬 10g、瓜蒌皮 10g、陈皮 10g

加减：呕吐者加元参 10g、乌药 15g、当归 15g、沉香 10g，半夏加至 15g。

若吞咽梗阻，胸膈痞满，甚或疼痛，脉沉或沉而稍滑者，宜启膈散加减。

沙参 10g、茯苓 10g、丹参 10g、川贝母 10g、郁金 10g、砂仁 6g、荷叶 6g

（二）脾胃虚弱，胃失和降证

临床表现：面色㿠白，反复呕吐数年，吐物不酸不臭，口不干，大便干或不干，脉大而弦滑。

治法：益气养阴，降逆止呕。

方药：大半夏汤加味。

半夏 10~18g、人参 10g、蜂蜜 20g（冲）、生姜 10g

加减：呕吐涎沫较多者，加吴茱萸 10g。

简易法：红糖 500g、鲜姜 500g（切碎）。搅拌混合后，置密封的罐中，埋于南墙跟旁地下 1m 深处，7~10 天后取出。1 日 2~3 次，一次大枣大一块。（朱庆丰法）

（三）脾胃虚寒，水饮停聚证

临床表现：反复呕吐，尤以饮水多后为剧，烦渴多饮，吐物为水饮无味无臭，舌苔白润，脉弦大紧数。

治法：温中利水。

方药：理中化痰汤加减。

附子 10g、肉桂 10g、人参 10g、白术 10g、干姜 10g、甘

草 10g、茯苓 10g、猪苓 10g、泽泻 10g、半夏 10g、陈皮 10g

用法：置冰箱中候冷服。

【按】辨证论治时应注意的问题

（一）辨证

本病的辨证重点有二：①面色：面色㿠白者，为气阴两虚；呈忧郁色者，为肝郁气结；明显消瘦而干者，为痰饮。②脉象：脉象虚大弦滑者，为气阴两虚，痰郁不化；沉弦滑者，为痰郁气结；弦大紧数者，为阳气虚而寒饮盛；脉沉缓者为气郁。

（二）论治

1.常用治法　气阴两虚，痰郁不化者，宜益气养阴，化痰降逆；痰郁气结者，宜理气化痰。

2.蜂蜜配生姜对兼便秘者有效。

第三节　反流性食管炎

反流性食管炎，中医没有与此完全相对应的独立病名。根据临床表现，大致包括在嘈杂、胃痛的范畴之中。

【辨证论治】

（一）气阴两虚，肝郁气结，痰湿不化证

临床表现：胃脘（尤其是剑突下）灼热，嘈杂，疼痛，或隐隐作痛，胸满，夜间口燥咽干，舌苔白，脉弦紧稍大。

治法：益气养阴，舒肝和胃。

方药：加味一贯煎加减。

西洋参 10g、麦冬 10g、生地 30g、苍术 10g、白术 10g、

青皮 10g、陈皮 10g、柴胡 10g、郁金 10g、姜黄 10g、薄荷 3g、夜交藤 30g

（二）中焦郁热证

临床表现：胸脘灼热，虚烦不眠，舌红，苔微黄，脉数。

治法：解郁除烦。

方药：栀子豉汤。

栀子 10g、豆豉 10g

加减：脉弦涩不调者，去豆豉，加干姜 3g；若脉弦紧稍数者，宜越鞠保和丸：川芎 10g、苍术 10g、香附 10g、栀子 10g、神曲 15g、焦楂 15g、茯苓 10g、半夏 10g、陈皮 10g、连翘 10g、莱菔子 10g、麦芽 10g。

【按】辨证论治时应注意的问题

本病是一个寒热夹杂证，在辨证时尤应区别寒热之间的比例，其分辨的方法在于脉证，即脉寒多者证寒多，脉热多者证热多。

第四节　食管裂孔疝

食管裂孔疝，中医没有与此完全相对应的独立病名。根据临床表现的特点，大致包括在胃痛、心痛的范畴之中。

【辨证论治】

（一）气阴两虚，气滞血瘀，痰积不化证

临床表现：胸骨后、剑突下、两胁灼痛，食后加重，或胸胁窜痛，头晕头痛，烧心泛酸，夜间口干，心烦易怒，舌苔白，脉虚弦紧稍滑。

治法：补气养阴，理气活血，化痰消积。

方药：加味一贯煎加减。

人参 10g、麦冬 10g、生地 30g、苍术 15g、白术 10g、青皮 10g、陈皮 10g、柴胡 10g、三棱 10g、莪术 10g、薄荷 3g、莱菔子 10g、砂仁 10g、夜交藤 30g

（二）痰气交阻证

临床表现：吞咽梗阻，胸膈痞满，灼痛，嗳气呃逆，口干咽燥，舌苔白，脉弦滑。

治法：开郁化痰，润燥降气。

方药：启膈散加减。

丹参 15g、郁金 10g、砂仁 10g、沙参 10g、浙贝 10g、茯苓 10g、荷叶 10g、麦冬 10g

（三）气血俱虚，食滞不化证

临床表现：年高体衰，剑突下疼痛，食后加重，嗳气呃逆，口苦咽干，舌苔黄白，脉沉紧稍滑。

治法：缓消补虚法。

方药：山楂化滞丸。

用法：1 日 3 次，1 次半丸。

第五节　食道憩室

食道憩室，中医没有与此完全相对应的独立病名。根据临床表现的不同，分别将吞咽困难者，称噎膈；胃脘疼痛者，称胃脘痛或心痛。

【辨证论治】

（一）痰郁气结证

临床表现：咽喉异物感，吐痰，有时口臭，偶尔胸痛或无胸痛，脉弦滑。

治法：理气化痰。

方药：四逆散加斌。

柴胡 10g、枳壳 10g、白芍 10g、陈皮 10g、青皮 10g、苏叶 10g、甘草 10g、黄芩 10g、瓜蒌 30g

加减：呕吐者，加半夏 10g。

（二）寒热夹杂，痰湿阻于中焦证

临床表现：剑突下疼痛或胃脘部均疼痛，痞满，口干，脉弦滑。

治法：苦辛通降，理气化痰。

方药：半夏泻心汤加减。

半夏 10g、黄连 10g、黄芩 10g、干姜 10g、党参 10g、枳壳 10g、神曲 10g、陈皮 10g、甘草 6g、大枣 3 枚

（三）气虚痰滞，清阳不升，浊阴失降证

临床表现：吞咽困难，疼痛，胃脘痞满，恶心，胸胁及全身窜痛，疲乏无力，舌苔白，脉虚而弦稍滑。

治法：益气舒肝，升阳益胃。

方药：升阳益胃汤加减。

黄芪 15g、党参 10g、白术 10g、黄连 10g、半夏 10g、陈皮 10g、茯苓 10g、泽泻 10g、白芍 10g、羌活 3g、独活 3g、防风 3g、甘草 3g、柴胡 6g、生姜 3 片、大枣 3 枚

（四）寒实结滞证

临床表现：吞咽疼痛，或吞咽时剑突下部疼痛，舌苔薄白，脉弦紧或沉细。

治法：温中导滞。

方药：附子理中汤合小承气汤（李翰卿法）。

附子 10g、干姜 10g、党参 10g、白术 10g、甘草 10g、枳实 10g、厚朴 10g、大黄 3g

（五）瘀血阻滞证

临床表现：胸骨后持续灼痛，吃辛辣食物后加重，夜间口干，舌质有紫斑或紫暗，脉沉。

治法：理气活血。

方药：丹参饮。

丹参 30g、檀香 10g、砂仁 10g

（六）脾肾虚寒证

临床表现：胃脘疼痛，痛彻腰背，吃冷食后加重，腰酸，舌苔白，脉弦大或弦细尺大。

治法：温补脾肾。

方药：附子理中汤合六味地黄汤加减。

附子 10g、肉桂 10g、生地 10g、山药 10g、五味子 10g、茯苓 10g、泽泻 10g、丹皮 10g、党参 10g、白术 10g、干姜 10g、炙甘草 10g

【按】辨证论治时应注意的问题

本病的辨证方法、治疗原则与慢性胃炎相同。

第六节 急性胃炎

急性胃炎，中医没有与此完全相对应的独立病名。根据临床表现的不同，分别将吐泻并作者，称霍乱；恶心呕吐者称呕吐；胃脘疼痛者，称胃痛、胃脘痛。

【辨证论治】

（一）秽浊犯胃证

临床表现：急性发病，呕吐泄泻，腹痛或不痛，发热，甚或汗出，脉浮紧或浮滑。

治法：芳香化浊。

方药：

（1）麝雄丸。

用法：1 次 1 包，顿服，不效，再服 1 包。

（2）玉枢丹。

用法：1 次 1 块，研，冲服。

（3）藿香正气散加减。

藿香 10g、苏叶 10g、白芷 10g、大腹皮 10g、陈皮 10g、茯苓 10g、苍术 10g、厚朴 10g、半夏 10g、神曲 10g、生姜 3 片、大枣 5 枚

针：十宣放血，或委中放血，或曲泽放血。

（二）少阳兼秽浊犯胃证

临床表现：寒热往来，胸满心烦，呕吐泄泻，头晕，口苦口干，脉弦数或弦紧。

治法：和解少阳，燥湿化浊。

方药：柴平汤加减。

柴胡 15g、半夏 10g、党参 10g、黄芩 10g、甘草 6g、陈皮 10g、厚朴 10g、苍术 15g、生姜 3 片、大枣 3 个、丁香 6g

加减：胃脘有压痛者，加大黄 3g，去丁香（李翰卿法）。

（三）寒热互结，扰乱胃肠证

临床表现：胃脘满胀，恶心呕吐，口苦，脉滑数或弦滑。

治法：苦辛通降。

方药：

（1）生姜泻心汤加减。

半夏 10g、黄连 10g、黄芩 10g、干姜 10g、党参 10g、生姜 10g、甘草 6g、大枣 3 枚

（2）半夏 10g、陈皮 10g、苏叶 6g、神曲 10g、吴茱萸 10g、黄连 10g、枳壳 10g

（四）少阳阳明合病证

临床表现：寒热往来，腹胀痛，拒按，吐脓血，或恶寒发热，脉弦数。

治法：和解攻里。

方药：大柴胡汤加减。

柴胡 12g、半夏 10g、枳实 10g、黄芩 10g、大黄 10g、瓜蒌 10g、莱菔子 10g、赤芍 10g

【按】辨证论治时应注意的问题

（一）辨证

1. 发热的常见原因　一表证，二半表半里证。

2. 呕吐的原因　一为秽浊犯胃，二为寒热扰乱胃腑。另外，积滞不化者，胃脘必有压痛，临床时必须十分注意。

（二）论治

在治疗时，必须注意以下几点：

1. 兼有表证者，必予解表；半表半里者，必予和解；积滞内停者，必予导滞；但解表药必须芳香，导滞时不可攻下。

2. 秽浊犯胃者，必予芳香；寒热交结者，必予苦辛合用。

第七节　慢性胃炎

慢性胃炎，中医没有与此完全相对应的独立病名。根据临床表现的不同，分别将胃脘痞满者，称痞满；胃脘疼痛者，称胃脘痛或心痛、胃痛；泛吐酸水者，称吐酸；脘中饥嘈，或作或止者，称嘈杂。

【辨证论治】

（一）脾湿不运，食滞不化证

临床表现：胃脘痞满，胃中灼热，有时隐痛，食后加重，舌苔白，脉弦缓。

治法：燥湿和胃。

方药：楂曲平胃散加减。

半夏 10g、藿香 10g、厚朴 10g、陈皮 10g、山楂 10g、神曲 10g、苍术 15g、甘草 6g

加减：口干者，加黄连 6g；胃脘有压痛者，加枳实 10g、干姜 3g、大黄 3g。

（二）脾虚不运证

临床表现：胃脘痞满，隐痛，纳呆乏力，舌苔薄白，脉濡缓。

治法：健脾和胃。

方药：香砂六君子汤。

藿香 10g、木香 10g、砂仁 10g、半夏 10g、陈皮 10g、党参 10g、白术 10g、茯苓 10g、炙甘草 10g

（三）脾胃虚寒证

临床表现：胃脘满痛或隐痛，腹胀，午后至前半夜加重，天冷或吃冷性食物后亦加重，手足厥冷，舌苔白质暗，脉沉细弦或迟涩或弦紧。

治法：温中健脾。

方药：附子理中汤加味。

附子 10g、党参 10g、白术 10g、干姜 6g、炙甘草 10g、肉桂 10g、砂仁 10g、枳壳 10g

加减：口苦者，加黄连 10g；胃脘疼痛，拒按者，加大黄 3~6g、枳实 10g，去枳壳（李翰卿祛）。

（四）肝胃不和证

临床表现：胸满脘痛，有压痛，心烦易怒，头晕恶心，口干，脉沉弦紧。

治法：舒肝和胃。

方药：柴平汤加减。

柴胡 10g、半夏 10g、黄芩 10g、党参 10g、厚朴 10g、陈皮 10g、甘草 6g、干姜 1.5g、大枣 5 枚、苍术 15g、肉桂 10g

加减：胃脘有压痛者，加大黄 3g；食后胃脘胀满加重者，加莱菔子 10g、焦三仙各 10g。

（五）脾虚肝郁，清阳不升证

临床表现：面色萎黄，疲乏无力，全身疼痛，胸脘满痛，心烦急躁，口苦咽干，舌苔白或黄白，脉弦大而滑或弦大而紧。

治法：健脾舒肝，升阳益胃。

方药：升阳益胃汤加减。

黄芪15g、党参10g、半夏10g、白芍10g、陈皮10g、白术10g、茯苓10g、泽泻10g、柴胡10g、黄连6g、羌活6g、独活6g、防风4g、炙甘草6g、生姜3片、大枣3枚

（六）寒热夹杂证

临床表现：胃脘胀痛，嘈杂，纳呆食减，偶有恶心呕吐，口苦干，脉滑。

治法：苦辛通降。

方药：半夏泻心汤加减。

半夏10g、黄连10g、黄芩10g、干姜10g、党参10g、枳壳10g、大枣3枚、甘草6g

加减：胃中灼热，嘈杂较重，脉弦细者，去黄芩，加肉桂10g。

（七）痰热结滞证

临床表现：胃脘疼痛，食后加重，剑突下有明显压痛，口干或口苦，舌苔白或黄白，脉浮滑。

治法：清热涤痰开结。

方药：小陷胸汤加味。

瓜蒌30g、半夏10g、黄连3~10g、枳实10g

加减：胸满心烦，头晕者，加柴胡10g、陈皮10g、白芍10g。

（八）脾肾虚寒证

临床表现：胃脘冷痛反复发作，腰酸腰痛，天冷或劳累时发作严重，脉弦大或弦紧而尺脉大。

治法：温补脾肾。

方药：附桂理中合六味地黄汤加减。

生地 10g、山药 10g、肉苁蓉 10g、茯苓 10g、泽泻 10g、丹皮 10g、附子 10g、肉桂 10g、党参 10g、白术 10g、干姜 10g、甘草 10g

（九）胃阴亏损证

临床表现：胃脘疼痛，有灼热感，夜间口干，吃辛辣或热药后疼痛加重，舌质红无苔或中心有剥脱，脉沉细或细数。

治法：滋养胃阴。

方药：一贯煎与百合乌药汤加减。

百合 15g、沙参 15g、生地 10g、麦冬 10g、白芍 10g、枸杞子 10g、川楝子 10g、乌药 10g

加减：胃脘痞满或兼便溏者，加味一贯煎加减：沙参 12g、麦冬 12g、生地 12g、川楝子 10g、夜交藤 30g、苍术 12g、白术 12g、青皮 10g、陈皮 10g、柴胡 10g、三棱 6g、莪术 6g、薄荷 3g。

（十）食滞不化证

临床表现：饭后胃脘即痛，拒按，口苦，便干，脉弦紧。

治法：消食导滞。

方药：枳实 10g、槟榔 10g、苍术 10g、莱菔子 10g、陈皮 10g、二丑 10g

加减：口苦脉滑者，去二丑、莱菔子，加干姜 3g、大黄 6g（李翰卿法）。

（十一）胃热动血证

临床表现：呕吐鲜红血或黑水，胃脘胀痛，拒按，口苦，脉滑数。

治法：降逆和胃清热。

方药：旋覆代赭汤加减。

代赭石 15g、旋覆花（布包）10g、半夏 10g、黄连 10g、白芍 10g、吴茱萸 3g

加减：呕血重者，加白茅根 30g、元参 15g；少量呕血者，改为半夏泻心汤。

【按】辨证论治时应注意的问题

本病以虚实、寒热夹杂证为多见，临床时必须善于按照胃脘部的症状，有无压痛、口味、脉象等四个方面相结合的方法，仔细分辨虚实的多少，寒热比例，然后按照虚实、寒热之间的比例关系，正确地选择药物。并应在处方时做到补正不可壅滞，祛邪不可伤正，温阳不可助火，泻火不可损阳。

第八节　消化性溃疡病

消化性溃疡病，中医没有与此完全相对应的独立病名。根据临床表现，分别将胃脘部近心窝处经常发生疼痛者，称胃痛、胃脘痛、心痛；泛吐酸水者，称嘈杂；呕吐者，称呕吐。

【辨证论治】

（一）脾胃虚寒证

临床表现：胃脘疼痛反复发作，劳累或天气变化时加重或复发，饥饿时亦容易发作，食后疼痛减轻，食欲正常，舌苔白，脉弦缓或右脉弦大而左脉反缓。

治法：健脾温中。

方药：黄芪建中汤加减。

黄芪 18g、桂枝 10g、白芍 20g、生姜 10g、大枣 7 枚、高良姜 10g、炙甘草 10g、红糖少许

加减：

（1）脉大而紧者，加附子 10~15g；

（2）胃脘满胀者，去附子、良姜，加木香 10g、砂仁 10g、元胡 10g；

（3）胃脘胀满，夜间疼痛严重，口干者，去良姜，加丹参 15~30g、檀香 10g、砂仁 10g；

（4）大便稀溏者，去生姜，加干姜 10g、白术 10g；

（5）胃脘痛于剑突下胀痛，拒按，便秘者，去良姜，加瓜蒌 15~30g；

（6）呕吐者，加半夏 10~15g、陈皮 10g；

（7）面色萎黄，疲乏无力，脉沉细弦者，改予十四味建中汤加减：黄芪 15g、当归 10g、川芎 10g、白芍 10g、生地 10g、党参 10g、白术 10g、茯苓 10g、炙甘草 10g、肉桂 10g、附子 10g、半夏 10g、麦冬 10g、肉苁蓉 15g、生姜 3 片、大枣 5 枚。

（二）肝脾不和证

临床表现：头晕心烦，胸满心悸，胃脘胀痛，口干，生气后疼痛加重，脉弦。

治法：舒肝助脾。

方药：逍遥散加减。

柴胡 6g、当归 10g、白芍 10g、白术 10g、茯苓 10g、生姜 10g、檀香 10g、砂仁 10g、丹参 30g、甘草 6g

（三）肝胃不和，食滞不化证

临床表现：胃脘胀满，有压痛，食后胀痛加重，舌苔白较厚，脉弦紧。

治法：舒肝和胃，消食导滞。

方药：柴平汤加减。

柴胡10g、半夏10g、黄芩10g、干姜3g、甘草6g、大枣5枚、苍术15g、厚朴10g、陈皮10g、大黄3g

（四）肝脾虚寒，久郁生热，热伤阴液证

临床表现：胃脘、胁下、脐部均疼痛，口干苦，尿黄，指冷，脉弦。

治法：苦辛酸法。

方药：乌梅丸加减。

乌梅15g、细辛4.5g、肉桂10g、附子10g、川椒10g、党参10g、干姜10g、黄连10g、黄柏10g、当归10g

（五）中阳虚衰，阴寒内盛证

临床表现：脘腹剧痛，手不可近，腹满呕吐，不能饮食，或腹中辘辘有声，脉弦紧。

治法：温中散寒。

方药：大建中汤加减。

川椒10~12g、干姜10g、党参10g、饴糖30g（或红糖15g，冲）

（六）脾胃阴虚证

临床表现：胃脘疼痛，五心烦热，夜间口干，夜间疼痛加重，不能吃辛辣食物，或吃热药后疼痛加重，舌质嫩红，脉沉细弦或弦大。

治法：养阴止痛。

方药：一贯煎加减。

沙参 15g、麦冬 15g、石斛 15g、白芍 15g、生地 10g、当归 10g、枸杞子 10g、川楝子 10g、元胡 10g

加减：夜间经常口干，吃热药引起口疮，吃凉药后疼痛加重者，改用：麦冬 15g、百合 15g、白芍 10g、乌药 10g、党参 10g、半夏 10g、高良姜 6g。

（七）脾虚湿盛，胃阴亏损，木郁失达证

临床表现：胃脘胀痛，食欲不振，面色㿠白，夜间口干，舌苔薄白，脉弦缓或虚而弦。

治法：健脾燥湿，养阴舒肝。

方药：加味一贯煎。

党参 10g、麦冬 15g、生地 15g、苍术 15g、白术 10g、青皮 10g、陈皮 10g、柴胡 10g、三棱 6g、莪术 6g、薄荷 3g

（八）脾肾虚寒证

临床表现：胃脘冷痛，腰困腰痛，下肢酸困，脉沉细尺大或弦大紧。

治法：温补脾肾。

方药：附桂理中合六味地黄加减。

附子 10g、肉桂 10g、党参 10g、白术 10g、干姜 10g、炙甘草 10g、生地 10g、山药 10g、茯苓 10g、五味子 10g、泽泻 10g、丹皮 10g

加减：夜间疼痛严重者，加元胡 10g。

（九）瘀血阻滞证

临床表现：夜间剧烈疼痛，有时在睡觉过程中痛醒，平

常无所苦，脉沉细弦。

治法：活血止痛。

方药：少腹逐瘀汤加减。

小茴香 3g、炮姜 3g、元胡 3g、五灵脂 6g、川芎 6g、没药 3g、当归 6g、蒲黄 6g、官桂 3g、赤芍 3g

附：幽门梗阻

1. 寒热夹杂，寒多热少证

临床表现：胃脘持续疼痛，满胀，呕吐，口苦口干，脉弦。

治法：苦辛通降。

方药：黄连汤加减。

黄连 10g、半夏 10g、干姜 10g、肉桂 10g、党参 10g、甘草 6g、生姜 3 片、大枣 3 个

2. 脾虚不运，胃气上逆证

临床表现：呕吐频作，大便干或不干，胃脘隐痛或持续不断的疼痛，脉虚大或虚大而滑。

治法：健脾降逆。

方药：大半夏汤加味。

半夏 15g、人参 10g、生姜 10g、蜂蜜 30g

用法：先煎前三药，汤成，去滓，兑蜂蜜服。

3. 寒饮蕴郁证

临床表现：胃脘满胀，呕吐，吐物以水涎为主，饮水后更容易呕吐，小便不利，舌苔白或黄白而润，脉弦紧。

治法：温中化饮。

方药：理苓汤加减。

肉桂 10g、党参 10g、泽泻 10g、附子 10g、甘草 10g、白术

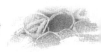

10g、猪苓 10g、茯苓 10g、干姜 10g

【**按**】辨证论治时应注意的问题

（一）辨证

1.疼痛的辨证方法

（1）疼痛的特点与部位：剑突下疼痛者，为痰实；脐、胃脘部均痛，为脾肾虚寒；胁下或偏于一侧者，为肝木克土或肝虚；隐痛者，为虚、痰、饮；剧痛者，为寒、实、瘀血；夜间痛作者，为瘀血、阴虚；胀痛者，为气滞；悸痛者，为虚寒、寒饮；吃冷食后痛作者，为虚寒；吃辛辣之饮食后痛作者，为阴虚、胃热；饮水后痛作者，为寒饮；劳累后痛作者，为虚；食前痛者，为虚；食后痛者，为实；秋冬痛作者，为虚寒；生气后痛作者，为肝郁；疼痛由有规律变为无规律者，为虚中夹实、寒热互见等。

（2）疼痛与用药的关系：服温热药后痛作或不减者，为热或阴虚；服寒凉药后痛作者，为寒；服补益药后痛甚者，为实、积、痰；服攻下药后痛甚者，为虚寒。

2.本病虚实、寒热夹杂证尤为多见，因此临床时必须详加区别，其分析方法是：自觉症状、脉象、腹部按诊相结合，以脉为主。例如：症见口苦、苔黄、口干，脉见弦涩不调者，为寒多热少；脉见濡缓，按诊见压痛者，为虚多实少等。

（二）论治

处方用药时，一般应注意以下几点：

1.必须按照疼痛的性质和所在的脏腑不同进行用药。

2.必须认真按照虚、实、寒、热的比例用药，不可见痛止痛、见呕止呕。

第九节 胃下垂

胃下垂，中医没有与此完全相对应的独立病名。根据临床表现的不同，分别将胃脘疼痛者，称胃脘痛；胃脘痞满者，称痞满。

【辨证论治】

（一）痰食不化，中气下陷证

临床表现：脘腹坠胀疼痛拒按，下肢沉重，疲乏无力，休息平卧时好转，站久或劳累后加重，气短，脉虚大或虚大缓。

治法：补中益气，消食导滞。

方药：补中益气汤加减。

黄芪 15g、白术 10g、苍术 10g、党参 10g、陈皮 10g、升麻 6g、柴胡 6g、枳实 10g、厚朴 10g、大黄 3g、炙甘草 6g、干姜 1.5g

加减：腹痛不明显者，去枳实、厚朴、大黄、干姜，加当归 10g。

（二）肝胃不和，痰食不化证

临床表现：胃脘胀痛，拒按，食后加重，饥饿时好转，纳呆食减，头晕头痛，心烦易怒，口苦而黏，脉弦滑。

治法：舒肝和胃，消食导滞。

方药：柴平汤加减。

柴胡 6g、半夏 10g、党参 10g、黄芩 10g、厚朴 10g、陈皮 10g、苍术 15g、干姜 1.5g、甘草 3g、大黄 3g

（三）脾胃虚衰，清阳不升证

临床表现：胃脘痞满、疼痛，疲乏无力，全身窜痛或关节肌肉疼痛，心烦易怒，口苦咽干，尿黄，舌苔白或黄白，脉虚大或弦。

治法：升阳益胃。

方药：升阳益胃汤加减。

黄芪 15g、党参 10g、白术 10g、黄连 3g、半夏 10g、甘草 3g、陈皮 10g、茯苓 10g、泽泻 10g、防风 4g、羌活 4g、独活 4g、柴胡 6g、白芍 10g、生姜 4 片、大枣 4 枚

（四）气血俱虚，气滞血瘀，食滞不化证

临床表现：胃脘胀痛，拒按，食后胀痛加重，消瘦乏力，舌苔白，舌质暗或有瘀斑，脉虚大弦滑。

治法：益气养血，理气活血，消食导滞。

方药：参芪丹鸡黄精汤加减。

黄芪 30g、人参 10g、丹参 30g、鸡血藤 30g、黄精 10g、生地 10g、苍术 15g、白术 10g、青皮 10g、陈皮 10g、柴胡 10g、三棱 10g、莪术 10g、薄荷 3g、莱菔子 10g、砂仁 10g

【按】辨证论治时应注意的问题

（一）辨证

胃下垂虽然中气下陷者比较多，但兼实证者亦不少，因此当认为其是虚证时，尤应注意夹有的实。

胃下垂虽然中气下陷者比较多，但肝胃不和、寒积不化者亦不少，因此当注意虚时，尤应注意肝胃不和和寒积不化的实。

（二）论治

在治疗胃下垂时，一般应注意以下几点：

1. 脉象虚大者以气虚下陷为主，治宜补中益气、调中益气以升阳举陷。

2. 脉象弦紧或弦滑者，以肝胃不和为主，治宜舒肝和胃为主，如柴平汤加减。

3. 胃脘有压痛者，为寒积不化，治疗时必佐消食导滞。

第十节　胃神经官能症

胃神经官能症，中医没有与此完全相对应的独立病名。根据临床表现，分别将呕吐为主者，称呕吐；嗳气为主者，称嗳气；咽部异物感者，称梅核气；胸胁苦满，头晕心烦者，称郁证；便秘者，称便秘、大便难。

【辨证论治】

分别按厌食、嗳气、呕吐、腹痛、泄泻、便秘的次序进行叙述。

（一）厌食

1. 肝郁气结证

临床表现：疲乏无力，食欲不振，头晕心烦，胸胁苦满或窜痛，口干，脉沉弦。

治法：舒肝健脾。

方药：逍遥散加减。

当归10g、白芍10g、白术10g、茯苓10g、柴胡10g、薄荷3g、生姜3片、甘草6g

加减：胃脘痞满者，柴胡疏肝散加减：柴胡 10g、枳壳 10g、白芍 10g、陈皮 10g、青皮 10g、紫苏 10g、川芎 10g、香附 10g、甘草 6g；口苦心烦者，加栀子 6g。

2. 肝胃气逆证

临床表现：脘腹满胀，逆气上冲，时而晕厥，纳呆食减，肢冷，脉沉。

治法：理气降逆。

方药：四磨汤加减。

人参 10g、乌药 10g、槟榔 10g、沉香 10g

3. 脾虚不运证

临床表现：疲乏无力，面色㿠白或消瘦，食欲不振，劳累或情绪不好时加重，胃脘及腹部满闷，嗳气，劳累时口干，舌苔白，脉濡缓。

治法：健脾和胃。

方药：资生丸加减。

党参 45g、茯苓 30g、白术 45g、山药 30g、薏苡仁 22.5g、莲子 30g、芡实 22.5g、甘草 15g、陈皮 30g、麦芽 30g、神曲 30g、白蔻仁 12g、桔梗 15g、藿香 15g、黄连 6g、砂仁 22.5g、扁豆 22.5g、山楂 22.5g

用法：共为粗末，1 日 3 次，1 次 9g，水煎服。

（二）嗳气（呃逆）

1. 肝胃气滞，湿郁不化证

临床表现：胃脘满胀，频频嗳气，烦躁，脉沉。

治法：理气和胃，芳香化湿。

方药：半夏厚朴汤加减。

半夏 10g、厚朴 10g、苏叶 10g、生姜 10g、乌药 10g、杏仁 6g

加减：口干，脉滑者，加黄芩 3~10g。

2. 脾胃虚寒，胃气上逆证

临床表现：每至傍晚、夜间即胃脘满胀，嗳气，甚或呃逆，食欲不振，情绪抑郁，脉沉。

治法：温中散寒，降逆。

方药：四磨汤加减。

党参 10g、槟榔 10g、乌药 10g、沉香 10g、陈皮 10g、砂仁 10g

3. 肝胃气滞，逆气上冲证

临床表现：嗳气频作或呃逆，胃脘微有痞满，脉沉。

治法：降逆止呃。

方药：旋覆代赭汤加减。

旋覆花 12g、代赭石 10g、党参 10g、半夏 10g、陈皮 10g、生姜 10g、甘草 3g、大枣 2 枚

加减：脉滑，口干者，去大枣，加竹茹 10g；寒热夹杂者，加吴茱萸 3g、黄连 10g。

4. 气阴两虚，胃气上逆证

临床表现：面色㿠白，疲乏无力，食欲不振，嗳气频作或呃逆，舌质嫩红，苔薄白，脉虚大弦滑。

治法：益气养阴，降逆和胃。

方药：济生橘皮竹茹汤。

竹茹 10g、陈皮 10g、半夏 10g、党参 10g、茯苓 10g、麦冬 10g、枇杷叶 10g、生姜 2 片、大枣 3 枚

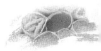

加减：若气虚较甚，加人参 10g，去党参。

5. 脾虚不运，胃气上逆证

临床表现：消瘦乏力，面色萎黄，脘痞纳呆，嗳气频频，口干，舌苔薄白，脉濡缓。

治法：健脾和胃。

方药：资生丸加减。

党参 10g、茯苓 10g、白术 10g、扁豆 10g、陈皮 10g、山药 10g、甘草 6g、砂仁 10g、薏苡仁 15g、桔梗 6g、白蔻仁 10g、吴茱萸 4g、黄连 3g、焦三仙 12g

不效者，宜十味温胆汤。

6. 瘀血阻滞，木郁犯土证

临床表现：呃逆频作，久久不愈，胸胁疼痛，夜间口干，舌苔薄白，边有瘀斑，或舌质稍暗，脉沉弦涩。

治法：理气活血。

方药：血府逐瘀汤。

当归 10g、生地 10g、桃仁 10g、红花 10g、甘草 6g、枳壳 10g、赤芍 10g、柴胡 10g、川芎 6g、牛膝 15g、桔梗 10g

（三）呕吐

1. 肝郁犯土证

临床表现：寒热往来或阵阵烦热，头晕心烦，口苦咽干，恶心呕吐，脉弦。

治法：舒肝和胃，降逆止呕。

方药：小柴胡汤。

柴胡 10g、半夏 10g、黄芩 10g、党参 10g、甘草 6g、生姜 10g、大枣 7 枚

2. 肝胃气逆证

临床表现：食后即吐，不恶心，脉稍滑。

治法：降逆止呕。

方药：旋覆代赭汤加减。

旋覆花 12g、代赭石 30g、半夏 15g、吴茱萸 3g、黄连 10g、生姜 3 片、陈皮 10g

3. 气阴两虚，胃失和降证

临床表现：食后即吐，久久不愈，吐物无臭无味，大便秘结或不秘结，舌苔白，脉虚大。

治法：益气养阴，降逆止呕。

方药：大半夏汤加减。

半夏 15g、人参 10g、蜂蜜 30g（另冲）、生姜 10g

4. 寒饮蕴伏，胃气上逆证

临床表现：面色萎黄，胃脘痞满，呕吐，吐物为水涎，脉弦紧。

治法：温中化饮。

方药：理苓汤加减。

附子 10g、桂枝 10g、干姜 10g、党参 10g、白术 10g、茯苓 10g、泽泻 10g、猪苓 10g、甘草 3g

5. 脾肾虚寒，胃气上逆证

临床表现：自感气从少腹上冲，冲至胃则呕吐，时而呃逆，头热足冷，脉沉。

治法：温脾肾，降逆气。

方药：四磨汤加减。

人参 10g、乌药 10g、沉香 10g、槟榔 10g、肉桂 4g

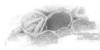

（四）腹痛

1. 肝郁犯土证

临床表现：生气后即发生腹痛，其痛多在右胁、脐旁、少腹，或如针刺，或呈钝痛，甚或痛后轻度腹泻，脉沉弦。

治法：舒肝助脾。

方药：逍遥散加减。

柴胡 6g、当归 10g、白芍 10g、白术 10g、茯苓 10g、薄荷 3g、甘草 6g、生姜 3 片、防风 3g

2. 脾虚木乘证

临床表现：生气或情绪紧张时即腹痛，其痛多在胃脘，舌苔薄白，脉右弦，左缓。

治法：健脾抑木。

方药：黄芪建中汤加减。

黄芪 15g、当归 10g、桂枝 10g、白芍 20g、生姜 10g、炙甘草 10g、大枣 12 枚

（五）便秘、泄泻

1. 肝郁脾虚证

临床表现：生气后即刻腹痛，其痛多在胁下、脐旁、少腹，痛后即泻，久久不愈，脉沉弦。

治法：舒肝健脾。

方药：逍遥散加减。

柴胡 10g、当归 10g、白芍 10g、白术 10g、茯苓 10g、陈皮 10g、干姜 3g、防风 3g、薄荷 3g、甘草 6g

2. 大肠气滞证

临床表现：小腹坠胀，里急后重，大便秘结或兼溏便，

心烦易怒，生气后加重，脉沉。

治法：理气通便。

方药：加减润肠丸。

陈皮 10g、苏叶 6g、木香 10g、槟榔 10g、乌药 10g、香附 10g、甘草 6g

加减：脉沉滑，加黄芩 5g。

3.肝郁气滞，痰湿不化证

临床表现：头晕心烦，胸满纳呆，失眠，便秘，脉弦或弦滑。

治法：舒肝理气，化痰通便。

方药：柴胡加龙骨牡蛎汤加减。

柴胡 10g、半夏 10g、党参 10g、黄芩 10g、桂枝 10g、茯苓 10g、陈皮 10g、干姜 3g、大黄 3g、龙骨 15g、牡蛎 15g、甘草 6g、大枣 5 枚

【按】辨证论治时应注意的问题

（一）辨证

本病常见症状的辨证要点：①厌食：以肝郁气滞、脾虚不运者为多见，但中气不足、心脾俱虚者亦可出现。②嗳气、呃逆：以肝肺气郁、胃气上逆者为多见，其鉴别重点在脉象，即沉者，为气郁；寸脉大者，为肝胃气逆。③呕吐：早期初发者，以肝郁犯土和胃气上逆者为多；病久者，脾胃虚衰，气阴俱伤者亦不少。④腹痛：以肝木克土和脾虚木乘者较多，其鉴别重点在脉象，即两脉见弦或左弦者，为肝木克土；右脉弦，左脉缓者，为脾虚木乘。⑤便秘：以肝肺气郁、大肠运化失职者为多见。

（二）论治

本病常用的治法，有以下几点：①厌食：肝郁者，治宜舒肝；脾虚者，必予健脾；阳虚者，必佐温阳；至于中气不足，气血俱虚者，亦应随其病所而治之。②嗳气、呃逆：有疏、降之别。疏者，疏其肝脾，苏叶为必用之药，降者，降其胃肝，沉香尤为重要。③呕吐：初起者，宜降，代赭石、旋覆花为主药；久病者，气阴必俱伤，大半夏汤当首选。④腹痛：肝郁者，非疏不解；脾虚者，非补不止。⑤便秘：气滞者，必予理气，陈皮、甘草为润便之良药。

第十一节　胃泌素瘤

胃泌素瘤，中医没有与此完全相对应的独立病名。根据临床表现大致包括在胃痛、嘈杂、泄泻范畴之中。

【辨证论治】

（一）气阴两虚，肝郁气结，痰湿不化证

临床表现：胃脘疼痛，灼热嘈杂，胸满，夜间口干，或泄泻，脉弦紧稍大。

治法：益气养阴，舒肝和胃。

方药：加味一贯煎加减。

西洋参10g、麦冬10g、生地30g、苍术10g、白术10g、青皮10g、陈皮10g、三棱10g、莪术10g、薄荷3g

（二）脾肾虚寒，水饮停蓄证

临床表现：胃脘疼痛反复发作，痛彻腰背或腰酸腰痛，嘈杂，泄泻，舌苔白，脉弦大紧。

治法：温补脾肾，化饮利水。

方药：附桂理中合六味地黄汤加减。

生地 10g、山药 10g、五味子 10g、茯苓 10g、泽泻 10g、丹皮 10g、附子 10g、肉桂 10g、人参 10g、白术 10g、干姜 10g、甘草 10g

第十二节　胃黏膜脱垂症

胃黏膜脱垂症，中医没有与此完全相对应的独立病名。根据临床表现大致包括在痞满、嘈杂、胃痛等病名之中。

【辨证论治】

（一）肝胃不和，寒积不化证

临床表现：胸满脘痛，食后加重或有压痛，心烦易怒，头晕恶心，甚或恶心呕吐，嗳气，舌苔白，脉弦紧。

治法：舒肝和胃，温中导滞。

方药：柴平汤加减。

柴胡 10g、半夏 10g、黄芩 10g、党参 10g、干姜 6g、甘草 6g、大枣 5 枚、苍术 15g、厚朴 10g、陈皮 10g、大黄 3g

针灸：针中脘、天枢、内关、公孙、足三里。

（二）寒热夹杂证

临床表现：胃脘胀痛，嘈杂，纳呆食减，时或恶心呕吐，口苦干，脉滑。

治法：苦辛通降。

方药：半夏泻心汤加减。

半夏 10g、黄连 10g、黄芩 10g、干姜 10g、甘草 10g、人

参 10g、大枣 12 枚

（三）气阴两虚，肝郁气结，脾湿不化证

临床表现：胃脘满痛，灼热嘈杂，甚或恶心呕吐，脉弦紧尺大。

治法：益气养阴，舒肝和胃。

方药：加味一贯煎。

党参 30g、麦冬 10g、生地 30g、苍术 15g、白术 10g、青皮 10g、陈皮 10g、柴胡 10g、郁金 10g、姜黄 10g、薄荷 10g、夜交藤 30g、莱菔子 10g、砂仁 10g

（四）脾肾虚塞，水饮不化证

临床表现：胃脘疼痛，痛彻腰背，脘腹满胀，嗳气，甚或恶心呕吐，脉弦大紧尺脉尤甚。

治法：温补脾肾，化饮利湿。

方药：附桂理中合六味地黄加减。

附子 10g、肉桂 10g、人参 10g、白术 10g、干姜 10g、甘草 10g、生地 10g、山药 10g、五味子 10g、茯苓 10g、泽泻 10g、丹皮 10g

第十三节　胃内结块

胃内结块，中医没有与此完全相对应的独立病名。根据临床表现大致包括在痞积之中。

【辨证论治】

肝胃不和，寒积不化证

临床表现：胃脘满痛，纳呆食减，恶心呕吐，脉弦紧。

治法：舒肝和胃，温中导滞。

方药：柴平汤加减。

柴胡 10g、半夏 10g、黄芩 10g、干姜 6g、甘草 6g、大枣 5 枚、党参 10g、苍术 15g、厚朴 10g、陈皮 10g、大黄 4g

第十四节　胃潴留

胃潴留，中医没有与此完全相对应的独立病名。根据临床表现大致包括在呕吐的范畴之中。

【辨证论治】

（一）寒热夹杂证

临床表现：胃脘疼痛，嘈杂，食入则吐，吐物为饮食物，吐后胃脘满痛好转，舌苔黄白腻，脉弦滑。

治法：苦辛通降。

方药：干姜黄连黄芩人参汤加减。

干姜 10g、黄连 10g、黄芩 10g、人参 10g、苏叶 10g、神曲 10g

用法：水煎 15 分钟，频频服用。

（二）肝胃不和，寒积不化证

临床表现：胃脘胀痛，拒按，呕吐，吐后胃脘胀满痛减轻，头晕头胀，口苦咽干，心烦胸满，脉弦紧数。

治法：舒肝和胃，温中导滞。

方药：柴平汤加减。

柴胡 10g、半夏 10g、黄芩 10g、党参 10g、干姜 6g、甘草 6g、大枣 5 枚、苍术 10g、厚朴 10g、陈皮 10g、大黄 3g、苏

叶 10g、神曲 10g

（三）水饮停聚证

临床表现：胃脘胀满，隐隐作痛，饮入则吐，吐物为水饮，脉弦紧。

治法：温中化饮。

方药：理苓汤加减。

附子 10g、肉桂 10g、干姜 10g、人参 10g、白术 10g、茯苓 10g、猪苓 10g、泽泻 10g

用法：水煎，置冰箱中候冷，频频服。

第十五节　十二指肠炎

十二指肠炎，中医没有与此完全相对应的独立病名。根据临床表现的不同，分别将上腹部饱胀者称痞满，胃脘部疼痛者称胃痛。

【辨证论治】

（一）肝胃不和，寒积不化证

临床表现：胸脘满痛，食后加重或有压痛，头晕，心烦，易怒，甚或恶心呕吐，嗳气，脉弦数。

治法：舒肝和胃，温中导滞。

方药：柴平汤加减。

柴胡 10g、半夏 10g、黄芩 10g、党参 10g、干姜 6g、甘草 6g、大枣 5 枚、苍术 15g、厚朴 10g、陈皮 10g、大黄 3g

（二）气阴两虚，肝郁气结，脾湿不化证

临床表现：胃脘满痛，灼热嘈杂，甚或恶心呕吐，脉弦

紧尺大。

治法：益气养阴，舒肝和胃。

方药：加味一贯煎。

党参 30g、麦冬 10g、生地 30g、苍术 10g、白术 10g、青皮 10g、陈皮 10g、三棱 10g、莪术 10g、薄荷 3g

（三）脾肾虚寒，水饮停蓄证

临床表现：胃脘疼痛反复发作，痛彻腰背或腰酸腰痛，嘈杂，舌苔白，脉弦大紧尺脉大。

治法：温补脾肾，化饮利水。

方药：附桂理中合六味地黄汤加减。

生地 10g、山药 10g、五味子 10g、茯苓 10g、泽泻 10g、丹皮 10g、附子 10g、肉桂 10g、党参 10g、白术 10g、干姜 10g、甘草 10g

第十六节　十二指肠壅积症

十二指肠壅积症，中医没有与此完全相对应的独立病名。根据历代的不同认识和临床表现，分别将胃脘近心窝处经常发生疼痛者，称胃脘痛或心痛；脘中饥嘈者，称嘈杂；呕吐者，称呕吐。

【辨证论治】

（一）寒积不化证

临床表现：面色萎黄，消瘦，食欲不振，胃脘胀痛，尤以食后加重，有压痛，舌苔白，脉沉细弦。

治法：温中导滞。

方药：厚朴温中汤加味（李翰卿法）。

厚朴 10g、陈皮 10g、茯苓 10g、草豆蔻 10g、木香 10g、干姜 4.5g、大黄 3g、甘草 3g、香附 6g

用法：1 周服 3~4 剂。

（二）寒热夹杂，热多寒少证

临床表现：反复呕吐，食后疼痛加剧，嘈杂，食欲甚差，脉弦滑。

治法：苦辛通降，佐以和胃消食。

方药：干姜黄芩黄连人参汤加味。

党参 10g、黄芩 10g、黄连 10g、干姜 10g、神曲 10g、苏叶 6g

用法：服药时应频频少量服，不可一次服完。

（三）脾虚不运，食滞不化证

临床表现：消瘦乏力，面色㿠白，胃脘满胀，嗳气，嘈杂疼痛，口苦干，舌苔白或黄白腻，脉濡缓。

治法：健脾消食和胃。

方药：资生丸加减。

人参 10g、茯苓 10g、白术 10g、扁豆 10g、陈皮 10g、山药 15g、甘草 3g、莱菔子 10g、砂仁 10g、薏苡仁 10g、桔梗 6g、藿香 6g、焦三仙各 6g、芡实 10g、黄连 3g、白蔻仁 10g

（四）脾肾虚寒，食滞不化证

临床表现：胃脘痞满，嘈杂疼痛，消瘦，食欲不振，腰酸腰痛，舌苔薄白，脉弦尺大。

治法：温补脾肾。

方药：六味地黄丸合附桂理中丸加焦三仙。

附子 10g、肉桂 10g、党参 10g、白术 10g、干姜 10g、生地 10g、山药 10g、五味子 10g、茯苓 10g、泽泻 10g、丹皮 10g、枳实 10g、神曲 10g、麦芽 10g、焦山楂 10g

【按】辨证论治时应注意的问题

（一）辨证

本病以寒热虚实夹杂证为多见。其虚实寒热多少的鉴别，一般依据口苦口干的有无、脉象、面色、腹部按诊等四个方面来决定。即：口苦口干者，为热；脉象弦紧者，为寒；虚大者，为虚。面色㿠白者，为气阴两虚；萎黄者，为脾虚湿盛或寒热夹杂；青而晦暗，为瘀血；黑色，为肾虚；黑而晦暗者，为肾虚兼湿热。腹部按之痛者，为实；喜按者为虚。在确定虚实寒热之间的比例关系时，要以脉象为主。

（二）论治

在治疗时，一般应注意以下几点：首先注意寒热虚实多少的比例用药，即寒多热少者，宜温多寒少的配伍用药法；热多寒少者，宜寒多热少的配伍用药；虚多实少者，宜补多泻少；实多虚少者，宜泻多补少的用药方法。其次，虚证为主者，必须注意脏腑用药。实证为主时，务求祛邪不伤正。

第十七节　胃部手术后远期并发症

一、餐后综合征

（一）倾倒综合征

倾倒综合征，中医没有与此相对应的独立病名。根据临床表现的不同，大致包括在腹胀、眩晕等范畴之中。

【辨证论治】

1.肝胃不和，寒积不化证

临床表现：胸胁苦满，胃脘满胀，食后加重，嗳气，恶心呕吐，时或腹鸣泄泻，脉弦紧。

治法：舒肝和胃，温中导滞。

方药：柴平汤加减。

柴胡 10g、半夏 10g、人参 10g、黄芩 10g、干姜 6g、大枣 7 枚，苍术 15g、厚朴 10g、陈皮 10g、大黄 3g、苏叶 10g、神曲 10g

用法：隔日 1 剂，如服药 3 剂后诸症不减，去大黄，加肉桂 10g、丁香 10g。

2.气阴两虚，痰郁气结证

临床表现：头目眩晕，极度软弱，心烦心悸，时见烦热上冲，汗出，面色㿠白，脉沉缓。

治法：补气养阴，理气化痰。

方药：加减十味温胆汤。

黄芪 15g、当归 6g、麦冬 10g、人参 10g、五味子 10g、竹茹 10g、枳实 10g、半夏 10g、陈皮 10g、茯苓 10g、甘草 6g、菖蒲 10g、远志 10g、生地 10g

3.脾胃虚寒，气血俱虚证

临床表现：头昏，眩晕，偶有晕厥，极度软弱，时汗出，颤抖，恶心，胃脘不适，按之悸动，纳差，脉沉细。

治法：健脾温中，益气养血。

方药：加减十四味大建中汤。

黄芪 15g、当归 10g、肉桂 10g、川芎 10g、生地 10g、

白芍 10g、人参 10g、白术 10g、茯苓 10g、甘草 10g、麦冬 10g、肉苁蓉 10g、附子 10g、鹿茸 6g、生姜 3 片、大枣 5 枚、红糖少许

（二）餐后血糖过低症

餐后血糖过低症，中医没有与此完全相对应的独立病名。根据临床表现大致包括在厥证、奔豚范畴之中。

【辨证论治】

1. 气阴俱虚，痰郁气结证

临床表现：极度虚弱，心烦心悸，胸满气短，失眠，时时烦热上冲，冲则心悸气短汗出，咽干，脉沉缓。

治法：补气养阴，理气化痰。

方药：加减十味温胆汤。

黄芪 15g、当归 6g、麦冬 10g、人参 10g、五味子 10g、竹茹 10g、枳实 10g、半夏 10g、陈皮 10g、茯苓 10g、甘草 6g、菖蒲 10g、远志 10g、生地 10g

2. 寒热夹杂证

临床表现：上腹部烦热不适，痞满纳呆，恶心呕吐，嗳气肠鸣，口苦口干，舌苔白，脉沉细弦。

治法：苦辛通降。

方药：黄连汤加减。

黄连 10g、半夏 10g、肉桂 10g、干姜 10g、党参 10g、陈皮 10g、甘草 6g、大枣 5 枚

3. 脾阳不足，水饮上泛证

临床表现：腹部悸动，烦热上冲，心悸，头晕，舌苔薄白，脉弦细。

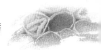

治法：温阳化饮。

方药：苓桂术甘汤加减。

茯苓 15g、桂枝 10g、白术 10g、炙甘草 10g、肉桂 3g、半夏 10g、陈皮 10g

4.心肾阳虚，水饮上泛证

临床表现：腹部悸动，心悸时作，逆气上冲，颤抖，头晕，面色苍白，冷汗时出，指趾厥冷，舌苔白，脉沉细弦。

治法：温心肾，化水饮。

方药：真武汤加减。

附子 10g、茯苓 10g、白术 10g、白芍 10g、半夏 10g、陈皮 10g、肉桂 10g、龙骨 6g、牡蛎 6g、人参 6g

5.脾胃虚寒，气血俱虚证

临床表现：面色苍白，疲乏无力，心悸，头晕，食欲不振，舌苔白，脉沉细无力。

治法：健脾温中，益气养血。

方药：十四味建中汤。

黄芪 15g、川芎 10g、当归 10g、白芍 10g、生地 10g、党参 10g、白术 10g、茯苓 10g、炙甘草 10g、肉桂 10g、附子 10g、麦冬 10g、半夏 10g、肉苁蓉 15g、生姜 3 片、大枣 5 枚

二、残胃综合征

【辨证论治】

1.肝胃不和证

临床表现：食少纳呆，口干口苦，胃脘痞满，心烦心悸，舌苔白腻，脉弦滑或弦紧。

治法：舒肝和胃。

方药：柴平汤加减。

柴胡 10g、半夏 10g、黄芩 10g、党参 10g、陈皮 10g、厚朴 10g、苍术 15g、干姜 3g、甘草 6g、大枣 5 枚

加减：胃脘有压痛者，加大黄 3g。

2. 寒热夹杂证

临床表现：食少纳呆，胃脘痞满，有时有悸动感，恶心，口干口苦，舌苔白，脉弦涩不调。

治法：苦辛通降。

方药：黄连汤加减。

黄连 10g、半夏 10g、肉桂 10g、干姜 10g、党参 10g、枳壳 10g、炙甘草 6g、大枣 5 枚

3. 脾虚食滞证

临床表现：食少纳呆，胃脘痞满，食后加重，口干，大便时见稀溏，舌苔白，脉濡缓。

治法：健脾消食。

方药：资生丸加减。

人参 10g、茯苓 10g、白术 10g、扁豆 10g、陈皮 10g、山药 15g、甘草 3g、莱菔子 10g、砂仁 10g、薏苡仁 10g、桔梗 6g、藿香 6g、焦三仙各 6g、芡实 10g、黄连 3g、白蔻仁 10g

三、小肠输入袢梗阻

【辨证论治】

1. 肝胃不和，积滞不化证

临床表现：食欲不振，头晕心烦，胃脘满痛，恶心呕吐，

口苦口干，舌苔白或黄白而腻，脉弦滑。

治法：舒肝和胃，消食导滞。

方药：柴平汤加减。

柴胡 10g、半夏 10g、黄芩 10g、党参 10g、陈皮 10g、莱菔子 10g、厚朴 10g、苍术 15g、干姜 3g、大黄 3g、甘草 6g、大枣 5 枚

加减：恶心呕吐严重者，加苏叶 3g。

2.肝胃不和，湿郁不化证

临床表现：头晕心烦，食少纳减，腹满隐痛，便溏恶心，面色萎黄，舌苔白或黄白腻，脉弦滑。

治法：舒肝和胃，健脾燥湿。

方药：柴平汤加减。

柴胡 10g、半夏 10g、黄芪 10g、党参 10g、厚朴 10g、陈皮 10g、苍术 15g、干姜 6g、炙甘草 6g、大枣 5 枚、焦三仙各 15g

3.寒热夹杂证

临床表现：胃脘痞满，隐隐作痛，纳呆食减，泄泻，腹部悸动，脉弦。

治法：苦辛通降。

方药：黄连汤加减。

黄连 10g、半夏 10g、肉桂 10g、厚朴 10g、干姜 10g、党参 10g、炙甘草 10g、大枣 5 枚、焦三仙各 10g、莱菔子 10g

四、吻合口溃疡

吻合口溃疡，中医没有与此完全相对应的独立病名。根

据临床表现大致包括在胃痛范畴之中。

【辨证论治】

1. 肝胃不和，寒积不化证

临床表现：胸胁苦满，胃脘满痛，食后加重，嗳气，脉弦紧。

治法：舒肝和胃，温中导滞。

方药：柴平汤加减。

柴胡 10g、半夏 10g、黄芩 10g、党参 10g、干姜 6g、甘草 6g、大枣 7 枚、苍术 10g、厚朴 10g、陈皮 10g、大黄 3g

2. 气阴两虚，肝郁气结，脾湿不化证

临床表现：胃脘满痛，灼热嘈杂，夜间口干，脉弦紧大尺脉甚。

治法：益气养阴，舒肝和胃。

方药：加味一贯煎加减。

党参 30g、麦冬 10g、生地 30g、柴胡 10g、苍术 15g、白术 10g、青皮 10g、陈皮 10g、三棱 10g、莪术 10g、薄荷 3g、夜交藤 30g

3. 肝郁血虚，脾胃不和证

临床表现：胸胁苦满或疼痛，胃脘满痛，心烦心悸，头晕头痛，脉沉弦细。

治法：舒肝养血，健脾和胃。

方药：逍遥散、丹参饮加减。

柴胡 10g、当归 10g、白芍 10g、白术 10g、茯苓 10g、干姜 3g、甘草 6g、薄荷 3g、丹参 30g、檀香 10g、砂仁 10g

4. 脾肾虚寒，水饮停蓄证

临床表现：胃脘疼痛，痛彻腰背，或腰痛腰困，脉弦大

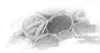

紧尺脉尤甚。

治法：温补脾肾，化饮利水。

方药：附桂理中合六味地黄汤。

生地 10g、山药 10g、山茱萸 10g、茯苓 10g、泽泻 10g、丹皮 10g、附子 10g、肉桂 10g、党参 10g、白术 10g、干姜 10g、甘草 10g

五、胃切除后胆汁反流性胃炎

胃切除后胆汁反流性胃炎，中医没有与此完全相对应的独立病名。根据临床表现大致包括在嘈杂范畴之中。

【辨证论治】

1.气阴两虚，肝郁气结，脾湿不化证

临床表现：胃脘灼热嘈杂，或见疼痛，脉弦紧尺脉大。

治法：益气养阴，舒肝和胃。

方药：加味一贯煎加减。

党参 30g、麦冬 10g、生地 30g、柴胡 10g、郁金 10g、姜黄 10g、苍术 15g、白术 10g、青皮 10g、陈皮 10g、薄荷 3g、夜交藤 30g

2.寒热夹杂，寒多热少证

临床表现：胃脘痞满，灼热嘈杂，时或疼痛，脉弦细涩。

治法：苦辛通降。

方药：黄连汤加减。

黄连 10g、人参 10g、半夏 10g、干姜 10g、肉桂 10g、甘草 6g、大枣 12 枚

【按】辨证论治时应注意的问题

1.在胃部手术后远期并发症的诸病中,不管是餐后综合征,还是残胃综合征、吻合口溃疡、胃切除后胆汁反流性胃炎,小肠输入袢梗阻都具有一个共同的特性——寒,因此在治疗时温中散寒药绝不可缺。

2.病程较久且频用中、西药物治疗无效者,多有阴虚,因此正确应用养阴药常常是获得病情转机的关键。

六、胃切除后营养不良

胃切除后营养不良,中医没有与此完全相对应的独立病名。根据临床表现以泄泻为主者称泄泻,以贫血等虚损证为主者称虚劳。

【辨证论治】

1.脾肾俱虚,食滞不化证

临床表现:大便稀溏,一日数次,或食后即便,疲乏无力,面色㿠白或萎黄,脉濡缓。

治法:健脾补肾,消食和胃。

方药:资生丸加减。

人参10g、茯苓10g、白术10g、扁豆10g、陈皮10g、山药15g、甘草6g、莲子10g、砂仁10g、白蔻仁10g、炒薏苡仁15g、桔梗10g、焦三楂10g、神曲10g、黄连3g、吴茱萸10g、芡实15g、补骨脂10g

2.脾胃虚寒,气血俱虚证

临床表现:胃脘不适,或隐隐作痛,纳呆食减,虚弱消瘦,怯冷畏寒,四肢厥冷或麻木,面色萎黄,脉沉细。

治法:健脾温中,补气养血。

方药：十四味建中汤加减。

人参10g、白术10g、茯苓10g、甘草10g、当归10g、川芎10g、熟地10g、白芍10g、肉桂10g、黄芪15g、附子10g、鹿茸6g、肉苁蓉10g、麦冬10g、生姜3片、大枣5枚

3.脾胃虚弱，清升浊降失职证

临床表现：胃脘不适或隐痛，纳呆食减，口苦口干，面色萎黄，头痛身痛，脉弦紧。

治法：健脾胃，升清降浊。

方药：升阳益胃汤加减。

人参10g、甘草6g、黄芪15g、黄连10g、半夏10g、甘草6g、陈皮10g、茯苓10g、泽泻10g、防风6g、羌活6g、柴胡10g、白芍10g、生姜3片、大枣5枚

【按】辨证论治时应注意的问题

本病是一个虚实夹杂证，在治疗上必须善于处理虚与实、寒与热之间的比例关系，否则是难于取得较好的疗效的。

第十八节　上消化道出血

上消化道出血，中医称上消化道出血引起的呕血为吐血或呕血，黑粪称便血。

【辨证论治】

（一）胃热壅盛证

临床表现：胃脘胀满，甚则疼痛，吐血色红或紫暗，脉滑数。

治法：清胃泻火。

方药：大黄黄连泻心汤加减。

大黄 6g、黄连 10g、黄芩 10g、茜草 10g、侧柏炭 10g

（二）肝胃实火上冲证

临床表现：吐血鲜红或暗，脉洪滑而长或上入鱼际。

治法：降逆泻火。

方药：寒降汤加减。

生赭石 15g、半夏 10g、竹茹 10g、白芍 12g、牛蒡子 10g、瓜蒌仁 10g、黄连 10g、干姜 1g

（三）肝火犯胃证

临床表现：吐血鲜红或紫暗，口苦胁痛，心烦易怒，脉弦数。

治法：清肝泻火。

方药：龙胆泻肝汤加减。

龙胆草 10g、栀子 10g、黄芩 10g、柴胡 10g、生地 10g、大黄 6g、蒲黄 6g、苏叶 6g、神曲 10g

（四）脾胃虚寒证

临床表现：吐血，色如黑水或吐血便血，大便稀溏，脘腹疼痛，指趾厥冷，脉沉细弱。

治法：温脾摄血。

方药：附胶汤。

生地 30g、白术 10g、附子 4g、阿胶（烊化）10g、黄芩 10g、艾炭 6g

若脘腹冷痛，泄泻，或吐泻均为黑水，舌苔黄润舌质淡黑，肢冷，脉沉细弱，治宜附子 6g、人参 10g、干姜 10g、白术 10g、黄连 10g、甘草 10g。

【按】辨证论治时应注意的问题

本证以实热者为多见，故清热泻火之泻心汤、龙胆泻肝汤、寒降汤比较多用，然必须注意脉象，即滑数者宜黄芩、黄连、大黄，弦数者宜龙胆草、栀子、黄芩、大黄，且必佐以柴胡、防风、荆芥之类，脉洪大上入鱼际者必用代赭石，脉沉细而肢厥者必用参、姜、附。

第十九节　急性出血性坏死性肠炎

急性出血性坏死性肠炎，中医没有与此完全相对应的独立病名。根据临床表现的特点大致包括在腹痛、便血、泄泻等病名之中。

【辨证论治】

（一）肝胃不和，寒积不化证

临床表现：腹痛泄泻，甚或便血，恶心呕吐，寒热往来，脉弦紧数。

治法：和解表里，温中导滞。

方药：柴平汤加减。

柴胡 18g、半夏 10g、党参 10g、黄芩 10g、干姜 6g、苍术 15g、厚朴 10g、甘草 6g、大枣 7 枚、大黄 4g、陈皮 10g

针：中脘、天枢、气海、足三里。

（二）脾胃虚寒，郁而化热证

临床表现：脘腹疼痛，泄泻，便如黑水，四肢厥冷，舌苔黄润，脉沉细。

治法：温中散寒，佐以燥湿清热。

方药：附桂理中汤加味。

附子 10g、肉桂 10g、人参 10g、白术 10g、干姜 10g、甘草 10g、黄连 10g

【按】辨证论治时应注意的问题

本病是以寒邪直中为主的疾病，因此温中散寒是本病治疗的关键，但本病又是多夹热邪的疾病，所以佐用苦寒是本病获的疗效的方法。

第二十节　伪膜性肠炎

伪膜性肠炎，中医没有与此完全相对应的独立病名。根据临床表现大致包括在泄泻范畴之中。

【辨证论治】

（一）邪入少阳，寒积不化证

临床表现：寒热往来，心烦心悸，恶心呕吐，腹痛泄泻，脉弦紧数。

治法：和解少阳，温中导滞。

方药：柴平汤加减。

柴胡 18g、半夏 10g、黄芩 10g、党参 10g、干姜 6g、甘草 6g、大枣 7 枚、苍术 15g、厚朴 10g、陈皮 10g、大黄 4g

针：中脘、天枢、气海、足三里、内关。

（二）湿热蕴郁，积滞不化证

临床表现：腹痛泄泻，偶有黏液脓血便，小便不利，脉弦紧。

治法：除湿清热，清积导滞。

方药：大橘皮汤加减。

陈皮 10g、滑石 15g、甘草 6g、焦槟榔 10g、肉桂 10g、白

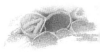

术 10g、泽泻 10g、猪苓 10g、木香 10g

　　针：天枢、气海、中脘、足三里。

　　【按】辨证论治时应注意的问题

　　本病在治疗时必须注意湿与积，即泻下与利湿二者之间的关系。针灸是速效取得的关键。

第二十一节　嗜酸粒细胞性胃肠炎

　　嗜酸粒细胞性胃肠炎，中医没有与此完全相对应的独立病名。根据临床表现大致包括在胃痛范畴之中。

　　【辨证论治】

　　（一）肝胃不和，寒积不化证

　　临床表现：胸胁苦满，胃脘满痛，恶心呕吐，甚或泄泻，舌苔白，脉弦紧。

　　治法：舒肝和胃，温中导滞。

　　方药：柴平汤加减。

　　柴胡 10g、半夏 10g、党参 10g、黄芩 10g、干姜 6g、甘草 6g、大枣 7 枚、苍术 15g、厚朴 10g、陈皮 10g、苏叶 10g、神曲 10g、大黄 3g

　　（二）膈间支饮证

　　临床表现：脘腹痛心下满痛，胸腹积水，气短口干，脉弦紧。

　　治法：辛开苦降，化饮利水。

　　方药：加减木防己汤。

　　防己 10g、生石膏 15g、桂枝 10g、人参 10g、半夏 10g、

陈皮 10g、茯苓 10g、紫菀 10g、葶苈子 3g

第二十二节 吸收不良综合征

吸收不良综合征，中医没有与此完全相对应的独立病名。根据临床表现，大致包括在久泄的范畴之中。

【辨证论治】

（一）寒热夹杂，热多寒少证

临床表现：面色萎黄，消瘦，口苦口干，或时见口舌生疮，肠鸣泄泻，或时而呕吐，手心热，舌苔白或黄白，脉弦滑。

治法：苦辛通降。

方药：生姜泻心汤。

生姜 10g、干姜 10g、半夏 10g、黄连 10g、黄芩 10g、党参 10g、甘草 6g、大枣 5 枚

（二）寒热夹杂，寒多热少证

临床表现：胃脘痞满，脐腹疼痛，肠鸣泄泻，口苦口干，或恶心呕吐，舌苔白，质淡暗，脉弦。

治法：苦辛通降。

方药：黄连汤加减。

黄连 10g、肉桂 10g、干姜 10g、半夏 10g、党参 10g、大枣 5 枚、甘草 6g

加减：手足厥冷者，去半夏，加附子 10g。

（三）脾虚食滞，寒热夹杂证

临床表现：面色萎黄，消瘦乏力，胃脘痞满，食欲不振，大便溏泻，一日数次，口干，舌苔黄白或白，脉濡数。

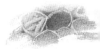

治法：健脾和胃，佐以苦辛。

方药：资生丸加减。

党参 10g、白术 10g、扁豆 10g、陈皮 10g、莲子 10g、砂仁 10g、桔梗 10g、焦神曲 10g、焦麦芽 10g、焦山楂 10g、莱菔子 10g、木香 10g、山药 15g、薏苡仁 15g、干姜 3g、黄连 3g、茯苓 10g

【按】辨证论治时应注意的问题

（一）辨证

1. 辨证要点　胃脘有无压痛是辨有无实滞的关键，脉象是鉴别寒热多少的关键。

2. 常见证　本病以虚实寒热夹杂证为多。

（二）论治

1. 注意处方时的用药比例　即虚多实少者，宜补多于泻；寒多热少者，宜温多于寒。

2. 加减药物　手足厥冷者，附子为必用之药。

第二十三节　溃疡性结肠炎

溃疡性结肠炎，中医没有与此完全相对应的独立病名。根据临床表现的不同，分别将里急后重，便利脓血者，称痢疾；便血者，称便血。

【辨证论治】

（一）热痢伤血证

临床表现：下痢脓血，以血为多，里急后重，腹痛，发热，脉数。

治法：清热解毒止痢。

方药：白头翁汤加味。

白头翁 15~30g、秦皮 10g、黄连 10g、黄柏 10g、金银花 10g

加减：效果较差者，加刘寄奴 10~15g。

（二）久痢伤阴证

临床表现：慢性发病，便血，腹痛，五心烦热，脉沉细弦。

治法：养阴止痢，佐以苦辛。

方药：驻车丸加减（李翰卿法）。

黄连 10g、阿胶（烊化）10g、椿根皮 10g、焦山楂 10g、白芍 10g、当归 10g、干姜 3g

（三）脾虚不摄证

临床表现：腹痛，便血，口苦，指冷，脉沉细。

治法：健脾摄血。

方药：黄土汤加减（李翰卿法）。

阿胶（烊化）10g、黄芩 10g、生地 10g、白术 10g、附子 10g、炙甘草 10g、伏龙肝 30~60g（先煎，用此水再煎药）

（四）肝郁脾虚，血络瘀滞证

临床表现：两胁窜痛，少腹疼痛，甚或有包块，头晕心烦，便血，里急后重，脉沉弦。

治法：舒肝健脾，活血止血。

方药：逍遥散加味。

柴胡 6g、当归 10g、白芍 10g、白术 10g、茯苓 10g、干姜 15g、薄荷 3g、甘草 6g、灵脂炭 10~15g、止血神效丸 6g（另服）

（五）寒实结滞证

临床表现：腹部冷痛，拒按，里急后重，便血时作时止，

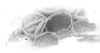

脉沉细弦。

治法：温中导滞。

方药：理中大黄汤加味（李翰卿法）。

附子 10g、干姜 10g、党参 10g、白术 10g、枳实 10g、木香 10g、山药 30g、莲子 15g、大黄 3g、止血神效丸 10g（另服）

用法：3~7 日 1 剂。

（六）脾虚食滞证

临床表现：便利脓血以血为主，里急后重，纳呆食减，乏力神疲，面色萎黄，舌苔白，脉濡缓。

治法：健脾和胃，止血活血。

方药：资生丸加减。

党参 10g、茯苓 10g、白术 10g、扁豆 10g、陈皮 10g、山药 15g、甘草 3g、莲子 10g、砂仁 10g、白蔻仁 10g、桔梗 6g、焦山楂 10g、焦神曲 10g、干姜 3g、大黄 3g、芡实 10g

【按】辨证论治时应注意的问题

（一）辨证

在辨证时，一般应注意以下几点：

1.病程　短者，以大肠湿热为主；久者，寒热夹杂，虚实夹杂者为多见。

2.脏腑经络　如少腹一侧痛者，为肝郁脾虚等。

（二）论治

在处方用药时，应注意以下几点：

1.寒热夹杂、虚实夹杂证的用药比例。

2.应用理中大黄汤时，必须 3~7 天 1 剂，否则正气损伤，病必难除。

第二十四节　局限性肠炎

局限性肠炎，中医没有与此完全相对应的独立病名。根据临床表现的特点，分别将以腹痛为主者，称腹痛；泄泻为主者，称泄泻。

【辨证论治】

（一）少阳阳明合病证

临床表现：右下腹剧烈疼痛，泄泻，泄后痛减，寒热往来，心烦喜呕，脉弦滑数。

治法：和解攻里。

方药：大柴胡汤加减。

柴胡 15g、枳实 10g、黄芩 10g、白芍 10g、大黄 6g、白芥子 3g

（二）肝郁脾虚证

临床表现：右下腹疼痛，痛即泄泻，泄后痛减，心烦急躁，脉弦细。

治法：健脾舒肝。

方药：逍遥散加减。

柴胡 10g、当归 10g、白芍 10g、白术 10g、陈皮 10g、茯苓 10g、防风 6g、甘草 6g、干姜 3g

（三）肝肾阴寒证

临床表现：左胁下疼痛，甚或左胁下，左少腹均痛，大便或见正常，或时干时稀，舌苔白，脉沉弦紧或尺脉稍大。

治法：温补肝肾，理气止痛。

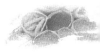

方药：加减暖肝煎。

当归 10g、枸杞子 15g、茯苓 6g、小茴香 10g、肉桂 10g、沉香 10g、乌药 10g、巴戟天 10g

（四）肝胃不和，寒湿不化证

临床表现：胃脘或脘腹满痛，或见少腹，或见左少腹，按之痛甚，纳差，食后腹痛加重，心烦，或见胸胁苦满，舌苔白，脉弦紧。

治法：舒肝和胃，温中导滞。

方药：柴平汤加减。

柴胡 10g、半夏 10g、人参 10g、黄芩 10g、干姜 10g、肉桂 10g、苍术 10g、厚朴 10g、陈皮 10g、甘草 10g、大枣 7 枚、大黄 3g

【按】辨证论治时应注意的问题

本病以寒热虚实夹杂证为多见，处方用药时，必须按照虚实寒热的不同比例进行配伍。另外，还应注意脏腑之间的生克制化关系，如：少腹疼痛泄泻者，为肝木克土之泄泻，治以舒肝助脾，防风配白芍、白术和柴胡配白芍、白术等。

第二十五节　胃肠道功能紊乱

胃肠道功能紊乱，中医没有与此完全相对应的独立病名。根据临床表现的不同，分别将腹痛为主者，称腹痛；泄泻为主者，称泄泻。

【辨证论治】

（一）寒积不化证

临床表现：肠鸣腹痛，里急后重，泄泻，大便中有黏液，脉沉。

治法：温中导滞。

方药：理中汤加味。

附子 10g、党参 10g、白术 10g、干姜 10g、甘草 10g、莱菔子 10g、木香 10g、大黄 3g

用法：3~4 日 1 剂，不可每日 1 剂。

（二）上热下寒证

临床表现：腹痛泄泻，口苦，脉弦。

治法：温中健脾，佐以苦寒。

方药：黄连汤加减。

黄连 10g、半夏 10g、肉桂 10g、干姜 10g、党参 10g、炙甘草 10g、大枣 3 枚

（三）寒热夹杂，热多于寒证

临床表现：胃脘痞满，隐痛，时而肠鸣，口苦干，脉滑稍数。

治法：苦辛通降。

方药：生姜泻心汤。

生姜 10g、半夏 10g、黄连 10g、黄芩 10g、干姜 10g、甘草 6g、大枣 5 枚

（四）肝脾不和，寒热夹杂证

临床表现：左下腹痛胀，头晕心烦，便秘或腹泻，脉沉弦。

治法：健脾舒肝。

方药：逍遥散加减。

柴胡 10g、当归 10g、白芍 10g、白术 10g、茯苓 10g、薄荷 3g、甘草 3g、干姜 1.5g

加减：心烦较重者，加黄芩 10g。

（五）肝胃不和，食滞不化证

临床表现：胃脘满胀，左下腹疼痛，便秘或溏便，头晕心烦，口苦咽干，舌苔白，脉弦紧。

治法：舒肝和胃，消积导滞。

方药：柴平汤加减。

柴胡 10g、半夏 10g、黄芩 10g、党参 10g、苍术 10g、陈皮 10g、干姜 3g、甘草 6g、焦神曲 10g、焦麦芽 10g、焦山楂 10g、大枣 3 枚

加减：大便不畅者，加大黄 3g。

【按】辨证论治时应注意的问题

（一）辨证

1.辨证要点　除一般的症状和脉象外，要特别注意疼痛的部位，如：脐腹痛，为脾肾虚寒；少腹或一侧腹痛，为肝木克脾土；腹痛即泄，泄后痛减，为食积或脾虚木乘。

2.常见证候　以寒多热少，虚多实少证为多见。

（二）论治

1.注意处方时的用药比例　例如：虚多实少、寒多热少证，宜补多于泻、温多于寒的用药方法。

2.攻积时的方法　寒积不化者，应予攻下，但下之宜缓不宜急，宜数日 1 剂，不宜连续服药，以防正气受损，病反难除。

第二十六节　肝硬化

肝硬化，中医没有与此完全相对应的独立病名。根据临床表现的不同，分别将肝脾肿大者，称癥瘕；腹水腹胀者，称鼓胀或单腹胀。

【辨证论治】

（一）肝脾肿大

1. 脾虚气滞证

临床表现：腹满腹胀，午后加重，纳呆食减，疲乏无力，下肢沉重，脉濡缓或沉弦缓。

治法：健脾祛湿，理气和胃。

方药：藿朴夏苓汤加减。

半夏 10g、厚朴 10g、茯苓 10g、藿香 10g、苏叶 10g、陈皮 10g、生薏苡仁 10g、白术 10g、滑石 10g、白蔻仁 10g、竹叶 10g

2. 气阴两虚，气滞血瘀，脾虚湿困证

临床表现：腹满腹胀，胁痛纳呆，午后腹胀加重，五心烦热，疲乏无力，口干口苦，脉虚大弦滑或沉缓。

治法：益气养阴，理气活血，燥湿健脾。

方药：参芪丹鸡黄精汤加减。

党参 15g、黄芪 30g、丹参 30g、鸡血藤 30g、夜交藤 30g、苍术 15g、白术 10g、青皮 10g、陈皮 10g、生地 10g、黄精 10g、柴胡 10g、三棱 10g、莪术 10g、薄荷 3g

加减：腹胀较重者，加莱菔子 10g、砂仁 10g。

3. 阴阳俱虚，湿热发黄证

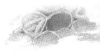

临床表现：面色青黑晦暗，黄疸，五心烦热，口苦口干，尿黄尿赤，脉虚大或虚缓。

治法：阴阳双补，利湿退黄。

方药：首乌黄精汤。

何首乌 30g、淫羊藿 30g、黄精 15g、茵陈 30g

加减：身痒较重者，加秦艽 10g、荆芥 10g；痛胀较重者，加三棱 6g、莪术 6g。

4.气滞血瘀证

临床表现：精神、食欲均正常，肝脾肿大而硬，腹肌紧张，脉弦涩不调。

治法：活血祛瘀，软坚散结。

方药：甲牡汤。

三棱 10g、莪术 10g、鳖甲 15g、牡蛎 15g、肉桂 3g、鸡内金 10g

用法：共研细末，1 日 2 次，1 次 6g。

（二）腹水

1.湿热蕴结，脾胃气滞证

临床表现：腹胀腹水，按之较柔软，尿少，舌苔白，脉沉弦滑。

治法：理气除湿，清热利水。

方药：大橘皮汤加减。

陈皮 15g、木香 10g、槟榔 10g、肉桂 10g、白术 10g、泽泻 10g、猪苓 10g、茯苓 10g、滑石 20g、甘草 4g

2.湿热不化，瘀血阻滞证

临床表现：腹胀腹水，面色微青，口苦口干，脉弦滑。

治法：燥湿清热，活血利水。

方药：苍牛防己汤（方药中方）。

苍术 30~40g、白术 30g、川牛膝 30g、怀牛膝 30g、防己 60g

3. 水湿积聚证

临床表现：腹胀腹水，按之较硬，服利水药无效，脉沉。

治法：攻逐水饮。

方药：十枣汤。

甘遂、大戟、芫花各等份

用法：共研细末，枣泥为丸，每丸 1.5~3g，早饭后服 1 丸。

或大蟾蜍 1 个、砂仁 10g

用法：剖开蟾蜍，去肠杂，将砂仁置其中。焙干，研末，一次服。

4. 阴阳俱虚，湿热蕴结证

临床表现：面色青黑晦暗，黄疸，五心烦热，午后潮热，腹胀腹水，尿少尿赤，脉虚。

治法：阴阳双补，理气行水。

方药：

（1）乌精茵陈汤加减。

茵陈 30g、淫羊藿 30g、何首乌 30g、黄精 15g、大腹皮 10g、香附 10g、肉桂 1.5g、黄柏 10g、知母 10g。

（2）苍牛防己汤（方药中方）。

用法：两方交替服用。

5. 气阴两虚，水湿停滞证

临床表现：神疲乏力，面色㿠白，腹胀腹水，下肢轻度浮肿，舌光无苔，脉虚大或虚数。

治法：益气养阴，理气行水。

方药：

（1）黄芪鳖甲散加减。黄芪 15g、地骨皮 10g、知母 10g、生地 10g、人参 10g、白术 10g、白芍 10g、麦冬 10g、茯苓 10g、半夏 10g、肉桂 6g

（2）苍牛防己汤。

用法：两方交替应用。

6.气血俱虚，气滞血瘀，水湿泛滥证

临床表现：面色晦暗，消瘦，腹胀腹水，尿少，下肢浮肿，舌苔白，边有瘀斑或无瘀斑，脉虚大弦。

治法：益气养血，理气活血，燥湿利水。

方药：参芪丹鸡黄精汤加减。

黄芪 30g、人参 10g、丹参 30g、鸡血藤 30g、黄精 10g、生地 10g、青皮 10g、陈皮 10g、苍术 30g、白术 15g、柴胡 10g、三棱 10g、莪术 10g、薄荷 3g、夜交藤 30g、防己 30g

【按】辨证论治时应注意的问题

（一）辨证

1.癥瘕的辨证　本病以虚实寒热夹杂证为多见，其鉴别方法是：以脉辨虚实，以舌苔舌质辨寒热。

2.腹水的辨证　以虚实夹杂证为多见，其方法是：以脉象辨虚实，以面色辨病位，以舌苔舌质辨寒热。

（二）论治

1.癥瘕的治则　本病虽然应以活血消癥为主，但因其常常表现为虚多实少，故处方用药常常必须在补益的基础上去活血消癥。

2. 腹水的治则　腹水，按之柔软者，治宜理气行水；按之硬者，治宜攻逐；但面色青黑、晦暗者，必予补益；舌质嫩红无苔或舌质红绛或中心有剥脱者，治宜佐用养阴活血；面色净而明润，舌质淡，苔薄白者，治宜温阳利水。

第二十七节　胆道蛔虫症

胆道蛔虫症，中医没有与此完全相对应的独立病名。根据临床表现的特点不同，分别将腹痛阵作，吐蛔，厥冷者，称蛔厥；胁肋疼痛者，称胁痛；腹痛者，称腹痛等。

【辨证论治】

（一）肝寒凝结症

临床表现：胁下绞痛，逆气上冲，痛彻肩背，舌苔白，脉弦紧。

治法：温肝散结。

方药：大黄附子汤加味。

大黄 5g、附子 12g、细辛 6g、枳实 10g、厚朴 10g

用法：可 1 日 2 剂，分 4 次服，痛止后减量服用。

（二）肝寒凝结，肝阴受损证

临床表现：脐腹、右胁、胃脘阵发性绞痛，逆气上冲，恶心呕吐，口干心烦，四肢厥冷，舌苔白，脉弦细。

治法：苦辛酸法。

方药：乌梅汤。

乌梅 18g、细辛 6g、桂枝 10g、党参 10g、附子 10g、川椒

10g、干姜 10g、黄连 10g、黄柏 10g、当归 10g

（三）脾虚虫动证

临床表现：腹痛不止，呕吐，虽用乌梅汤等亦无效，脉沉细。

治法：甘缓和中。

方药：甘草粉蜜汤。

甘草 15g、大米 20 粒、蜂蜜 30g

用法：先煎前 2 味，汤成，兑蜂蜜服。

【按】辨证论治时应注意的问题

本病以寒热夹杂证为多见，因此乌梅汤、大黄附子汤恒见有效，但若脾土大衰时，应用上方常常无效，可服甘草粉蜜汤治之。

第二十八节　胆囊炎

胆囊炎，中医没有与此完全相对应的独立病名。根据临床表现特点的不同，分别将胁痛为主者，称胁痛；胃脘痞满者，称痞满；胃脘疼痛者，称胃脘痛或心胃痛；黄疸者，称黄疸。

【辨证论治】

（一）肝胆郁热，外受风寒证

临床表现：右上腹胀痛，并向右肩背放射，寒热往来或无明显寒热，黄疸或无黄疸，口苦口干，脉弦数或洪数。

治法：清泄肝热，疏散表邪。

方药：推气散加减。

枳实 10g、前胡 10g、山楂 15g、钩藤 15g、甘草 3g、陈皮 5g、葛根 10g、桔梗 10g、枸杞子 10g、萹蓄 10g

加减：寒热往来，高热者，加葛根至 30~50g；呕吐严重者，加半夏 10g、生姜 10g；口苦，舌红者，去前胡、桔梗，加生地 10g、白芍 10g、石斛 10g；脉弦涩不调者，加肉桂 6g。

（二）少阳阳明合病证

临床表现：上腹剧痛，拒按，恶心呕吐，寒热往来，舌苔黄，脉弦数。

治法：和解攻里。

方药：大柴胡汤加减。

柴胡 24g、枳实 15g、郁金 15g、白芍 15g、黄芩 15g、木香 10g、大黄 3~10g

（三）寒热夹杂，久伤阴分证

临床表现：右上腹胀痛，时而脐腹绞痛，黄疸或有或无，恶心呕吐，舌质淡苔白或薄黄，脉沉细或弦或弦紧。

治法：苦辛酸法。

方药：乌梅丸加减。

乌梅 30g、细辛 6g、川椒 10g、桂枝 10g、党参 10g、附子 10g、干姜 10g、黄连 10g、黄柏 10g、当归 10g、瞿麦 30g、萹蓄 30g

（四）湿热阻滞证

临床表现：右胁疼痛，胃脘轻度压痛，脘痞纳呆，舌苔黄白腻，脉弦缓。

治法：清利湿热。

方药：枳实 15g、郁金 15g、金钱草 60g、萹蓄 60g、焦山楂 30g、大黄 6g、芒硝 1.5g、木香 10g、陈皮 10g、神曲 10g

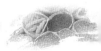

（五）肝胃不和，食滞不化证

临床表现：胃脘满痛，食后加重，心烦懊憹，食欲不振，舌苔白腻，脉弦滑。

治法：舒肝和胃，消食导滞。

方药：越鞠保和丸加减。

川芎 10g、苍术 15g、香附 12g、栀子 10g、神曲 30g、焦山楂 30g、麦芽 15g、莱菔子 10g、茯苓 10g、半夏 10g、连翘 10g

（六）肝胃阴虚，木郁失达证

临床表现：胁痛久久不愈，腰酸腰困，口干，舌苔白，脉弦细尺大。

治法：滋补肝肾，佐以舒肝。

方药：滋水清肝饮加减。

生地 10g、山药 10g、山萸肉 10g、茯苓 10g、泽泻 10g、丹皮 10g、枸杞子 10g、木瓜 10g、当归 10g、白芍 10g、柴胡 10g、薄荷 3g

（七）痰热阻滞证

临床表现：胃脘（尤其是剑突下、右胁下）疼痛，压痛，舌苔白，脉弦滑。

治法：舒肝理气，化痰散结。

方药：柴胡陷胸汤加减。

柴胡 10g、半夏 10g、黄芩 6g、黄连 4g、枳实 10g、瓜蒌 60g、生姜 3 片

（八）寒实结滞证

临床表现：脘腹剧痛，拒按，指厥，舌苔薄白，脉弦紧。

治法：温中导滞。

方药：理中合小承气汤。

附子 10g、肉桂 10g、党参 10g、白术 10g、干姜 10g、甘草 10g、枳实 10g、厚朴 10g、大黄 10g

【按】辨证论治时应注意的问题

（一）辨证

本病辨证时的要点是：①疼痛的部位：仅见胁痛者，为肝病；脐腹、胁下均痛者，为肝脾同病；腰、胁俱痛者，为肝肾同病；剑突下疼痛者，为痰实；压痛明显者，为实。②脉象：弦，为肝、寒；弦滑，为痰热；紧，为寒；细数，为阴虚；沉，为气郁。

（二）论治

处方用药时，一般应注意以下几点：①发热的治法：有表证者，当解表；里证者，当攻里；半表半里者，当和解。②注意用药时的缓急：解表时宜急宜大剂，攻里时宜小宜缓剂。症状严重时治宜急，症状较轻微时治宜缓。

第二十九节　急性胰腺炎

急性胰腺炎，中医没有与此完全相对应的独立病名。根据临床表现，将上腹疼痛者，称胃痛、胃脘痛或心痛。

【辨证论治】

（一）寒实结滞证

临床表现：胃脘突然剧痛不止，拒按，呕吐或有或无，舌苔白，脉弦紧。

治法：温中导滞。

方药：

（1）一把抓。

用法：1次1袋。

（2）大黄附子汤加味。

大黄 3~6g、枳实 10g、厚朴 10g、细辛 6g、附子 10g

用法：先即刻服一把抓 1 包，然后再服大黄附子汤。

加减方，昼夜兼进，4 小时 1 次，疼痛减轻后，再改为 1 日 1 剂。

简易法：用手提拿膈俞部的 1 条反应物，有止痛之效。

（二）实热结滞证

临床表现：寒热往来，口苦咽干，恶心呕吐，脘腹剧痛，拒按，脉弦滑或弦滑数。

治法：和解攻里。

方药：大柴胡汤加减。

柴胡 15g、半夏 10g、黄芩 10g、党参 10g、枳实 12g、白芍 12g、干姜 3g、大黄 10g

加减：全腹胀痛，拒按者，加白芥子 10g、败酱草 30g。

（三）中气不足，寒实结滞证

临床表现：胃脘钝痛，拒按，有时可扪及包块，纳呆食减，疲乏无力，面色萎黄，消瘦，脉沉细缓或虚大无力。

治法：益气温中，消导积滞。

方药：补中益气合小承气汤。

黄芪 15g、党参 10g、白术 10g、陈皮 10g、枳实 10g、厚朴 10g、升麻 6g、柴胡 6g、干姜 3g、大黄 3g

【按】辨证论治时应注意的问题

本病是以实为主的疾病，但有寒、热之别。寒实者，宜用温下；实热者，宜用寒下。其鉴别方法是脉象。即弦紧者，为寒实，用药时，必予干姜、附子、大黄；弦滑、弦数者为热实，用药时，应予枳实、大黄、黄连等。

第三十节 慢性胰腺炎

慢性胰腺炎，中医没有与此完全相对应的独立病名。根据临床表现，分别将胃脘近心窝处经常疼痛者，称胃脘痛；痞块者，称痞块、癥瘕；慢性腹泻者，称久泻。

【辨证论治】

（一）脾胃虚寒，积滞不化证

临床表现：胃脘胀痛，拒按，食后加重，有痞块或无痞块，食欲不振，大便稀溏，一日数行，脉沉弦。

治法：健脾温中，消食导滞。

方药：附子理中合小承气汤。

附子 10g、肉桂 10g、党参 10g、白术 10g、干姜 10g、甘草 10g、枳实 10g、厚朴 10g、大黄 3g

（二）中气不足，寒实停滞证

临床表现：面色㿠白，疲乏无力，胃脘疼痛，拒按，食后加重，有痞块或无明显痞块，食欲不振，大便稀溏或正常，脉虚大而紧。

治法：补中益气，温中导滞。

方药：补中益气合小承气汤。

黄芪 15g、当归 10g、党参 10g、白术 10g、陈皮 10g、升麻 6g、柴胡 6g、甘草 6g、枳实 10g、厚朴 10g、大黄 4g、干姜 3g

用法：若药后泄泻较重，可改为 2~3 日 1 剂。

（三）脾肾虚寒证

临床表现：胃脘疼痛，腰酸腰痛，舌苔薄白，脉弦大紧或弦细尺大。

治法：温补脾肾。

方药：理中合六味地黄汤。

附子 10g、肉桂 10g、干姜 10g、党参 10g、白术 10g、甘草 10g、生地 10g、五味子 10g、茯苓 10g、泽泻 10g、丹皮 10g、枳实 10g

【按】辨证论治时应注意的问题

本病是一个虚实、寒热夹杂证。辨证时，必须注意区别寒热、虚实之间的比例各占多少。在治疗时，必须注意寒热虚实的用药比例，在应用大黄时，只可小量缓消，不可大泻大下。

第三十一节　腹泻

腹泻，中医根据临床表现的特点，统称为泄泻。其中又因症状表现的不同，分别将里急后重，便利脓血者，称痢疾；急性吐泻并作者，称霍乱。

【辨证论治】

为了便于临床应用，分别从下列十二个方面进行论述。

（一）发热、腹泻

1. 风寒客表，内伤脾胃证

临床表现：恶寒发热，头痛身痛，胸满泄泻，舌苔薄白，脉浮紧。

治法：疏风散寒，佐以燥湿。

方药：人参败毒散加味。

党参 10g、茯苓 10g、苍术 12g、桔梗 10g、枳壳 10g、柴胡 10g、前胡 10g、羌活 10g、独活 10g、川芎 10g、生姜 10g、薄荷 3g、甘草 6g

2. 少阳兼脾湿证

临床表现：寒热往来，口苦咽干，恶心或呕吐，腹满泄泻，舌苔薄白或白腻，脉弦滑。

治法：和解燥湿止泻。

方药：柴平汤。

柴胡 10~15g、半夏 10g、黄芩 10g、党参 10g、苍术 15g、厚朴 12g、陈皮 10g、甘草 6g、干姜 1.5g、大枣 5 枚

加减：胃脘有压痛者，加大黄 3g（李翰卿法）。

3. 暑湿犯胃证

临床表现：发热汗出，头身酸痛，恶心呕吐，泄泻，舌苔白，脉洪大或濡缓。

治法：祛暑解表，燥湿和胃。

方药：藿香正气散加减。

藿香 10g、白芷 10g、大腹皮 10g、苏叶 10g、桔梗 10g、党参 10g、苍术 10g、厚朴 10g、半夏 10g、生姜 3 片、大枣 5 枚

4. 太阳阳明合病证

临床表现：高热泄泻，口苦口干，甚至项强，脉数。

治法：解表清里。

方药：葛根芩连汤加味。

葛根 30g、金银花 30g、连翘 30g、黄连 15g、黄芩 15g、甘草 10g

5. 湿热蕴结证

临床表现：发热，午后加重，大便溏泻，食欲不振，舌苔白腻，脉濡。

治法：芳香化湿，利湿清热。

方药：甘露消毒丹加减。

白蔻仁 10g、藿香 10g、茵陈 10g、菖蒲 10g、黄芩 10g、连翘 10g、木通 6g、滑石 15g

6. 少阳兼阳明里实证

临床表现：寒热往来，腹胀腹痛拒按，或腹胀大，肝脾肿大，大便稀溏或泄泻，舌苔黄白，脉弦滑数。

治法：和解攻里。

方药：大柴胡汤加减。

柴胡 15g、枳实 10g、黄芩 10g、半夏 10g、白芍 10g、大黄 3~10g

（二）呕吐、泄泻

1. 少阳脾湿证

临床表现：呕吐泄泻，胃脘满胀，胸满心烦，口苦口干，寒热往来，舌苔白，脉弦。

治法：和解燥湿止泻。

方药：柴平汤加减。

柴胡 10g、半夏 10g、黄芩 10g、党参 10g、陈皮 10g、苍术 15g、甘草 6g、茯苓 15g、生姜 3 片、大枣 5 枚

2. 寒热结滞证

临床表现：胃脘满痛，恶心呕吐，泄泻，口苦口干，舌苔黄白，脉滑。

治法：苦辛通降。

方药：半夏泻心汤加味。

半夏 10g、黄连 10g、黄芩 10g、干姜 10g、党参 10g、枳壳 10g、甘草 6g、大枣 5 枚

加减：脉弦者，去黄芩，加肉桂 10g。

3. 暑湿犯胃证

临床表现：夏季急性发病，呕吐泄泻，腹痛，舌苔白，脉濡或沉紧。

治法：芳香辟秽。

方药：

（1）六和汤加减。

藿香 10g、厚朴 10g、砂仁 10g、半夏 10g、木瓜 10g、茯苓 10g、丁香 10g、焦三仙各 10g

（2）麝雄丸。

用法：1 次 3g。

（三）急性水泻

1. 水湿偏渗证

临床表现：突然泄泻如稀水，一日十几次至数十次，小便少，舌苔白，脉缓或弦紧。

治法：燥湿分利。

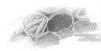

方药：胃苓汤加减。

苍术 15g、陈皮 10g、肉桂 10g、厚朴 10g、白术 10g、泽泻 10g、猪苓 10g、茯苓 10g、车前子（布包）10g

加减：腹有压痛者，加大黄 3g、莱菔子 10g。

2. 寒邪直中证

临床表现：突然脘腹冷痛，水泻，四肢厥冷，舌苔白质暗，脉沉迟或沉微。

治法：温中散寒。

方药：附子理中汤加味。

附子 10g、干姜 10g、党参 10g、白术 10g、苍术 10g、炙甘草 10g

加减：胃脘有压痛者，加大黄 3g。

（四）腹胀、泄泻

1. 寒热夹杂证

临床表现：胃脘满胀，口苦口干，肠鸣泄泻，脉滑。

治法：苦辛通降。

方药：生姜泻心汤。

生姜 10g、半夏 10g、黄连 10g、黄芩 10g、干姜 10g、党参 10g、甘草 6g、大枣 3 枚、苍术 12g

2. 湿郁不化，肝阴不足证

临床表现：腹满便溏，1 日 3~4 次，纳呆食减，五心烦热，心烦易怒，皮肤干燥，眼干，舌红而痛，脉弦缓。

治法：芳化水湿，酸甘化阴。

方药：缩脾饮加减。

藿香 10g、砂仁 10g、陈皮 10g、厚朴 10g、生白术 10g、

连翘 10g、半夏 10g、木瓜 10g、乌梅 10g、茯苓 10g

3.寒湿郁久化热证

临床表现：腹胀大疼痛，泄泻，口干，手心热，舌苔白，脉弦滑。

治法：理气温中，佐以利湿清热。

方药：大橘皮汤。

肉桂 10g、茯苓 10g、白术 10g、泽泻 10g、猪苓 10g、陈皮 10g、木香 10g、焦槟榔 10g、滑石 15g、甘草 6g

4.脾肾阳虚，水湿不化证

临床表现：腹满腹胀，水肿泄泻，四肢厥冷，舌质淡苔白或呈水滑，脉沉。

治法：温阳理气，健脾利水。

方药：实脾饮加减。

附子 10g、茯苓 10g、白术 10g、苍术 10g、木瓜 10g、木香 10g、大腹皮 10g、草豆蔻 10g、干姜 10g、厚朴 10g、甘草 6g

5.寒凝气滞，脾湿不化证

临床表现：腹胀肠鸣，泄泻，吃冷性饮食或遇冷时腹痛，舌苔白，脉沉细缓。

治法：健脾温中，理气燥湿。

方药：六君子汤加味。

半夏 10g、陈皮 10g、党参 10g、白术 10g、砂仁 10g、藿香 10g、木香 10g、茯苓 10g、肉桂 10g、炙甘草 10g

6.食积不化证

临床表现：脘腹胀痛，食后加重，泄泻，大便酸臭，五

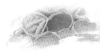

心烦热，舌苔黄厚腻，脉滑数。

治法：消食导滞。

方药：槟榔四消丸。

用法：1 日 1 次，1 次 6g。

（五）腹痛、泄泻

1. 寒邪直中证

临床表现：急性发病，腹痛泄泻，甚或呕吐，舌苔白，脉迟缓。

治法：温中散寒。

方药：麝雄丸。

用法：1 次 3g。

2. 脾胃虚寒，心肾阳衰证

临床表现：泄泻如注，脘腹绞痛，四肢厥冷，舌苔白，脉沉微。

治法：温中健脾，回阳救急。

方药：附子理中汤。

附子 10g、人参 10g、干姜 10g、白术 10g、炙甘草 10g

3. 积热不化证

临床表现：腹痛泄泻，便下黄黏而热，食后腹痛加重，舌苔黄腻，脉滑数。

治法：泻下积热。

方药：积实导滞丸加减。

积实 10g、大黄 10g、黄芩 10g、槟榔 10g、神曲 10g、木香 10g

4. 上热下寒，寒多热少证

临床表现：脘腹满痛，纳呆食减，泄泻，舌苔白，脉沉弦。

治法：苦辛通降。

方药：附子理中汤加黄连。

附子 10g、党参 10g、白术 10g、干姜 10g、炙甘草 10g、黄连 10g

5. 脾胃虚寒，积滞不化证

临床表现：脐腹冷痛，胃脘满胀，有压痛，泄泻，舌苔白，脉沉。

治法：温中导滞。

方药：理中大黄汤加味。

附子 10g、党参 10g、白术 10g、干姜 10g、炙甘草 10g、大黄 10g

用法：隔日1剂。若药后腹痛加重，停药3~7天，再服第2剂，不可连续服药。

6. 少阳兼里实证

临床表现：脘腹胀痛拒按，头晕头痛，胸满心烦，口苦咽干，大便溏泻，脉弦滑。

治法：和解攻里。

方药：大柴胡汤加减。

柴胡 10g、半夏 10g、黄芩 10g、枳实 10g、木香 10g、大黄 6g

7. 肝木乘土证

临床表现：胁痛，或脐腹一侧疼痛，或一侧少腹疼痛，痛而即泻，泻后痛减，生气时诸症加重，舌苔白，脉弦。

治法：舒肝健脾。

方药：逍遥散加味。

柴胡 10g、当归 10g、白芍 10g、白术 10g、茯苓 10g、甘草 10g、防风 3g、生姜 3 片、薄荷 3g

8. 热积肠胃证

临床表现：腹痛泄泻，泻后痛减，大便黄黏而臭，脉滑数。

治法：苦寒泻热。

方药：加味香连丸。

木香 10g、黄连 10g、黄芩 10g、槟榔 10g、白芍 10g

9. 热结旁流证

临床表现：腹胀腹痛，大便如稀水状，色青而极臭，舌苔黄干，脉沉实。

治法：苦寒攻下。

方药；大承气汤加味。

枳实 30g、厚朴 30g、大黄 30g、莱菔子 30g、芒硝（冲）15g

（六）泄泻，便如不消化之残渣

1. 食积不化证

临床表现：泄泻，大便如食物之残渣而酸臭，腹满腹胀，五心烦热，舌苔黄白而腻，脉滑数。

治法：消食导滞。

方药：加减保和丸。

枳实 10g、木香 10g、莱菔子 10g、陈皮 10g、神曲 10g、焦山楂 30g、焦麦芽 10g、大黄 3g

加减：脉濡缓，纳呆食减者，健脾消食，健脾丸加减：党参 10g、白术 10g、枳实 10g、陈皮 10g、焦山楂 30g、焦麦芽 10g、焦神曲 10g、扁豆 10g、山药 15g。

2. 寒积不化证

临床表现：大便呈不消化状，兼有白色黏液，泄泻不爽，舌苔白，脉沉细弦。

治法：温中导滞。

方药：温脾汤加减。

附子 10g、党参 10g、干姜 10g、木香 10g、枳实 10g、莱菔子 10g、大黄 3g

用法：隔 1~3 日重剂，以每日大便 2 次，便时稍爽快为度。

（七）泄泻，大便呈黏液状

1. 积滞不化证

临床表现：急性发病，腹痛，里急后重，大便呈黏液状，1 日数次，脉弦滑。

治法：消食导滞。

方药：枳实导滞丸或槟榔四消丸。

2. 寒积不化证

临床表现：脐腹冷痛，里急后重，大便呈黏液状，一日数次，指趾厥冷，脉沉细缓或沉细弦。

治法：温中导滞。

方药：温脾汤加减。

附子 10g、党参 10g、白术 10g、干姜 10g、甘草 10g、枳实 10g、厚朴 10g、焦槟榔 10g、大黄 3g

用法：1 周 1 剂，不可多服。

3. 肾阳不足证

临床表现：大便一日十至数十次，便而不爽，腹冷，脉

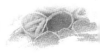

沉细。

治法：温肾健脾。

方药：硫黄 0.3g、山药 60g（研末，为粥服）

4.大肠不固证

临床表现：便利脓血，一日十几次，有时大便失禁，脉沉细缓。

治法：固涩止泻。

方药：桃花汤加减。

赤石脂 50g（研末，冲服）、干姜 6g、甘草 6g

5.痰积不化证

临床表现：时泻时止，或多或少，便如胶黏蛋白，肠鸣，或两胁攻刺疼痛，脉弦滑。

治法：化痰消积。

方药：二陈汤加味。

陈皮 10g、半夏 10g、茯苓 10g、甘草 10g、海浮石 10g、南星 10g、木香 10g、枳实 10g、黄连 10g、黄芩 10g

（八）泄泻，便利脓血

1.湿热下利，热多于湿证

临床表现：便利脓血，血多脓少，里急后重，腹痛，脉滑数。

治法：清热燥湿。

方药：白头翁汤加味。

白头翁 30g、黄连 10g、黄芩 10g、黄柏 10g、秦皮 10g、地榆 10g、血见愁 30g

2.阴虚湿热夹胃寒证

临床表现：便痢脓血，以血为主，脐腹冷痛，五心烦热，脉沉弦。

治法：养阴化湿，佐以温中。

方药：驻车丸加味。

黄连 10g、阿胶 10g（烊化）、干姜 10g、当归 10g、椿根皮炭 15g

3. 大肠不固证

临床表现：大便稀溏兼脓血，甚或失禁，脉沉细。

治法：固涩止泻。

方药：桃花汤。

赤石脂 45g、干姜 3g、粳米 45g

4. 寒积不化证

临床表现：便利脓血，脓多血少，脐腹冷痛，指趾厥冷，脉沉细弦。

治法：温中导滞。

方药：理中大黄汤加减。

附子 10g、干姜 10g、党参 10g、白术 10g、甘草 10g、大黄 4.5g

加减：里急后重者，加焦槟榔 10g、木香 10g。

用法：1 周 1 剂。

（九）泄泻，里急后重

1. 湿热下利证

临床表现：急性发病，腹痛，里急后重，便利脓血，脉弦滑或滑数。

治法：清热燥湿，理气导滞。

方药：芍药汤加减。

白芍 12g、黄芩 10g、黄连 10g、木香 10g、槟榔 10g、当

归 10g、马齿苋 30g、大黄 4.5g、肉桂 3g

2.湿热下利，热多湿少证

临床表现：里急后重，便利脓血，血多脓少，脉滑数。

治法：清热燥湿。

方药：白头翁汤加减（见前）。

3.寒积不化证

临床表现：里急后重，下利呈黏液脓冻状，腹痛或有或无，脉沉细。

治法：温中导滞。

方药：理中汤加味。

附子 10g、肉桂 10g、党参 10g、白术 10g、干姜 10g、甘草 10g、木香 10g、槟榔 10g、大黄 3g

4.中气下陷证

临床表现：小腹、肛门坠胀，劳累时加重，大便稀溏，脉虚缓或沉细无力。

治法：益气升阳举陷。

方药：补中益气汤加味。

升麻 6g、柴胡 6g、黄芪 16g、党参 10g、白术 10g、当归 10g、枳壳 10g、木香 10g、甘草 6g

（十）黎明泄泻

1.肾虚不固证

临床表现：每至五更则肠鸣腹痛，痛而即泻，舌苔白，脉沉细。

治法：温肾固涩。

方药：四神丸加减。

补骨脂 15g、吴茱萸 10g、肉豆蔻 10g、五味子 10g、山药 30g

加减：指趾厥冷，腹痛较重，脉弦大紧者，加附子 10g、党参 10g、白术 10g、干姜 10g、炙甘草 10g。

2. 寒热交结证

临床表现：黎明即泄，但白天亦泻，胃脘痞满，口苦口干，脉滑。

治法：苦辛通降。

方药；半夏泻心汤加味。

半夏 10g、黄连 10g、黄芩 10g、干姜 10g、党参 10g、枳壳 10g、焦神曲 10g、焦麦芽 10g、焦山楂 10g、大枣 5 枚、甘草 6g

加减：脐腹疼痛，脉弦者，去黄芩，加肉桂 10g。

3. 寒积不化证

临床表现：黎明前泄泻，大便呈不消化状，兼有少量黏液，脐腹有压痛，脉沉细。

治法：温中导滞消积。

方药：理中大黄汤加减。

附子 10g、党参 10g、白术 10g、干姜 10g、甘草 6g、木香 10g、大黄 3g

用法：1 周 1 剂。

4. 肝木犯土证

临床表现：胁痛绵绵，痛彻少腹，失眠心烦，每至黎明前即少腹满胀泄泻，脉弦或弦数。

治法：舒肝健脾。

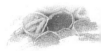

方药：逍遥散加减。

柴胡 10g、当归 10g、白芍 10g、白术 10g、茯苓 10g、甘草 6g、生姜 3 片、薄荷 3g

加减：脉弦数者，加丹皮 10g、栀子 10g。

（十一）食后即泻

1.脾肾虚寒证

临床表现：食后不久即胃脘满胀，继而肠鸣泄泻，泄后腹胀好转，舌苔白，脉沉细或濡缓。

治法：温补脾肾。

方药：四神丸加减。

党参 10g、白术 10g、山药 30g、五味子 10g、肉豆蔻 10g、补骨脂 10g

2.食滞不化，郁而化热证

临床表现：胃脘满胀，食后加重，继而泄泻，口干口苦，脉弦滑。

治法：消食和胃，燥湿清热。

方药：楂曲平胃散加减。

苍术 15g、厚朴 12g、陈皮 10g、甘草 10g、焦神曲 15g、焦山楂 15g、黄连 10g、焦栀子 10g

3.湿热蕴郁证

临床表现：素嗜酒肉，每次饮酒后即泄泻，脉滑。

治法：燥湿清热。

方药：葛根 10g、木通 10g、枳壳 10g、神曲 10g、焦山楂 15g、黄连 6g、苍术 15g、厚朴 10g、陈皮 10g

（十二）大便稀溏

1.脾虚不运证

临床表现：大便稀溏，一日数次，久久不愈，胃脘痞满，食纳较差，舌苔薄白，脉濡缓。

治法：健脾补气。

方药：香砂六君子汤加味。

木香10g、藿香10g、半夏10g、陈皮10g、党参10g、白术10g、茯苓10g、炙甘草10g、山药30g

加减：胃脘无痞满感者，参苓白术散；舌苔黄白而厚，纳呆食减，胃脘胀痛者，宜资生丸。

2.脾虚不运，久泄伤阴证

临床表现：久泄不止，大便微溏，一日数次，舌质红而无苔，或舌红而痛，脉细数。

治法：健脾止泻，养阴生津。

方药：缩脾饮加减。

草豆蔻10g、党参10g、白术10g、山药12g、扁豆10g、乌梅10g、木瓜10g、白芍10g、陈皮10g、甘草6g

【按】辨证论治时应注意的问题

（一）辨证

泄泻的辨证，大致可从以下方面去分析：①发病的时间：急性泄泻，多因湿、热、寒；慢性腹泄，多因虚和积。夏季泄泻，多因暑湿、湿热。冬季泄泻，多因寒。五更久泻，多因脾肾阳虚，饭后即泻，多为脾虚食积。②大便的形状和颜色：大便稀溏，无脓血及里急后重者，称泄泻；有脓血者，称痢疾。急性泄泻，粪色黄而奇臭，为实火。暴泻如注，便如稀水，或为暑湿，

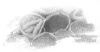

或为寒邪直中。泻下黄沫，兼有里急后重，为积热。泻下时，硬块和稀水混杂，为食积化热，便如鸭溏之状，不臭，为寒积。便如白色蛋白者，为痰积。便如黑水，腹痛，为脾胃虚寒不能摄血。腹胀痛，大便为青黑稀水，为热结旁流。便色污秽，为湿热脏毒。久泄，便溏不臭，为脾虚。③腹痛的特点：泄泻，无腹痛，为水湿、脾虚湿盛；脐腹冷痛为寒积；胃脘疼痛，拒按，为积、食；腹痛即泻，泻后痛减，不久又痛，痛而又泻，肛门灼热，为火热；腹痛绵绵，小便黄赤，为积热；肠鸣有声，便下不爽，为痰积；胁下，或脐之左右，或一侧少腹疼痛，痛即泄泻，泄后痛止，为肝木克脾土。④里急后重：腹部坠胀，里急后重，大便不爽，为大肠气滞；小腹坠胀，里急后重，站立时加重，平卧时减轻，为中气下陷。⑤食欲和口味：口淡乏味，为脾虚、胃寒；口苦口干，为胃热。恶闻食臭，为湿浊犯胃、脾虚。⑥发热特点：恶寒发热，头痛身痛者，为风寒客表；寒热往来，为邪入少阳或邪入膜原；发热、汗出，为伤暑；午后发热，为湿热、积热、痰热。

（二）论治

治疗本病时，一般必须注意以下几点：①急性泄泻，治宜急；久泻而虚中夹实，治宜缓，否则，泻必伤正，补易留邪。②虚中夹实者，治宜补消同施；寒积不化者，治宜温中导滞。其服药方法，以1周1剂为佳。

第三十二节　便秘

便秘，中医统称便秘、大便难。其中实热燥结者，又称大便燥结。

【辨证论治】

（一）发热，便秘

1. 表里同病证

临床表现：发热微恶风，全身酸痛，大便干而数日不行，舌苔薄白，脉浮缓。

治法：解表攻里。

方药：桂枝大黄汤。

桂枝 12g、白芍 24g、甘草 10g、生姜 10g、大枣 12 枚、大黄 6g

2. 少阳阳明合病证

临床表现：胸胁、脘腹胀痛，拒按，寒热往来，大便秘结，口苦口干，脉弦滑数。

治法：和解攻里。

方药：大柴胡汤加减。

柴胡 12~24g、半夏 10g、枳实 10g、黄芩 10g、白芍 10g、大黄 6~10g

3. 阳明腑实证

临床表现：身热或日晡潮热，腹胀便秘，舌苔黄厚干燥，脉沉实或沉滑。

治法：苦寒攻下。

方药：大承气汤。

枳实 15g、厚朴 15g、大黄 15g、芒硝（冲）15g

加减：脉洪大，口渴者，加生石膏 30g、知母 15g，大黄、芒硝各减至 6g；舌绛、神昏者，加郁金 10g、黄连 10g。

4. 津虚舟停证

临床表现：午后发热，盗汗或不盗汗，便秘，舌质红绛，脉细数。

治法：滋阴润便。

方药：增液汤。

生地 15~30g、麦冬 15~30g、元参 15~30g

加减：便秘较重者，加大黄 3~10g、芒硝 3~10g。

（二）腹胀或腹痛、便秘

1. 脾胃虚寒，实滞不化证

临床表现：胃脘饥饿，食后均疼痛满胀，有压痛，大便秘结数日一行，舌苔白，脉弦大，右大于左，或弦紧。

治法：健脾温中，佐以润下。

方药：黄芪建中汤加减。

黄芪 15g、桂枝 10g、白芍 20g、当归 10g、生姜 10g、甘草 10g、瓜蒌 30g、大枣 7 枚

2. 脾胃虚寒，大肠结滞证

临床表现：胃脘冷痛，拒按，食后疼痛加重，便秘，舌苔白，脉沉弦细。

治法：温中健脾攻下。

方药：附子理中汤合小承气汤。

附子 10g、党参 10g、白术 10g、干姜 10g、甘草 10g、枳实 10g、厚朴 10g、大黄 6g

3. 痰热互结证

临床表现：胃脘胀痛拒按，痰涎壅盛，大便秘结，舌苔黄厚腻，脉滑数。

治法：化痰散结攻下。

方药：陷胸、承气合方。

瓜蒌 30g、半夏 10g、枳实 10g、厚朴 10g、黄连 10g、大黄 15g

4. 下焦蓄血证

临床表现：小腹冷痛，拒按，大便秘结，舌苔白，脉沉涩或弦涩不调。

治法：逐瘀通腑。

方药：桃核承气汤加减。

桃仁 12g、桂枝 12g、大黄 12g、芒硝 10g、甘草 6g、当归 15g

5. 大肠、膀胱气滞证

临床表现：小腹坠胀，尿急尿热尿痛，大便秘结，脉沉滑。

治法：理气通下。

方药：木香 10g、香附 10g、乌药 10g、槟榔 10g、黄芩 10g、苏叶 6g、陈皮 10g、大黄 4.5g

6. 气虚下陷证

临床表现：小腹坠胀，大便数日一行，站立、行走或劳动时小腹坠胀加重，疲乏无力，走路快时气短，舌苔白，脉虚或虚大。

治法：益气升阳。

方药：补中益气汤加味。

黄芪 15g、党参 10g、白术 10g、陈皮 10g、升麻 6g、柴胡 6g、枳壳 10g、当归 10g、肉苁蓉 10g、生姜 3 片、大枣 5 枚

7. 肝郁血虚证

临床表现：头晕头痛，心烦心悸，腰酸背困，舌苔白，脉弦细。

治法：养血舒肝。

方药：逍遥散加减。

柴胡 6g、当归 10g、白芍 10g、肉苁蓉 15g、香附 10g、乌药 10g、陈皮 10g

加减：手心热者，加元参 30g、生地 15g。

8. 大肠实热结滞证

临床表现：腹胀腹痛，拒按，便秘，按之有燥屎，舌苔黄厚干燥，脉沉实或沉滑数。

治法：峻下热结。

方药：枳实 15g、厚朴 15g、莱菔子 30g、大黄 15g、芒硝（冲）15g、木香 15g

9. 水热互结证

临床表现：上腹剧痛，按之石硬，或从心下至少腹硬满而痛，拒按，日晡所小有潮热，舌苔黄腻，脉沉紧。

治法：逐水、泄热、散结。

方药：大陷胸汤。

甘遂粉（冲）4.5g、大黄 10~15g、芒硝 10~15g

10. 寒实停滞证

临床表现：腹中绞痛，欲吐不得吐，欲泄不得泄，四肢厥冷，舌苔白或质暗，脉沉紧，或腹中绞痛，大便数日不行，舌苔薄白质暗，脉沉紧或沉迟。

治法：温中散寒攻下。

方药：九痛丸。

用法：1 次 10~30 粒。

或救中汤加减：川椒 12g、干姜 12g、厚朴 10g、陈皮 10g、槟榔 12g、大黄 10g

（三）单纯便秘

1. 津虚便秘证

临床表现：大便秘结，数日不行，粪块大不能排出，脉缓。

治法：润便软坚。

方药：蜜煎导法或肥皂水灌肠。

2. 阴虚血燥证

临床表现：老人经常便秘，舌苔白，脉弦大。

治法：润燥通便。

方药：麻子仁丸，

用法：1 日 3 次，1 次 1~2 丸。

3. 肝肺气郁证

临床表现：胸胁窜痛，头晕心烦，腹微满，有欲便而不得便之感，舌苔白，脉沉弦。

治法：舒肝理气。

方药：四逆散加味。

柴胡 6g、枳壳 10g、白芍 10g、桔梗 10g、陈皮 10g、苏叶 10g、瓜蒌 15g、甘草 6g、杏仁 10g

4. 气血俱虚，阳虚不运证

临床表现：头晕头重，气短汗出，便后乏力，舌苔白，脉虚大或沉微。

治法：益气养血，升阳举陷。

方药：补中益气汤加减。

柴胡 6g、升麻 6g、黄芪 15g、党参 10g、当归 12g、陈皮 10g、白术 10g、肉苁蓉 15g、桔梗 12g、枳壳 12g

5. 阳虚寒秘证

临床表现：老人便秘，腹痛隐隐，得温稍减，脉沉迟。

治法：温阳破阴。

方药：半硫丸。

用法：1 日 2 次，1 次 3g。

或肉苁蓉 30g、火麻仁 30g

6. 阴血亏损，不能润便证

临床表现：产后便秘，疲乏无力，自汗盗汗，五心烦热，反复应用攻下药后更加严重，脉虚数或细。

治法：养血润便。

方药：四物汤加味。

当归 12g、白芍 12g、生地 12g、何首乌 15g、元参 15g、火麻仁 15g、肉苁蓉 15g

7. 痰湿气滞证

临床表现：肥胖，腹微满，大便少而秘结，舌苔白，脉沉滑。

治法：理气化痰。

方药：木香顺气丸加减。

木香 12g、半夏 10g、枳壳 10g、陈皮 10g、白术 10g、神曲 10g、砂仁 10g、莱菔子 10g、杏仁 10g、香附 20g、大腹皮 10g

8. 寒湿阻滞证

临床表现：便秘久久不解，时或 7~10 日一行，用通便药无效，纳呆乏味，腹满舌苔薄白，脉沉细弦。

治法：温中化湿导滞。

方药：厚朴温中汤加减。

厚朴 15g、陈皮 10g、草豆蔻 10g、干姜 6g、肉桂 10g、木香 10g、大黄 3g

【按】辨证论治时应注意的问题

（一）辨证

本病辨证时，一般可从以下方面去分析：①发病原因：痢疾、泄泻初愈而未完全恢复时的便秘，为津液未复；产后便秘，为血虚；高热过程中的便秘，为热邪入腑；热病后期的便秘，为阴虚津乏。②腹痛、腹胀的特点：腹胀腹痛，拒按，腹热，为肠胃实热；腹剧痛，包块起伏，拒按，为寒实停滞；素有脐腹冷痛，轻度压痛，为脾胃虚寒或脾肾虚寒；脘腹胀痛，无压痛，为气滞。腹坠胀，常有便意，但便时又无大便，或虽有大便而不多，便后气短乏力，为气虚；少腹两侧或一侧满胀，为肝郁气滞；小腹满胀，为膀胱气滞或瘀血。③脉象：弦紧，为寒；沉迟，为虚寒；沉实、滑数，为实热；细数，为阴虚；沉，为肝郁气结；沉细无力、虚缓、虚大，为气虚、气血俱虚或阴阳俱虚。④舌苔、舌质：舌红，为实热；红绛，为营血有热；舌质淡白，为气血俱虚，阳虚寒饮；舌质暗，为寒，舌边有瘀斑，为瘀血。舌苔黄厚干燥，为阳明腑实或大肠实热；舌苔黄腻，为积热、湿热；舌苔白厚，为寒实结滞；舌苔黑干，为实热伤阴；舌苔黑灰润或腻，为寒湿较盛。

此外，便秘之急证多实，久病多虚。

（二）论治

治疗本病时，一般必须注意以下几点：①一般的治疗原则：

便秘虽多实证，虚证亦不少见。虚证当补，不可因其有便秘而再加泻下药。②一般的用药方法：实热便秘，宜用苦咸寒之大黄、芒硝；气滞便秘，宜用枳实、厚朴、陈皮；肺气不降的便秘，宜用苏子、杏仁、瓜蒌；血虚便秘，宜用当归、熟地、黑芝麻、火麻仁、柏子仁；阳虚便秘，宜用肉苁蓉、锁阳、硫黄、胡桃肉；阴虚津枯，宜用生地、元参、麦冬。

第三十三节　肠梗阻

肠梗阻，中医没有与此完全相对应的独立病名。根据临床表现，分别将吐逆，大便不通者，称关格；大便秘结，腹胀痛者，称肠结；腹痛为主者，称腹痛；寒气攻冲，出见有头足，作痛者，称寒疝等。

【辨证论治】

（一）寒实结滞证

临床表现：素有不能吃冷性饮食史，突然腹部剧痛，包块起伏，拒按，大便秘结，舌苔白或黄白而润，脉沉紧或沉细。

治法：温中攻下。

方药：九痛丸（李翰卿法）。

用法：1次10~30粒，顿服，不效，1小时后再服30粒。

或枳实、厚朴各15g，附子10g，二丑粉（冲服）6g，芒硝（冲）10g

加减：神疲乏力，脉沉细无力者，加人参10g。

（二）实热结滞证

临床表现：突然腹痛剧作，拒按，腹胀便秘，舌苔黄厚干燥，脉沉实或沉滑。

治法：峻下热结。

方药：大承气汤加味。

枳实 30g、厚朴 30g、槟榔 30g、大黄 30g、芒硝 15g、莱菔子 30g

（三）寒邪直中证

临床表现：吃冷而难消化之食物后，突然腹痛呕吐，包块起伏，面色青冷，舌质淡而暗，舌苔白润，脉沉紧。

治法：温中散寒。

方药：大建中汤加减。

川椒 10g、小茴香 10g、党参 6g、乌药 10g、木香 10g、干姜 3g

加减：腹胀，呕吐严重者，加苏叶 6g、陈皮 10g。

（四）脾虚气滞证

临床表现：腹胀腹痛，呕吐，神疲欲寐，前额、耳壳、四肢欠温，舌质淡，苔薄白，脉细弱。

治法：健脾益气，理气消胀。

方药：厚朴半夏甘草人参生姜汤。

厚朴 24~30g、人参 10g、半夏 15g、炙甘草 10g、生姜 10g

【按】辨证论治时应注意的问题

（一）辨证

辨证时的重点是病史和治疗经过。即：生气后突然发病者，多为气滞；吃冷饮食后突然发病者，多为寒实；有肠粘连病史者，必兼瘀血；应用寒下药治疗无效者，必为虚寒。

（二）论治

本病一般的治疗原则是：寒实者，宜温下；热实者才可寒下；气滞者，必予理气；瘀血者，应佐活血。

第三十四节 腹膜后脓肿

腹膜后脓肿，中医没有与此相对应的独立病名。根据临床表现，大致包括在腹痛的范畴之中。

【辨证论治】

（一）少阳阳明，热腐为痛证

临床表现：发热恶寒或寒热往来，恶心呕吐，腹痛腰痛，拒按，甚或便脓尿脓，消瘦乏力，舌苔黄白腻，脉弦滑数。

治法：和解攻里，消痈排脓。

方药：大柴胡汤加减。

柴胡28g、半夏10g、大黄3g、枳实15g、黄芩10g、白芍10g、白芥子10g、蒲公英30g、桔梗12g、败酱草30g

（二）邪结少阳，营血久郁，腐败为脓证

临床表现：寒热往来，恶心欲吐，心烦心悸，腹痛或悸痛，或见阴道、肛门、尿道有脓液排出，舌苔白，脉弦紧。

治法：和解表里，排脓消肿。

方药：小柴胡合薏苡附子败酱散。

柴胡15g、半夏10g、党参10g、黄芩10g、白芥子6g、附子6g、生薏苡仁30g、败酱草100g

第十八章
泌尿系统疾病

第一节　概论

　　中医认为，水液进入胃之后，其中轻清者游溢于脾，经脾散精于肺，经肺通调三焦水道，将水液输布全身各个部分，而较浊部分再到达膀胱，进入膀胱之后的一部分较轻清者再气化重新输布于三焦，较浊部分则排出体外形成尿液。此外，这个整个运化的调节由肾来主持，其或者通过对脾的温煦，或者通过对肺的宣发，或者通过对膀胱的开阖，来达到控制、调节的作用，故称"肾者主水"。因此治疗泌尿系统疾病时，常从治肺、治脾、治肾、治三焦、治膀胱上去考虑。

一、辨证论治大法

（一）水气辨证论治

1.阳水　一般先从头面开始，继而遍及全身，小便短少，脉浮、浮紧、浮数、数。或伴有恶风恶寒发热，头身疼痛；或伴有发热烦渴，面赤便秘；或见全身水肿来势缓，伴见肢体沉重困倦，小便短少，脘闷纳呆，泛恶欲吐，脉沉或濡。

2.阴水　多见身半以下为甚，按之凹陷不起，也有全身或头面浮肿者，小便短少，甚至不利，面色㿠白或灰滞，舌淡或胖，苔白腻或白滑，脉沉或沉迟无力，常伴有脘闷腹胀，纳呆，便溏，神倦肢困，或腰膝酸冷，形寒肢冷。

（二）痰饮辨证论治

1.饮停于肺　咳嗽气喘，甚则喉中痰鸣，倚息不能平卧，痰液量多清稀如水样，或呈泡沫状。

2.饮停胃肠　脘痞腹胀，脘腹部水声辘辘，或呕吐清水，食欲减退。

3.饮停胸胁　胸胁胀闷疼痛，咳唾益甚，肋间隙饱满，气短息促，身体转侧或呼吸时则胸胁有牵引痛。

此外，尚需注意运用六淫辨证论治、八纲辨证论治（参见第一章第一节）、脏腑辨证论治（参见第二章第一节）等辨证论治大法。

二、常用治法

中医认为水液代谢是由肺、脾、肾、三焦、膀胱主宰的，所以影响肺、脾、肾、三焦、膀胱气化的任何因素，都可能发生水液代谢的失调。因此，水液代谢失调时，不但要注意利水，而且应该按照肺、脾、肾、三焦、膀胱的不同脏腑和阴阳、表里、虚实、寒热的不同，进行治疗。

1. 宣肺解表法　适用于风邪外袭，壅遏肺气的浮肿，恶风，身痛，脉浮。药如：麻黄、桂枝、紫苏、僵蚕、蝉蜕、牛蒡子、桔梗。

2. 理气行水法　适用于肺气不利，水泛肌表的浮肿，头面四肢悉肿，小便不利。药如：桑白皮、大腹皮、茯苓皮、冬瓜皮、西瓜皮。

3. 化气行水法　适用于膀胱不能化气的小便不利，浮肿。药如：桂枝、猪苓、泽泻、茯苓、车前子。

4. 健脾燥湿法　适用于脾虚湿盛的浮肿，胃脘痞满，疲乏无力，四肢沉重，脉濡缓。药如：白术、苍术、茯苓。

5. 补气行水法　适用于气虚不运，水湿停蓄的浮肿，气短，乏力。药如：黄芪、人参、党参、白术、茯苓、炙甘草。

6. 利水通淋法　适用于膀胱湿热的尿热尿频、尿痛尿赤。药如：瞿麦、萹蓄、石韦、木通、泽泻、车前子、防己。

7. 滋阴清热法　适用于肾阴亏损，湿热内蕴的尿热尿痛，腰困，五心烦热，舌质红，脉细数。药如：知母、黄柏、熟地、女贞子、旱莲草。

8. 滋阴温化法　适用于下焦湿热，膀胱不能化气的尿闭不通，尿道涩痛，小腹胀痛。药如：通关丸。

9. 温补肾阳法　适用于肾气亏损，阳不化水的小便不利，腰困，浮肿。药如：金匮肾气丸。

10. 活血利水法　适用于瘀血阻滞，肝木失升，肺金失降

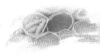

的水肿，小便不利，久久不愈。药如：益母草、泽兰、桃仁、红花。

11.峻逐水饮法　适用于水肿较重，腹水，尿少。药如：大戟、甘遂、芫花、牵牛子。

总之，泌尿系统疾病，急性期者，宜祛邪，并应择其主要脏腑而分别采用利水、解表、宣肺、通淋等法；慢性者，宜扶正，择其脏腑论治。

第二节　急性肾功能衰竭

急性肾功能衰竭，中医没有与此完全相对应的独立病名。根据临床表现的不同，分别将恶心呕吐、尿少或无尿者称关格；吐血、衄血、尿血者称血证；水肿者称水肿。

【辨证论治】

（一）心肾阳亏，水饮停积，风寒客表证

临床表现：发热恶寒，咳喘不能平卧，浮肿，有或无腹水，四肢厥冷，口渴喜饮，恶心呕吐，尿少，舌苔黄白，脉浮紧。

治法：温阳利水，解表散寒。

方药：桂枝去芍加麻辛附子汤加减。

麻黄9g、桂枝9g、细辛6g、附子10g、生姜10g、甘草6g、白茅根30g、防己12g、大腹皮10g

（二）三焦郁滞，湿热不化证

临床表现：恶心呕吐，尿少不利，心烦，脘腹痞满，轻度浮肿，口苦口黏，大便不爽，舌苔黄白腻，脉弦紧数而兼滑。

治法：理气解郁，除湿清热。

方药：达原饮加减。

厚朴 10g、草果 10g、黄芩 10g、槟榔 10g、知母 10g、柴胡 10g、菖蒲 10g、苏叶 10g、神曲 10g

（三）热入营血证

临床表现：身热烦乱，吐衄，便血尿血，大片紫斑，舌质红绛，脉滑数。

治法：清营凉血。

方药：犀角地黄汤加减。

全蝎 6g、生地 30g、白芍 10g、丹皮 10g、茜草 10g、降香 6g、元参 15g、大黄 3g

【按】辨证论治时应注意的问题

本病是一个危重证，其辨证依据的主次次序依次为：①脉象；②舌象；③症状。

第三节　慢性肾功能衰竭

慢性肾功能衰竭，中医没有与此完全相对应的独立病名。根据临床表现，分别将尿少尿闭，恶心呕吐者，称关格；尿闭不通，或点滴皆无者，称癃闭；气血阴阳虚衰者，称虚劳或虚损。

【辨证论治】

（一）湿浊犯胃证

临床表现：疲乏思睡，头晕头痛，恶心呕吐，面色熏黄，烦躁不安，舌苔黄厚腻，脉滑数。

治法：芳香化浊，除湿和胃。

方药：苏芩汤加减。

苏叶 6g、砂仁 6g、枳实 9g，神曲 9g、陈皮 9g、黄芩 9g、槟榔 9g

加减：胃脘有压痛者，加大黄 3g；舌质红，脉虚大者，加人参 9g、生地 15g、丹皮 4g、麦冬 15g、元参 15g；偶有抽搐者，加白芍 15g。

（二）湿热蕴郁三焦证

临床表现：恶心呕吐，烦躁不安，疲乏无力，口苦口干，发热或寒热俱作，全身酸痛，面色熏黄，舌苔黄白厚腻，脉弦滑数。

治法：辟秽化浊，开达三焦。

方药：达原饮加减。

厚朴 10g、草果 10g，槟榔 10g、黄芩 10g、知母 10g、菖蒲 10g、柴胡 15g、苏叶 10g、神曲 10g、桂枝 10g、白芷 10g、薄荷 6g、大黄 3g

（三）血热妄行证

临床表现：衄血，便血，吐血，面色青黄，脉滑数。

治法：凉血止血。

方药：犀角地黄汤加味。

生地 15g、白芍 15g、丹皮 10g、茜草 12g、血见愁 30g、降香 9g、白茅根 30~60g

（四）气阴两衰，湿热蕴结证

临床表现：面色萎黄或㿠白，浮肿尿少，恶心呕吐，舌苔黄白厚腻，舌质淡，脉虚大滑数。

治法：益气养阴，除湿化浊。

方药：参芪地黄汤加减。

人参10g、麦冬10g、五味子10g、黄芪20g、当归6g、生地15g、苍术10g、茯苓10g、泽泻10g、丹皮10g、肉桂10g、防己10g、生石膏15g

加减：恶心呕吐较重者，去生石膏，加黄连10g。

【按】辨证论治时应注意的问题

（一）辨证

本病是一个危重证候，其辨证重点是：舌苔、舌质和脉象。即舌苔厚腻者，为湿热秽浊；舌边有瘀斑者，为瘀血；舌质红绛者，为热入营血；舌质淡白者，为血虚夹有寒湿。脉滑数者，为痰热或积热；脉虚大者，为气阴大衰；脉紧者，为寒。

（二）论治

本病处方用药时，应特别注意虚实寒热的多少和药物配伍上的用药比例。在加减药物时，若为湿热秽浊，宜苏叶、白蔻仁配黄芩；脉虚大者，宜人参、麦冬、五味子；有积热者，宜加大黄。

第四节 急性肾小球肾炎

急性肾小球肾炎，中医没有与此完全相对应的独立病名。根据临床表现，分别将面目四肢浮肿，骨节疼痛，恶风，脉浮者，称风水；一身面目浮肿，按之没指，无汗，不恶风者，称皮水。

【辨证论治】

（一）风邪客衰证

临床表现：急性发病，颜面或全身浮肿，口干，头晕，尿少，脉浮或沉。

治法：解表利水。

方药：五皮散加味。

苏叶 10g、荆芥 10g、蝉蜕 12g、陈皮 10g、生姜皮 10g、桑白皮 12g、大腹皮 12g、白茅根 30g

（二）水湿不化证

临床表现：浮肿，腹胀腹水，口干，尿少，脉沉。

治法：理气行水。

方药：茯苓导水汤加减。

茯苓皮 15g、桑白皮 15g、大腹皮 10g、陈皮 10g、泽泻 10g、猪苓 10g、砂仁 10g、木瓜 10g、紫苏 10g、白术 10g、生姜 10g、槟榔 12g

（三）湿热不化证

临床表现：浮肿，腹胀，午后加重，有或无腹水，尿热尿少，口干，脉沉弦或弦滑。

治法：利湿清热消肿。

方药：大橘皮汤加减。

桂枝 10g、白术 10g、泽泻 10g、猪苓 10g、茯苓 10~12g、滑石 18g、甘草 3g、陈皮 10g、木香 10g、槟榔 10g、益母草 40g

（四）秽浊犯胃证

临床表现：水肿，腹胀腹痛，呕吐泄泻，心烦口苦，尿少，舌苔黄白厚腻，脉滑数。

治法：芳香化浊，除湿清热。

方药：苏叶 6g、砂仁 10g、神曲 10g、枳实 10g、黄芩

10g、槟榔10g、大黄3g、枇杷叶10g

加减：舌质红者，加麦冬15g、生地10g、元参10g；脉洪大，面色㿠白者，参芪地黄汤加减：人参10~15g、黄芪30g、生地30g、山药12g、五味子12g、茯苓12g、泽泻10g、丹皮10g、白茅根60g、竹茹10g、苏叶3g、黄连2g（方药中法）。

（五）肝胆实火，水湿不化证

临床表现：轻度浮肿，头晕头痛，烦躁易怒，尿热尿痛，尿少，舌尖边红，脉弦数。

治法：泻火利湿。

方药：龙胆泻肝汤加减。

龙胆草10g、栀子10g、黄芩10g、泽泻10g、车前子（布包）10g、蝉蜕10g、白蒺藜10g、益母草60g、白茅根60g

（六）风热客表证

临床表现：轻度浮肿，或不浮肿，咽干或咽干而痛，尿黄赤而少，脉浮滑或滑。

治法：疏风清热。

方药：蝉衣五物汤。

蝉蜕10~15g、连翘15g、益母草60g、白茅根60g、麦冬12g

（七）膀胱湿热证

临床表现：尿黄赤，尿灼热或尿热尿痛，舌尖红赤，脉数或不数。

治法：清热通淋，除湿泻火。

方药：导赤散加减。

生地15g、连翘10g、竹叶10g、甘草6g

加减：舌尖不红者，猪苓汤加减：猪苓、泽泻、滑石各12g，阿胶（烊化）10g，白茅根30g。

（八）脾虚湿盛证

临床表现：下肢轻度浮肿，四脚沉重，汗出恶风脉浮。

治法：健脾益气行水。

方药：防己黄芪汤加减。

防己12g、生黄芪12g、生白术10g、甘草6g、生姜10g、大枣7枚

加减：身肿较重者，加茯苓15g、桂枝10g。

【按】辨证论治时应注意的问题

（一）辨证

1.辨证时的一般原则　首先应区别有无表证，其次再分寒热。

2.尿蛋白的一般辨证方法　按照一般的杂病辨证方法进行。

3.高血压的辨证方法　按照一般的辨证方法进行，不必拘于肝阳上亢一说。

（二）论治

1.治疗水肿的一般方法　利水是治疗本病的首要方法，但在兼有表证时，必须解表，否则表邪闭塞，肺气不利，水气不行，或延误病机，表邪入里，内伤脾肺，病必难除。其解表药的选择，一般是：表寒者，宜用麻黄、紫苏、防风、荆芥；表热者，宜用桑叶、蝉蜕、薄荷、浮萍。

另外，还应注意解表药在整个方剂中的比例，若表邪闭郁较甚者，当重用解表，表邪较微者，仅佐解表之药即可。

2.高血压的治疗方法　应按照肝胆湿热者，利湿清热；

肝阳上亢者，平肝潜阳；风热上扰者，疏散风热的原则处理。

3. 血尿的治疗方法　多为火热，因此，利水通淋、利水泻火为本病主要治法。

4. 难消水肿的治法　浮肿不消时，多因外有表邪未予解表，阳虚者未予温阳，湿热者未予燥湿，所以处方用药时，当注意佐入解表、温阳、清热燥湿之品。

5. 蛋白尿的治祛　应按一般的辨证论治原则处理。

第五节　肾病综合征

肾病综合征，中医没有与此完全相对应的独立病名。根据临床表现，分别将高度水肿者，称水肿；腰酸腰痛乏力者，称虚劳。

【辨证论治】

（一）心肾阳虚，水饮停积，风寒客表证

临床表现：脘腹痞坚，全身浮肿，发热或恶寒发热，或见咳喘气短，手足冷，脉沉紧或浮紧。

治法：温阳散寒，通利气机。

方药：桂枝去芍加麻辛附子汤加减。

麻黄 6g、细辛 3g、附子 10g、桂枝 10g、生姜 3 片、甘草 6g、大枣 7 枚、大腹皮 10g、白茅根 30g、生石膏 15g、防己 10g

（二）脾阳不足，气滞水停证

临床表现：水肿尿少，腹胀腹水，按之腹尚柔软，手足厥冷，舌质淡，脉沉细弦。

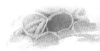

治法：温阳健脾，理气行水。

方药：实脾饮加减。

茯苓 15g、白术 10g、木瓜 10g、木香 10g、大腹皮 10g、草果 10g、附子 10g、生姜 10g、厚朴 10g、甘草 6g

（三）湿热阻滞，膀胱不能化气证

临床表现：水肿，腹水或仅腹胀，午后腹胀加重，尿少尿热，口苦口干，脉沉弦或弦滑。

治法：理气行水，除湿清热。

方药：大橘皮汤加减。

茯苓 15g、猪苓 10g、白术 10g、泽泻 10g、桂枝 10g、滑石 30g、甘草 6g、木香 10g、槟榔 10g、陈皮 10g

（四）肾阳不足，水湿不运证

临床表现：腰酸腰困，劳累或不劳累时足跟痛，下肢浮肿，尿少，足冷，脉沉细弦，尺大或沉微。

治法：培补肾气。

方药：金匮肾气丸加减。

熟地 25g、山药 12g、肉苁蓉 12g、茯苓 10g、泽泻 10g、附子 10g、肉桂 10g、车前子 10g、五味子 10g、怀牛膝 10g

（五）气阴两虚，水温阻滞证

临床表现：面色㿠白，浮肿或不浮肿，疲乏无力，五心烦热，腰酸腰困，脉虚大数。

治法：益气养阴，佐以利水。

方药：参芪地黄汤加减。

人参 10g、当归 6g、黄芪 15g、麦冬 10g、五味子 10g、生地 15g、苍术 10g、茯苓 10g、泽泻 10g、丹皮 10g

（六）三焦气滞，湿热不化证

临床表现：胸脘痞满，心烦纳差，口苦咽干，舌苔白腻，脉弦紧或弦紧数。

治法：调理三焦，除湿清热。

方药：达原饮加减。

厚朴 10g、草果 10g、槟榔 10g、黄芩 10g、知母 10g、菖蒲 10g、甘草 6g、柴胡 10g、防风 10g、桂枝 10g、蝉蜕 10g、薄荷 10g、苏叶 10g

【按】辨证论治时应注意的问题

参见慢性肾小球肾炎篇。

第六节　慢性肾小球肾炎

慢性肾小球肾炎，中医没有与此完全相对应的独立病名。根据临床表现的不同，分别将以水肿为主者，称水气或水肿；腹水腹胀严重者，称臌胀；腰痛者，称腰痛；尿血者，称尿血；精气虚极者，称虚劳。

【辨证论治】

（一）有明显水肿表现

1. 肾气亏损，外受风寒证

临床表现：发热恶寒，咳喘不能平卧，浮肿腹胀，有或无腹水，四肢厥冷，口渴喜饮，尿少，舌苔黄白，脉浮紧。

治法：温阳利水，解表散寒。

方药：桂枝去芍加麻辛附子汤加减。

麻黄 10g、桂枝 10g、细辛 6g、附子 10g、生姜 10g、甘草

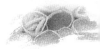

6g、白茅根 30g、防己 12g、大腹皮 10g

加减：口渴较重者，加生石膏 15g、知母 10g。

2. 三焦气滞，膀胱不能化水证

临床表现：水肿尿少，腹胀有少许腹水，但按之不硬，脉沉。

治法：理气行水。

方药：茯苓导水汤加减。

茯苓 30g、大腹皮 10g、桑白皮 10g、陈皮 10g、泽泻 10g、生姜 10g、猪苓 10g、砂仁 10g、木瓜 10g、苏叶 6g、白术 10g、槟榔 10g

加减：效果较差者，加桂枝 10g。

3. 脾阳不足，气滞水停证

临床表现：水肿尿少，腹胀腹水，按之腹尚柔软，手足厥冷，舌质淡，脉沉细弦。

治法：温阳健脾，理气行水。

方药：实脾饮加减。

茯苓 15g、白术 10g、木瓜 10g，木香 10g、大腹皮 10g、草豆蔻 10g、附子 10g、生姜 10g、槟榔 10g、厚朴 10g、甘草 6g

4. 湿热阻滞，膀胱不能化气证

临床表现：水肿，腹水或仅腹胀，午后腹胀加重，尿少尿热或尿痛，口苦口干，脉沉弦或弦滑。

治法：理气利水，除湿清热。

方药：大橘皮汤。

茯苓 15g、猪苓 10g、白术 10g、泽泻 10g、桂枝 10g、滑

石 30g、甘草 6g、木香 10g、槟榔 10g、陈皮 10g

5. 水饮停聚证

临床表现：腹胀腹水严重，按之较硬，大小便均不利，但用利水药治之不效，脉沉弦或沉滑。

治法：攻逐水饮。

方药：

（1）十枣丸。

甘遂、大戟、芫花各 3g

用法：枣泥为丸，或荞面糊丸，如梧桐子大。饭后服。每次服 1 / 3，不效，再服 1 / 3。以一日泻下 6~8 次为佳，不可大泻下。

（2）若舌质红，舌苔黄者，改用下方：大蟾蜍 1 个、砂仁 10g。先将蟾蜍去肠杂，再将砂仁放于蟾蜍腹中，于铁锅中烙干，研末。每日 1 剂，连服 3 天。腹泻严重时停服。

6. 肾阳不足，水湿不运证

临床表现：腰酸痛，劳累或不劳累时脚跟痛，下肢浮肿，尿少，足冷，脉沉细弦，尺大或沉微。

治法：培补肾气。

方药：金匮肾气丸加减。

熟地 15g、山药 12g、肉苁蓉 12g、茯苓 10g、泽泻 10g、丹皮 10g、附子 10g、肉桂 10g、怀牛膝 10g、车前子（布包）10g

7. 气虚不运证

临床表现：下肢浮肿，四肢沉重，恶风汗出或不恶风，脉沉或浮。

治法：益气健脾行水。

方药：防己黄芪汤。

黄芪24g、防己12g、白术12g、生姜10g、甘草6g、大枣5枚

加减：四肢沉重，水肿较重者，加茯苓15g、桂枝10g，去姜、枣。

8.气阴两虚，水湿泛滥证

临床表现：面色㿠白，浮肿，疲乏无力，五心烦热，或身热，食欲不振，恶心，或恶心呕吐，舌苔白腻，脉虚大滑数。

治法：益气养阴，佐以利水。

方药：参芪地黄汤加减（方药中法）。

人参15g、黄芪30g、生地30g、苍术12g、五味子10g、茯苓12g、泽泻10g、丹皮12g、麦冬12g、竹茹12g、半夏10g、白茅根60g

（二）无明显水肿表现

1.风热伤阴证

临床表现：腰酸困，口干，尿黄赤，脉浮或滑。

治法：疏风清热养阴。

方药：僵蝉茅根汤。

白茅根30~60g、益母草60g、连翘10g、麦冬10g、石斛10g、蝉蜕10g、僵蚕10g、川续断10g

2.气阴两虚，肝热上冲证

临床表现：头晕头重，下肢沉重或不沉重，脉弦大。

治法：益气养阴，平肝泻火。

方药：黄芪30g、夏枯草15g、白芍15g、五味子15g、地龙15g、龙胆草10g、青皮10g、橘叶10g、当归10g

3.肝郁气结证

临床表现：头晕头痛，胸胁苦满，心烦急躁，月经不调，脉沉弦。

治法：舒肝理气。

方药：

（1）逍遥散加减。

柴胡10g、当归10g、白芍10g、白术10g、茯苓10g、薄荷10g、生姜3片、甘草6g

加减：心烦较重，手足心热者，加丹皮10g、栀子10g；腰酸痛者，加生地10g。

（2）当归芍药散。

当归10g、白芍10g、茯苓15g、白术10g、泽泻10g、川芎10g

4.气虚不运证

临床表现：下肢沉重，尿黄赤，脉沉。

治法：益气利湿。

方药：防己黄芪汤。

加减：尿黄较重，加白茅根30g、益母草30g、连翘15g；尿热者，加萹蓄12g。

5.气阴两虚证

临床表现：面色㿠白，或白，疲乏无力，口干，有时咽喉疼痛，腰酸痛，下肢沉重，舌质淡，脉虚而滑数。

治法：益气养阴。

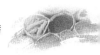

方药：补中益气合六味地黄汤。

黄芪 15~30g、党参 12g、白术 10g、陈皮 10g、当归 10g、生地 10g、山药 10g、芡实 10g、淡肉苁蓉 10g、茯苓 10g、泽泻 10g、丹皮 10g、升麻 6g、柴胡 6g

6. 肾气不足，肺气亏损，湿热阻滞证

临床表现：腰酸腰痛，疲乏无力，面色㿠白，舌苔白腻或黄白腻，脉虚大。

治法：补肾益气，燥湿利水。

方药：参芪地黄汤加减（方药中法）。

生地 15g、苍术 12g、五味子 12g、土茯苓 30g、泽泻 10g、丹皮 10g、黄芪 30g、党参 15g、白茅根 30g

加减：恶心呕吐者，加竹茹 10g、半夏 10g、陈皮 10g。

7. 肾督亏损，阴阳俱虚证

临床表现：头晕头重，记忆力差，腰酸腿困，舌苔白，脉虚或虚而尺稍大。

治法：培补肾督。

方药：熟地 60g、鹿角胶 30g、菟丝子 15g、血余炭 6g

8. 心火移热于膀胱证

临床表现：尿黄尿赤，舌尖红赤，脉滑。

治法：清泻心火。

方药：导赤散加减。

生地 15g、木通 6g、甘草 6g、竹叶 10g、白茅根 60g

9. 下焦湿热，阳气不化证

临床表现：尿热尿赤，脉沉细弦。

治法：滋阴清热，佐以温阳。

方药：通关丸加减。

知母 10g、黄柏 10g、肉桂 3g

10. 膀胱湿热，阴液亏损证

临床表现：尿黄赤，脉缓。

治法：利湿清热，佐以养阴。

方药：猪苓汤加减（岳美中法）。

滑石 18g、猪苓 10g、泽泻 10g、茯苓 10g、阿胶（烊化）10g

【按】辨证论治时应注意的问题

（一）辨证

1. 水肿的辨证方法　一般采用面色、脉象、症状的对照法，即实证为主时，以症状为主，兼顾脉象；虚证为主时，脉象为主，兼顾症状。

2. 高血压的辨证方法　以脉象为主，如：脉弦大者，虚多于实；沉弦者，实多于虚。

3. 血尿的辨证方法　一般按照舌苔舌质、脉象相结合的方法进行。如舌苔白腻者，为湿热；舌尖红赤者，为心火。脉虚大，为气血俱虚或气阴两虚；尺大而弦，为肾阳亏损；尺大而滑，为肾虚火旺。

（二）论治

1. 处方用药的一般方法　除注意一般的虚者补之、实者泻之、寒者热之、热者寒之的原则外，还应注意补泻、寒热药物的配伍关系。

2. 注意辨证论治　应按辨证论治的原则处理，不要按什么药能消尿蛋白、什么药能降血压的方法处理。

第七节　系统性红斑狼疮的肾损害

系统性红斑狼疮的肾损害，中医没有与此完全相对应的独立病名。根据临床表现的特点，大致包括在水肿、水气的范畴之中。

【辨证论治】

（一）痰火郁结证

临床表现：头晕头痛，心胸烦乱，纳呆乏味，下肢浮肿，舌苔白，脉沉滑。

治法：益气养阴，理气化痰。

方药：小柴胡汤加减。

柴胡 15g、瓜蒌 30g、生姜 10g、甘草 10g、大枣 12 个、黄芩 10g

（二）心下水饮，寒郁化热证

临床表现：头痛身痛，发热恶寒，脘胀腹满，心悸气短，水肿腹水，纳呆食减，恶心欲吐，小便不利，舌苔白，脉浮紧滑数。

治法：散寒解表，温阳化饮，清热利水。

方药：桂枝去芍加麻辛附子汤加减。

麻黄 6g、细辛 3g、附子 6g、桂枝 10g、生姜 3 片、大枣 7 枚、生石膏 30g、防己 15g、白茅根 30g、大腹皮 10g、甘草 6g

（三）三焦湿热证

临床表现：脘腹满胀，心烦心悸，口苦口干，纳呆食减，全身憋胀或轻度浮肿，午后身热，小便黄，舌苔白，脉弦紧而滑。

治法：调理三焦，化痰除湿。

方药：达原饮加减。

厚朴 10g、草果 10g、槟榔 10g、黄芩 10g、知母 10g、菖蒲 10g、柴胡 10g、苏叶 6g、神曲 10g、桂枝 10g、大黄 3g

（四）气阴两虚，温热蕴结证

临床表现：浮肿或不浮肿，腰微困，尿黄尿赤，舌苔白腻，脉虚大滑数。

治法：补气养阴，燥湿清热。

方药：参芪地黄汤加减。

黄芪 15g、当归 6g、麦冬 10g、人参 10g、生地 15g、茯苓 10g、泽泻 10g、丹皮 10g、五味子 10g、苍术 10g

【按】辨证论治时应注意的问题

本病从总的方面看是一个虚、实、寒、热夹杂，表、里俱见的证候，因此治疗时必须随时根据虚、实、寒、热、表、里的多少比例改变用药过程中的比例关系。

第八节　过敏性紫癜性肾炎

过敏性紫癜性肾炎，中医没有与此完全相对应的独立病名。根据临床表现的特点，大致包括在水肿、尿血的范畴之中。

【辨证论治】

（一）气阴俱虚，湿热蕴结证

临床表现：浮肿或不浮肿，腰微困，尿黄尿赤，舌苔白腻，脉虚大滑数。

治法：补气养阴，燥湿清热。

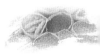

方药：参芪地黄汤加减。

黄芪 15g、当归 6g、麦冬 10g、人参 10g、生地 15g、茯苓 10g、泽泻 10g、丹皮 10g、五味子 10g、苍术 10g

（二）气阴俱虚，湿热蕴结，升降失职证

临床表现：身热乏力，咽喉疼痛，脘腹不适，口干舌燥，舌苔黄白，脉虚大弦数。

治法：益气养阴，除湿清热，升清降浊。

方药：清暑益气汤加减。

西洋参 10g、甘草 6g、黄芪 15g、当归 6g、麦冬 10g、五味子 10g、青皮 10g、陈皮 10g、神曲 10g、黄柏 10g、葛根 15g、苍术 10g、白术 10g、升麻 10g、泽泻 10g、蝉衣 10g

（三）痰火郁结证

临床表现：头晕头胀，心烦失眠，尿黄尿赤，脉弦滑数。

治法：理气舒肝，化痰泻火。

方药：柴芩温胆汤加减。

柴胡 10g、黄芩 10g、龙胆草 10g、竹茹 10g、枳实 10g、半夏 10g、陈皮 10g、滑石 15g、竹叶 10g、夜交藤 30g

【按】辨证论治时应注意的问题

本病是一个由实热向正虚转化的疾病，因此从整个疾病看不但具有正虚的表现，而且有实热的邪实的表现，所以在整个治疗过程中都要围绕着这一情况去用药。

第九节　肾盂肾炎

肾盂肾炎，中医没有与此完全相对应的独立病名。根据临床表现，分别将尿热、尿频、尿痛者，称淋证；尿血者，称尿血；精气虚者，称虚劳。

【辨证论治】

按照发热和尿热尿痛进行叙述。

（一）发热

1. 三阳合病证

临床表现：恶寒发热，头痛身痛，胸满心烦，口苦口干，脉弦滑数。

治法：解表清里。

方药：柴葛解肌汤加减。

柴胡 15g、葛根 15g、羌活 10g、白芷 10g、生石膏 15~30g、白芍 15g、黄芩 15g、桔梗 12g、甘草 10g、生姜 10g、大枣 5 枚

加减：发热较重者，加金银花 15g、连翘 15g。

2. 少阳阳明合病证

临床表现：寒热往来，胸满心烦，腹胀恶心，大便干燥，尿热尿痛，脉弦滑数。

治法：和解攻里。

方药：大柴胡汤加减。

柴胡 15g、半夏 10g、枳实 10g、白芍 10g、黄芩 10g、大黄 6g、连翘 15g

3. 少阳兼湿浊犯胃证

临床表现：寒热往来，恶心呕吐，泄泻，腹满，心烦，口苦口干，脉弦滑数。

治法：和解少阳，燥湿化浊。

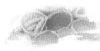

方药：柴胡达原饮加减。

柴胡 15g、苏叶 10g、黄芩 10g、知母 10g、连翘 10g、草果 10g、厚朴 10g、陈皮 10g、甘草 6g、大黄 6g

4. 肝胆湿热证

临床表现：发热或寒热阵作，头晕头痛，烦躁易怒，口苦口干，尿热尿痛，舌红苔黄白，脉弦数。

治法：泻火平肝，利湿清热。

方药：龙胆泻肝汤加减。

龙胆草 10g、栀子 10g、黄芩 10g、柴胡 10g、生地 10g、车前子（布包）10g、泽泻 10g、木通 10g、当归 10g、甘草 10g

5. 肝郁血虚，湿热不化证

临床表现：头晕头痛，胸胁苦满，心烦易怒，五心烦热，或微有寒热，月经不调，尿热尿痛，脉弦稍数。

治法：养血舒肝，清热泻火。

方药：丹栀逍遥散加减。

柴胡 10g、当归 10g、白芍 10g、白术 10g、丹皮 10g、栀子 10g、土茯苓 30g、生姜 10g、薄荷 4.5g

加减：胃脘痞满，嘈杂，胸满较重，口苦口黏，舌苔黄腻，脉弦滑者，宜柴胡陷胸汤：柴胡 10g、黄连 10g、黄芩 10g、半夏 10g、桔梗 10g、枳实 10g、瓜蒌 30g、生姜 3 片。

6. 阴虚兼湿热证

临床表现：骨蒸劳热，或午后潮热，微恶寒，尿热尿痛，脉细数。

治法：滋阴清热。

方药：秦艽鳖甲散加减。

秦艽10g、青蒿15g、知母10g、黄柏10g、地骨皮10g、生地10g、白芍10g、鳖甲15g、枳壳10g、当归10g、陈皮10g

7.气阴两虚证

临床表现：面色㿠白或白，自汗盗汗，疲乏无力，午后潮热或骨蒸劳热，尿热尿痛，脉虚大滑数。

治法：补气养阴。

方药：黄芪鳖甲散加减。

黄芪15g、鳖甲12g、党参10g、地骨皮10g、土茯苓10g、柴胡10g、知母10g、半夏10g、生地10g、白芍10g、肉桂4g、麦冬10g

（二）尿热尿痛

1.膀胱湿热证

临床表现：尿急尿热，尿频尿痛，口苦口干，脉沉滑数。

治法：利水通淋。

方药：八正散加减。

木通10g、车前子（布包）10g、栀子10g、大黄10g、萹蓄30g、瞿麦15g、土茯苓30g、甘草6g

加减：大便稀溏者，减大黄至3g。

2.湿热不化，膀胱气滞证

临床表现：小腹坠胀，尿急尿频尿痛，脉沉。

治法：理气化湿，清热通淋。

方药：理气通淋方。

槟榔10g、木香10g、香附10g、乌药10g、陈皮10g、苏

叶 6g、黄芩 10g、连翘 10g

加减：大便秘结较轻者，加冬葵子 10g；严重者，加大黄 10g。

3.肝肺气郁，湿热不化证

临床表现：胸胁苦满，心烦易怒，胃脘痞满，纳呆食减，头晕，尿热尿痛，脉沉。

治法：舒肝理气，泻火除湿。

方药：四逆散加味。

柴胡 10g、枳壳 10g、白芍 10g、郁金 10g、青皮 10g、陈皮 10g、紫苏 10g、栀子 10g、龙胆草 10g、甘草 6g

4.阴虚火旺证

临床表现：尿热尿频，尿急尿痛，骨蒸劳热，腰酸腰痛，口苦口干，舌尖红或舌质红，脉细数。

治法：滋阴降火。

方药：知柏地黄丸加减。

知母 10g、黄柏 10g、熟地 24g、山药 10g、茯苓 10g、泽泻 10g、丹皮 10g、肉苁蓉 10g

加减：脉沉涩或弦者，加肉桂 3g。

5.肾阴阳不足证

临床表现：腰酸腰痛，或腰冷，或小腹冷，足冷或指冷，尿热尿痛，脉沉细弦或细弱。

治法：阴阳双补，佐以泻火。

方药：金匮肾气丸加减。

生地 24g、山药 10g、土茯苓 10g、泽泻 10g、丹皮 10g、附子 3g、肉桂 3g、车前子（布包）10g、怀牛膝 10g、肉苁蓉

10g

加减：口苦者，加知母 10g、黄柏 10g。

6. 气阴两虚证

临床表现：疲乏无力，腰酸腿困，面色㿠白，口干，或时而发生口疮，小腹满或坠胀不适，或畏寒，尿热尿痛，舌质淡，苔薄白，脉虚或虚大弦滑。

治法：补气养阴。

方药：补中益气、六味地黄合方加减。

黄芪 15g、党参 10g、白术 10g、陈皮 10g、当归 10g、生地 10g、山药 10g、山萸肉 10g、升麻 6g、柴胡 6g、肉苁蓉 10g、茯苓 10g、泽泻 10g、丹皮 10g

加减：腰酸腰困较重者，参芪地黄汤加减：黄芪 30g、党参 15g、生地 30g、山药 10g、五味子 10g、土茯苓 30g、泽泻 10g、丹皮 10g、苍术 12g。

7. 少阳兼痰热不化证

临床表现：午后发热，或兼洒淅寒热，口苦口干，胸胁苦满，或胸胁胀痛，小腹憋胀，尿热尿痛，心烦易怒，舌苔薄白或稍腻，脉沉滑，或右滑而左弦，或稍数。

治法：清胆化痰泻火。

方药：蒿芩清胆汤加减。

青蒿 15g、黄芩 10g、竹茹 10g、枳壳 10g、半夏 10g、陈皮 10g、滑石 15g、竹叶 6g

8. 气阴两虚，心肝火旺证

临床表现：面色㿠白，疲乏无力，午后发热，胸满心烦，尿热尿痛，舌苔白尖红，脉沉弱。

治法：益气养阴，舒肝泻火。

方药：清心莲子饮加减。

莲子 15g、党参 12g、地骨皮 10g、柴胡 10g、麦冬 10g、车前子 10g、黄芪 15g、土茯苓 30g、甘草 6g

附：肾盂积水

1. 脾胃寒湿不化证

临床表现：腹满而胀，阴天或遇冷时腹胀加重，尿热、尿痛、尿频反复发作，下肢浮肿，口干，脉沉滑。

治法：理气健脾，温中化湿。

方药：木香顺气丸加减。

香附 18~21g、木香 6g、半夏 10g、神曲 10g、枳壳 10g、生白术 10g、茯苓 10g、乌药 10g、莱菔子 6g、陈皮 10g、砂仁 6g

加减：口苦，脉滑数者，加黄连 1.5~3g。

2. 气血两虚，气滞血瘀，脾湿不化证

临床表现：腹胀而满痛，午后至前半夜加重，口干口苦，下肢偶见浮肿，舌苔白，脉虚大而滑。

治法：益气养血，燥湿化痰，理气活血。

方药：参芪丹鸡黄精汤加减。

党参 10g、黄芪 30g、丹参 30g、鸡血藤 30g、黄精 10g、生地 10g、苍术 15g、白术 10g、青皮 10g、陈皮 10g、莱菔子 10g、砂仁 10g、三棱 10g、莪术 10g、柴胡 10g、薄荷 3g

3. 肾阳不足，湿热内郁证

临床表现：腰酸腰痛，腹冷或不冷，指趾厥冷，尿热尿痛反复发作，脉沉细弦尺大或尺微。

治法：培补肾气，佐以利湿清热。

方药：金匮肾气丸加减。

生地 24g、山药 10g、肉苁蓉 10g、土茯苓 10g、泽泻 10g、丹皮 10g、五味子 10g、车前子 10g（布包）、怀牛膝 10g、附子 10g、肉桂 10g

【按】辨证论治时应注意的问题

（一）辨证

急性肾盂肾炎，一般多见有明显发热和无明显发热的两种。急性肾盂肾炎发热的鉴别要点是：①发热的特点：恶寒身痛者，为太阳表寒证；往来寒热者，为少阳半表半里证；口渴，身热者，为阳明里热证；手足心热者，为湿热蕴结或兼食滞不化证；午后热甚者，为湿热证；日晡热甚者，为阳明实热或湿热不化。②身痛：头痛身痛者，为风寒客表；身痛轻微或酸困者，为风热表证或湿热。③口渴：口渴喜饮者，为阳明里热；口苦干不欲饮者，为湿热。④大便：大便秘结者，为阳明腑实；稀溏者，为湿热中的湿重于热。

慢性肾盂肾炎的低热：①兼见面色㿠白，脉虚大者，为气阴两虚；②兼见月经不调，胸胁满痛者，为肝郁血虚；③兼见口干，脉细数者，为阴虚。

慢性肾盂肾炎的尿急、尿频、尿痛，常见的有：①阴虚湿热，脉必细数；②阳虚兼湿热，脉见弦或涩；③气阴两虚，湿热下注，脉见弦大；④肝郁血虚，湿热下注，脉见沉弦。

（二）论治

1. 发热　急性肾盂肾炎的发热，应注意其是在表、在半表半里。在表者，应予解表，在半表半里者，应予和解。慢性肾盂肾炎的发热，以阴虚者为多，因此滋阴清热为首要方法。

2.尿热尿痛　急性肾盂肾炎者，多为湿热下注，因此利水通淋为主要治法，但要注意有无便秘，便秘者，必佐通下始效。慢性肾盂肾炎，除注意利水通淋法的应用外，尤应注意阴虚湿热、阳虚兼湿热以及气虚、膀胱气滞等证的滋阴、温阳、理气、补气的使用方法。

第十节　膀胱炎

膀胱炎，中医没有与此完全相对应的独立病名。根据临床表现，大致包括在淋证的范畴之中。又因表现的差异，分别将小腹坠胀、尿频尿痛者，称气淋；尿热尿痛者，称热淋。

【辩证论治】

（一）膀胱气滞，湿热下注证

临床表现：小腹坠胀，尿急尿频，尿热尿痛，尿色黄赤，舌苔白，脉沉。

治法：理气通淋。

方药：理气通淋汤。

木香 10g、槟榔 10g、枳壳 10g、香附 10g、苏叶 6g、乌药 10g、冬葵子 10g、土茯苓 10g、黄芩 10g、陈皮 10g

加减：遗尿者，加砂仁 6g。

（二）膀胱湿热证

临床表现：尿急尿频，尿热尿痛，口干，脉实而数。

治法：清热泻火，利水通淋。

方药：八正散。

木通 10g、车前子（布包）10g、瞿麦 10g、萹蓄 10g、滑

石 10g、栀子 10g、大黄 3~10g、甘草 6g

（三）肾气不足证

临床表现：腰骶部困痛，小腹痛微胀，尿频尿痛，脉沉细弦。

治法：阴阳双补。

方药：金匮肾气丸加减。

生地 24g、山药 12g、肉苁蓉 12g、茯苓 10g、泽泻 10g、丹皮 10g、车前子（布包）10g、怀牛膝 10g、五味子 10g、附子 6g、肉桂 6g

加减：口苦口干者，加知母 10g、黄柏 10g。

【按】辨证论治时应注意的问题

（一）辨证

1. 一般规律　急性膀胱炎，多因膀胱湿热；慢性膀胱炎，多为膀胱气滞、肾阳亏损。

2. 辨证要点　小腹坠胀、脉沉者，为膀胱气滞；腰困腰冷，脉沉弦尺大，为肾阳亏损。

（二）论治

治疗时的一般方法是：急性膀胱炎，八正散比较多用，但使用此方时要特别注意大黄的用量和用法，即便秘者用大黄，其用量以 6~10g 为佳，无便秘者，应减至 3~5g。

慢性膀胱炎之膀胱气滞者，应予理气；肾阳亏损者，必予温阳才会效果显著。

第十一节　泌尿系结石

泌尿系结石，中医没有与此完全相对应的独立病名。根据临床表现，将尿出砂石者称砂石淋；腹部绞痛者，称腹痛。

【辨证论治】

（一）肾气亏损，结石不化证

临床表现：腰酸腰痛，偶有尿痛，尿出砂石，尿血，脉沉细。

治法：补肾、活血、化石。

方药：胡桃仁 3g、鸡内金 30g、川牛膝 30g

用法：先将胡桃仁、鸡内金研末。混合。分 4 包，1 次 1 包，1 日服完，川牛膝煎汤送下。此法非多用不效。

（二）膀胱湿热证

临床表现：尿频尿黄，尿热尿痛，间有砂石排出，脉弦滑。

治法：清利湿热。

方药：八正散加减。

瞿麦 30g、萹蓄 30~60g、金钱草 30~90g、滑石 30g、大黄 6~15g、芒硝 3~10g、石韦 30g、琥珀粉 6g（冲）、海金沙 15g

加减：腰痛者，加川牛膝 15g，蒲黄 12g。

（三）膀胱湿热，瘀血阻滞证

临床表现：胁下至少腹剧烈疼痛，尿频尿黄，尿痛，脉沉或弦紧。

治法：活血逐瘀，清利湿热。

方药：膈下逐瘀汤合八正散。

桃仁 12g、丹皮 10g、赤芍 10g、乌药 10g、元胡 10g、川芎 10g、当归 10g、五灵脂 10g、红花 10g、枳实 10g、香

附 10g、金钱草 60g、海金沙 12g、滑石 15g、萹蓄 30g、瞿麦 30g、大黄 10g

简易方：滑石 18g、火硝 0.3g、甘草 3g、琥珀 3g。共研细末，分 3 次服完。腹胀者，宜槟榔 10g、木香 10g、香附 10g、乌梅 10g、冬葵子 10g、苏叶 6g，水煎，以此汤送服上药。

（四）寒实内结证

临床表现：胁下至少腹突然剧痛不止，小便不利，发热或不发热，舌苔白，脉弦紧或弦紧而数。

治法：祛寒散结。

方药：大黄附子汤加减。

附子 10g、细辛 3g、大黄 3g、枳实 10g、厚朴 10g

用法：昼夜兼进，甚或昼夜连续服 2 剂，每 4 小时 1 次。

第十二节　尿潴留

尿潴留，中医没有与此完全相对应的独立病名。根据临床表现，分别将小便淋沥，点滴而出者，称癃；小便不利，点滴不出，小腹胀满难忍者，称闭。临床上经常把小便不通统称为癃闭。

【辨证论治】

（一）湿热阻滞，肺气不降证

临床表现：小腹胀痛难忍，小便点滴难出或不通，口苦口干，手心热，或兼咳嗽气逆，舌苔黄腻，脉滑数。

治法：清利湿热，升降肺气。

方药：石韦 15~30g、海金沙 15g、萹蓄 15g、知母 9g、黄

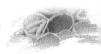

柏 9g、桔梗 9g、紫菀 9g、陈皮 9g、乌药 9g、琥珀（冲）6g

加减：效果较差，脉弦者，加肉桂 1.5~3g。

（二）瘀血阻滞证

临床表现：外伤后，突然尿闭不通，腰痛。

治法：活血通窍。

方药：紫麝汤。

紫菀 12g、琥珀 9g、川牛膝 12g、麝香（冲）1.5~3g

加减：小腹满胀较重者，加香附 9g、乌药 9g、陈皮 9g；腰痛较重者，加鹿角 9g；尿痛者，加知母 9g、黄柏 9g、肉桂 4g。

（三）肾气不足证

临床表现：小腹满胀，尿少，腰酸痛，手足厥冷，脉沉细弦尺大或沉细弦涩。

治法：温肾化气。

方药：金匮肾气丸加减。

生地 24g、山药 10g、肉苁蓉 12g、茯苓 9g、泽泻 9g、丹皮 9g、附子 9g、肉桂 9g、车前子（布包）9g、怀牛膝 9g、麦冬 9g

加减：效果较差者，加麝香（冲）0.3g；尿热痛者，加知母 9g、黄柏 9g。

（四）气虚下陷证

临床表现：大病之后，体质虚弱，逐渐出现欲尿而不出，脐腹以下冷，手足冷，小腹坠，脉虚或沉细无力。

治法：补气升阳。

方药：补中益气汤加减。

黄芪 30g、党参 9g、白术 9g、陈皮 9g、当归 9g、升麻 6g、柴胡 6g、甘草 9g、肉桂 3g、知母 6g

若气虚下陷，湿热蕴郁，脉虚大滑数，身热汗出，腹坠胀，小便点滴难出涩痛者，治宜升陷汤加减。

升麻 10g、柴胡 10g、桔梗 10g、黄芪 30g、枳实 15g、知母 10g、琥珀 6g

（五）气阴两虚证

临床表现：面色㿠白，身热汗多，疲乏无力，口干，腰酸痛，排尿困难，腹坠胀，脉虚大弦滑。

治法：补气养阴。

方药：参芪地黄汤加减。

黄芪 15g、当归 6g、人参 10g、紫菀 10g、茯苓 10g、五味子 10g、知母 10g、生地 10g、泽泻 10g、麦冬 10g、肉桂 6g、防己 10g、丹皮 10g

（六）气阴两虚，痰郁气结证

临床表现：头晕脑涨，疲乏无力，或见恶心呕吐，心烦心悸，口干，小便不利点滴难出，小腹微胀，舌苔白，脉濡缓。

治法：补气养阴，理气化痰。

方药：十味温胆汤加减。

黄芪 15g、当归 6g、麦冬 10g、人参 10g、五味子 10g、竹茹 10g、枳实 10g、半夏 10g、陈皮 10g、茯苓 10g、甘草 6g、菖蒲 10g、远志 10g、生地 10g

【按】辨证论治时应注意的问题

（一）辨证

1.本病的辨证要点是脉象、舌苔舌质，其方法和意义可参考其他章节。

2.注意病位　本病有肺、肾、膀胱气化失常的不同，临床时必须注意鉴别。

（二）论治

1.根据病位、病性的不同用药　如：肾虚者，当予补肾；肺气不降者，当降其气；清阳不升者，当升阳益气；膀胱不能化气者，当温阳化气；湿热阻滞者，当利湿清热。

2.常用的加减药物　中气下陷者，宜升麻、柴胡、黄芪；膀胱不能化气者，宜用肉桂、桂枝；瘀血阻滞者，宜用川牛膝、麝香；肺气不利者，宜用石韦、紫菀；湿热阻滞者，宜用萹蓄、瞿麦、琥珀；肾虚湿热者，宜用通关丸。

第十三节　多囊肾

多囊肾，中医没有与此完全相对应的独立病名。根据临床表现，大致包括在癥瘕的范畴之中。

【辨证论治】

（一）中气不足，积滞不化证

临床表现：疲乏无力，腰腹坠痛，脘腹满胀，有压痛，纳呆食减，脉沉细无力。

治法：益气补中，佐以导滞。

方药：补中益气汤加减。

黄芪 15g、党参 10g、白术 10g、当归 10g、陈皮 10g、枳实 10g、柴胡 6g、升麻 6g、干姜 1.5g、厚朴 10g、大黄 3g

（二）气阴两虚，瘀血阻滞证

临床表现：疲乏无力，腹胀坠痛，五心烦热，头晕头痛，心烦心悸，口干，舌苔白，脉虚大。

治法：益气养阴，活血消癥。

方药：升陷汤加减。

黄芪 15g、党参 10g、陈皮 10g、当归 10g、枳实 10g、升麻 6g、柴胡 6g、桔梗 10g、知母 10g、生地 10g、三棱 10g、莪术 10g

（三）脾肾两虚，痰实阻滞证

临床表现：腰重腰痛，头晕头痛，疲乏无力，腹坠胀痛，有压痛，纳呆食减，口干，脉虚大弦滑。

治法：健脾补肾，消积导滞。

方药：

（1）补中益气、小承气、六味地黄合方。

黄芪 15g、党参 10g、白术 10g、苍术 10g、陈皮 10g、枳实 10g、厚朴 10g、生地 10g、山药 10g、肉苁蓉 10g、茯苓 10g、泽泻 10g、丹皮 10g、大黄 4.5~5g、升麻 6g、柴胡 6g

（2）参芪丹鸡黄精汤（见肝硬化）。

（四）少阳阳明合病，寒积不化证

临床表现：腰酸腰疼，胸胁满痛，头晕头疼，腹满胀痛，舌苔白，脉弦紧。

治法：和解攻里，温中散寒。

方药：大柴胡汤加味。

柴胡 10g、半夏 10g、黄芩 10g、白芍 10g、大黄 3g、白芥子 6g、附子 10g、生薏苡仁 30g、败酱草 3g、枳实 10g

【按】辨证论治时应注意的问题

本病以虚实夹杂证为多见，在辨别虚实的多少时，一般应根据脉象、腹诊相结合的方法来确定，即脉象主虚证时以正气虚为主，诊腹有压痛者为兼实证。其治疗方法，一般是以补为主，消攻为辅，千万不可大泻大下以伤正气。

第十四节　尿道炎

尿道炎，中医没有与此完全相对应的独立病名。根据临床表现大致包括在淋证范畴之中。

【辩证论证】

（一）湿热下注证

临床表现：急性发病，尿热，尿道内灼痛，尿频尿急，尿黄，脉滑数。

治法：清热通淋。

方药：八正散加减。

木通 10g、车前子 10g、萹蓄 15g、大黄 6g、滑石 15g、甘草 6g、瞿麦 10g、栀子 10g、灯心 1g

若脉濡数，尿浊者，宜滑石 15g、生薏苡仁 30g、萆薢 10g、瞿麦 30g、萹蓄 30g、土茯苓 30g

（二）阴虚火旺证

临床表现：病程较久，尿道灼热痒痛，口苦，舌红，五心烦热，脉沉细数。

治法：滋阴泻火。

方药：知柏地黄丸加减。

熟地 24g、山药 12g、肉苁蓉 12g、土茯苓 9g、泽泻 9g、丹皮 9g、知母 9g、黄柏 9g

若脉涩或弦细涩者，加肉桂 6g。腰骶部酸痛者，改用：川牛膝 9g、肉苁蓉 9g、木通 9g、石斛 9g、麦冬 9g。

（三）肾气不足证

临床表现：腰骶部酸痛较重，小腹拘急，尿灼热，脉沉细，指趾厥冷。

治法：阴阳双补。

方药：金匮肾气丸加减。

生地 24g、山药 12g、肉苁蓉 12g、土茯苓 9g、泽泻 9g、丹皮 9g、车前子 9g、怀牛膝 9g、五味子 9g、附子 3g、肉桂 3g

若脉弦紧者，加知母 9g、黄柏 9g。

第十九章
循环系统疾病

第一节　概论

　　中医认为，血存脉中，心主血脉，血进入心之后分成两支，其中一支上注肺脉与大气中的精华部分相结合形成营气，再经经隧注入于心。另一支则直接注入脉中，循行于周身，然后再注入于心中。在这个循环运行过程中，肝具有藏血，脾具有统血的调节作用。此外，还认为昼夜的阴阳变化对营血的表里分布状况有重要的影响。而且认为血在血脉中的运行依靠气，所以中医治疗与血脉运行有关的疾病时，都要注意治气、治血、治肺、治心。

一、辨证论治大法

应注意运用六淫辨证论治（参见第一章第一节）、气血辨证论治、脏腑辨证论治（以上参见第二章第一节）、阴阳辨证论治、五行辨证论治（以上参见第十六章第一节）、水气辨证论治（参见第十七章第一节）。

尚需注意经络辨证论治大法的运用：①肺手太阴经病：肺胀满，喘咳，缺盆中痛，臑臂内前廉痛厥，肩背痛。②大肠手阳明经病：齿痛，颈肿，口干，鼽衄，肩前廉痛，大指次指痛不用。③胃足阳明经病：洒洒振寒，善伸数欠，闻木音而惊，口㖞唇胗，膝膑肿痛，循肩乳，气街、股、伏兔、足跗上痛，中指不用。④脾足太阴经病：舌本强，食则呕，得后与气则快然如衰，身体皆重，股膝内肿厥，足大趾不用。⑤心手少阴经病：嗌干，心痛，目黄胁痛，臑臂内后廉痛，掌中热。⑥小肠手太阳经病：噫，肩痛，颈、颔、肩膝、肘、臂外后廉痛。⑦膀胱足太阳经病：冲头痛，目如脱，项似拔，脊腰似折，髀不可以曲，腘如结，踹如裂。⑧肾足少阴经病：饥不欲食，心如悬若饥状，善恐，如人将捕之，脊股内后廉痛，足下热。⑨心包手厥阴经病：手心热，臂肘挛急，胸胁支满，心悸，掌中热。⑩三焦手少阳经病：耳聋，咽干喉痹，目锐眦痛，耳后肩臑肘臂外皆痛，小指次指不用。⑪胆足少阳经病：口苦，善太息，心胁痛，头痛，缺盆中痛，胸胁肋髀膝外至胫绝骨外踝前皆痛，小趾次趾不用。⑫肝足厥阴经病：腰痛，疝，少腹肿、遗溺。

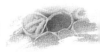

二、常用治法

中医在心主血脉、藏神、与小肠相表里以及五行生克、经络等基本理论指导下，按照辨证论治的方法，确定病位、病性以后，经常采用以下治疗大法

1.养血安神法　适用于心血不足的失眠心悸。药如：炒枣仁、五味子、夜交藤、龙眼肉、柏子仁。

2.镇惊安神法　适用于心神不宁的心悸，善惊易恐，坐卧不安。药如：磁石、朱砂、龙齿、龙骨、牡蛎、琥珀。

3.化痰安神法　适用于痰扰心神的失眠心悸。药如：菖蒲、远志、茯神、半夏、陈皮、茯苓。

4.益气养心法　适用于心气不足的心悸气短，疲乏无力。药如：黄芪、党参、人参、炙甘草、五味子。

5.滋养心阴法　适用于心阴不足的心悸心烦，夜间口干，脉细数。药如：麦冬、生地、阿胶、玉竹、百合、元参、五味子。

6.温通心阳法　适用于心阳不足的心悸气短，胸痛，指厥。药如：附子、肉桂，桂枝。

7.活血逐瘀法　适用于瘀血阻滞的心悸心烦，胸痛及瘀血阻滞的肢体疼痛。药如：丹参、当归、桃仁、红花、血竭、乳香、没药、蒲黄、五灵脂、降香、赤芍、苏木。

8.温阳利水法　适用于心肾阳虚，水饮上泛，上凌心肺的心悸气短，咳喘不能平卧，水肿尿少，肢厥脉微。药如：附子、肉桂、茯苓、白术、泽泻。

9.补益营血法　适用于血虚，心脉失养的面色萎黄，疲乏无力，心悸失眠。药如：丹参、当归、熟地、阿胶、龙眼肉。

10. 舒肝理气法　适用于肝郁气滞，心气不畅的失眠心烦，胸胁苦满或胸胁窜痛，头晕头痛。药如：四逆散、逍遥散、小柴胡汤。

11. 平肝潜阳法　适用于阴虚阳亢的头晕头痛，烦躁易怒。药如：石决明、珍珠母、代赭石、磁石、白蒺藜、钩藤、天麻。

12. 敛阳益气法　适用于气阴两虚的心悸气短，疲乏无力，自汗盗汗，脉虚。药如：五味子、山萸肉、人参。

第二节　急性心功能不全

急性心功能不全，中医没有与此完全相对应的独立病名。根据临床表现的不同，若突然昏厥、休克为主要表现者称厥证，气急而喘为主要表现者称喘证。

【辨证论治】

（一）气机逆乱，上壅心胸证

临床表现：突然昏倒，不省人事，口噤拳握，呼吸气短，或四肢厥冷，脉伏或沉弦。

治法：顺气开郁。

方药：加减局方四七汤。

人参10g、乌药10g、槟榔10g、沉香10g、枳实10g、肉桂10g、半夏10g、甘草6g

用法：频频灌服。

（二）元气素虚，气不顺接证

临床表现：眩晕昏仆，面色㿠白，呼吸微弱，汗出肢冷，舌质淡，脉沉微。

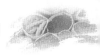

治法：补气回阳。

方药：四味回阳饮合《近效》术附汤加减。

人参 10g、附子 10g、干姜 10g、甘草 10g、白术 10g、生姜 3 片、大枣 5 枚

（三）痰气上逆，上闭清窍证

临床表现：突然昏厥，喉中痰声，或呕吐涎沫，呼吸气粗，舌苔白腻，脉沉滑。

治法：行气豁痰。

方药：清气化痰丸加减。

制南星 10g、半夏 10g、枳实 10g、陈皮 10g、茯苓 10g、白芥子 3g、苏子 10g

【按】辨证论治时应注意的问题

本病是一个危急重证，服药时宜急用，绝对不可认为中药作用缓慢而放弃用药机会，事实证明只要辨证准确，用药及时，常可获得意想不到的疗效。

第三节　慢性心功能不全

慢性心功能不全（充血性心力衰竭），中医没有与此完全相对应的独立病名。根据临床表现，分别将自觉心动数疾，惊慌不安，甚则不能自主者，称怔忡；呼吸急促，甚至张口抬肩者，称咳喘；头面、四肢、腹部甚至全身浮肿者，称水肿或水气；水液停积，不得输化，喘而不能卧者，称痰饮。

【辨证论治】

（一）心肾阳虚，水气凌心证

临床表现：咳喘气短不能平卧，心悸，指趾厥冷，下肢轻度或中度浮肿，尿少，口干或不干，舌质暗，舌苔白，脉细数无力或促或疾。

治法：温阳化饮，佐以益气定喘。

方药：真武汤加味（李翰卿法）。

附子3~6g、茯苓6g、白术10g、白芍10g、杏仁1g、人参3g、厚朴3g

加减：紫绀严重，胸痛，舌有瘀斑，加苏木3g、丹参10g；鼻塞，身酸痛者，加麻黄1.5~3g、桂枝3g、甘草3g。

（二）脾胃寒湿，水邪上泛证

临床表现：腹胀腹水，浮肿尿少，四肢厥冷，食后咳喘气短加重，气短而喘，甚至不能平卧，舌苔白，质暗，脉沉细数而无力或促或急疾。

治法：温阳化水，理气除湿。

方药：实脾散加减。

附子10g、茯苓10g、白术10g、木瓜10g、甘草10g、木香10g、槟榔10g、草果10g、干姜1.5g

加减：服上药后，心悸，尿少不改善，加桂枝10g。

（三）气阴两衰，痰郁气结，水湿泛滥证

临床表现：心悸气短，咳喘不能平卧，胸闷胸痛，口干，咳则全身汗出或遗尿，身热或五心烦热，烦躁易怒，苔少或质嫩红，脉虚大滑数或促或结代。

治法：益气养阴，理气化痰。

方药：咳嗽遗尿加减。

柴胡 10g、当归 10g、白芍 10g、麦冬 10g、人参 10g、五味子 10g、陈皮 10g、半夏 10g、青皮 10g、紫菀 10g、黄芩 10g

加减：阵发心悸，烦热冲逆，头晕躁汗，宜奔豚汤、生脉散合方；面、唇、爪甲紫暗，加苏木 6g。

（四）气阴两衰，痰气郁结证

临床表现：咳喘气短，劳动或走路时加重，甚至夜间咳喘不能平卧，或昼夜咳喘不能平卧，浮肿尿少，神疲欲寐，面色㿠白，胸满隐痛，心烦心悸，口苦咽干，汗多或无汗，身热或骨蒸劳热，或五心烦热，腹满痛或无腹满痛，舌苔白，脉虚大滑数或促或结代。

治法：益气养阴，理气化痰。

方药：黄芪鳖甲散加减。

黄芪 15g、鳖甲 10g、地骨皮 10g、紫菀 10g、人参 10g、茯苓 10g、柴胡 10g、半夏 10g、知母 10g、生地 10g、白芍 10g、麦冬 10g、肉桂 10g、甘草 6g、桑白皮 10g

（五）肾阳不足，肾水上泛证

临床表现：咳喘气短，腰酸，下肢浮肿，指趾厥冷或趾厥冷，舌苔白，质暗，脉沉细数尺大或促。

治法：阴阳双补，利水化饮。

方药：金匮肾气丸加减。

生地 24g、山药 12g、山萸肉 10g、五味子 12g、茯苓 10g、泽泻 10g、丹皮 10g、车前子（布包）10g、附子 10g、肉桂 10g

（六）心阴不足，阳气不通证

临床表现：心悸气短，咳喘不能平卧，口干，五心烦热，舌质红，苔薄白，脉细数而时见结代或促。

治法：滋养心阴，佐以通阳。

方药：炙甘草汤加减。

炙甘草 15g、人参 10g、生姜 10g、桂枝 10g、阿胶（烊化）10g、生地 30g、麦冬 15g、黑芝麻 12g、大枣 7 枚

（七）脾胃湿郁，肺气不降证

临床表现：咳喘气短，平卧时呼吸困难加重，胃脘满胀，食后胀满和呼吸困难加重，纳差，口苦口黏，舌苔黄白腻，脉滑数。

治法：理脾化湿，化痰定喘。

方药：葛苏二陈汤（李翰卿法）。

紫苏叶 4.5g、杏仁 10g、党参 10g、陈皮 10g、枳壳 10g、半夏 10g、黄芩 10g、葛根 10g、茯苓 10g

加减：脉细数，加丹参 15g、麦冬 15g、五味子 10g；失眠严重，加竹茹 10g、远志 10g、菖蒲 10g、炒枣仁 10g。

（八）气阴两虚，痰湿阻滞证

临床表现：气短微喘，夜间阵发性呼吸困难，失眠心悸，胃脘痞满，舌苔白，脉虚大滑数或促或兼结代。

治法：益气养阴，化痰安神。

方药：十味温胆汤加减。

黄芪 15g、当归 10g、麦冬 10g、党参 10g、五味子 10g、竹茹 10g、半夏 10g、枳实 10g、陈皮 10g、茯苓 10g、炙甘草 10g、菖蒲 10g、远志 10g

（九）气血两虚，气滞血瘀，痰饮阻滞证

临床表现：气短微喘，平卧时呼吸困难加重，消瘦乏力，腹胀腹水，下肢轻度浮肿，肝脾肿大，口唇、爪甲、舌质均紫暗，苔薄白，脉虚大滑数或兼结涩。

治法：益气养血，活血化饮。

方药：参芪丹鸡黄精汤加减。

人参 10g、黄芪 30g、丹参 30g、鸡血藤 30g、黄精 10g、生地 10g、当归 10g、苍术 15g、白术 10g、青皮 10g、陈皮 10g、柴胡 10g、砂仁 10g、莱菔子 10g、三棱 10g、莪术 10g、薄荷 3g

【按】辨证论治时应注意的问题

（一）辨证

本病是一个以虚为主的虚中夹实证。其虚者，表现有气虚、阴虚、阳虚三种；实者，表现有痰饮、瘀血、气滞三类。其主要辨证要点有：①脉象：虚大，为气阴或气血俱虚；沉细促或沉细疾，为阳脱；代，为气阴大衰或阴阳极微；结，为气滞血瘀或阳虚；弦，为肝郁气滞；滑，为痰热。②症状：肝大，为瘀血；浮肿，为水饮不化；指趾厥冷，为心肾阳衰；手心热，为阴虚或瘀血。③舌苔舌质：舌苔白润或水滑，为寒饮；舌苔黄，为胃热；舌质紫暗，为寒或瘀血；舌有瘀斑，为瘀血。④面色：青紫而干，为瘀血而气血俱虚；面色白润有汗，为气阴两衰；面色青暗熏黄，为湿热瘀血。

（二）论治

处方用药时，一般应注意以下几点：

1.真武汤证的重点是：①指趾厥冷；②喘而下肢浮肿或

全身轻度浮肿；③无腹水或仅有少许腹水；④脉促或疾。

2.实脾饮证的重点是：①腹胀腹水明显；②指趾厥冷，而紫绀却比较轻；③舌质淡暗而润。

3.补气养阴化痰止咳法证的重点是：①脉虚大滑数；②五心烦热。其中黄芪鳖甲散加减的适应证重点是：骨蒸劳热和咳喘；咳嗽遗尿方的重点是：不发热和心悸，胸痛。

4.参芪丹鸡黄精汤证的重点是：肝大、腹水、紫绀。

第四节 休克

休克，中医没有与此完全相对应的独立病名。根据临床表现的不同，分别将突然昏倒，不省人事，四肢厥冷，面色苍白，移时苏醒，甚或死亡者，称厥证；身热汗多，烦躁不安，口渴喜冷饮，呼吸气粗，四肢温暖，唇舌干红，脉虚数者，称亡阴；大汗淋漓，汗出如珠，畏寒肢厥，呼吸微弱，面色苍白，口不渴，或渴喜热饮，唇舌淡润，甚或口唇青紫，脉微欲绝或浮数而空者，称亡阳等。

【辨证论治】

大致分为闭、脱两大类。

（一）闭证

1.寒实壅闭证

临床表现：腹痛拒按，肢厥便秘，耳、鼻、下颌均冷，面色青冷瘦削，舌苔薄白，舌质淡暗，神疲欲寐或神昏，脉沉微欲绝或沉伏。

治法：急下寒结。

方药：参附汤合大承气汤。

枳实 10g、厚朴 10g、人参 5~7g、附子 7g、大黄 10g、芒硝 10g

加减：大便秘结较轻者，去大黄、芒硝，加二丑末 3~7g（或：九痛丸 4~12 粒。）合并有内出血者，加桃仁 10g、苏木 10g。

2. 实热壅闭证

临床表现：腹胀腹痛，拒按，便秘或下利清水，色纯青，味极臭，口燥咽干，舌苔老黄或黑干，肢厥，甚或耳壳、前额、鼻尖、下颌均冷，面色青冷瘦削，反应迟钝或冲昏，脉沉伏。

治法：急下热结。

方药：大承气汤加减。

枳实 15g、厚朴 15g、大黄 3~15g、芒硝 3~15g、人参 3~6g

加减：舌有瘀斑或舌质紫暗或兼内出血者，加桃仁 10g、苏木 10g。

（二）脱证

1. 寒邪直中少阴证

临床表现：脘腹剧痛，肢厥，甚至前额、耳壳、鼻尖均冷，恶心呕吐，舌苔白，舌质淡暗，面色青冷瘦削，脉沉微欲绝或沉伏。

治法：回阳救急。

方药：回阳救急汤。

人参 10g、附子 10g、干姜 10g、肉桂 10g、白术 6g、茯苓 6g、半夏 6g、陈皮 6g、炙甘草 6g、五味子 3g、麝香（冲）1~1.5g

加减：舌苔黄者，加黄连 3g；大便失禁者，宜附子理中汤：附子 10g、干姜 10g、人参 10g、白术 10g、炙甘草 10g；舌苔黄，口苦口干者，加黄连 10g，或用白通加猪胆汁汤。

2. 气阴两脱证

临床表现：身热汗出，口渴心烦，神疲气短，舌质嫩红，少苔，脉虚数或散。

治法：益气养阴固脱。

方药：生脉散。

人参 10g、麦冬 10g、五味子 10g

加减：指趾厥冷者，加附子 6g；胸闷痛如窒息状，头晕心烦，脉虚而滑数者，加柴胡 10g、当归 10g、白芍 10g、半夏 10g、陈皮 10g、青皮 10g、黄芩 10g。

3. 阳明热积，气阴两脱证

临床表现：高热汗出，气短而喘，口渴烦躁，神疲欲寐，舌质嫩红，少苔，脉虚数而散。

治法：清热，益气、养阴。

方药：人参白虎汤。

人参 15g、生石膏 30g、知母 15g、粳米 30g、炙甘草 10g

加减：脉微而散者，加五味子 10g、麦冬 10g。

4. 暑邪外客，气阴两脱证

临床表现：发热汗出，神疲欲寐，时而烦躁，口渴喜饮，舌质嫩红，苔白稍腻，脉虚大数。

治法：清暑化湿，益气养阴。

方药：清暑益气汤加减。

黄芪 15g、人参 10g、炙甘草 6g、当归 10g、麦冬 10g、

五味子 10g、青皮 10g、陈皮 10g、神曲 10g、黄柏 10g、葛根 12g、苍术 10g、白术 10g、升麻 6g、泽泻 10g、生姜 3 片、大枣 3 枚

5.气血俱脱证

临床表现：吐血、咯血、崩漏时，突然面色苍白，神疲乏力，冷汗大出，四肢厥冷，舌质淡白，苔薄白，脉虚数或沉微。

治法：益气固脱。

方药：独参汤。

人参 60~120g

或：人参 60g、山茱萸 120g

加减：手足厥冷，脉微欲绝，鼻尖、耳壳、下颌均冷者，加附子 3g。

【按】辨证论治时应注意的问题

（一）辨证

本病辨证时，首先应分清虚实，其分析要点有七：

1.病因　例如：高热汗出后发生者，多为亡阴；吐泻后者，多为亡阳；吐血、衄血、崩漏、咯血、便血等后者，为气血俱脱；胸腹剧痛后者，为实厥。

2.四肢的冷热　指趾厥冷者，或为亡阳或为闭厥；四肢温者，多为亡阴。

3.汗出的有无　无汗者，为闭厥；汗出者，为亡阴、亡阳。

4.大便的秘溏　秘者，为实厥；稀溏者，为虚脱。

5.胸腹的喜按拒按　脘腹柔软，喜按者，为虚脱；拒按者，为实厥。

6.舌苔舌质　舌苔黄干、黑干者，为实热；白厚、薄白而润者，为寒；其中厚者，为寒实，薄者，为虚寒。舌质淡者，为虚寒、血脱；舌质暗者，为虚寒；舌质嫩红者，为亡阴；舌有瘀斑者，为瘀血。

7.脉象　虚大无根，为阳气或气血或气阴俱脱；沉微欲绝，为亡阳；沉伏，为实闭厥。

（二）论治

治疗时，一般应注意以下几点：

1.出血　各种溢于体外的出血，如吐血、咯血、衄血、崩漏、外伤等的休克，为血脱，治宜益气固脱，如独参汤或人参、山萸肉方；体内出血者，以瘀血为主，治宜理气活血，如桃仁、苏木、麝香、大黄等。便血呈鲜红色者，为血脱，治宜益气固脱，如独参汤；便如黑水而失禁者，为脾肾阳脱，治宜温中回阳，如附子理中汤。

2.水泻　水泻失禁者，治宜回阳救急，如人参四逆汤、附子理中汤；面白、苔黄、口苦者，当佐苦寒，如附子理中汤加黄连、白通加猪胆汁汤。

3.腹痛　腹痛拒按者，为实，宜攻下，其中寒实者，治宜温下，热实者，治宜寒下。

4.胸腹痛　除注意实证外，尚需注意寒邪直中三阴，其偏于胸脘者，宜回阳救急汤；脐腹者，治宜附子理中汤、通脉四逆汤；但舌质红而无苔者，气阴两虚为主，治宜生脉散加附子。

5.高热　以气阴两脱者为多，生脉散较多用，若兼肢厥者，必佐附子。若舌质淡暗，舌苔白润者，为亡阳，治宜人参四逆汤。

第五节　窦性心律失常

窦性心律失常，中医没有与此完全相对应的独立病名。根据临床表现的不同，分别将以头晕为主者称眩晕，阵发性逆气上冲心悸者称奔豚，心悸为主者称怔忡，头晕胸满心烦为主者称郁证。

【辨证论治】

（一）肝郁血虚证

临床表现：头晕头痛，胸胁满闷，心烦心悸，夏季手心烦热，冬季不热，脉弦细结涩。

治法：养血舒肝。

方药：逍遥散加减。

柴胡 10g、当归 10g、白芍 10g、白术 10g、甘草 6g、生姜 3 片、薄荷 3g、茯苓 10g、青皮 10g

（二）肝郁血虚，郁而化热证

临床表现：心烦心悸阵发性加剧，尤以月经将至以前为甚，头晕头痛，烦热易怒，胸胁苦满或窜痛，脉弦细数。

治法：养血疏肝，泻火。

方药：丹栀逍遥散加减。

柴胡 10g、当归 10g、白芍 10g、白术 10g、茯苓 10g、甘草 10g、生姜 3 片、薄荷 3g、丹皮 10g、丹参 10g、栀子 10g

（三）气阴俱虚，痰郁气结证

临床表现：头晕乏力，心悸心烦，失眠健忘，阵发性烦热上冲，冲则心悸汗出，咽干，脉沉细缓。

治法：益气养阴，理气化痰。

方药：加减十味温胆汤。

黄芪 15g、当归 6g、麦冬 10g、人参 10g、五味子 10g、竹茹 10g、枳实 10g、半夏 10g、陈皮 10g、茯苓 10g、菖蒲 10g、远志 10g、生地 10g

（四）痰郁气结，上热下寒证

临床表现：头晕头痛，失眠心烦，心悸气短，胸胁苦满或疼痛，口苦口干，脉弦紧。

治法：舒肝理气，化痰安神。

方药：柴胡加龙骨牡蛎汤加减。

柴胡 10g、半夏 10g、人参 10g、黄芩 10g、甘草 6g、生姜 3 片、大枣 5 枚、桂枝 10g、茯苓 10g、熟军 3g、龙骨 15g、牡蛎 15g

（五）气机逆乱，上蕴心胸证

临床表现：突然昏倒，不省人事，口噤拳握，呼吸气短，或四肢厥冷，脉伏或沉弦。

治法：顺气开郁。

方药：加减局方四七汤。

人参 10g、乌药 10g、槟榔 10g、沉香 10g、枳实 10g、肉桂 10g、半夏 10g、甘草 6g

【按】辨证论治时应注意的问题

本病从总体来看是以郁为主的疾病，因此解郁必须贯穿于诸证之中。

第六节　过早搏动

过早搏动（期前收缩），中医没有与此完全相对应的独立病名。根据临床表现，分别将以心悸为主者，称心悸或怔忡；因惊而发悸动者，称惊悸。

【辨证论治】

（一）心阴不足，阳气不通证

临床表现：心悸，口干，舌嫩红，苔薄白，脉结代。

治法：养心阴，通心阳。

方药：炙甘草汤加减。

炙甘草 15g、人参 10g、桂枝 10g、麦冬 10g、阿胶（烊化）10g、生地 15g、丹参 15g、生姜 10g、远志 10g、大枣 10 枚、火麻仁 15g

加减：大便不干，去火麻仁，加黑芝麻 10g；失眠者，加炒枣仁 15g、生龙骨 15g、生牡蛎 15g。

（二）心阴不足，虚而生热证

临床表现：骨蒸劳热，五心烦热，盗汗，口干，脉细数兼促或虚大而促。

治法：滋阴清热。

方药：三甲复脉汤加减。

龟板 15g、鳖甲 15g、牡蛎 15g、炙甘草 12g、生地 12g、白芍 12g、麦冬 12g、火麻仁 10g、阿胶（烊化）10g、五味子 10g

（三）心阳不足，神不守舍证

临床表现：心悸，手足厥冷，口淡乏味，舌苔薄白，脉沉细结代。

治法：温通心阳，佐以安神。

方药：真武汤加减。

生龙骨 10g、生牡蛎 10g、附子 4.5g、肉桂 4.5g、白术 10g、白芍 10g、白薇 10g、茯苓 5g

加减：下肢浮肿，气短者，加生姜 3 片、茯苓 3g，去白薇。

（四）心肾不足，阴阳俱虚证

临床表现：心悸，腰酸痛，夜间五心烦热，咽干，白天时而足冷，脉沉细结代。

治法：补肾益精，清上温下。

方药：十味地黄汤加减（李翰卿法）。

生地 25g、山药 15g、五味子 10g、茯苓 10g、泽泻 10g、丹参 15g、附子 5g、肉桂 5g、麦冬 12g、白芍 12g

（五）气血俱虚，脾胃虚寒证

临床表现：面色㿠白，疲乏无力，心悸，时而胃脘冷痛，口干，指冷，脉沉细结代。

治法：益气养血，温中健脾。

方药：十四味建中汤加减。

黄芪 15g、肉桂 10g、当归 10g、白芍 10g、川芎 10g、生地 10g、党参 10g、白术 10g、茯苓 10g、甘草 10g、附子 10g、麦冬 15g、半夏 10g、肉苁蓉 15g、生姜 3 片、大枣 5 枚

（六）瘀血阻滞证

临床表现：心悸胸痛，胃脘疼痛，口干，舌有瘀斑，脉沉结细代。

治法：活血逐瘀，佐以理气和胃。

方药：丹参饮。

丹参 30g、檀香 10g、砂仁 10g

（七）肝郁血虚证

临床表现：胸胁苦满或窜痛，心悸心烦，头晕头痛，脉弦结代。

治法：养血舒肝。

方药：逍遥散加减。

柴胡 10g、白芍 10g、当归 10g、白术 10g、茯苓 10g、丹参 15g、薄荷 3g、生姜 3 片、甘草 6g

加减：脉虚大弦滑而结者，宜咳嗽遗尿方加减：柴胡 10g、当归 10g、白芍 10g、麦冬 10g、五味子 10g、半夏 10g、青皮 10g、黄芩 10g、桑白皮 10g、杏仁 10g。

（八）气虚痰郁，清阳不升证

临床表现：头晕头痛，全身酸痛或关节肌肉疼痛，口苦口干，胸胁苦满，嘈杂，时而脘腹疼痛，大便不调，小便黄，脉弦滑而结。

治法：益气健脾，升阳益胃。

方药：升阳益胃汤加减。

黄芪 30g、党参 15g、半夏 15g、炙甘草 10g、羌活 10g、独活 10g、防风 10g、白芍 10g、陈皮 10g、白术 10g、茯苓 10g、泽泻 10g、柴胡 10g、黄连 10g、生姜 3 片、大枣 4 枚

（九）气滞痰郁，寒热夹杂证

临床表现：头晕头痛，失眠心烦，心悸气短，胸胁苦满或疼痛，口苦口干，舌苔白，脉弦涩结。

治法：舒肝理气，化痰安神。

方药：柴胡加龙骨牡蛎汤加减。

柴胡 10g、半夏 10g、黄芩 10g、党参 10g、生姜 10g、甘草 6g、大枣 5 枚、桂枝 15g、茯苓 15g、大黄 3g、龙骨 15g、牡蛎 15g

【按】辨证论治时应注意几个问题

（一）辨证

本病的辨证要点是：一脉象，二症状，三面色，四舌苔舌质。

1.面色　面色㿠白，多汗者，为气阴两虚；面色呈忧郁状者，为肝郁气滞；面孔呈冷而瘦削状者，为阳虚寒盛。

2.舌苔舌质　舌质淡者，为阳虚；舌质淡而暗者，为寒盛；舌有瘀斑者，为瘀血；舌嫩红者，为阴虚；舌苔白润，为寒；黄润，为寒郁化热；黑润，为寒盛。

3.脉象　首先要将结代进行鉴别，然后再注意相兼脉。即结脉为无规律的间歇脉，代脉为有规律的间歇脉。结脉主实，代脉主虚。沉结，为气滞血瘀；弦结为寒凝气滞；滑而结为痰郁气结；涩而结，为寒凝气滞或气滞血瘀；结代，为气阴俱虚，阳虚气滞。

4.症状　胸胁窜痛，为肝郁气滞；胸胁刺痛，为寒凝气滞、瘀血阻滞；胸闷，为肝肺气郁、心阳虚衰、痰热阻带；脐腹或胃脘悸动，逆气上冲，为寒饮奔豚；面色萎黄，为气血俱虚；指趾厥冷，为心肾阳虚。

（二）论治

在处方用药时，一般应注意以下几点：

1.必须按照不同的病位、病性用药。

2. 注意病位、病性之间的比例和药物配合的方法。

第七节　异位快速心律失常

异位快速心律失常（阵发性心动过速），中医没有与此完全相对应的独立病名。根据临床表现的不同，分别将以心悸为主者，称心悸或怔忡；因惊而发者，称惊悸；阵发性逆气上冲，心悸者，称奔豚。

【辨证论治】

（一）肝郁气结，痰热不化证

临床表现：心烦急躁，时而背部有寒热，胸满，头项部发胀，时而突然心悸，逆气上冲，口干，脉弦细，发作时脉弦数。

治法：舒肝理气，化痰泻火。

方药：奔豚汤加减。

川芎 10g、当归 10g、黄芩 10g、白芍 10g、葛根 15g、半夏 10g、桑白皮 15g、生姜 3 片

（二）肝郁气结，水饮上冲证

临床表现：头晕头痛，胸满心烦，或偶尔胸胁窜痛，阵发性心悸，胃脘常有悸动感，口苦口干，手指冷，舌苔白或薄黄，脉弦紧。

治法：舒肝理气，温阳化饮。

方药：柴胡加龙骨牡蛎汤加减。

柴胡 6g、半夏 10g、人参 10g、黄芩 10g、桂枝 15g、茯苓 15g、生姜 10g、甘草 6g、大黄 3g、大枣 5 枚、龙骨 15g、牡

蛎 15g

（三）肝郁血虚，郁而化火证

临床表现：头晕头痛，胸满或窜痛，心烦心悸，手心热，妇女月经不调，舌苔白，脉弦数。

治法：养血舒肝泻火。

方药：丹栀逍遥散加减。

丹皮 10g、栀子 10g、丹参 10g、柴胡 10g、当归 10g、白芍 10g、茯苓 10g、生姜 3 片、薄荷 3g、炙甘草 6g、白术 10g

（四）脾胃虚寒，逆气上冲证

临床表现：疲乏无力，食欲不振，肩背沉重，阵发性心悸，发作前先感胃脘悸动，继而逆气上冲，冲至胸咽后即发生晕厥，面色萎黄，脉右弦，左缓。

治法：健脾抑木。

方药：黄芪建中汤加味。

黄芪 15g、白芍 20g、桂枝 10g、当归 10g、生姜 10g、炙甘草 6g、大枣 10 枚、红糖（冲）少许

加减：若面色萎黄者，宜十四味建中汤。

（五）寒饮上冲证

临床表现：脐腹、胃脘悸动，逆气上冲，冲至心下则悸，至胸、颈则憋胀，至头则晕胀，舌苔白或黄白腻，脉沉细弦。

治法：化饮降冲。

方药：苓桂术甘汤加味（李翰卿法）。

生龙骨 10g、生牡蛎 10g、桂枝 8g、肉桂 5g、白芍 10g、白术 10g、茯苓 10g、炙甘草 10g

（六）肾气不足，水饮上冲证

临床表现：阵发性心悸或发作后难于停止，口干，腰酸痛，舌苔白，脉沉弦尺大。

治法：补阴益阳，化饮降冲。

方药：十味地黄汤加减。

生地 24g、山药 10g、五味子 10g、茯苓 10g、泽泻 10g、丹皮 10g、附子 10g、肉桂 10g、元参 10g、白芍 10g、麦冬10g

【按】辨证论治时应注意的问题

（一）辨证

本病辨证的要点是：一脉象，二症状。

1.脉象　弦细稍数，为肝郁血虚，郁而化火；弦细而涩，为阳虚寒饮；尺大而弦，为肾阳亏损；弦滑，为痰火郁结；弦细无力，为气血俱虚或阴阳俱虚；两脉弦，为肝经自病；左脉弦，右脉不弦，为肝病；右弦左缓，为脾虚木乘；虚大，为气阴两虚。

2.症状　发作时，逆气上冲，寒热，口干，为肝火夹痰；腹部悸动，逆气上冲，或为热气，或为冷气，为阳虚寒饮；肢冷，腰酸，为肾阳不足，水饮上泛；胃脘有空虚感，面色萎黄，为脾阳虚。

（二）论治

处方用药时，一般应注意以下几点：

1.本病以肝郁气滞、痰饮阻滞者为多见，因为肝病多善行数变，痰病多伏潜而突发，所以治疗时，应多从肝气郁结、痰饮蕴伏去考虑。

2.肝郁气滞引起的阵发性心动过速,有血虚、痰热、水饮、肝火的不同。因此治疗时,除注意舒肝外,还应根据血虚、肝火、痰热、寒饮的不同,配入养血、泻火、化痰、温阳化饮的药物。

3.痰饮所致的阵发性心动过速,有痰热、寒饮和在脾、肾、肝、心的不同。因此治疗时,除化痰清热、温阳化饮外,还应根据证候的特点,配合温补肾阳、健脾和胃、利水化痰等法。

4.本节叙述的治法并不全面,应参考其他书籍中的奔豚治法。

第八节　心房扑动与心房纤维性颤动

心房扑动与心房纤维性颤动,中医没有与此完全相对应的独立病名。根据临床表现,分别将以心悸为主者,称怔忡;逆气上冲者,称奔豚。

【辨证论治】

(一)心阴不足,虚阳扰动证

临床表现:面色㿠白,胸满心悸,头晕气短,五心烦热,潮热或骨蒸劳热,自汗盗汗,脉虚数或细数。

治法:滋阴潜阳。

方药:三甲复脉汤加减。

龟板30g、鳖甲30g、牡蛎30g、麦冬12g、生地12g、五味子12g、人参10g、炙甘草10g、阿胶(烊化)10g、白芍15g、火麻仁10g

(二)心阴不足,阳气不通证

临床表现:心烦心悸,胸闷气短,手心热,脉细而促。

治法：益气养阴，温通心阳。

方药：炙甘草汤加减。

炙甘草 15g、人参 10g、桂枝 10g、麦冬 10g、阿胶（烊化）10g、五味子 10g、黑芝麻 10g、生地 30g、生姜 10g、大枣 10 枚

加减：心前区疼痛，舌有紫斑，逆气上冲，加苏木 10g；心烦失眠，加生龙骨 15g、生牡蛎 15g。

（三）心肾俱虚，虚阳扰动证

临床表现：气短心悸，口干或咽痛，腰困痛，下肢浮肿或不浮肿，指趾厥冷，舌苔白，脉细数兼促。

治法：滋阴益阳，纳气归肾。

方药：十味地黄汤加味。

熟地 24g、山药 10g、山萸肉 10g、茯苓 10g、泽泻 10g、丹皮 10g、附子 10g、肉桂 10g、五味子 10g、麦冬 10g、白芍 10g、怀牛膝 10g、元参 15g、炒枣仁 15g

（四）气阴两虚，痰郁气结证

临床表现：面色㿠白，心烦心悸，胸满胸痛，气短微喘或喘，口干，舌苔薄白，脉虚而滑数促。

治法：益气养阴，理气化痰。

方药：奔豚、生脉合方。

川芎 10g、当归 10g、茯苓 10g、白芍 10g、葛根 15g、半夏 10g、桑白皮 15g、人参 10g、麦冬 10g、五味子 10g、甘草 6g、生姜 2 片

加减：浮肿，咳喘严重者，黄芪鳖甲散加减：黄芪 15g、地骨皮 10g、紫菀 10g、人参 10g、茯苓 10g、柴胡 10g、半夏 10g、知母 10g、生地 10g、白芍 10g、麦冬 10g、肉桂 10g、甘

草 6g。

（五）心肾阳虚，水饮上泛证

临床表现：浮肿尿少，心悸气短，咳喘不能平卧，四肢厥冷，舌苔薄白，脉细数而促。

治法：温阳化饮。

方药：真武汤加减。

附子 10g、茯苓 10g、白术 10g、白芍 10g、人参 10g、杏仁 6g、厚朴 6g、生姜 3 片

【按】辨证论治时应注意的问题

（一）辨证

本病辨证的要点是：一脉象，二面色，三症状。其中脉象是本病辨证的关键。常见的脉象有促、结、代、疾、散，并常和沉、滑、虚、微、细、弱、弦等合并出现。其含义是：①促：为数而时止，主热盛和真气败绝。②结：为缓而时止，主寒凝、气滞、积聚和真气衰弱。③代：为动而中止不能自还和有规则的间歇，主脏衰危恶，脾土败坏、中寒不食。④疾：为脉流薄疾，一息七至八至，为真阴欲绝，阳邪极盛。⑤散：为举之浮散，按之则无，去来不明，漫无根蒂，主元气离散。以上脉象必须认识清楚，不可混淆，否则以代作结，以虚为实，必然戕害元气，形成不救。

面色：常见的有㿠白多汗、瘦削青暗、浮肿而紫暗三种。其中㿠白多汗为气阴俱衰；瘦削青暗，为阴阳俱虚、寒水上泛；浮肿紫暗，为阴阳俱虚、寒水上泛、瘀血阻滞。

（二）论治

临床治疗时，一般应注意以下几点：

1.补益阴阳 本证阴阳俱虚者多，因此补益阴阳是本病的主要治法。

2.治主证 在其他证候为主时，应在治疗其他证候的同时兼治本病，不可本末倒置，抛弃原来主证，单纯治疗本病。

第九节 窦房传导阻滞

窦房传导阻滞，中医没有与此完全相对应的独立病。心根据临床表现，分别将以眩晕为主者，称眩晕；突然头晕厥逆或短暂的不省人事者，称厥证；阵发性心悸汗出者，称奔豚。

【辨证论治】

（一）阳虚厥逆证

临床表现：头晕不能站立，全身软弱无力，心中有空虚感，或见心悸，口淡乏味，舌苔白，脉迟缓而弱。

治法：温阳除湿。

方药：《近效》术附汤加减。

附子 9g、白术 12g、甘草 9g、生姜 9g、大枣 7 枚

（二）肝郁气滞，气机逆乱证

临床表现：阵发性逆气上冲，呼吸气粗，或见四肢厥冷，精神刺激后突然昏倒，不省人事，舌苔薄白，脉沉弦紧或沉伏。

治法：行气降逆。

方药：加减《局方》四七汤。

人参 10g、乌药 10g、槟榔 10g、沉香 10g、肉桂 10g、半夏 10g、甘草 10g

（三）气阴两虚，痰郁气结证

临床表现：生气后突然头晕不能站立，甚或晕厥不省人事，神志清醒后仍然头晕，软弱无力，心烦失眠，或失眠与嗜眠间断出现，或咽喉有异物阻塞感，口燥咽干，舌苔白，脉濡缓而弱。

治法：补气养阴，理气化痰。

方药：十味温胆汤加减。

黄芪 15g、当归 6g、竹茹 10g、枳实 10g、半夏 10g、陈皮 10g、茯苓 10g、甘草 10g、菖蒲 10g、远志 10g、人参 10g、麦冬 10g、五味子 10g、生地 10g

（四）气血俱虚，心脾不足证

临床表现：头晕乏力，失眠健忘，或见心悸纳呆，舌苔白，脉细弱。

治法：健脾养心，益气养血。

方药：归脾汤加减。

人参 10g、白术 10g、黄芪 15g、当归 6g、甘草 6g、茯苓 10g、远志 10g、炒枣仁 10g、木香 10g、龙眼肉 10g、生姜 2 片、大枣 5 枚

（五）气血俱虚，气滞血盛，脾湿不化证

临床表现：头晕乏力，胸满或心前区憋闷或闷痛，脘腹微满，舌苔白，脉弦细或弦细涩。

治法：益气养血，理气活血，燥湿健脾。

方药：参芪丹鸡黄精汤加减。

人参 10g、黄芪 15g、丹参 30g、当归 10g、苍术 15g、白术 10g、青皮 10g、陈皮 10g、生地 10g、黄精 10g、柴胡

10g、三棱 10g、莪术 10g、薄荷 3g、夜交藤 30g

【按】辨证论治时应注意的问题

本病从总体来看是一个虚实并见的疾病，因此补虚兼祛邪是本病的基本治法。由于夹有的气郁、湿郁、血瘀、痰郁、食郁的不同，所以必须认真地从体察脉象中去寻找其中夹有的实证，并根据其病因的性质和量的多少去正确地采用方剂。

第十节　房室传导阻滞

房室传导阻滞，中医没有与此完全相对应的独立病名。根据临床表现，分别将心情抑郁，情绪不宁，胸胁窜痛者，称郁证；因惊而心悸者，称惊悸。

【辨证论治】

除注意原有心脏病的治疗外，若以束支传导阻滞、房室传导阻滞为主时，从临床体会看，大致有三种。

（一）阳虚湿盛证

临床表现：突然头晕不能站立，心悸，口淡乏味，脉迟缓。

治法：温阳燥湿。

方药：《近效》术附汤。

附子 10g、白术 12g、甘草 10g、生姜 10g、大枣 7 枚

（二）胸阳痹阻证

临床表现：突然发作性的心前区刺痛或隐痛，胸微满，脉沉弦涩。

治法：温通心阳。

方药：枳实薤白桂枝汤。

枳壳 10g、薤白 10g、桂枝 10g、瓜蒌 10g、厚朴 10g

（三）肝郁血虚，血络阻滞证

临床表现：头晕心烦，胸满时痛，口干，时而五心烦热，妇人月经不调，脉弦。

治法：养血舒肝，理气活血。

方药：逍遥散加减。

柴胡 10g、当归 10g、白芍 10g、白术 10g、茯苓 10g、薄荷 3g、甘草 6g、生姜 3 片

加减：心烦较重，加丹皮 10g、栀子 10g；心悸较重，加丹参 15g。

【按】辨证论治时应注意的问题

（一）辨证

本病辨证的重点是分清阳虚寒凝和气滞血瘀。其中阳虚寒凝者，必见指冷；气滞血瘀者，手心多热，并兼头晕头痛。

（二）论治

在治疗上，阳虚寒凝者，治宜温阳，如附子、桂枝等为必用之药；气滞血瘀者，治宜理气活血，柴胡、川芎等尤为重要。

第十一节　心室内传导阻滞

心室内传导阻滞，中医没有与此完全相对应的独立病名。根据临床表现将胸胁窜痛为主者称为胸痛、郁证；胸膈痛，甚或胸痛彻背者称胸痹。

【辨证论治】

（一）肝郁血虚，寒凝气滞证

临床表现：胸胁或心前区疼痛憋闷，头晕心烦，舌苔白，脉弦细涩。

治法：养血舒肝，理气散寒。

方药：逍遥散加减。

柴胡10g、当归10g、白芍10g、白术10g、茯苓10g、干姜3g、薄荷3g、甘草6g、青皮10g

（二）肝郁血滞，痰滞不化证

临床表现：胸胁或心前区疼痛憋闷，头晕心烦，时或咽喉不利，胃脘满胀或胀痛，舌苔白，脉沉弦。

治法：理气舒肝，化痰和胃。

方药：小柴胡汤合丹参饮。

柴胡10g、半夏10g、人参10g、黄芩10g、干姜6g、甘草6g、大枣7枚、丹参15g、檀香10g、砂仁10g

（三）心气不足，脾胃虚寒证

临床表现：惊悸不安，失眠健忘，胸脘怕冷或时而隐痛刺痛，舌苔薄白，质淡，脉沉弦细涩。

治法：补气养血，温阳散寒。

方药：养心汤加减。

甘草6g、黄芪15g、人参10g、茯苓10g、川芎10g、当归10g、柏子仁15g、半夏10g、神曲10g、远志10g、肉桂10g、五味子10g、炒枣仁10g

第十二节　预激和预激综合征

预激和预激综合征，中医没有与此完全相对应的独立病名。根据临床表现，分别将以心悸为主者，称心悸或怔忡；眩晕为主者，称眩晕。

【辨证论治】

（一）气阴两虚，痰气郁结证

临床表现：头晕头胀，软弱无力，咽喉时有痰阻感，失眠，或失眠嗜眠交替出现，心悸气短，心烦，舌苔薄白，脉濡缓。

治法：补气养阴，理气化痰。

方药：十味温胆汤加减。

黄芪 15g、人参 10g、当归 6g、麦冬 10g、五味子 10g、竹茹 10g、枳实 10g、半夏 10g、陈皮 10g、茯苓 10g、甘草 6g、菖蒲 10g、远志 10g、生地 10g

（二）肝郁气结，痰湿阻滞证

临床表现：头晕头胀，软弱无力，心烦心悸，胸胁苦满，口苦咽干，舌苔白，脉弦细涩。

治法：理气舒肝，温阳化饮。

方药：小柴胡汤加味。

柴胡 10g、半夏 10g、人参 10g、黄芩 10g、甘草 10g、生姜 10g、大枣 7 枚、桂枝 10g、茯苓 10g

（三）心脾两虚，气血不足证

临床表现：头晕，软弱乏力，失眠健忘，心悸，纳呆食减，面色萎黄，舌苔白，脉细缓或濡缓。

治法：益气养血，健脾养心。

方药：归脾汤加减。

人参 10g、白术 10g、黄芪 15g、当归 6g、炙甘草 6g、茯苓 10g、远志 10g、炒枣仁 10g、木香 10g、龙眼肉 10g、生姜 3 片、大枣 5 枚

第十三节　风湿热和风湿性心脏病

一、风湿热

风湿热，中医没有与此完全相对应的独立病名。根据临床表现，大致包括在热痹范畴之中。

【辨证论治】

（一）三阳合病证

临床表现：发热恶寒，头痛身痛，骨节疼痛，口干，五心烦热，脉弦数。

治法：解表散寒，清热除湿。

方药：柴葛解肌汤。

柴胡 12g、葛根 12g、羌活 10g、白芷 10g、生石膏 30g、白芍 15g、桔梗 12g、甘草 12g、生姜 10g、大枣 7 枚、黄芩 10g

（二）风湿客表，湿重热轻证

临床表现：发热，午后严重，全身关节肌肉疼痛，汗出，脉浮数或滑数。

治法：解表除湿清热。

方药：麻杏薏甘汤合宣痹汤。

麻黄 6g、生薏苡仁 30g、杏仁 10g、甘草 10g、防己 10g、滑石 12g、晚蚕沙 18g、海桐皮 12g、片姜黄 12g、秦艽 12g、连翘 12g、地龙 10g、赤小豆 30g

（三）外受风寒，湿热伤阴证

临床表现：关节肿痛，发热，午后加重，偶有自汗盗汗，脉滑数。

治法：疏风散寒，清热除湿，佐以养阴。

方药：大秦艽汤加减。

秦艽 10g、羌活 10g、独活 10g、防风 10g、川芎 10g、白芷 10g、黄芩 10g、当归 10g、白芍 10g、白术 10g、茯苓 10g、生石膏 15g、生地 30g、熟地 15g、细辛 3g、甘草 6g

（四）湿热久蕴，气阴两伤证

临床表现：面色㿠白，自汗盗汗，疲乏无力，发热，关节肌肉疼痛或关节肿痛久久不愈，舌苔白，脉虚大滑数。

治法：养阴益气，燥湿清热，佐以疏风通络。

方药：三妙丸加味。

苍术 10g、黄柏 10g、怀牛膝 10g、党参 10g、麦冬 10g、五味子 10g、石斛 10g、黄芪 10g、桑枝 30g、晚蚕沙 15g

（五）湿热久蕴，内伤血络证

临床表现：关节肿痛，结节红斑，发热，五心烦热，脉滑数或沉滑数。

治法：除湿清热，活血通络。

方药：宣痹汤加减。

连翘 10g、丹参 12g、片姜黄 12g、生薏苡仁 12g、赤芍 12g、晚蚕沙 12g、海桐皮 12g、川牛膝 12g、赤小豆 30g、滑

石 10g、知母 6g、地龙 10g

【按】辨证论治时应注意的问题

（一）辨证

本病辨证的要点有三：①脉象：浮紧，为风寒；滑数，为阳明实热或痰热；浮虚，为气虚；虚大数，为气阴两虚；细数，为阴虚热盛；濡，为湿热。②面色：面色㿠白，为气阴两虚或气血两虚；面色萎黄透青，为湿热侵及血分。③热型：恶寒发热，为风寒；日晡所潮热，为湿热；骨蒸劳热，盗汗，为阴虚；发热汗出，畏风，为气虚或气阴两虚。

（二）论治

在治疗时应注意以下几点：

1.本病在治疗时，不可因名叫风湿热，而长期采用祛风除湿清热药，否则气血俱伤，病必难除。

2.发病开始，以风寒为多，因此祛风散寒，佐以清热，大多有效。病程稍久，脉象濡数，面色正常，多因湿热，故除湿清热为主要治法；病程已久，气阴俱伤，湿热又盛，应以补正为主，燥湿清热为辅，绝不可单纯祛邪伤正。

3.《温病条辨》宣痹汤，虽对风湿热有很好效果，但对气阴两虚、湿热久蕴和风寒较盛者，效果则不明显。

二、风湿性心脏病

风湿性心脏病，中医没有与此完全相对应的独立病名。根据临床表现的不同，分别将受惊而心悸者，称惊悸；自觉心动数疾，甚至不能自主者，称怔忡；阵发性逆气上冲，心下悸动者，称奔豚气。

【辨证论治】

无明显症状的风湿性心脏病，不必进行治疗。对有明显症状的风湿性心脏病，可采用以下方法治疗。

（一）气阴两虚，血瘀气滞证

临床表现：头晕头痛，心烦心悸，胸满气短，偶有咯血，失眠梦多，脉沉细涩。

治法：益气养阴，理气活血。

方药：逍遥复脉汤。

柴胡 6g、当归 10g、白芍 10g、麦冬 10g、党参 10g、五味子 10g、半夏 10g、陈皮 10g、青皮 10g、降香 10g、丹参 10g、炒枣仁 10g、生地 10g

（二）瘀血阻滞，风邪外客证

临床表现：全身关节疼痛，胸满胸痛，心烦心悸，脉沉。

治法：活血逐瘀，祛风通络。

方药：身痛逐瘀汤加减。

牛膝 12g、地龙 12g、羌活 4.5g、秦艽 4.5g、香附 10g、当归 10g、川芎 10g、五灵脂 10g、没药 10g、红花 10g、桃仁 10g、黄芪 15g、苍术 10g、黄柏 10g、丹参 10g

加减：脉细涩，加苏木 6g。

（三）心阳不足，水饮上冲证

临床表现：气短心悸，活动或劳动时加剧，失眠，指趾厥冷，舌质淡，苔薄白而润滑，脉沉细。

治法：温阳化水，佐以安神。

方药：真武汤加味。

附子 3~10g、白术 10g、白芍 10g、人参 10g、炒枣仁

10g、生龙骨 10g、生牡蛎 10g

加减：疲乏无力，失眠较重等气血俱虚者，养心汤加减：炙甘草 10g、黄芪 12g、党参 15g、茯神 15g、川芎 15g、当归 15g、半夏 15g、神曲 15g、远志 10g、肉桂 10g、五味子 15g、炒枣仁 12g、柏子仁 10g。

（四）心脾不足，气血俱虚证

临床表现：失眠健忘，疲乏无力，食纳减少，心悸，舌苔白，脉沉细弱或细缓。

治法：益气养血，健脾养心。

方药：归脾汤加减。

黄芪 15g、党参 10g、白术 10g、当归 10g、茯神 10g、远志 10g、龙眼肉 10g、木香 3g、炒枣仁 10~15g、生姜 3 片、大枣 7 枚

（五）脾胃虚寒，气血俱虚证

临床表现：面色萎黄，心烦心悸，疲乏无力，胃脘冷痛偶作，五心烦热，纳呆食减，脉沉细。

治法：益气养血，健中补脾。

方药：

（1）人参养荣汤。

党参 10g、肉桂 10g、黄芪 15g、五味子 10g、当归 10g、白芍 10g、生地 10g、白术 10g、茯苓 10g、炙甘草 10g、远志 10g、陈皮 10g、生姜 3 片、大枣 5 枚

（2）黄芪建中汤加减。

黄芪 15g、桂枝 10g、白芍 20g、甘草 10g、生姜 3 片、大枣 7 枚、当归 10g、茯苓 10g

（3）定坤丹。

用法：1日2次，1次半丸至1丸。

（六）气阴两衰证

临床表现：面色㿠白，自汗盗汗，心悸气短，疲乏无力，发热，脉虚大滑数。

治法：补气养阴。

方药：

（1）生脉散加味。

人参12g、麦冬12g、五味子12g、黄芪12g、炒枣仁12g

加减：五心烦热，舌质嫩红者，三甲复脉汤：龟板30g、鳖甲30g、牡蛎30g、炙甘草10g、人参10g、五味子10g、麦冬10g、阿胶10g（烊化）、白芍15g。

（2）脉细数，舌红者，补心丹加减。

炒枣仁15g、柏子仁15g、麦冬15g、天门冬15g、当归10g、生地15g、党参15g、丹参15g、元参15g、桔梗10g、五味子10g、夜交藤15g、黄连3g

【按】辨证论治时应注意的问题

（一）辨证

临床辨证时一般应注意下列问题：

1. 辨证的要点　脉象在本病辨证上占据主要地位，即：脉沉细涩，为气滞血瘀；滑，为痰热；虚大，为气阴两虚或气血两虚；沉细无力，为气血俱虚；弦，为肝气郁滞；细缓，为心脾两虚。在症状上，一般具有身痛，胸痛者，为瘀血；指趾厥冷者，为心肾阳虚；面色萎黄，为气血俱虚；面色㿠白，自汗盗汗，为气阴两虚等。

2.认真鉴别虚实寒热的多少　例如：口渴，肢厥，舌质嫩红者，为阴阳俱虚之中的阴虚多于阳虚等。

（二）论治

在治疗上，不但要注意心，而且要特别注意肝、肾、脾、肺，即是说，肝气郁结者，当舒肝理气；肾阴亏损，心火上炎者，当首先滋养肾阴；肾气亏损，水饮上泛，凌犯心阳者，当温肾利水；肺气不足者，当补益肺气。其次，本病虚实夹杂证比较多，如气血俱虚兼瘀血，气滞血瘀又兼有气血俱虚，气阴俱虚兼有痰热等，在处方用药时，一定要善于调整比例关系。

第十四节　冠状动脉硬化性心脏病

冠状动脉硬化性心脏病，中医没有与此完全相对应的独立病名。根据临床表现的特点不同，分别将胸部憋闷，疼痛者，称胸痹；胃脘部偏心窝处疼痛者，称心痛或胃脘痛；朝发夕死，夕发旦死者，称真心痛；胸满，气短者，称短气；浮肿，气短而喘者，称痰饮；心悸不安者，称怔忡；胸胁苦满，窜痛，心烦心悸者，称郁证；阵发性逆气上冲，心悸者，称奔豚。

【辨证论治】

（一）瘀血阻滞证

临床表现：胸部刺痛或心前区一片闷胀，舌苔白有瘀斑，脉弦或沉细涩。

治法：活血祛瘀。

方药：丹橘汤。

丹参 15g、赤芍 10g、当归 10g、川芎 10g、降香 10g、青皮 10g、橘叶 10g

（二）痰气郁结，胸阳不振证

临床表现：胸闷胸痛，尤以胸之上半部为甚，短气，脉沉细迟缓，关脉紧或沉涩。

治法：温通心阳，蠲饮降逆。

方药：瓜蒌薤白半夏汤加味。

瓜蒌 30g、薤白 15g、半夏 15g、桂枝 15g、陈皮 12g

加减：舌质暗或有瘀斑者，加降香 10g、桃仁 10g、红花 10g、川芎 10g。

（三）肝郁气结，痰热不化证

临床表现：阵阵寒热或无寒热，胸满心烦，头晕，口苦咽干，纳呆，脉弦稍滑。

治法：舒肝解郁，清化热痰。

方药：柴胡陷胸汤加减。

柴胡 10g、半夏 10g、黄芩 10g、枳壳 10g、生姜 10g、瓜蒌 30g

加减：阵阵逆气上冲，冲则心烦心悸者，宜奔豚汤。

（四）肝郁血虚，郁而化火证

临床表现：胸满胸痛，心烦心悸，头晕头痛，妇女月经不调，肩背重痛，五心烦热，时时叹气，脉弦细稍数。

治法：养血舒肝泻火。

方药：丹栀逍遥散加味。

柴胡 10g、白芍 10g、当归 10g、白术 10g、茯苓 10g、丹皮 10g、栀子 10g、薄荷 3g、生姜 3 片、甘草 6g、瓜蒌 15g、

丹参 15g

（五）心阴不足，阳气不通证

临床表现：心前区疼痛，并向左臂放射，心悸心烦，脉弦滑结代。

治法：滋养心阴，兼以通阳。

方药：炙甘草汤加减。

炙甘草 15g、党参 10g、桂枝 10g、阿胶（烊化）10g、麦冬 15g、生地 30g、黑芝麻 10g、生姜 10g、大枣 10 枚

加减：脉细数，加丹参 15g。

（六）气阴两虚，肝郁气结证

临床表现：寒热往来，胸胁苦满，头晕心悸，气短汗多，舌质红而少苔，脉虚大而弦滑。

治法：益气养阴，舒肝理气。

方药：奔豚、生脉合方。

当归 10g、川芎 10g、黄芩 10g、白芍 10g、葛根 15g、半夏 10g、桑白皮 15g、党参 10g、麦冬 10g、五味子 10g、青皮 10g、陈皮 10g

加减：脉虚大滑数，喘而痰多，浮肿，黄芪鳖甲散加减：黄芪 15g、鳖甲 15g、人参 10g、柴胡 10g、半夏 10g、地骨皮 10g、紫菀 10g、茯苓 10g、知母 10g、生地 10g、白芍 10g、麦冬 10g、桔梗 10g、桑白皮 10g、肉桂 10g。

（七）寒邪客于心脾证

临床表现：胸脘憋痛，逆气上冲，手指厥冷，素恶冷食，脉弦紧或沉细弦。

治法：温中散寒。

方药：附桂理中汤加味。

附子 10g、肉桂 10g、党参 10g、白术 10g、干姜 10g、甘草 10g、枳实 10g

加减：胸脘闷痛严重，按压时气短加重者，枳实薤白桂枝汤：枳实 10g、厚朴 10g、薤白 10g、桂枝 10g、半夏 12g、瓜蒌 15g。

（八）寒邪直中少阴，阳气闭塞证

临床表现：突然剧痛不止，四肢厥冷，舌暗，脉沉微欲绝。

治法：回阳救急。

方药：回阳救急汤加减。

人参 10g、白术 10g、茯苓 10g、炙甘草 10g、肉桂 10g、附子 10g、干姜 10g、五味子 10g、陈皮 10g、半夏 10g、麝香（冲）0.3g

（九）心肾阴阳俱虚证

临床表现：心前区疼痛，气短乏力，心烦心悸，口干，腿沉重或浮肿，脉细数兼促。

治法：阴阳双补。

方药：十味地黄汤加减。

生地 24g、山药 12g、五味子 12g、茯苓 10g、泽泻 10g、丹皮 10g、附子 10g、肉桂 10g、麦冬 15g、白芍 15g、元参 15g

（十）心肾阳虚，水饮上泛证

临床表现：咳喘气短，平卧则咳喘加重，浮肿，指趾厥冷，脉沉细数而无力。

治法：温养心肾，佐以化饮。

方药：真武汤加味。

附子 3~6g、白芍 10g、白术 10g、杏仁 6g、人参 10g、茯苓 4.5~10g、生姜 3 片

（十一）气血俱虚，气滞血瘀，痰湿不化证

临床表现：胸满或心前区憋闷，或疼痛，腹胀腹满，口干，舌苔白或黄白厚腻，脉虚大弦滑。

治法：益气养血，理气活血，燥湿化痰。

方药：参芪丹鸡黄精汤。

人参 10g、黄芪 30g、丹参 30g、鸡血藤 30g、黄精 10g、生地 10g、陈皮 10g、青皮 10g、白术 10g、三棱 10g、莪术 10g、柴胡 10g、苍术 15g、薄荷 3g

【按】辨证法治时应注意的几个问题

（一）辨证

本病辨证时的要点有四：一脉象，二症状，三面色，四舌苔舌质。其中脉象是本病辨证的关键，其表现和主病有如下几点：

沉：为重手乃得之脉，主气郁、里证。

滑：为如珠之状脉，主痰、食、热。

涩：为往来艰涩之脉，主血少精衰、寒、湿、血虚、瘀血、气滞。

虚：为形大力薄之脉，主气虚、脾虚和气血俱虚。

微：为极细极软，似有若无之脉，主气血俱虚。

细：为细如丝之脉，主血气衰。

濡：为浮细如绵之脉，主阴虚、湿盛和胃气不充。

弱：为沉而细小，举之则无之脉，为阴阳俱虚。

紧：为如弹绳之脉，主寒盛。

弦：为如琴弦，轻虚而滑，端直以长之脉，主肝胆经病，寒、痛、积等。

症状、面色、舌苔舌质的主病，可参考其他各节。

（二）论治

在治疗时，一般应注意以下几点：

1. 注意药物的配伍比例　几种脉象同时存在时，往往是同时存在着几种发病原因，所以用药时，也必须按照证候的不同比例用药。

2. 注意不同的脏腑　治疗时，要分别按照肺、心、肝、肾、脾的不同，分别采用不同的药物，例如：肝郁气滞者，当舒肝理气；肾阳亏损者，当温补肾阳；脾胃虚寒者，当温中健脾；肺气不足者，当补益肺气等。

3. 注意社会倾向　本病虽然胸阳痹阻，瘀血阻滞者较多，但不可全部认为是两种原因引起的，因此，也不能将瓜蒌薤白白酒汤、活血逐瘀方作为冠状动脉硬化性心脏病的万能灵药。

第十五节　高血压病

高血压病，中医没有与此完全相对应的独立病名。根据临床表现，分别将头晕为主者称眩晕；头晕面赤者称肝阳；头痛为主者称头痛。

【辨证论治】

（一）肝胆实火证

临床表现：头晕头胀，头中热痛，夏季或中午或在热的环境中时头晕头痛加重，心烦易怒，口苦口干，尿色黄赤，舌尖红，舌苔白或黄白，脉弦数或弦。

治法：清肝泻火。

方药：龙胆泻肝汤加减。

龙胆草 10g、栀子 10g、黄芩 10g、柴胡 10g、生地 10g、车前子（布包）10g、泽泻 10g、木通 10g、甘草 10g、当归 10g

加减：面赤者，加石决明 15g、草决明 15g；大便秘结者，去木通、车前子、泽泻，加芦荟 6g、酒军 3g。

（二）肝郁血虚，郁而化火证

临床表现：胸胁苦满窜痛，头晕头痛，心烦心悸，五心烦热，口干，失眠，妇女月经不调，舌苔白，脉弦细小数。

治法：养血舒肝，泻火。

方药：丹栀逍遥散加减。

柴胡 10g、当归 10g、白芍 10g、白术 10g、茯苓 10g、栀子 10g、丹皮 10g、夏枯草 15g、薄荷 3g、甘草 6g、生姜 3 片

加减：脉兼滑，胸闷较重，加瓜蒌 15g；心悸较重，加丹参 15g。

（三）肝郁血虚，痰火阻滞证

临床表现：头晕，阵发性呼吸困难，心烦，烦热时而上冲，冲至头，胸时则汗出、胸满，舌苔白，脉弦滑。

治法：舒肝泻火，养血化痰。

方药：奔豚汤加减。

川芎 10g、当归 10g、黄芩 10g、白芍 10g、葛根 15g、半夏 10g、桑白皮 15g、甘草 6g、生姜 3 片

（四）肝阳上亢证

临床表现：头晕头痛，面赤，遇热则头痛头晕加重，心烦易怒，或头重脚轻，口干，脉弦大，寸脉尤甚。

治法：重镇潜阳。

方药：

（1）镇肝熄风汤。

生赭石15g、生石决明30g、生龙骨15g、生牡蛎15g、生龟板15g、怀牛膝30g、生白芍15g、元参15g、天门冬15g、川楝子10g、生麦芽4g、茵陈4g、甘草3g

（2）生石决明30g、钩藤15g、夏枯草30g、生地15g、生白芍15g、黄芩9g、甘草6g、菊花12g（李翰卿法）

加减：痰多，呕吐者，加竹茹9g、南星6g；尺脉虚者，加熟地9g、山萸肉10g。

（五）气血俱虚，肝火上冲证

临床表现：头晕乏力，甚至下肢沉重，轻度浮肿，心烦口干，舌苔白，脉虚大而弦。

治法：益气养血，平肝泻火。

方药：龙芪枯草汤。

生黄芪30~60g、当归9g、地龙15g、白芍15g、夏枯草15g、茺蔚子15g、龙胆草12g、防风3g

加减：心悸，加五味子10g、麦冬10g、党参10g。

（六）肝风内动，风痰入络证

临床表现：半身麻木，头偶晕，口干，脉沉弦滑。

治法：熄风化痰通络。

方药：熄风通络汤加减。

钩藤 15g、地龙 15g、赤芍 10g、枳壳 10g、丝瓜络 10g、连翘 10g、香橼 10g、佛手 10g、豨莶草 10g、桑枝 30g

加减：痰多者，加竹茹 10g。

（七）肝肾阴虚，阴虚阳浮证

临床表现：头晕耳鸣，视物昏花，腰膝酸软，足跟作痛，舌苔白，脉沉细稍数。

治法：滋补肝肾，佐以平肝。

方药：杞菊地黄丸加减。

菊花 10g、枸杞子 10g、熟地 24g、山药 12g、山茱萸 12g、茯苓 12g、泽泻 12g、丹皮 12g、草决明 15g、石决明 30g

（八）阴阳俱虚证

临床表现：头晕头痛，或无明显的头晕头痛，精神不振，记忆力衰退，腰膝酸软，遗精耳鸣，五心烦热，畏寒，舌苔白，脉沉弱。

治法：阴阳双补。

方药：二仙汤加减。

仙茅 15g、仙灵脾 15g、当归 10g、巴戟天 10g、知母 10g、黄柏 10g、杜仲 10g、桑寄生 10g

（九）气虚血瘀证

临床表现：半身沉重，或半身麻木，或半身憋胀，舌苔白，脉患侧虚大或弦大，健侧沉或缓或涩。

治法：益气养血，活血通络。

方药：补阳还五汤加减。

生黄芪 30～60g、赤芍 15g、地龙 15g、钩藤 15g、川芎 10g、桃仁 10g、红花 10g、当归 10g、防风 3g、白蒺藜 10g

（十）气滞血瘀证

临床表现：头晕或头痛，偶有心烦心悸，面色青，舌有瘀斑或质暗，脉沉细涩。

治法：活血逐瘀，佐以理气。

方药：血府逐瘀汤加减。

当归 10g、生地 10g、桃仁 10g、红花 10g、枳壳 10g、赤芍 10g、柴胡 10g、川芎 10g、桔梗 10g、牛膝 15g、甘草 6g

（十一）气虚，清阳不升证

临床表现：面色㿠白，头晕头重，尤以早晨为甚，疲乏无力，舌苔白，脉虚或沉弱。

治法：益气升阳。

方药：益气聪明汤加减。

蔓荆子 10g、升麻 10g、葛根 15g、黄芪 15g、人参 12g、黄柏 10g、白芍 12g、甘草 6g

（十二）气阴两虚，清阳失升证

临床表现：早晨起床后气短，上午 10 时后气短好转，下肢沉重，腰酸，舌苔白，脉虚大。

治法：益气养阴，升举清阳。

方药：补中益气合六味地黄汤。

黄芪 15g、白术 10g、当归 10g、陈皮 10g、升麻 6g、柴胡 6g、生地 10g、山药 10g、山茱萸 10g、茯苓 10g、泽泻 10g、丹皮 10g

（十三）痰湿郁滞，气郁不畅证

临床表现：头重如裹，体肥多痰，腹胀而满，下肢浮肿，舌苔白，脉沉滑。

治法：理气化痰。

方药：木香顺气丸加减。

香附 18g、木香 10g、陈皮 10g、半夏 10g、枳实 10g、白术 10g、茯苓 10g、神曲 10g、莱菔子 10g、砂仁 10g、草决明 15g、泽泻 10g

（十四）气血两虚，气滞血瘀，痰湿郁滞证

临床表现：头晕头重，肥胖浮肿，腹满腹胀，胸胁满痛，背困乏力，夜间口干，舌质红或有瘀斑或暗，脉弦滑或沉。

治法：益气养血，理气活血，燥湿化痰。

方药：参芪丹鸡黄精汤加减。

党参 10g、黄芪 30g、丹参 30g、鸡血藤 30g、夜交藤 30g、苍术 15g、白术 10g、当归 10g、黄精 10g、生地 10g、青皮 10g、陈皮 10g、柴胡 10g、三棱 10g、莪术 10g、薄荷 3g

【按】辨证论治时应注意的问题

（一）辨证

1.注意一般的社会倾向性　即肝阳上亢虽是本病的一个原因，但不是唯一的原因。

2.本病辨证的要点有三　即一面色，二脉象，三症状。

面色：面赤，尤其是脸的上半部，印堂部红赤者，为肝阳上亢；面色忧郁状者，为肝郁；面色青者，为瘀血；面色黑者，为肾虚；面呈污秽色者，为湿浊；面色㿠白者，为气阴两虚。

脉象：弦数者，为肝火；弦涩不调者，为气滞血瘀；寸脉大而上入鱼际者，为肝阳上亢；尺脉大而滑数者，为肾虚相火妄动；尺大而弦者，为肾阳亏损；虚大者，为气阴俱虚；

左脉大于右脉者，其病在肝，右脉大于左脉者，其病在脾肺。

（二）论治

1. 注意一般的用药倾向性　例如：将肝阳上亢证作为本病的唯一原因，认为人参、黄芪、川芎、柴胡等为禁忌药，而将虚证者予不顾。

2. 注意加减用药　例如：肝阳上亢者，宜用钩藤、夏枯草、石决明、草决明、代赭石；肝火上冲者，宜用夏枯草、龙胆草、栀子、黄芩、青葙子、茺蔚子；气虚者，宜用黄芪；肾虚者，宜用肉苁蓉、锁阳、仙茅、淫羊藿、巴戟天；阴虚者，宜用生地、女贞子、元参、白芍、知母、黄柏；麻木者，宜用地龙、钩藤等。

3. 注意夹杂证的配伍用药　例如：气血俱虚，又有肝火者，宜在补气养血的基础上，配合泻肝火药等。

第十六节　低血压

低血压，中医没有与此完全相对应的独立病名。根据临床表现的不同，分别将眼前昏黑，头晕旋转者，称眩晕；以胸满心烦为主者，称郁证；夏季疲乏无力，汗多，头晕者，称伤暑。

【辨证论治】

（一）肝郁化火，风阳上扰证

临床表现：头晕心烦，口苦咽干，时而叹气，舌苔薄白，脉弦。

治法：舒肝理气，平肝泻火。

方药：四逆桑菊汤。

菊花 10g、桑叶 10g、钩藤 10g、柴胡 10g、白芍 10g、枳壳 10g、白蒺藜 10g、栀子 10g、薄荷 3g

加减：五心烦热者，宜丹栀逍遥散：柴胡 10g、当归 10g、白芍 10g、白术 10g、茯苓 10g、甘草 6g、生姜 2 片、薄荷 6g、丹皮 10g、栀子 10g。

（二）气虚，清阳失升证

临床表现：头晕，平卧或头低足高位时头晕减轻，站立时头晕加重，劳累时头晕亦加重，休息后头晕减轻，舌苔白，脉虚大或虚缓。

治法：益气升阳。

方药：补中益气汤。

黄芪 15g、白术 10g、人参 10g、当归 10g、陈皮 10g、柴胡 6g、升麻 6g、甘草 6g、生姜 3 片、大枣 5 枚

加减：腰酸痛者，加六味地黄丸。口苦干者，宜益气聪明汤：蔓荆子 10g、升麻 10g、葛根 15g、黄芪 15g、人参 10g、黄柏 10g、甘草 10g。

（三）肝肾阴虚，阴虚阳亢证

临床表现：头晕头胀，腰酸腰痛，夜间口干，舌苔薄白，脉沉细小数。

治法：滋补肝肾，佐以平肝。

方药：杞菊地黄丸加减。

生地 24g、山药 10g、山茱萸 10g、茯苓 10g、泽泻 10g、丹皮 10g、枸杞子 10g、菊花 10g、桑叶 10g、黑芝麻 10g

（四）暑湿外客证

临床表现：夏秋之交，头重头痛，腰脊沉重酸痛，微有

寒热，舌苔白，脉浮缓。

治法：祛湿化暑。

方药：羌活胜湿汤加减。

羌活 3g、独活 3g、藁本 1.5g、防风 1.5g、甘草 1.5g、川芎 1.5g、薄荷 1.5g、蔓荆子 2g、菊花 6g

（五）暑热外客，气阴两伤证

临床表现：夏季头晕头重，疲乏无力，汗多，口渴，微有发热，舌苔白，脉虚大紧数。

治法：益气养阴，清热祛暑。

方药：清暑益气汤加减。

黄芪 15g、人参 10g、甘草 6g、当归 6g、麦冬 10g、五味子 10g、青皮 10g、陈皮 10g、神曲 10g、黄柏 10g、葛根 15g、苍术 10g、白术 10g、升麻 10g、泽泻 10g

【按】辨证论治时应注意的问题

（一）辨证

1. 必须注意虚实寒热　本病既有虚，也有实，既有寒，也有热，不可单纯地认为是虚证。

2. 注意概念的混淆　不可将低血压认为是清阳不升。

（二）论治

1. 补中益气汤只运用于清阳不升的低血压，不适用于所有的低血压。

2. 注意辨证论治　即肝火上冲者，治宜清泻肝火；肝郁气滞者，治宜舒肝理气；六淫所致者，注意祛邪。

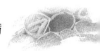

第十七节　慢性肺源性心脏病

慢性肺源性心脏病，中医没有与此完全相对应的独立病名。根据临床表现，分别将短气难于接续者，称短气；浮肿，咳喘不能平卧者，称痰饮之水气凌心、水气凌肺。

【辨证论治】

（一）痰浊壅滞，上盛下虚证

临床表现：喘咳痰多，不能平卧，头汗出，口干口苦，足冷，胃脘痞满，舌苔黄白厚腻，脉弦滑寸大尺弱。

治法：降气化痰，纳气定喘。

方药：苏子降气汤加减。

苏子 9~12g、橘红 9g、半夏 9g、当归 9g、前胡 9g、厚朴 9g、人参 9g、肉桂 5g、沉香 3g、芡实 3g、黑锡丹（送眼）3g

加减：肾虚较严重，头汗出，足冷者，加蛤蚧 1 对（去头足，研细末，冲服）。

（二）心阳不振，痰饮中阻，郁而化火证

临床表现：喘而短气难于接续，胃脘痞满，吸气不能，时或反复咳嗽，口干舌燥，浮肿，紫绀，痰多难于咯出，舌苔黄白，脉弦紧数促或弦紧数。

治法：温阳化饮，开结清热。

方药：木防己汤加减。

防己 10g、肉桂 10g、人参 10g、生石膏 15g、半夏 10g、陈皮 10g、葶苈子 4g、丝瓜络 10g

（三）心肾阳虚，肾水上泛证

临床表现：咳喘气短，平卧时气短加重，下肢轻度浮肿，手足厥冷，舌苔白润，脉沉细无力或沉细数无力或促。

治法：温阳化饮定喘。

方药：真武汤加减。

附子 4.5g、白术 9g、白芍 9g、茯苓 9g、生姜 9g、杏仁 9g、人参 9g

加减：腹胀者，加厚朴 4.5g；身酸痛者，加麻黄 1.5g。

（四）肾阳虚衰，肾水上泛证

临床表现：咳喘不能平卧，头汗出，足厥冷，腰腿酸痛或腰痛，舌苔白，质暗，脉沉弦尺大。

治法：温肾化饮。

方药：金匮肾气丸加减。

生地 15g、山药 12g、五味子 12g、茯苓 10g、泽泻 10g、丹皮 10g、附子 10g、肉桂 10g、车前子（布包）10g、怀牛膝 10g、蛤蚧（去头足，研细末，冲服）1 对

加减：气短不能接续，加黑锡丹（送服）3g；逆气上冲，腹满吸气不能下，加沉香 3g。

（五）气阴两虚，痰郁气结证

临床表现：咳喘气短，胸满胸痛，心烦心悸，手指时热时冷，面色㿠白，汗多，下肢轻度浮肿，舌苔白或光剥无苔，脉虚大弦滑。

治法：益气养阴，理气化痰。

方药：咳嗽遗尿方加减。

柴胡 10g、当归 10g、白芍 10g、人参 10g、麦冬 10g、五味子 10g、陈皮 10g、青皮 10g、紫菀 10g、黄芩 10g、半夏 10g

加减：时时逆气上冲，冲则心烦心悸，咳喘气短，头晕，烦热汗出，舌苔白，脉虚大弦滑，宜奔豚、生脉合方：川芎10g、当归10g、黄芩10g、白芍10g、葛根15g、半夏10g、桑皮15g、麦冬10g、人参10g、五味子10g、甘草6g、生姜3片。

（六）气阴两衰，痰郁气结证

临床表现：咳喘气短，疲乏无力，下肢或全身浮肿，胸胁苦满，心烦心悸，身热，汗多或无汗，舌苔白腻或黄白腻或白，舌质红或嫩红，脉虚大弦滑数或促。

治法：益气养阴，理气化痰。

方药：黄芪鳖甲散加减。

黄芪15g、地骨皮9g、紫菀10g、人参10g、茯苓10g、柴胡10g、半夏10g、知母10g、生地10g、白芍10g、麦冬10g、肉桂10g、甘草10g

（七）气阴俱虚，湿热蕴结，清阳失升证

临床表现：咳喘气短，活动时加重，疲乏无力，甚或气短难于接续，口苦口干，舌苔白或黄白腻，脉虚大弦紧数或虚大而数。

治法：益气养阴，除湿清热，升清降浊。

方药：清暑益气汤加减。

黄芪15g、当归6g、人参10g、麦冬10g、五味子10g、陈皮10g、青皮10g、神曲10g、黄柏10g、葛根15g、苍术10g、白术10g、升麻10g、泽泻10g

（八）脾胃虚寒，水饮上泛证

临床表现：咳喘气短，饮食之后胃脘满胀和喘咳均加重，按压胃脘时气短亦加重，腹满浮肿，舌苔白腻，脉沉弦滑。

治法：理气化痰，化饮定喘。

方药：半夏厚朴汤加减。

紫苏9g、枳壳9g、厚朴9g、杏仁9g、陈皮9g、茯苓4.5g、半夏9g

加减：口苦口干者，加黄芩3g；痰多者，加白芥子3g、苏子3g、莱菔子3g。

（九）水湿阻滞，脾肺升降失职证

临床表现：咳喘气短，腹胀腹水，浮肿尿少，身重懒言，纳差口淡，手足厥冷，舌苔薄白，脉沉细。

治法：温补脾肾，理气行水。

方药：实脾散加减。

厚朴10g、白术10g、木瓜10g、木香10g、草果10g、大腹皮10g、茯苓10g、附子10g、香附10g、干姜3g、炙甘草6g

（十）脾胃虚寒，水饮不化证

临床表现：咳喘不能平卧，浮肿尿少，胃脘满胀，食后咳喘加重，手足厥冷，舌质淡，苔薄白，脉沉细弦。

治法：温中健脾，化痰祛饮。

方药：理中化痰丸加减。

附子10g、干姜10g、党参10g、白术10g、甘草10g、半夏10g、枳实10g、杏仁10g、莱菔子6g、苏子3g、陈皮10g

【按】辨证论治时应注意的问题

（一）辨证

由于肺主出气，肾主纳气，肝主升阳，肺主降阴，脾居中焦，主气的升降，所以肺、脾、肾、肝等都对呼吸吐纳有一定的支配作用，因此，临床时必须注意哪一个脏腑是本病的主要原因。

（二）论治

1. 注意脏腑的不同用药　慢性支气管炎合并感染时，宣肺定喘、清热化痰固然重要，但因本病往往是一个五脏俱病、虚实互见、寒热同居的夹杂证，所以单纯从肺治必然药不中的，损伤正气，而病加剧。

2. 注意宣肺定喘、清热化痰法的反应　应用宣肺定喘、清热化痰药后，病情加重的原因，一般有二：一为肾不纳气，二为气阴两虚。肾不纳气者，虚阳上浮而不归蛰于肾，反用宣肺助其升浮，则气短难续；气阴两虚者，过用祛邪，肺气败伤，则失其肃降之能而喘咳增加。应用宣肺定喘法无效的原因，有肝肺气郁、痰郁中焦、心肾阴虚、虚实寒热用药比例不当等数种。例如：肺肝气郁、痰饮阻滞、气阴两虚等数种病因引起的肺源性心脏病，本应益气养阴、理气化痰同施，但却采用宣肺化痰、清热定喘，药非治其病之所在，故而不愈。

3. 注意正气　例如：心肾阳虚，水饮上泛之肺心病，兼有表证时，必须在温阳化饮之真武汤的基础上加入麻黄、甘草，否则，但予解表，其病必然不除。

4. 注意麻黄的禁忌证　肾不纳气者，不可用麻黄之升浮，但用补肾纳气之剂，其喘自定。

第十八节　心包炎

心包炎，中医没有与此完全相对应的独立病名。根据临床表现，分别将咳逆倚息，短气不得卧，其形如肿者，称支饮；

四肢肿，身体肿重者，称溢饮。

【辨证论治】

（一）隔间支饮证

临床表现：喘满气短，心下痞坚，口干，舌苔白或黄白，脉沉紧。

治法：苦辛通降，化饮利水。

方药：木防己汤加减。

防己10g、人参10g、桂枝10g、生石膏15g、半夏10g、陈皮10g、茯苓10g、紫菀10g、葶苈子3g

（二）痰滞入络，溢于四旁证

临床表现：喘满微作，心下痞满，全身憋胀疼痛，舌苔白，脉弦滑小数。

治法：化痰行滞，通络祛风。

方药：上中下痛风方加减。

黄柏10g、苍术10g、制南星10g、桂枝10g、防己10g、威灵仙10g、桃仁10g、红花10g、龙胆草10g、羌活10g、白芷10g、川芎10g、神曲10g

（三）痰饮阻于肠间证

临床表现：腹满腹胀，口舌干燥，喘满，舌苔黄或黄白，脉沉紧而数。

治法：分消水饮，导邪下行。

方药：己椒苈黄丸加减。

防己3g、椒目3g、葶苈子3g、大黄3g

加减：口渴者，加芒硝3g。

第十九节　心肌炎

心肌炎，中医没有与此完全相对应的独立病名。根据临床表现的不同，分别将以心悸为主者称为心悸；气短为主者称短气；长期疲乏无力、心悸者称虚劳；寒热往来者称伤寒；发热、咽喉疼痛者称温病。

【辨证论治】

（一）少阳外感，痰热阻滞证

临床表现：头晕头痛，胸满胸痛，心烦心悸，口苦咽干，恶心纳差，寒热往来或无明显的寒热往来，舌苔白，脉弦滑数。

治法：和解少阳，佐以化痰。

方药：小柴胡汤加减。

柴胡 15~24g、半夏 10g、党参 10g、黄芩 10g、甘草 10g、瓜蒌 30g、桔梗 9g、杏仁 9g、薄荷 9g

加减：脉不滑，气短，平卧时呼吸困难加重，咳嗽，去桔梗、杏仁，加干姜 5g、五味子 9g。

（二）少阳外感，心阳不足证

临床表现：胸胁苦满，心烦心悸，面色萎黄，口苦咽干，脉弦涩不调或涩结。

治法：和解少阳，温通心阳。

方药：小柴胡汤合桂枝去芍药汤加减。

柴胡 10g、半夏 10g、黄芩 10g、党参 10g、甘草 6g、茯苓 10g、桂枝 10g、生姜 3 片、大枣 3 枚

加减：若胃脘痞满，易惊易恐，失眠，脉弦紧者，治宜柴胡加龙骨牡蛎汤加减：柴胡 10g、半夏 10g、黄芩 10g、

党参 10g、生姜 3 片、大枣 5 枚、桂枝 15g、白术 10g、茯苓 15g、熟军 3g、龙骨 15g、牡蛎 15g、甘草 10g。

（三）阴虚痰热证

临床表现：午后发热，时有畏寒，胸脘满闷，气短心悸，头晕心烦，口苦口干，舌苔白而胖大，脉沉滑小数。

治法：养阴清热，理气化痰。

方药：蒿芩清胆汤加减。

青蒿 15g、黄芩 10g、竹茹 10g、枳壳 10g，半夏 10g、陈皮 10g、竹叶 10g、滑石 18g、知母 9g、薄荷 9g

（四）气阴两虚，痰郁气结证

临床表现：面色㿠白，自汗盗汗，发热，疲乏无力，心悸气短，胸满胸痛，咳嗽，舌苔白，质嫩红，脉虚滑数或促。

治法：益气养阴，化痰清热。

方药：黄芪鳖甲散加减。

黄芪 15g、鳖甲 15g、地骨皮 10g、秦艽 10g、紫菀 10g、党参 10g、茯苓 10g、柴胡 15g、半夏 10g、知母 10g、桂枝 10g、甘草 6g、桔梗 10g、桑皮 15g、甘草 6g

（五）痰郁气结，气阴两虚证

临床表现：头晕心悸，胸满气短，疲乏无力，舌苔白，脉虚滑或兼结代。

治法：益气养阴，理气化痰。

方药：咳嗽遗尿方加减。

柴胡 15g、丹参 15g、党参 10g、麦冬 10g、五味子 10g、黄芩 10g、半夏 10g、陈皮 10g、青皮 10g、紫菀 10g

（六）火郁不散证

临床表现：四肢发热，按之肌热烙手，舌苔白，脉细数。

治法：升阳散火。

方药：升阳散火汤（岳美中法）。

防风 7g、炙甘草 6g、升麻 15g、葛根 15g、独活 15g、白芍 15g、羌活 15g、人参 15g、柴胡 24g

（七）肝郁血虚，郁而化火证

临床表现：头晕头痛，胸满胸痛，心烦心悸，面色萎黄，手心热，脉沉弦细或结。

治法：养血、舒肝、泻火。

方药：丹栀逍遥散加减。

柴胡 10g、白芍 10g、当归 10g、白术 10g、茯苓 10g、炙甘草 6g、生姜 3 片、薄荷 6g、丹参 10g、丹皮 10g、栀子 10g

（八）气血两虚，气滞血瘀，湿郁不化证

临床表现：气短微喘，平卧时呼吸困难加重，消瘦乏力，腹满胸满，或见下肢轻度浮肿，舌苔薄白，脉虚大滑数或兼结涩。

治法：益气养血，理气活血，燥湿健脾。

方药：参芪丹鸡黄精汤加减。

党参 9g、黄芪 30g、丹参 30g、黄精 10g、生地 10g、当归 10g、苍术 15g、白术 10g、青皮 10g、陈皮 10g、柴胡 10g、砂仁 10g、莱菔子 10g、三棱 10g、莪术 10g、薄荷 3g

（九）暑邪外客，气阴两虚，湿热内蕴证

临床表现：发热汗出，神疲乏力，心悸气短，口渴心烦，舌苔白稍腻，脉虚数。

治法：益气养阴，除湿清热。

方药：清暑益气汤加减。

黄芪 15g、人参 10g、炙甘草 6g、当归 9g、麦冬 10g、五味子 10g、青皮 9g、陈皮 9g、神曲 9g、黄柏 9g、葛根 12g、苍术 9g、白术 9g、升麻 10g、泽泻 9g

第二十节　心肌病

心肌病，中医没有与此完全相对应的独立病名。根据临床表现的不同，分别将头面、四肢、腹部甚至全身浮肿者，称水肿或水气；水液停积，不得输化，喘而不能平卧者，称痰饮；自觉心跳数疾，不能自主者，称怔忡；呼吸急促，甚至张口抬肩者，称咳喘。

【辨证论治】

（一）气血两虚，气滞血瘀，痰饮阻滞证

临床表现：胸满气短，劳动或劳动后气急，或轻度活动后气急，或夜间阵发性气急，腹微满，偶见心烦心悸，下肢浮肿或手足颜面均憋胀，甚或肝脏肿大，轻度或重度腹水，舌质暗，苔薄白或薄黄或黄白厚腻，脉弦大紧数或兼促涩或沉弦细涩数促或沉弦细涩。

治法：补气养血，理气活血，燥湿化饮。

方药：参芪丹鸡黄精汤加减。

黄芪 30g、当归 10g、丹参 30g、人参 10g、苍术 15g、白术 10g、青皮 10g、陈皮 10g、生地 10g、黄精 10g、柴胡 10g、三棱 10g、莪术 10g、薄荷 3g、茯苓 6g、夜交藤 30g

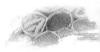

加减：腹胀大较重者，加莱菔子 10g、砂仁 10g。

（二）气血俱虚，水饮阻滞证

临床表现：气短而喘，平卧时呼吸困难加重，胸满胸痛，头晕头痛，疲乏无力，舌苔白，脉虚滑数兼促或兼涩而缓或时兼结。

治法：益气养血，化痰止咳。

方药：奔豚汤合生脉散。

川芎 10g、当归 10g、黄芩 10g、白芍 10g、葛根 15g、半夏 10g、青皮 10g、陈皮 10g、麦冬 10g、人参 10g、五味子 10g、丹参 10g、紫菀 10g、桑白皮 10g、生姜 3 片

加减：气短喘咳严重，下肢浮肿者，黄芪鳖甲散加减：黄芪 15g、人参 9g、地骨皮 9g、柴胡 10g、茯苓 9g、半夏 9g、知母 9g、生地 9g、白芍 9g、麦冬 9g、肉桂 9g、甘草 6g、紫菀 10g。

（三）痰郁气结，气阴俱虚证

临床表现：胸满气短，咽喉不利，头晕头痛，心烦失眠，疲乏无力，口干舌燥，舌苔薄白，脉细缓或濡缓。

治法：补气养阴，理气化痰。

方药：十味温胆汤加减。

黄芪 15g、当归 6g、麦冬 10g、党参 10g、五味子 10g、竹茹 10g、枳实 10g、半夏 10g、陈皮 10g、茯苓 10g、甘草 6g、菖蒲 10g、远志 10g、生地 10g

（四）心阳不振，痰饮中阻，郁而化热证

临床表现：脘腹胀大，胸腹积水，气急浮肿，心悸心烦，口唇，舌质紫绀，甚至全身均见紫暗，口干舌燥，或手足心

热而指趾均厥冷，大便不爽，小便黄赤，脉弦紧滑数或兼促涩或弦大紧数。

治法：温阳化饮，清热利水。

方药：木防己汤加减。

防己 10g、肉桂 10g、人参 10g、生石膏 15g、半夏 10g、陈皮 10g、葶苈子 4g、紫菀 10g、茯苓 6g

第二十一节　心脏神经官能症

心脏神经官能症，中医没有与此完全相对应的独立病名。根据临床表现，分别将因惊而悸者称惊悸；自感心悸不宁者称怔忡、心悸。

【辨证论治】

（一）肝郁血虚，郁而化火证

临床表现：胸胁苦满或窜痛，心悸阵阵发作，五心烦热，喜叹气，头晕头痛，或仅头晕，妇人月经不调，舌苔白，脉弦。

治法：养血舒肝。

方药：逍遥散加减。

柴胡 10g、当归 10g、白芍 10g、白术 10g、茯苓 10g、丹参 15g、甘草 6g、薄荷 3g、生姜 3 片

加减：心烦较重，五心烦热者，加丹皮 10g、栀子 10g。

（二）肝郁血虚，痰火郁结证

临床表现：胸胁苦满，心烦，有时烦热从少腹胃脘冲逆，冲则全身烦热，继而心烦心悸，汗出，或背部一阵寒热，口干口苦，舌苔薄白，脉弦滑。

治法：舒肝养血，化痰泻火。

方药：奔豚汤加减。

川芎 10g、当归 10g、白芍 10g、黄芩 10g、葛根 15g、桑白皮 15g、甘草 6g、党参 10g、麦冬 10g、五味子 10g、生姜 2片、半夏 10g

（三）心阳不振，神不安舍证

临床表现：心悸阵作，发作时感到剑突下悸动不止，失眠，手指冷，舌苔白，脉沉弦。

治法：温心阳，安心神。

方药：桂枝加龙骨牡蛎汤。

桂枝 10g、白芍 10g、生姜 10g、甘草 10g、大枣 12 枚、龙骨 10g、牡蛎 10g

（四）痰饮蕴结，心阳不振证

临床表现：阵发性心悸，发时胸胁满闷，头晕目眩，或短气而咳，大便稀溏，舌苔白滑，脉弦紧或弦滑。

治法：健脾渗湿，温阳化饮。

方药：苓桂术甘汤。

茯苓 15g、桂枝 10g、白术 10g、炙甘草 10g

（五）肝郁气滞，上热下寒，痰湿阻滞证

临床表现：阵发性心悸，胸胁苦满，心烦纳差，口苦咽干，恶心，舌苔白或黄白，脉弦紧或稍滑。

治法：舒肝解郁，化痰镇惊。

方药：柴胡加龙骨牡蛎汤加减。

柴胡 10g、半夏 10g、黄芩 10g、人参 10g、生姜 10g、桂枝 10g、茯苓 10g、熟军 3g、甘草 6g、大枣 5 枚、龙骨 15g、

牡蛎 15g

（六）气阴俱虚，神不安舍证

临床表现：失眠心悸，记忆力衰退，夜间口干，舌苔白，脉沉细小数。

治法：益气养阴，养心安神。

方药：补心丹加减。

炒枣仁 10g、柏子仁 10g、麦冬 10g、天门冬 10g、生地 10g、当归 10g、元参 15g、丹参 15g、党参 10g、桔梗 10g、五味子 10g、菖蒲 10g、远志 10g、黄连 10g

加减：善惊者，加龙骨 10g、牡蛎 10g、朱砂（冲）3g。

（七）气滞痰郁，郁而化火证

临床表现：胸胁满闷，胃脘痞满，心悸心烦阵阵发作，纳呆食减，喜叹气，舌苔白，脉沉或沉滑。

治法：舒肝理气，化痰泻火。

方药：四逆散加减。

柴胡 10g、瓜蒌 15g、枳壳 10g、白芍 10g、陈皮 10g、青皮 10g、郁金 10g、桔梗 10g、栀子 10g、甘草 6g

加减：脉滑，口苦较明显，宜小柴胡汤加瓜蒌。

柴胡 10g、瓜蒌 15g、半夏 10g、黄芩 10g、人参 10g、甘草 6g、生姜 3 片、大枣 7 枚

（八）瘀血阻滞证

临床表现：心前区憋闷，心悸，有时胸部刺痛，脉沉涩。

治法：理气活血。

方药：（1）血府逐瘀汤加减。

当归 10g、生地 10g、桃仁 10g、红花 10g、枳壳 10g、

赤芍 10g、甘草 6g、柴胡 10g、川芎 10g、桔梗 10g、怀牛膝 15g、丹参 15g

（2）赤降汤。

降香 10g、青皮 10g、赤芍 10g、郁金 10g、丹参 15g

（九）气血俱虚证

临床表现：面色萎黄，心悸善惊，疲乏无力，咽干唇燥，舌苔白，脉沉细弦。

治法：养血益气，安心养神。

方药：人参养荣汤。

黄芪 15g、肉桂 10g、当归 10g、白芍 10g、生地 10g、党参 10g、白术 10g、茯苓 10g、炙甘草 10g、五味子 10g、陈皮 10g、远志 10g、生姜 3 片、大枣 5 枚

【按】辨证论治时应注意的问题

（一）辨证

本病的辨证要点是：面色和脉象。即面色㿠白，脉虚大者，为气阴两虚或气血两虚；面色萎黄，脉沉细者，为气血俱虚；面色正常，脉沉弦者，为肝郁血虚；脉沉涩者，为肝郁气滞、痰饮阻滞；脉沉弦滑者，为气郁痰结；脉弦涩不调者，为寒饮或气滞血瘀。

（二）论治

本病一般的治疗原则是：病程短者，惊恐忧思者多，故舒肝理气、镇惊安神为主要方法；病程已久，气血俱虚，心脾不足，脾虚木乘，寒饮不化者恒多，因此益气养血、健脾养心、健脾抑木等比较多用。另外虚实夹杂证多须注意补与泻药之间的配伍关系。

第二十二节　多发性大动脉炎

多发性大动脉炎，中医没有与此完全相对应的独立病名。根据临床表现的不同，分别将肢冷，脉微，甚至抽搐，昏厥者，称厥证；上肢脉微或无脉，臂痛者，称臂厥；偏瘫者，称偏枯；下肢无脉，间歇性跛行，甚至坏死者，称脱疽。

【辨证论治】

（一）气血俱虚，外受风寒证

临床表现：肩臂酸痛，阴天时加重，脉无或沉微欲绝。

治法：补气养血，活血散风。

方药：黄芪桂枝五物汤加味。

黄芪 30g、桂枝 15g、白芍 15g、当归 15g、鸡血藤 15g、片姜黄 15g、全蝎 6g、防风 9g、生姜 9g、大枣 12 枚

（二）血虚寒滞，络脉不通证

临床表现：手足厥冷，臂有酸痛，脉微欲绝。

治法：养血通阳，兼散寒邪。

方药：当归四逆汤加减。

当归 15g、鸡血藤 30g、桂枝 9g、白芍 9g、木通 9g、细辛 6g、甘草 9g、大枣 20 枚、蜈蚣 5 条、白酒少许为引

（三）肝肺气郁，络脉不通证

临床表现：头晕头重，胸满心烦，肩臂酸痛，脉沉细或沉伏。

治法：理气活血。

方药：四逆散加减。

柴胡 10g、枳壳 10g、赤芍 10g、丝瓜络 10g、玫瑰花 10g、代代花 10g、香橼 10g、佛手 10g、青皮 10g、陈皮 10g、甘草 6g

加减：口干心烦较重者，加栀子 10g。

（四）胸阳痹阻证

临床表现：胸闷胸痛，手厥冷，脉沉弦涩。

治法：通阳行痹。

方药：枳实薤白桂枝汤加减。

枳实 9g、半夏 9g、薤白 9g、桂枝 12g、陈皮 10g、杏仁 9g、生姜 12g、瓜蒌 15g

（五）肝郁气滞，胸阳痹阻证

临床表现：头晕头痛，目视昏花，胸满胸痛，心烦口苦，胃脘痞满，手指冷，但偶尔手心反热，舌苔白或黄白，脉沉伏或沉弦紧。

治法：舒肝理气，温通胸阳。

方药：柴胡加龙骨牡蛎汤加减。

柴胡 10g、半夏 10g、黄芩 10g、党参 10g、桂枝 15g、茯苓 15g、生姜 10g、甘草 6g、大枣 5 枚、大黄 3g、龙骨 15g、牡蛎 15g

（六）肝肾俱虚，气滞血瘀证

临床表现：腰酸腰痛，头晕头痛，胸胁苦满或窜痛，心烦易怒，口干，脉弦。

治法：滋补肝肾，理气活血。

方药：逍遥、六味地黄加减。

柴胡 10g、当归 10g、白芍 10g、白术 10g、生地 10g、山

药 10g、肉苁蓉 10g、茯苓 10g、泽泻 10g、栀子 10g、丹皮 10g、薄荷 3g、生姜 3 片、丝瓜络 9g

（七）气阴两虚证

临床表现：面色㿠白，肩背沉重酸痛，疲乏无力，口干，脉虚大，但患侧脉微。

治法：益气养阴，通络。

方药：生脉、二妙加减。

黄芪 15g、麦冬 9g、党参 9g、五味子 9g、苍术 9g、黄柏 9g、石斛 9g、桑枝 15g、木瓜 10g、菖蒲 1.5g、丝瓜络 9g、当归 6g

（八）心阴不足，阳气不通证

临床表现：肩背酸痛，心悸怔忡，口干，脉结代。

治法：滋阴养血，通阳复脉。

方药：炙甘草汤加减。

炙甘草 15g、党参 10g、生地 30g、生姜 10g、桂枝 1.0g、阿胶（烊化）1.0g、麦冬 15g、黑芝麻 9g、大枣 20 枚

（九）阴虚风动证

临床表现：全身酸痛，颤抖，口干，舌质嫩红，面色㿠白多油，脉细数。

治法：滋阴柔肝熄风。

方药：大定风珠加减。

龟板 30g、鳖甲 30g、牡蛎 30g、麦冬 12g、生地 12g、白芍 12g、五味子 12g、阿胶（烊化）9g、元参 15g、火麻仁 9g、鸡子黄 3 个、知母 3g

（十）脾胃虚寒，气血俱虚证

临床表现：疲乏无力，腰痛腰酸，下肢沉重，腹部悸动，偶尔冷痛，手心时而烦热时而指趾反厥冷，脉沉细弦，或一侧沉细，一侧脉弦大，尤以尺脉为甚。

治法：益气养血，健中补脾。

方药：十四味建中汤加味。

黄芪 15g、肉桂 9g、当归 9g、川芎 9g、生地 9g、白芍 9g、党参 9g、白术 9g、茯苓 9g、甘草 9g、附子 9g、麦冬 9g、半夏 9g、肉苁蓉 20g、元参 10g、生姜 3 片、大枣 5 枚

（十一）肾气不足，上热下寒证

临床表现：腰腿酸痛，尤以小腿酸痛为主，口鼻眼干燥，脉弦大或沉细无力。

治法：补肾益精，清上温下。

方药：十味地黄汤加减。

熟地 24g、山药 12g、山茱萸 12g、茯苓 10g、泽泻 10g、丹皮 10g、肉苁蓉 10g、麦冬 10g、白芍 10g、元参 10g、附子 10g、肉桂 10g

（十二）肾气不足，复感风寒证

临床表现：头晕头痛，腰背酸痛，五心烦热，头部怕风，脉弦大或沉细尺大。

治法：补肾散风。

方药：左归丸加减。

熟地 24g、山药 12g、枸杞子 15g、山萸肉 15g、杜仲 15g、牛膝 15g、鹿角胶（烊化）10g、麦冬 15g、龟板 15g、菟丝子 15g、当归 10g、川芎 10g、白芍 10g、独活 10g、细辛 3g

（十三）气血两虚，气滞血瘀，痰湿阻滞证

临床表现：胸满气短，心烦心悸，疲乏无力，头晕头痛，患肢酸困尤甚，舌苔薄白，脉患侧无脉，健侧沉细无力或沉弦涩。

治法：益气养血，理气活血，燥湿化痰。

方药：参芪丹鸡黄精汤加减。

党参 9g、黄芪 30g、丹参 30g、当归 9g、生地 10g、黄精 10g、苍术 15g、白术 10g、青皮 10g、陈皮 10g、柴胡 10g、三棱 10g、莪术 10g、薄荷 3g、夜交藤 30g

加减：脘腹胀满较重者，加莱菔子 10g、砂仁 10g。

（十四）气阴两虚，痰气郁结证

临床表现：胸满气短，头晕头痛，心烦失眠，疲乏无力，口干舌燥，舌苔薄白，脉濡缓或细数。

治法：补气养阴，理气化痰。

方药：十味温胆汤加减。

黄芪 15g、当归 6g、人参 10g、麦冬 10g、五味子 6g、竹茹 10g、枳实 10g、半夏 10g、陈皮 10g、茯苓 10g、甘草 10g、菖蒲 10g、远志 10g、生地 10g

（十五）气阴两虚，湿热蕴结，清气不升证

临床表现：疲乏无力，心烦心悸，头晕头胀，口干舌燥，舌苔白或黄白，脉虚大弦数或兼促。

治法：补气养阴，燥湿清热，升清降浊。

方药：清暑益气汤加减。

人参 10g、甘草 6g、黄芪 15g、当归 6g、麦冬 10g、五味子 10g、青皮 10g、陈皮 10g、神曲 10g、黄柏 10g、葛根

15g、苍术 10g、白术 10g、升麻 10g、泽泻 10g

【按】辨证论治时应注意的问题

本病是一个比较顽固而复杂的疾病。临床时，必须善于将有无外邪以及气滞、血瘀和气虚、血虚、阴虚等证进行区别，才能确定轻重缓急的用药方法。

第二十三节　雷诺病

雷诺病，中医没有与此完全相对应的独立病名。根据临床表现的特点，大致包括在厥证的范畴之中。

【辨证论治】

（一）气阴两虚，痰郁气结证

临床表现：手指遇冷苍白紫暗，局部冷麻针刺样疼痛，肩臂酸困，头晕乏力，心烦，舌苔白，脉沉缓。

治法：益气养阴，理气化痰。

方药：十味温胆汤加减。

黄芪 15g、当归 6g、人参 10g、麦冬 10g、五味子 10g、竹茹 10g、枳实 10g、半夏 10g、陈皮 10g、茯苓 10g、甘草 6g、菖蒲 10g、远志 10g、生地 10g

（二）血虚寒凝证

临床表现：手指厥冷，微见苍白紫暗，舌淡苔白，脉沉细或脉细欲绝。

治法：温经散寒，养血通脉。

方药：当归四逆汤加减。

当归 10g、桂枝 10g、细辛 6g、白芍 10g、甘草 6g、大枣 7枚、

通草 10g

（三）肝郁气滞，痰湿内郁证

临床表现：手指遇冷苍白紫暗，局部冷麻疼痛，休息或遇温热后逐步好转，头晕头胀，心烦心悸，或见肩臂酸困，舌苔黄白或白腻，脉弦紧。

治法：舒肝解郁，化痰通阳。

方药：柴胡加龙骨牡蛎汤加减。

柴胡 10g、黄芩 10g、党参 10g、半夏 10g、甘草 6g、生姜 4 片、大枣 7 枚、桂枝 15g、茯苓 10g、熟军 3g、龙骨 15g、牡蛎 15g

第二十四节　血栓闭塞性脉管炎

血栓闭塞性脉管炎，中医称为脱疽或脱骨疽。

【辨证论治】

（一）寒湿阻滞，血络瘀滞证

临床表现：患肢沉重酸痛麻木，小腿抽痛，间歇跛行，局部皮肤苍白，触之冰凉，舌质淡苍白，脉沉细而迟。

治法：温阳化湿，通经活络。

方药：阳和汤加减。

熟地 28g、鹿角胶 10g、炮姜 6g、肉桂 6g、白芥子 6g、麻黄 1g、木瓜 15g

（二）气阴两虚，湿热蕴结证

临床表现：患肢沉重疼痛麻木，小腿抽痛，间歇跛行，局部皮肤苍白，触之冰凉，舌苔黄白腻，脉虚大弦紧数。

治法：补气养阴，除湿清热。

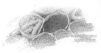

方药：芪脉地黄汤加减。

黄芪 15g、当归 6g、麦冬 10g、人参 10g、五味子 10g、生地 15g、苍术 10g、茯苓 10g、泽泻 10g、丹皮 10g、黄连 10g、肉桂 10g、防己 10g

（三）气阴俱虚，热毒炽盛证

临床表现：患肢皮肤暗红而肿，患趾如煮熟的红枣，皮肤上起黄疮，有的部分紫黑、溃烂，疼痛剧烈，舌苔白质红，脉虚大滑数。

治法：益气养阴，除湿清热，解毒。

方药：芪脉三妙汤加减。

黄芪 15g、当归 10g、麦冬 10g、党参 10g、五味子 10g、石斛 10g、苍术 10g、黄柏 10g、防己 10g、元参 30g、生地 15g

（四）痰火郁结证

临床表现：患肢冰冷紫暗，指或趾溃烂而黑，剧烈疼痛，心烦失眠，头昏脑涨，口苦，舌苔白，脉弦滑数。

治法：舒肝理气，化痰泻火。

方药：柴芩温胆汤加减。

柴胡 10g、半夏 10g、龙胆草 10g、黄芩 10g、竹茹 10g、枳实 10g、陈皮 10g、滑石 15g、竹叶 10g、夜交藤 30g

（五）湿热内郁，血络瘀滞，外受风寒证

临床表现：患肢疼痛，手足冰凉，口苦口干，舌苔白，脉弦滑数。

治法：燥湿清热，祛风散寒，活血通络。

方药：上中下痛风方加减。

黄柏 10g、苍术 10g、制南星 10g、桂枝 10g、防己 10g、威灵仙 10g、桃仁 10g、红花 10g、龙胆草 10g、羌活 10g、白芷 10g、川芎 10g、神曲 10g

（六）肝郁血虚证

临床表现：患肢疼痛麻困，患指（趾）冰冷紫黑，足（或手）肿胀，头晕头痛，心烦心悸，纳呆食减，舌苔白，脉弦涩不调。

治法：养血舒肝。

方药：丹栀逍遥散加减。

柴胡 10g、当归 10g、白芍 10g、白术 10g、甘草 6g、干姜 3g、薄荷 6g、栀子 10g、丹皮 10g、丹参 15g

第二十五节　血栓性静脉炎

血栓性静脉炎，中医根据深静脉炎和浅静脉炎的不同表现，分别将浅静脉炎称为脉痹，深静脉炎称为下肢肿胀。

【辨证论治】

（一）浅静脉炎

1.痰气郁结，郁而化火证

临床表现：胸胁或腹部有索条状物，疼痛，发热，头晕，胸满心烦，口苦咽干，舌苔白，脉弦滑。

治法：舒肝泻火，化痰散结。

方药：夏枯橘蒌汤。

柴胡 10g、半夏 10g、赤芍 10g、青皮 10g、橘叶 10g、瓜蒌 30g、黄芩 10g、当归 10g、夏枯草 15g、连翘 10g

加减：若夜间口干，疼痛加重者，加元参 20g。

外用：牛黄解毒丸，冷水溶化，涂患处。

2. 湿热蕴结，血络瘀滞，外受风寒证

临床表现：下肢或上肢静脉肿胀呈条索状，疼痛，有压痛，有发热或无发热，全身不适，舌苔黄白腻，脉滑数或弦紧数。

治法：燥湿清热，活血通络，疏散风寒。

方药：上中下痛风方。

黄柏10g、苍术10g、制南星10g、桂枝10g、防己10g、威灵仙10g、桃仁10g、红花10g、龙胆草10g、羌活10g、白芷10g、川芎10g、神曲10g

（二）深静脉炎

临床表现：整个患肢疼痛，肿胀，有压痛，但皮色不见明显改变，按之发热，舌苔白，脉弦滑数。

治法：化痰燥湿，清热活血，外散风寒。

方药：上中下痛风方。

黄柏10g、苍术10g、制南星10g、桂枝10g、防己10g、威灵仙10g、桃仁10g、红花10g、龙胆草10g、羌活10g、白芷10g、川芎10g、神曲10g

若发热，脉滑数者，宜宣痹汤。

防己15g、杏仁15g、连翘12g、滑石15g、薏苡仁10g、半夏15g、栀子10g、晚蚕沙10g

外用：冷水淋洗局部。

第二十章
造血系统疾病

第一节　概论

　　中医认为，营血的生成来源有三：一脾胃，二气，三精。即饮食入胃之后，通过脾的运化作用，将其中的一部分精华输于心而生成血，也就是所谓的"中焦取汁变化而赤是谓血"。在心中，一部分精华形成血，另一部分又输注于肺，在肺中一部分与大气中的精华化合形成营血，另一部分又输注于皮毛与大气中的精华形成营血，即所谓的气生血。此外，肾精可以转化成血，即所谓精血同源，且可通过肾对脾的影响而将饮食中的精华转化成血，肝可以通过其疏泄作用促进脾、肾、心的生血作用。所以治疗贫血疾病时重点考虑精、气、血，重点考虑治脾、治肾、治肺、治肝、治心。

中医认为，推动血在血脉中循环流动的动力是气，维持血在血脉中的正常存在的脏腑是心、肝、脾，即所谓的心主血、肝藏血、脾统血，所以治疗出血性疾病时重点考虑气、血，重点考虑治心、治脾胃、治肝。

一、辨证论治大法

应注意运用八纲辨证论治、六经辨证论治（以上参见第一章第一节）、气血辨证论治、脏腑辨证论治（以上参见第二章第一节）、阴阳辨证论治、五行辨证论治（以上参见第十六章第一节）等辨证论治大法。

（一）贫血治法

1.健脾益气法　适用于脾气虚弱的面色萎黄或㿠白，神疲乏力，纳少便溏，舌质淡苔白，脉濡缓。药如：人参、党参、白术、茯苓、炙甘草、山药、扁豆、炒薏苡仁。

2.补肺益气法　适用于肺气不足的面色㿠白，气短自汗，脉虚。药如：黄芪、人参、党参、太子参、冬虫夏草。

3.补血养心法　适用于心血不足，血不养心的面色萎黄，心悸失眠，五心烦热，脉沉细。药如：当归、丹参、生地、熟地、何首乌、龙眼肉、鸡血藤、阿胶。

4.补血养肝法　适用于肝血不足的头晕目眩，耳鸣胁痛，惊惕不安，妇女月经不调，脉弦细。药如：当归、白芍、女贞子、五味子、山萸肉、生地、熟地、何首乌、炒枣仁。

5.益肾填精法　适用于肾气不足的面色青黑，腰背酸痛，疲乏无力，遗精阳痿，脉虚尺大而稍弦。药如：何首乌、菟丝子、五味子、补骨脂、枸杞子、鹿角胶、锁阳、肉苁蓉、紫河车、胡桃肉、龟鹿二仙胶。

6. 健脾温中法　适用于脾胃虚寒、气血俱虚的胃脘冷痛，食欲不振，疲乏无力，脉沉细。药如：黄芪建中汤。

7. 滋养肺阴法　适用于肺阴不足的咽喉干燥，干咳或失音，面色白而透嫩红，脉虚而数。药如：麦冬、沙参、百合、天门冬、玉竹。

8. 养血舒肝法　适用于肝郁血虚的头晕头痛，胸胁苦满，烦躁易怒，脉沉弦。药如：逍遥散。

9. 滋阴清热法　适用于阴虚火旺的骨蒸劳热，午后潮热，盗汗，脉细数。药如：龟板、鳖甲、地骨皮、生地、青蒿、知母、黄柏。

10. 活血逐瘀法　适用于瘀血阻滞的癥瘕积聚，疼痛，舌有瘀斑或紫暗，脉沉涩。药如：当归、川芎、鸡血藤、赤芍、桃仁、红花、三棱、莪术、䗪虫、郁金、丹参。

11. 清热凉血法　适用于血热妄行的吐血、衄血、便血、尿血、舌绛、脉数。药如：生地、元参、丹皮、白芍、旱莲草。

（二）出血治法

1. 疏风清热法　适用于风热客肺，内伤血络的肌衄、咳血，口干鼻燥、脉浮数。药如：桑叶、蝉蜕、薄荷、荆芥、金银花、连翘、丹皮、赤芍、马勃。

2. 清胃泻火法　适用于胃热炽盛，迫血妄行的吐衄，口渴口臭、便秘、苔黄干。药如：生石膏、知母、玉竹、生地、石斛、大黄、黄连、栀子。

3. 平肝泻火法　适用于肝胃上冲迫胃伤肺的吐血、衄血、咳血、胸胁疼痛、烦躁易怒。药如：青黛、黄芩、龙胆草、丹皮、

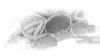

白芍、生地、栀子、牡蛎。

4.活血化瘀法 适用于瘀血阻滞，血不归经的吐血、衄血、便血、崩漏。药如：三七、茜草、降香、赤芍、丹皮、丹参、血见愁、蒲黄。

5.补气固脱法 适用于气不摄血的吐血、衄血、便血，喘促昏愦，神气不续，六脉细微或虚浮或散。药如：人参、黄芪、山萸肉、五味子。

6.滋阴降火法 适用于阴虚火旺，热迫血行的吐血、衄血、咳血，盗汗、耳鸣、脉细数。药如：生地、龟板、旱莲草、女贞子、元参、麦冬。

7.培补肾督法 适用于肾督亏损，虚火上炎的吐血、衄血，腰痛，项脊痛，头晕，足冷。药如：骨碎补、鹿茸、鹿角、川续断、元参、生地、阿胶、白芍、怀牛膝。

8.健脾摄血法 适用于脾虚不能摄血的吐血、衄血、崩漏，健忘怔忡，疲乏无力，食少纳呆，脉濡。药如：黄芪、人参、党参、白术、龙眼肉。

9.凉血止血法 适用于血热妄行的吐血、衄血、便血，脉数。药如：生地、丹皮、白芍、地榆炭、白茅根、旱莲草、大蓟、侧柏炭。

10.收敛止血法 适用于血脱不固的吐血、衄血。药如：龙骨、牡蛎、阿胶、白及、棕榈炭、仙鹤草、鸡冠花。

第二节 再生障碍性贫血

再生障碍性贫血，中医没有与此完全相对应的独立病名。

根据临床表现的主次不同，分别将面色萎黄、盗汗、消瘦、乏力者，称虚劳；有瘀斑、出血点者，称肌衄或斑疹；妇女月经过多，经血不止者，称崩漏；鼻衄、牙衄、耳衄者，称衄血；尿血者，称尿血；便血者，称便血等。

【辨证论治】

（一）气阴两虚证

临床表现：面色㿠白，疲乏无力，五心烦热，舌质淡苔薄白，脉虚或沉细。

治法：益气养血，填精补髓。

方药：龟鹿二仙胶加减。

龟板 30g、鹿角胶 10g（烊化）、人参 10g、枸杞子 10g、何首乌 10g、黄芪 15g、黄精 12g、菟丝子 12g

加减：

（1）自汗盗汗，骨蒸劳热，口干，脉虚大滑数者，上方减鹿角胶 7g，去何首乌，加麦冬 15g，五味子 9g。

（2）或三甲复脉汤。

龟板 30g、鳖甲 30g、牡蛎 30g、炙甘草 9g、生地 30g、生白芍 18g、阿胶 9g（烊化）、火麻仁 9g、人参 10g、五味子 10g

（3）癸字补髓丹。

用法：1 日 3 次，1 次 18g

（4）专翁大生膏。

用法：1 日 3 次，1 次 1~2 匙。

（二）血热妄行，热毒壅盛证

临床表现：面色㿠白，发热，自汗盗汗，鼻衄、齿衄、斑疹大量出现，口舌生疮，痈肿，舌质淡、苔薄白，脉虚大滑数。

治法：清热凉血解毒。

方药：犀角地黄汤加味（李翰卿法）。

水牛角 15g（先煎）、生地 15g、白芍 15g、丹皮 9g、茜草 15g、小蓟炭 30g、白茅根 30g、元参 30g、金银花 10g、连翘 10g、龟板 10g

加减：舌苔黄干，大便燥结者，加大黄 3g。

（三）少阳阳明合病证

临床表现：胸脘胀满，大便燥结，恶心口苦，心烦易怒，寒热往来，舌苔黄干，脉沉弦滑数。

治法：和解攻里。

方药：大柴胡汤加减。

柴胡 9g、半夏 9g、人参 9g、黄芩 9g、白芍 9g、枳实 9g、麦冬 9g、元参 9g、大黄 3~9g

（四）肝郁血虚证

临床表现：面色青黄，头晕头痛，疲乏无力，胸胁苦满，时而窜痛，心烦心悸，纳呆食减，五心烦热，口干，妇女月经不调，脉沉弦。

治法：养血舒肝，清热养阴。

方药：丹栀逍遥散加减。

柴胡 6g、青蒿 15g、当归 12g、白芍 12g、白术 12g、神曲 9g、麦芽 9g、丹皮 9g、栀子 9g、生地 9g、何首乌 9g、薄荷 15g、甘草 6g、生姜 1 片

（五）中气不足，气血俱虚证

临床表现：面色萎黄或微兼青黄，疲乏无力，怯冷，胃脘冷痛，舌质淡苔薄白，脉沉细弦。

治法：健中补脾，益气养血。

方药：十四味建中汤加减。

黄芪 15g、肉桂 9g、当归 9g、川芎 9g、生地 9g、白芍9g、人参 9g、白术 9g、茯苓 9g、炙甘草 9g、鹿角胶 9g（烊化）、麦冬 9g、半夏 9g、生姜 3 片、大枣 5 枚、肉苁蓉 15g

【按】辨证论治时应注意的问题

（一）辨证

本病是一个复杂而顽固的疾病，它的辨证要点有三：一脉象，二面色，三症状。其中面色和脉象在确定性质上起着决定性的作用。

脉象：虚大，为气阴两虚或气血俱虚；沉弦，为肝郁血虚；濡缓，为脾虚；细数，为阴虚火旺或血虚火旺；沉细，为气血俱虚；沉弦涩，为瘀血或寒；滑数，为火热或痰火；尺大而数，为肾阴虚而相火妄动；尺大而弦，为肾阳虚；尺大而虚，为阴阳俱虚；左脉弦，右脉缓细，为血虚肝郁；右脉弦，左脉缓，为脾胃虚寒，木邪犯土；沉细弦，为气血俱虚而脾肾虚寒；沉细弱，为气血阴阳俱虚而以阴血虚为主。

面色：常见的有㿠白、青黄、青黑三色。其中青黄者，为肝木乘脾土，或血虚络瘀，脾虚木乘。㿠白者，肺之色，或为肺气虚，或为气阴两虚，若㿠白色中微透嫩红，为偏阴虚；白而偏干者，为偏于气虚。青黑者，肝肾之色，黑多青少，为肾虚而肝木失养。青多于黑，为肝肾俱虚而兼瘀血。

另外，还应注意面部的干燥无光、润而有汗、如有油垢等，其中干燥无光，或为气血阴阳俱不足或为阴阳俱衰；润而有汗，为气阴两虚而阴虚为主，或为气阴两虚而兼痰热；如有油垢，为肾虚痰饮或阴阳俱衰而兼湿热。

（二）论治

1.注意病位用药　病在肺者，气短乏力，面色㿠白，脉虚或虚大，宜用生脉散、黄芪之类。在肝者，当审有无肝郁，肝郁血虚者，治宜养血舒肝，不舒肝则肝血不藏，宜逍遥散；肝火旺者，必养阴泻火，火旺则迫血妄行，可用犀角地黄汤。病在脾者，面色萎黄，食欲不振，治疗时应分气虚、阳虚，气虚者，当补气，如四君子汤、归脾汤；阳虚者，当补阳，如黄芪建中汤、十四味建中汤。病在肾者，当分阴阳之偏，肾阳虚而火旺者，脉必细数，龟板、鳖甲、生地、知母、黄柏；肾阳虚者，脉必虚，鹿角胶、鹿茸、何首乌、补骨脂、菟丝子、枸杞子、熟地、黑芝麻可以选用；但补阴不可不益阳，益阳不可不助阴。

2.注意虚中夹实证　本病虽以虚为主，但应注意虚中夹实中的瘀血、肝火、胃火、肝郁等，否则但予补益，不予祛邪，病必难除。此外，本病食欲、脉象的改善，往往是根本好转的先兆。如果食欲、脉象没有改善，血红蛋白虽然已经上升，但不久可能很快下降。

第三节　缺铁性贫血

缺铁性贫血，中医没有与此完全相对应的独立病名。根据临床表现的不同，分别将萎黄，毛发干燥者，称萎黄病；面色萎黄，虚衰者，称虚劳。

【辨证论治】

（一）气血不足，心脾俱虚证

临床表现：面色萎黄，疲乏无力，头晕心悸，失眠纳呆，五心烦热，舌质淡，苔薄白，脉沉细。

治法：益气养血，健脾安神。

方药：

（1）归脾汤加减。

黄芪15g、党参10g、白术9g、当归6g、炙甘草6g、茯神9g、远志9g、炒枣仁9g、枸杞子9g、何首乌9g、木香3g、生姜3片、大枣5枚

（2）大枣10个、皂矾粉0.15g。用法：先煎大枣，煎好后以该汤送服皂矾粉。

（二）脾胃虚寒，气血俱衰证

临床表现：面色苍白或萎黄，胃脘冷痛，疲乏无力，手心烦热，舌苔白，脉右沉弦，左缓。

治法：健脾温中，益气养血。

方药：

（1）黄芪建中汤加味。

黄芪15g、当归9g、桂枝9g、白芍18g、生姜6g、炙甘草6g、大枣7枚、饴糖15g（冲）、阿胶10g（烊化）

（2）血虚较重，指冷者，宜十四味建中汤。

黄芪15g、肉桂10g、当归9g、川芎9g、生地9g、白芍9g、党参9g、白术9g、茯苓9g、炙甘草9g、麦冬9g、半夏

9g、附子 6g、肉苁蓉 15g、生姜 3 片、大枣 5 枚

（三）血虚肝郁证

临床表现：面色萎黄，头晕耳鸣，胸胁苦满，心烦心悸，五心烦热，纳呆失眠，月经失调，舌苔白，脉弦。

治法：养血舒肝。

方药：逍遥散加减。

当归 12g、白芍 12g、柴胡 6g、白术 10g、茯苓 10g、丹皮 10g、栀子 10g、陈皮 10g、生姜 3 片、薄荷 1.5g

加减：腰酸者，加何首乌 9g、生地 9g。

胃脘疼痛，脉弦紧者，宜加味一贯煎。

沙参 12g、麦冬 10g、生地重 5g、苍术 10g、白术 10g、青皮 10g、陈皮 10g、郁金 10g、姜黄 10g、夜交藤 15g、薄荷 3g

【按】辨证论治时应注意的问题

（一）辨证

本病辨证的重点是面色和脉象。即面色㿠白，汗多者，为气阴两虚；面色萎黄，泛青色者，为血虚兼血瘀。脉细者，为血虚；沉弦者，为肝郁血虚；虚大、芤革者，为气血俱虚；涩者，为阳虚、血瘀或气滞；濡弱者，为脾虚或心脾俱虚。

（二）论治

贫血虽然是一个血虚证，但是由于血为气母，气能生血，气行血行，所以补血的同时必须益气。另外，本病又多兼有实邪，因此补气养血的同时，还应根据气滞者必佐理气，瘀血者必佐活血的原则进行。

第四节 阵发性睡眠性血红蛋白尿

阵发性睡眠性血红蛋白尿，中医没有与此完全相对应的独立病名。根据临床表现的不同，分别将尿血为主者称尿血；面色㿠白、疲乏无力为主者称虚劳。

【辨证论治】

（一）气阴两虚，湿热下注，瘀血阻滞证

临床表现：疲乏无力，面色㿠白，五心烦热，尿黄尿赤，脉沉细无力，或虚大，或虚大数。

治法：益气养阴，清利湿热，活血止血。

方药：肾痨汤加减。

生黄芪 30g、生山药 30g、红花 10g、炙龟板 12g、盐黄柏 6g、丹皮 10g、当归 10g、蒲黄 10g、三七 4g、琥珀粉（冲服）6g、土茯苓 40g

（二）气血俱虚，心脾不足，脾不统血证

临床表现：面色萎黄，疲乏无力，心悸气短，失眠健忘，舌苔薄白，脉沉细弱或濡缓。

治法：补气养阴，健脾养心。

方药：归脾汤加减。

生地 10g、人参 10g、白术 10g、黄芪 15g、当归 6g、炙甘草 6g、茯苓 10g、远志 10g、炒枣仁 10g、木香 10g、龙眼肉 10g、生姜 3 片、大枣 5 枚

（三）气阴俱虚，痰气郁结证

临床表现：面色㿠白，头晕头胀，疲乏无力，心烦心悸，失眠，或失眠嗜眠交替出现，胃脘痞满，或见胸满气短，舌苔白，

脉濡缓，或细弱。

治法：补气养阴，理气化痰。

方药：十味温胆汤加减。

黄芪 15g、当归 6g、麦冬 10g，人参 10g、五味子 10g、竹茹 10g、枳实 10g、半夏 10g、陈皮 10g、土茯苓 10g、甘草 6g、菖蒲 10g、远志 10g、生地 10g

第五节　失血后贫血

失血后贫血，中医没有与此完全相对应的独立病名。根据临床表现，分别将吐血者，称吐血；便血者，称便血；外伤出血者，称跌仆失血。其后的一些表现，分别称为血虚或虚劳。

【辨证论治】

（一）气血俱脱证

临床表现：大失血，面色㿠白，神情淡漠，汗多，脉虚大而散或微细欲绝。

治法：益气固脱。

方药：独参汤。

人参 30~60g（文火煎，频服）

加减：兼瘀血者，加三七参 6~10g（研，冲服）。

（二）气血俱虚，脾不统血证

临床表现：大失血，面色苍白，神疲体倦，纳呆食减，心悸失眠，自汗盗汗，五心烦热，舌质淡苔薄白，脉沉细缓。

治法：益气养血，健脾养心。

方药：归脾汤加减。

人参 10g、炙黄芪 15g、白术 10g、当归 10g、茯苓 10g、远志 10g、炒枣仁 10g、龙眼肉 10g、木香 4.5g、生姜 3 片、大枣 5 枚、甘草 6g

加减：脉虚大，口渴，身热，当归补血汤加味。

黄芪 30g、当归 6g、人参 10g

【按】辨证论治时应注意的问题

（一）辨证

本病辨证的要点是：面色、脉象和症状。

1.面色　面色㿠白者，为气血俱虚；面色萎黄者，为血虚、脾虚；面色萎黄透青者，为血虚兼有瘀血。

2.脉象　芤，为气血俱衰；濡、弱，为心脾俱虚；沉细弦，为脾胃虚寒；细数，为血虚生热。

3.症状　畏寒者，为气虚或阴阳俱虚；身热者，为血虚有热、实热或气虚；胃脘冷痛者，为脾胃虚寒。

（二）论治

本病基本上是一个气血俱虚证，因此补益气血是本病的主要治法。但是，由于本病经常出现虚中夹实，所以在补益的同时，还应注意补虚泻实的用药配伍。

第六节　白细胞减少症

白细胞减少症，中医没有与此完全相对应的独立病名。根据临床表现的不同，分别将反复感冒为主者称感冒；低热乏力为主者称内伤发热；咽喉肿痛为主者称喉痹；反复咳嗽为主者称咳嗽；耳痛流脓者称聤耳；反复尿频、尿痛者称劳淋等。

【辨证论治】

（一）气阴两虚，湿热内郁，升降失职证

临床表现：低热乏力，头晕耳鸣，咽喉干痛，尿黄，舌苔白，脉虚大弦数。

治法：补气养阴，燥湿清热，升清降浊。

方药：清暑益气汤加减。

党参 10g、甘草 6g、黄芪 15g、当归 6g、麦冬 10g、五味子 10g、青皮 10g、陈皮 10g、神曲 10g、黄柏 10g、葛根 15g、苍术 10g、白术 10g、升麻 10g、泽泻 10g

（二）卫阳虚衰，复感外邪证

临床表现：全身酸痛，疲乏无力，脘腹时或冷痛，舌苔白，脉沉细弦。

治法：温阳、益气、解表。

方药：再造散加减。

党参 9g、黄芪 9g、肉桂 9g、附子 9g、白术 9g、川芎 6g、白芍 6g、陈皮 6g、防风 3g

（三）气阴两虚，表虚不固证

临床表现：面色白，疲乏无力，经常感冒，全身酸痛，手心时热，舌质淡，脉沉细或细弱。

治法：补气养阴，佐以解表。

方药：薯蓣丸。

1 日 3 次，1 次 1 丸。

（四）三焦积热，卫气不固证

临床表现：口苦口干，大便秘结，时或口舌生疮，头晕头痛，经常感冒，全身酸痛，脉弦滑数。

治法：清里解表。

方药：凉膈散加减。

大黄 3g、栀子 10g、连翘 10g、杏仁 10g、甘草 6g、薄荷 10g、竹叶 10g、黄芩 10g

（五）气阴两虚，痰湿阻滞证

临床表现：发热汗出或不发热，时汗出，或不汗出，咳嗽或微喘，或夜间烦热，时或盗汗，舌质红无苔或苔薄白，脉虚大弦或虚大弦数。

治法：补气养阴，化痰止咳。

方药：黄芪鳖甲散加减。

黄芪 15g、地骨皮 10g、柴胡 10g、半夏 10g、人参 10g、茯苓 10g、知母 10g、生地 10g、白芍 10g、麦冬 10g、肉桂 10g、甘草 6g

【按】辨证论治时应注意的问题

本病虽以虚证为多，但不可都认为是虚证。

第七节　粒细胞缺乏症

粒细胞缺乏症，中医没有与此完全相对应的独立病名。根据临床表现的不同，分别将冬季发病，寒战头痛者称冬温；春季发病者称春温，夏季发病者称暑温；秋末冬初发病者称伏暑。

【辨证论治】

（一）气阴两虚，暑热外客，湿热内蕴证

临床表现：发热或微恶寒发热，汗出乏力，头晕耳鸣，或见咽喉疼痛，甚或口舌生疮，肛门疼痛，尿黄，舌苔白或黄，脉虚大弦紧数或虚大弦数。

治法：补气养阴，清暑祛湿。

方药：清暑益气汤加减。

黄芪15g、甘草6g、人参10g、当归6g、麦冬10g、五味子10g、青皮10g、陈皮10g、神曲10g、黄柏10g、葛根15g、苍术10g、白术10g、升麻10g、泽泻10g

（二）暑湿弥漫三焦证

临床表现：身热面赤，耳聋，胸闷脘痞，下利稀水，小便短赤，咳痰带血，不甚渴饮，舌红赤，苔黄滑，脉滑数。

治法：清热利湿，宣通三焦。

方药：三石汤加减。

滑石10g、生石膏15g、寒水石10g、杏仁10g、竹茹10g、银花10g、连翘10g、通草10g

（三）邪阻膜原证

临床表现：寒热往来，身痛有汗或无汗，手足沉重，呕逆胀满，舌苔白厚腻或黄白，脉弦紧数。

治法：疏利透达。

方药：达原饮加减。

厚朴10g、草果10g、槟榔10g、黄芩10g、知母10g、菖蒲10g、藿香10g、柴胡10g、白芷10g、防风6g

第八节　过敏性紫癜

过敏性紫癜，中医没有与此完全相对应的独立病名。根据临床表现的不同，分别将以紫斑为主者，称斑；小出血点者，称斑疹；衄血为主者，称衄血；月经过多者，称崩漏；便血者，称便血；尿血者，称尿血。

【辨证论治】

（一）风邪外客，热毒侵及营分证

临床表现：四肢远端大量小米大的出血点，轻微发痒，口微干，脉浮缓或浮数。

治法：解毒清热，凉血散风。

方药：银翘散加减。

银花 15g、连翘 15g、大青叶 15g、元参 15g、生地 15g、赤芍 15g、荆芥 9g、牛蒡子 9g、桔梗 9g、甘草 9g

（二）表里三焦俱热证

临床表现：全身到处大片紫斑，尤以下肢较多，口干心烦，尿赤，舌苔黄，脉弦紧而数或弦滑数。

治法：发表清里。

方药：三黄石膏汤加减。

麻黄 10g、黄芩 10g、黄柏 10g、黄连 10g、栀子 10g、生石膏 15g、豆豉 10g

（三）热毒侵及血络证

临床表现：上下肢远端大量小米大的出血点，微痒或不痒，口不干或干，脉弦细。

治法：凉血活血。

方药：丹参银翘饮。

丹参 15g、银花 15g、连翘 15g、当归 10g、川芎 10g、生地 10g、白芍 10g、薄荷 3g

（四）风湿郁表，热毒侵及血络证

临床表现：小出血点兼有荨麻疹样皮疹，手足浮肿，脉浮数。

治法：疏风除湿，解毒凉血。

方药：麻黄连轺赤小豆汤加减。

麻黄 6g、连翘 15g、赤小豆 30g、桑白皮 15g、杏仁 9g、赤芍 9g、丹参 9g、大青叶 9g、生地 9g、生姜 3 片、大枣 5 枚

（五）热毒蕴蓄，血络瘀滞证

临床表现：膝、肘、踝关节肿痛，大片紫暗瘀斑，疼痛或有压痛，舌苔白，脉弦滑。

治法：活血凉血，清热消斑。

方药：桃红四物汤加减。

桃仁 10g、红花 10g、当归 10g、川芎 10g、赤芍 10g、生地 10g、丹参 15g、连翘 15g、赤小豆 15g、大青叶 15g、生山楂 30~60g

（六）气阴两虚，血络瘀滞，湿热下注证

临床表现：少许紫斑，尿血尿赤，疲乏无力，五心烦热，脉沉细无力或虚大。

治法：益气养阴，活血利湿。

方药：肾痨汤加减。

生黄芪 30g、生山药 40g、藏红花 4g、龟板 15g、黄柏

6g、丹皮 10g、当归 10g、没药 6g、怀牛膝 10g、琥珀（冲）
6g、茯苓 60g、三七（冲）6g

（七）心胃实火证

临床表现：吐血、衄血、便血，大片紫斑，烦躁不安，
舌苔黄干，脉数。

治法：苦降泻火。

方药：泻心汤。

黄连 10g、黄芩 10g、大黄 4g

（八）热入血分证

临床表现：齿、鼻衄血，大片大片紫斑，或兼发热，舌质红，
脉滑数。

治法：清热凉血。

方药：犀角地黄汤加减。

水牛角 9g、生地 15g、白芍 15g、丹皮 10g、元参 30g、大
青叶 15g、小蓟 15g、白茅根 30g、茜草 12g

（九）阴液亏损证

临床表现：面色㿠白，汗多，大片大片紫斑，舌质嫩红
或红绛，脉虚数或虚滑数。

治法：滋阴清热。

方药：大定风珠加减。

龟板 30g、鳖甲 30g、生牡蛎 30g、生地 15g、麦冬 12g、
元参 16g、白芍 15g、火麻仁 9g、阿胶 9g、炙甘草 6g、鸡子
黄 2 枚

加减：脉细数者，加知母 10g、黄柏 10g。

（十）少阳阳明合病证

临床表现：腹痛腹胀，有压痛，心悸心烦，恶心口苦，大便干燥或不干燥，脉弦滑。

治法：和解攻里。

方药：大柴胡汤加减。

柴胡 10g、枳实 10g、半夏 10g、黄芩 10g、白芍 10g、丹皮 15g、大黄 4g

（十一）肝胃不和，湿浊阻滞证

临床表现：胃脘满胀或胀痛，有压痛，腹鸣便溏，舌苔白腻，脉弦紧或弦滑。

治法：舒肝和胃，燥湿导滞。

方药：柴平汤加减。

柴胡 10g、半夏 10g、人参 10g、黄芩 10g、苍术 15g、厚朴 10g、陈皮 10g、干姜 3g、大黄 4g

加减：恶心呕吐，胃脘或脘腹疼痛者，加苏叶 10g、神曲 10g，去大黄。

（十二）气血俱虚，心脾不足证

临床表现：大片紫斑或小出血点，心悸失眠，疲乏无力，食欲不振，舌质淡或正常，脉细缓。

治法：益气养血，健脾安神。

方药：归脾汤加减（李翰卿法）。

黄芪 15g、人参 10g、白术 10g、当归 6g、甘草 6g、茯苓 10g、远志 10g、炒枣仁 10g、鸡血藤 9g、生地 12g、龙眼肉 10g、生姜 3 片、大枣 5 枚

（十三）脾胃虚寒，气血俱虚证

临床表现：胃脘或腹部悸动冷痛，紫斑，口干，五心烦热，心悸，脉沉细弦或右脉弦细。

治法：健脾温中，益气养血。

方药：十四味建中汤加减。

当归 10g、川芎 10g、生地 10g、白芍 10g、人参 10g、白术 10g、茯苓 10g、甘草 6g、黄芪 15g、肉桂 10g、附子 10g、麦冬 10g、半夏 10g、肉苁蓉 15g、生姜 3 片、大枣 5 枚

（十四）气阴两虚，湿热蕴结证

临床表现：面色㿠白，疲乏无力，紫斑，舌质红，舌苔白腻，脉虚大滑数。

治法：益气养阴，燥湿清热。

方药：芪脉二妙汤。

黄芪 15g、当归 6g、人参 10g、麦冬 10g、五味子 10g、苍术 10g、黄柏 10g、石斛 10g、生地 10g

（十五）阳明胃热证

临床表现：紫斑，胃脘满胀，压痛，舌苔黄厚，脉滑。

治法：理气泻火。

方药：小承气汤加减。

枳实 30g、厚朴 30g、大黄 30g

用法：共为细末，枣泥为丸，每丸 1.5g，1 日 3 次，1 次 1 丸。

【按】辨证论治时应注意的问题

（一）辨证

本病辨证的要点与血小板减少性紫癜相同，而以热入血

络证为多。

（二）论治

在处方用药时，一般应注意以下几点：

1.小出血点，轻微发痒者，为风热客肺及于血络，治宜清热散风，佐以凉血活血；斑大而不痒者，为热盛发斑，治宜凉血清热，不可散风，但应区分阳明之在经、在腑。

2.虚寒发斑虽较少见，但临床用药时不可忽视。

第九节　血小板减少性紫癜

血小板减少性紫癜，中医没有与此完全相对应的独立病名。根据临床表现的不同，分别将以出血点、紫斑为主者，称斑疹或肌衄；衄血严重者，称衄血；月经过多者，称崩漏；便血者，称便血。但都统属于血证范畴之中。

【辨证论治】

（一）热毒侵及营分证

临床表现：下肢或全身大量的如小米大的出血点，口微干，脉浮或缓。

治法：清热解毒，凉血活血。

方药：丹参银翘饮加减。

丹参 15g、银花 10g、连翘 10g、当归 10g、川芎 10g、赤芍 10g、生地 10g、元参 30g、薄荷 6g

（二）热入营血证

临床表现：衄血，紫斑，舌质红绛或无明显改变或瘀斑，脉数或滑数。

治法：清热凉血消斑。

方药：犀角地黄汤加减。

水牛角 10g、白芍 15g、生地 15g、丹皮 15g、茜草 15g、小蓟 15g、元参 30g、大青叶 10g、青黛 10g

加减：舌苔黄燥，口渴喜饮者，加生石膏 30~60g，知母 10g；大便干燥者，加大黄 3~6g。

（三）气血俱虚，脾不统血证

临床表现：紫斑，面色萎黄，疲乏无力，心悸失眠，纳呆食减，舌苔薄白质淡或正常，脉沉细缓。

治法：益气养血，健脾养心。

方药：归脾汤加减。

黄芪 15g、白术 10g、党参 10g、当归 6g、甘草 6g、茯苓 10g、远志 10g、炒枣仁 10g、龙眼肉 10g、鸡血藤 12g、丹参 10g、生姜 3 片、大枣 5 枚

（四）脾胃虚寒，气血俱虚证

临床表现：紫斑，疲乏无力，脘腹冷痛，手心热而指冷，食欲不振，脉沉弦细或右脉弦，左脉缓。

治法：健脾温中，益气养血。

方药：十四味建中汤加减。

黄芪 15g、肉桂 10g、当归 10g、白芍 10g、生地 10g、川芎 10g、人参 10g、白术 10g、茯苓 10g、甘草 10g、肉苁蓉 10g、鹿角胶（烊化）10g、麦冬 10g、生姜 3 片、大枣 5 枚

（五）气阴两虚，湿热蕴结证

临床表现：面色㿠白，紫斑，舌苔白微腻，脉虚大弦滑。

治法：益气养阴，燥湿清热。

方药：芪脉二妙汤。

黄芪 15g、当归 6g、人参 10g、麦冬 10g、五味子 10g、石斛 10g、苍术 10g、黄柏 10g、生地 10g

（六）胃肠实热证

临床表现：腹满腹胀，口苦干，大便不爽，舌苔黄厚或黄白厚，脉沉滑或沉实。

治法：理气泻火。

方药：小承气汤加减。

大黄 30g、厚朴 30g、枳实 30g

用法：共为细末，枣泥为丸，每丸 2g，1 日 3 次，1 次 1 丸。

【按】辨证论治时应注意的问题

（一）辨证

本病的辨证要点有四。

1.脉象　浮，为风热；数或滑数，为热；沉细缓，为脾气虚；沉细弦，为脾胃虚寒；虚大，为气阴两虚、气血两虚；浮虚，为肺气虚。

2.面色　㿠白，为气阴两虚；萎黄，为血虚；萎黄而瘦，为脾胃湿热；青黄，为瘀血；青黑，为肝肾俱虚；汗多，如有油光，为气阴两虚兼湿热；面如油垢，为湿热伤及肾阴肾阳。

3.斑疹　出血点小如针尖者，为肺热及于血络；斑大成片，为胃热伤及营血；斑色红活，为热；色暗，为虚寒。

4.本病热证较寒证为多见。

（二）论治

本病治疗大法有二：一补，二泻。补有补肺、补脾之分；泻有清肺、清胃之别。另有治肝、治肾之法，因临床少见，故不详述。

在严重阶段，经常虚实并见，寒热共存，治疗时，必须注意标本先后，虚实寒热的多少，采用先治标后治本，或标本并治法。

胃热者，必须分清有无腑实，腑实者必加大黄，否则吐衄、斑疹难瘥。

第十节　白血病

白血病，中医没有与此完全相同的独立病名。根据临床的特点，大致包括在血证、虚劳、恶核之中。

【辨证论治】

现将临床中的两种类型列述于下：

（一）气阴两虚，热毒炽盛证

临床表现：面色㿠白无华，发热，舌质淡，苔黄，脉虚大滑数。

治法：益气养阴，清热解毒。

方药：当归补血汤加味。

桑叶 60g、黄芪 90g、当归 15g、生石膏 30g、知母 10g、大青叶 30g

（二）气阴两虚，积滞不化证

临床表现：发热，自汗盗汗，面色㿠白，腹胀纳呆，食后胃脘胀满加重，或有轻度压痛，舌质淡暗有瘀斑，苔薄黄，脉滑数或细数。

治法：益气养阴，活血导滞。

方药：桑芪承气汤。

桑叶 90g、黄芪 60g、当归 12g、鳖甲 15g、人参 9g、麦冬 9g、五味子 9g、枳实 6g、厚朴 6g、莪术 6g、大黄 3~6g

加减：若出血较重者，加茜草 15g。

第十一节　多发性骨髓瘤

多发性骨髓瘤，中医没有与此完全相对应的独立病名。根据临床表现，大致包括在骨痹的范畴之中。

【辨证论治】

（一）肝郁气滞，血络瘀滞证

临床表现：胸胁骨痛，或见腰背痛，或见窜痛，心烦气短，头晕头痛，脉弦或弦紧。

治法：舒肝理气，疏筋活络。

方药：四逆香佛二花汤加减。

柴胡 10g、枳壳 10g、白芍 10g、甘草 6g、香橼 10g、佛手 10g、玫瑰花 10g、代代花 10g、黄芩 3g、元参 4g、丝瓜络 10g、合欢花 15g

（二）气阴两虚，气滞痰郁证

临床表现：腰背疼痛，胸胁疼痛，不敢深呼吸或咳嗽，亦不能站坐，纳呆食减，胃脘满胀，胸满心烦，头晕头痛，口干，舌苔白，脉弦紧尺大。

治法：补气养阴，舒肝健脾，活血舒筋。

方药：加味一贯煎加减。

西洋参 10g、麦冬 10g、生地 30g、苍术 15g、白术 10g、

青皮 10g、陈皮 10g、柴胡 10g、郁金 10g、姜黄 10g、薄荷 6g、夜交藤 30g

第十二节　嗜酸性肉芽肿

嗜酸性肉芽肿，中医没有与此完全相对应的独立病名。根据临床表现的特点，大致包括在中医的斑疹、痹证范畴之中。

【辨证论治】

痰热凝结，血络瘀滞证

临床表现：关节肌肉酸痛，下肢大量紫红色斑点与结节，身热，午后加重，舌苔白，脉弦滑稍数。

治法：化痰清热，散结通络。

方药：熄风通络汤加减。

钩藤 15g、地龙 10g、枳壳 10g、连翘 10g、香橼 10g、佛手 10g、桑枝 30g、丝瓜络 10g

第二十一章
内分泌系统疾病

第一节　概论

中医认为，在人体之内存在着一种特殊的精气转化系统，并认为这个精气转化系统由脏来控制，且不可太过与不及，正如《素问·阴阳应象大论》所说："水为阴，火为阳，阳为气，阴为味。味归形，形归气，气归精，精归化；精食气，形食味，化生精，气生形，味伤形，气伤精，精化为气，气伤于味。"因此治疗此类疾病时重点在于治脏，调和阴阳。

一、辨证论治大法

应注意运用六淫辨证论治（参见第一章第一节）、脏腑辨证论治、气血辨证论治（以上参见第二章第一节）、阴阳辨证论治、五行辨证论治（以上参见第十六章第一节）等辨证论治大法。

二、常用治法

1. 舒肝理气法　适用于肝郁气滞的胸胁满闷或窜痛，胃脘疼痛，脉沉。药如：柴胡、川芎、枳壳、青皮、香附、橘叶、乌药、白芍、川楝子。

2. 理气化痰法　适用于肝脾气郁，痰热不化，或痰结成核，脉弦滑。药如：柴胡、枳壳、瓜蒌、杏仁、桔梗、竹茹、半夏、白芥子、青皮、橘叶。

3. 养血舒肝法　适用于肝郁血虚的心烦心悸，五心烦热，脉弦。药如：逍遥散。

4. 活血逐瘀法　适用于瘀血阻滞的疼痛，癥瘕积聚。药如：当归、赤芍、川芎、桃仁、红花、三棱、莪术、郁金、丹参。

5. 滋养肝肾法　适用于肝肾阴虚的头晕目眩，胸胁疼痛，烦躁易怒。药如：熟地、生地。

6. 培补肾气法　适用于肾气不足的腰酸腰痛，遗精阳痿，记忆力差，脉弦细尺大。药如：熟地、山茱萸、锁阳、菟丝子、巴戟天、五味子、蛇床子、仙茅、鹿茸、淫羊藿、枸杞子、菟丝子、补骨脂、蛤蚧。

7. 滋养心阴法　适用于心阴不足的心悸心烦，失眠。药如：麦冬、生地、五味子、百合。

8. 养血法　适用于血虚的面色萎黄，心悸乏力。药如：

当归、白芍、熟地、何首乌、鹿角胶、阿胶、鸡血藤胶。

9. 滋养胃阴法　适用于胃阴不足的口渴喜饮，口舌生疮。药如：沙参、麦冬、石斛、天花粉、玉竹、生地。

10. 清胃泻火法　适用于胃热炽盛的口渴喜饮，消食易饥。药如：生石膏、天花粉、知母、黄连、栀子。

11. 补益大气法　适用于脾、肺、心气不足的气短乏力，汗多。药如：黄芪、人参、党参、白术。

12. 温中散寒法　适用于脾胃虚寒的胃脘冷痛，胃脘痞满。药如：干姜、高良姜、附子、肉桂、吴茱萸。

13. 养心安神法　适用于血虚，心血失养的失眠心悸。药如：炒枣仁、五味子、夜交藤。

14. 软坚散结法　适用于瘿瘤痰核。药如：昆布、海藻、牡蛎、浙贝母、夏枯草、黄药子、元参。

第二节　成年人腺垂体功能减退症

成年人腺垂体功能减退症，中医没有与此完全相对应的独立病名。根据临床表现的面色萎黄、怯冷、乏力消瘦等特点，大致归在虚劳的范畴之中。

【辨证论治】

气血阴阳俱虚证

临床表现：产后月经不恢复或甚少，无乳汁或甚少，面色萎黄枯干或虚肿，神疲纳呆，毛发干枯，畏寒肢冷，舌淡苔白而瘦，脉沉细弱。

治法：大补气血阴阳。

方药：十四味建中汤加减。

黄芪 15g、肉桂 10g、川芎 10g、当归 10g、熟地 10g、白芍 10g、人参 10g、白术 10g、茯苓 10g、甘草 10g、附子 10g、半夏 10g、肉苁蓉 10g、鹿角胶 10g、生姜 3 片、大枣 5 枚

简易法：

（1）定坤丹。用法：1 日 1 丸，早晨空心服。

（2）参茸卫生丸。用法：1 日 2 次，1 次 1 丸。

（3）全鹿丸。用法：1 日 3 次，1 次 1 丸。

【按】辨证论治时应注意的问题

成人前脑垂体功能减退症以阴阳气血俱虚证为多，因此大补气血阴阳为本病的主要治疗原则，其中人参、鹿茸、鹿角胶等尤为必用之药。

第三节　肢端肥大症

肢端肥大症，中医没有与此完全相对应的独立病名。根据临床表现的不同，分别将精神萎靡，疲乏无力，健忘者，称虚劳；头痛为主者，称头痛；烦躁易怒，失眠，麻木者，称郁证。

【辨证论治】

气阴两虚，痰热蕴郁证

临床表现：面貌粗陋虚浮，腰背酸痛，疲乏无力，手足厚大，舌苔白而体胖大，脉虚而弦滑。

治法：补阴益气，化痰清热。

方药：桔梗汤加减。

桔梗 10g、防己 10g、桑皮 10g、浙贝母 10g、瓜蒌 30g、甘草 6g、当归 10g、生薏苡仁 30g、杏仁 10g、黄芪 30g、百合 15g、干姜 1g

第四节　尿崩症

尿崩症，中医没有与此完全相对应的独立病名。根据临床表现的不同，分别将多饮多尿者，称消渴；口渴多饮，小腹满，小便较少者，称膀胱蓄水等。

【辨证论治】

（一）肺胃实热证

临床表现：烦渴多饮，舌苔黄白或白，脉滑数。

治法：清热养阴。

方药：黄连黑豆汤加减。

生石膏 60g、人参 10g、知母 15g、黑豆 60~250g、干姜 1.5~3g、黄连 9g

用法：先煎黑豆，再煎他药，合在一起服。

（二）肝胃不和，痰热互结，上热下寒证

临床表现：烦渴引饮，胃脘痞满或兼隐痛，素有恶冷性饮食史，脐腹或胃脘悸动，胸胁苦满，头晕头痛或仅头晕，尿多，舌苔白，脉沉弦滑。

治法：理气化痰，辛苦通降。

方药：柴胡桂枝干姜汤加减。

柴胡 12g、桂枝 10g、黄芩 10g、党参 10g、白芍 10g、干姜 3g、天花粉 30g、麦冬 15g、牡蛎 10g、茯苓 9g、大黄 6g、

龙骨 10g

（三）寒热夹杂，痰湿内蕴证

临床表现：胃脘痞满，口渴多饮，遇冷则胃脘痞满加重，舌质淡胖大而苔薄白，脉滑。

治法：温胃燥湿，清热止渴。

方药：理中汤加减。

人参 10g、苍术 10g、干姜 10g、甘草 10g、枳实 10g、半夏 10g、天花粉 15g

（四）寒饮蕴郁证

临床表现：胃脘痞满，多饮多尿，有时排尿不畅，痰多，有时呕吐大量痰涎，舌质淡暗，苔白滑，脉弦紧。

治法：温胃化饮，分利水湿。

方药：理苓汤加减。

人参 10g、苍术 10g、干姜 10g、甘草 10g、肉桂 10g、附子 10g、泽泻 10g、猪苓 10g、茯苓 10g、天花粉 15g

（五）肾阳不足证

临床表现：口渴引饮，尿多，腰酸，舌苔薄白，脉沉细尺大而弦。

治法：滋肾益阳。

方药：十味地黄汤加减。

麦冬 15g、元参 15g、生地 15g、山药 15g、山茱萸 10g、茯苓 10g、泽泻 10g、丹皮 10g、附子 10g、肉桂 10g

（六）气阴两虚，脾肾俱虚证

临床表现：口渴引饮，疲乏思睡，腰腿酸重，舌苔白，脉虚大弦滑。

治法：培补脾胃，益气养阴。

方药：补中益气合六味地黄汤。

黄芪 30g、人参 15g、白术 12g、升麻 6g、柴胡 6g、当归 10g、甘草 6g、生地 15g、山药 5g、山茱萸 10g、茯苓 10g、泽泻 10g、丹皮 10g、陈皮 10g

加减：心悸乏力，舌质红苔黄腻者，宜黄芪 15g、麦冬 10g、人参 10g、五味子 10g、石斛 10g、生地 10g、黄柏 10g、怀牛膝 10g；病程较短，口燥渴而多饮多尿，舌苔厚腻，疲乏无力，脉虚大弦滑者，宜清暑益气汤加减：黄芪 15g、甘草 6g、党参 10g、当归 6g、麦冬 10g、五味子 10g、青皮 10g、陈皮 10g、神曲 10g、黄柏 10g、葛根 15g、苍术 10g、白术 10g、升麻 10g、泽泻 10g、干姜 1g、大枣 3 枚。

刘渡舟按：大便秘结而尿多的，用承气汤亦效。

【按】辨证论治时应注意的问题

（一）辨证

本病虽然有胃热、阴虚证，但其他证候亦很多见，因此不可完全认为都是胃热、阴虚证。其辨证要点是：脉象、舌苔舌质，饮水量与小便量的比较，腹部、腰部的症状。

1.脉象　滑数，为胃热或痰热蕴结；弦，为肝经病或寒；紧为寒；尺脉弦大，为肾阳虚，尺脉滑数，为肾虚热盛。

2.舌苔舌质　舌淡暗润者，为寒；舌暗或瘀斑而润者，为瘀血；舌质红而干者，为阴虚热盛；舌苔黄腻者，为湿热；舌苔黄润者，为寒郁不化；舌苔黄干者，为阳明胃热。

3.饮水量与小便量的比较　饮水多而小便少者，为膀胱蓄水或胃热；饮水多，小便亦多者，为脾、肾阳虚。

4.腰、腹症状 胃脘痞满者，为痰热郁结在中焦；少腹满者，为膀胱蓄水；腰酸痛者，为肾虚。

另外，本病胃热、阴虚、湿痰相兼者较多，临证时，必须鉴别它们的比例关系。

（二）论治

在处方用药时，必须注意虚实寒热的多少和药物配伍之间的关系，若痰热和阴虚相兼存在的证候，燥湿健脾容易损阴耗液，养阴生津容易助湿生痰，但湿痰不除，津又难化，阴液不补，津液匮乏，敷布不能，口渴更甚，因此，必须健脾燥湿化痰与养阴生津同施。升阳益气是治疗气虚下陷、津不上潮的一大法门，若气阴两虚，津不上潮者，非益气升阳口渴不能解，因此，当升者必予升发之药。

膀胱不能化气者，不可因其口渴而不温化利水，因为但见膀胱利，小便通，水邪解，津自上潮，口渴自愈；脾阳不足，水湿停聚者，但温其阳，水湿自行，津自上潮，口渴自解。

第五节 原发性醛固酮增多症

原发性醛固酮增多症，中医没有与此完全相对应的独立病名。根据临床表现，大致包括在痿、痉证的范畴之中。

【辨证论治】

（一）气血俱虚，气滞血瘀，痰湿不化证

临床表现：头晕头痛，心烦急躁，周期性肌肉软弱，麻痹，抽搐，痉挛性疼痛，疲乏无力，口干口渴，腹微满，面色㿠白无华，舌苔黄腻或黄褐，大便稀溏或干燥，脉弦细小滑。

治法：益气养血，理气活血，燥湿清热。

方药：身痛逐瘀汤加减。

牛膝 12g、地龙 9g、秦艽 6g、香附 9g、甘草 6g、当归 9g、川芎 9g、苍术 9g、黄柏 9g、五灵脂 9g、桃仁 9g、红花 9g、羌活 3g、黄芪 15g

（二）肝郁气滞，痰湿阻滞，上热下寒证

临床表现：头晕头痛，胸满心烦，肩背、四肢酸痛，疲乏无力，时或抽搐，胃脘痞满，逆气上冲，口苦口干，舌苔白或黄白，脉弦紧。

治法：舒肝解郁，化痰镇惊。

方药：柴胡加龙骨牡蛎汤加减。

柴胡 10g、半夏 10g、黄芩 10g、人参 10g、生姜 3 片、大枣 7 枚、甘草 6g、桂枝 12g、熟军 4g、茯苓 15g、龙骨 15g、牡蛎 15g

【按】辨证论治时应注意的问题

本病大多数与气血俱虚、气滞血瘀、痰湿阻滞有关。

第六节　慢性肾上腺皮质功能减退症

慢性肾上腺皮质功能减退症，中医没有与此完全相对应的独立病名。根据临床表现的面色黑暗，疲乏无力，头晕目眩等，大致包括在肾劳的范畴之中。

【辨证论治】

（一）肾气不足，瘀血阻滞证

临床表现：面色及皮肤变黑，疲乏无力，畏寒纳呆，胃脘痞满，舌苔白，质有瘀斑，脉沉细弱。

治法：温补肾气，活血逐瘀。

方药：左归丸加减。

川芎 10g、当归 10g、赤芍 10g、熟地 15g、山药 12g、山萸肉 12g、杜仲 12g、枸杞子 12g、补骨脂 10g、鹿角胶 10g、麦冬 15g、巴戟天 15g、何首乌 15g、刘寄奴 15g

（二）脾肾阳虚，瘀血夹饮证

临床表现：面色及皮肤发黑，疲乏无力，畏寒纳呆，胃脘冷痛，有时呕吐泄泻，舌苔白，脉弦大而紧或沉细无力。

治法：温补脾胃，活血化饮。

方药：理中、六味地黄合方。

附子 10g、肉桂 10g、人参 10g、白术 10g、干姜 10g、甘草 10g、生地 10g、山药 10g、五味子 10g、何首乌 10g、茯苓 10g、泽泻 10g、丹皮 10g

【按】辨证论治时应注意的问题

本病多与肾气亏损、瘀血阻滞等有关，因此温补肾阳、活血化瘀是本病的主要治法。

第七节　嗜铬细胞瘤

嗜铬细胞瘤，中医没有与此完全相对应的独立病名。根据临床表现特点的阵发性心悸、头晕，烦躁汗出，发麻等，大致包括在奔豚的范畴之中。

【辨证论治】

（一）肝郁气结，郁而化火，气阴俱衰证

临床表现：阵发性呼吸困难，逆气上冲，头晕头痛，心烦心悸，汗多乏力，口干，脉弦滑。

治法：舒肝理气，化痰泻火，佐以益气养阴。

方药：奔豚汤合生脉散。

当归10g、川芎10g、黄芩10g、白芍10g、葛根10g、半夏10g、桑皮15g、麦冬10g、党参10g、五味子10g

（二）肝郁气结，痰饮阻滞，寒热夹杂证

临床表现：阵发性逆气上冲，心烦心悸，胸满气短，头晕头痛，有时腹痛呕吐，手足厥冷，口苦口干，舌苔白，脉沉弦或弦紧。

治法：舒肝理气，化饮降冲，佐以平肝。

方药：柴胡加龙骨牡蛎汤加减。

柴胡10g、半夏10g、人参10g、黄芩10g、干姜4.5g、甘草6g、大枣5枚、桂枝10g、茯苓10g、大黄3g、龙骨15g、牡蛎15g

【按】辨证论治时应注意的问题

按照奔豚的治法处理，有缓解症状之效。

第八节　单纯性甲状腺肿

单纯性甲状腺肿，中医没有与此完全相对应的独立病名。根据临床表现的特点，大致包括在瘿病的范畴之中。

【辨证论治】

（一）痰郁气结证

临床表现：甲状腺肿大，憋气，脉沉。

治法：理气化痰，软坚散结。

方药：夏枯半芍汤。

夏枯草 15g、半夏 12g、赤芍 12g、青皮 12g、海藻 6g、昆布 6g、牡蛎 15g

加减：效果较差者，加黄药子 9g；效仍较差，加白芥子 6g；口干者，加元参 15g。

（二）气阴两虚，痰湿不化，升降失职证

临床表现：甲状腺肿大，以软坚散结法不效，脉弦大。

治法：补气养阴，化痰除湿，升清降浊。

方药：清暑益气汤加减。

人参 10g、甘草 6g、黄芪 15g、当归 6g、麦冬 10g、五味子 10g、青皮 10g、陈皮 10g、神曲 10g、黄柏 10g、葛根 15g、苍术 15g、白术 10g、升麻 10g、泽泻 10g

【按】辨证论治时应注意的问题

由于本病的主要原因是痰郁气结，所以在辨证时，除注意痰郁气结外，还应注意寒热虚实之间的比例关系。

在治疗时，除首先注意理气化痰、软坚散结作为主要治法外，还应注意药物之间的寒热、补泻的配伍关系，否则应温应散时反用寒凉，应补时反用泻实，病必难除。

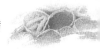

第九节　甲状腺功能亢进症

甲状腺功能亢进症，中医没有与此完全相对应的独立病名。根据临床表现的不同，分别将甲状腺大者称瘿病；以心悸为主者称心悸；消食易饥，消瘦者称中消。

【辨证论治】

（一）血虚肝旺，胃热蕴郁证

临床表现：烦躁易怒，失眠心悸，身热或恶热，舌苔薄白，质红，脉弦细数或弦细。

治法：养血平肝，清胃泻火。

方药：麻菊散加减（方药中法）。

天麻 10g、菊花 10g、川芎 10g、当归 10g、白芍 15g、生地 15g、钩藤 30g、生龙骨 30g、生牡蛎 30g、生石膏 30g、知母 10g、薄荷 3g

（二）痰火内郁证

临床表现：心悸心烦，胸满身热，甲状腺肿大，口干，舌苔白，脉弦滑数。

治法：理气化痰，清热泻火。

方药：柴胡陷胸汤加减。

柴胡 10g、半夏 10g、黄芩 10g、黄连 10g、瓜蒌 15g、枳实 10g、干姜 1g、蚤休 10g、浙贝 10g、牛蒡子 10g、蝉蜕 10g

（三）气阴两虚，痰气郁结证

临床表现：心悸气短，烦躁易怒，身热或恶热，头晕头胀，舌苔白，脉弦滑数或弦滑而促。

治法：补气养阴，理气化痰。

方药：咳嗽遗尿方加减。

柴胡 10g、白芍 10g、当归 10g、麦冬 10g、党参 10g、五味子 10g、半夏 10g、陈皮 10g、青皮 10g、黄芩 10g、紫菀 10g、丝瓜络 10g

若汗多乏力，心悸身热，脉虚大数或虚大数促者，宜清暑益气汤加减。

西洋参 10g、甘草 6g、黄芪 15g、当归 6g、麦冬 10g、五味子 10g、青皮 10g、陈皮 10g、神曲 10g、黄柏 10g、葛根 15g、苍术 10g、白术 10g、升麻 10g、泽泻 10g、丹参 10g

（四）气阴两虚，痰火凝结证

临床表现：烦躁易怒，心悸气短，甲状腺肿大，失眠多汗，身热恶热，头晕头胀，疲乏无力，舌苔白，质红，脉虚而弦滑数或虚滑数促。

治法：养阴益气，理气化痰，软坚散结。

方药：夏枯生脉汤。

夏枯草 15~30g、元参 15g、牡蛎 15g、丹参 15g、党参 10g、麦冬 10g、五味子 10g、黄药子 10g、橘叶 10g、赤芍 10g、柴胡 10g、黄芩 4.5g

加减：脉沉者，加青皮 10g、枳壳 10g；甲状腺肿大显著者，加海藻 10g、昆布 10g；眼胀严重者，加香附 9g；呼吸困难，痰多者，加半夏 10g、陈皮 10g、紫菀 10g。

（五）肝郁血虚，脾胃不和证

临床表现：心烦心悸，胸脘满闷，头晕头痛，舌苔白，脉沉弦。

治法：养血舒肝，健脾和胃。

方药：逍遥、丹参饮合方。

柴胡 10g、当归 10g、白芍 10g、茯苓 10g、白术 10g、甘草 6g、丹参 15g、檀香 10g、砂仁 10g、薄荷 3g、生姜 3 片

（六）阳明实热，津气两伤证

临床表现：身热汗多，恶热心烦，口干口渴，脉洪数或洪大而芤或滑数而促。

治法：清泄阳明，益气生津。

方药；白虎加人参汤加味。

生石膏 60g、知母 15g、人参 10g、甘草 10g、生薏苡仁 30g、粳米 30g

【按】辨证论治时应注意的问题

（一）辨证

本病以心肝俱病，虚实并见者为多，其辨证要点是：一脉象，二面色。即面色㿠白者，为气阴两虚；消瘦，面干而带紫者，为气血俱虚而兼痰热瘀血；消食易饥者，为胃热。脉沉弦细者，为肝郁血虚；虚大而数者，为气阴俱虚；虚滑数者，为气阴虚而兼痰热；促者，为血虚、阴虚夹有痰火郁结。

（二）论治

在治疗时，一般以治心肝为主。血虚者，宜四物汤加丹参；气阴两虚者，宜生脉散；胃热者，宜生石膏、知母；脉促者，宜佐丹参。

第十节　甲状腺功能减退症

甲状腺功能减退症，中医没有与此完全相对应的独立病

名。根据临床表现，将浮肿乏力，神疲怯冷者称虚劳。

【辨证论治】

临床中发现术后、药物所致者，有以下三类。

（一）气阴两虚，痰湿不化证

临床表现：面色㿠白，虚浮，疲乏无力，神呆，听力、视力、嗅觉均迟钝，食欲不振，口干，舌苔白，脉虚大弦滑。

治法：补气养阴，化痰清热。

方药：黄芪鳖甲散加减。

黄芪 15 ~ 30g、人参 9 ~ 15g、地骨皮 10g、茯苓 10g、柴胡 10g、半夏 10g、知母 10g、生地 10g、白芍 10g、麦冬 10g、肉桂 10g、陈皮 10g、甘草 6g

加减：腰酸，尺脉大者，补中益气合六味地黄汤。

（二）气血俱虚，阴阳不足证

临床表现：面色萎黄，虚浮，畏寒，疲乏无力，胃脘冷痛，指趾厥冷，舌苔白质淡，脉沉细弦。

治法：益气养血，阴阳双补。

方药：十四味建中汤加减。

黄芪 15g、肉桂 10g、当归 10g、川芎 10g、生地 10g、白芍 10g、人参 10g、白术 10g、茯苓 10g、炙甘草 10g、麦冬 10g、半夏 10g、肉苁蓉 15g、鹿角胶（烊化）10g、生姜 3 片、大枣 5 枚

（三）肝郁气结，痰饮内蕴，上热下寒证

临床表现：怯冷畏寒，头晕头胀，胸满心悸或心烦乏力，手足冷，脉沉弦紧。

治法：疏肝理气，化饮降冲。

方药：柴胡加龙骨牡蛎汤加减。

柴胡 10g、半夏 10g、人参 10g、黄芩 10g、干姜 3g、甘草 6g、大枣 7 枚、桂枝 15g、茯苓 15g、龙骨 15g、牡蛎 15g、大黄 3g

【按】辨证论治时应注意的问题

本病是一个以虚证为主的疾病，因此治疗时以补益为主，然而，亦有夹有痰饮与肝郁者，亦应加以注意。

第十一节　甲状腺炎

甲状腺炎，中医没有与此完全相对应的独立病名。根据临床表现的不同，分别将以甲状腺肿大为主者称瘿病；心悸乏力为主者称心悸等。

【辨证论治】

（一）痰火内郁证

临床表现：甲状腺肿大，心烦心悸，胸胁苦满，身热，口干，舌苔白，脉弦滑数。

治法：理气化痰，清热泻火。

方药：柴胡陷胸汤加减。

柴胡 10g、半夏 10g、黄连 6g、黄芩 10g、瓜蒌 15g、枳实 10g、干姜 1g、蚤休 10g、浙贝母 10g、牛蒡子 10g、蝉蜕 10g

（二）气阴两虚，湿热内郁，升降失常证

临床表现：发热或恶寒发热，汗多乏力，心烦心悸，口干舌燥，舌苔白，脉虚大弦数或虚大弦数而促。

治法：益气养阴，燥湿清热，升清降浊。

方药：清暑益气汤加减。

西洋参 10g、甘草 6g、黄芩 15g、当归 6g、麦冬 10g、五味子 10g、青皮 10g、陈皮 10g、神曲 10g、黄柏 10g、葛根 15g、苍术 15g、白术 10g、升麻 10g、泽泻 10g

（三）气阴两虚，痰郁气结证

临床表现：甲状腺肿大，身热乏力，心烦心悸，头晕失眠，或畏寒汗多，舌苔白，脉弦滑数或弦滑数而促。

治法：补气养阴，理气化痰。

方药：咳嗽遗尿方加减。

柴胡 10g、当归 10g、白芍 10g、麦冬 10g、党参 10g、五味子 10g、半夏 10g、陈皮 10g、青皮 10g、黄芩 10g、紫菀 10g、丝瓜络 10g

（四）血虚阳亢，胃热蕴郁证

临床表现：甲状腺肿大，心悸失眠，烦躁易怒，身热或恶热，舌苔白，质红，脉弦细数。

治法：养血平肝，清胃泻火。

方药：麻菊散加减。

天麻 10g、菊花 10g、当归 10g、川芎 10g、生地 10g、白芍 10g、钩藤 15g、生龙骨 15g、生牡蛎 15g、生石膏 30g、知母 10g、薄荷 6g

【按】辨证论治时应注意的问题

（一）辨证

本病的辨证主要依靠脉象，例如：脉弦滑数者为痰火郁结，虚大弦数为气阴俱虚，脉细数者为血虚有热，脉沉者为气郁。

（二）论治

本病多数为痰热夹气阴俱虚，因此补气养阴、化痰泻火为主要治法。

第十二节　甲状腺腺瘤及囊肿

甲状腺腺瘤及囊肿，中医没有与此完全相对应的独立病名。根据临床表现，大致包括在瘿病的范畴之中。

【辨证论治】

临床表现：甲状腺一侧或双侧有单发或多发性结节，局部压迫感，吞咽困难，脉沉。

治法：理气活血，化痰散结。

方药：夏枯黄药汤。

夏枯草 15~30g、黄药子 15g、赤芍 10g、青皮 10g、橘叶 10g、瓜蒌 15g、昆布 10g、海藻 10g、元参 15g、连翘 15g、牡蛎 15g、南星 6g

加减：心悸，脉数者，加人参 10g、麦冬 10g、五味子 10g；汗多者，加黄芪 15g、麦冬 10g。

刘渡舟按：紫背天葵子有效。

【按】辨证论治时应注意的问题

（一）辨证

本病是一个痰凝、血滞、气郁证。

（二）论治经前期紧张症

本病的主要治法是理气活血、化痰散结。

第十三节 经前期紧张症

经前期紧张症，中医没有与此完全相对应的独立病名。大致包括在月经不调、郁证的范畴之中。

【辨证论治】

（一）肝郁血虚，郁而化火证

临床表现：头晕头痛，胸胁苦满或窜痛，失眠，心烦易怒，经前乳房胀痛，月经不调，五心烦热，舌苔白，脉弦细数。

治法：养血舒肝，清热泻火。

方药：丹栀逍遥散加减。

柴胡10g、当归10g、白芍10g、白术10g、茯苓10g、甘草6g、生姜3片、薄荷3g、丹皮10g、栀子10g

加减：失眠严重，加合欢花30g；脉数，心烦严重，加丹参15g；头晕较重，加菊花9g；腰酸眼干，加生地15g。

（二）肝郁气结，痰热不化证

临床表现：头晕头痛，胸胁苦满或窜痛，失眠心烦，全身憋胀，轻度浮肿，经前浮肿加重，口干，舌苔白，脉沉弦滑或弦紧。

治法：舒肝理气，化痰通络。

方药：四逆香佛二花汤。

柴胡10g、枳壳10g、白芍10g、甘草6g、香橼10g、佛手10g、玫瑰花10g、代代花10g、丝瓜络10g、黄芩3g、元参3g、合欢花30g

加减：手憋胀麻木较重，宜熄风通络汤：钩藤15g、地龙10g、枳壳10g、香橼10g、佛手10g、丝瓜络10g、连翘10g、桑枝 30g。

（三）脾虚木乘证

临床表现：头晕乏力，心烦易怒，浮肿或全身憋胀，肩背困重，经前胃脘疼痛，手指冷手心热，或冬季手足冷，夏季手心反热，脉右弦左缓。

治法：健脾抑木。

方药：黄芪建中汤加减。

黄芪 15g、桂枝 10g、白芍 20g、当归 10g、生姜 9g、大枣 7 枚、红糖（冲）少许

加减：面色萎黄者，宜十四味建中汤：黄芪 15g、当归 10g、川芎 10g、白芍 10g、生地 10g、人参 10g、白术 10g、茯苓 10g、甘草 10g、肉桂 10g、麦冬 10g、半夏 10g、附子 10g、肉苁蓉 1.5g、生姜 3 片、大枣 5 枚。

（四）气血俱虚，气滞血瘀，痰湿郁滞证

临床表现：头晕头痛，胸胁乳房胀痛，胃脘满胀，心烦心悸，月经量多有块，或量少腹胀痛，经前全身憋胀，舌苔白质暗有瘀斑，脉虚大弦滑或沉缓。

治法：益气养血，理气活血，燥湿化痰。

方药：参芪丹鸡黄精汤加减。

党参 15g、黄芪 30g、丹参 30g、鸡血藤 20g、夜交藤 30g、苍术 15g、白术 10g、青皮 10g、陈皮 10g、柴胡 10g、黄精 10g、生地 10g、薄荷 3g、三棱 10g、莪术 10g、白芥子 3g

【按】辨证论治时应注意的问题

（一）辨证

本病大抵与心、肝、肺有关，因此，分析本病时，一定

要区别哪个脏腑是本病的主要病位。

（二）论治

由于月经病主要在肝，所以舒肝理气是本病的主要治法，但本病虚实俱见者多，所以在确定治疗措施时，还当注意祛邪与扶正的适当比例用药。

第十四节　更年期综合征

更年期综合征，中医没有与此完全相对应的独立病名。根据临床表现的特点，分别将月经不调，烦躁易怒，胸胁苦满者，称月经不调、郁证；阵发性逆气上冲，心悸心烦者，称奔豚气。

【辨证论治】

（一）肝郁血虚，郁而化火证

临床表现：头晕头痛，胸胁苦满或窜痛，心烦心悸，失眠健忘，时而洒淅寒热，五心烦热，脉弦细数。

治法：养血舒肝，清热泻火。

方药：丹栀逍遥散加减。

柴胡10g、当归10g、白芍10g、白术10g、茯苓10g、甘草6g、生姜3片、薄荷3g、丹皮10g、栀子10g

加减：脉弦细，舌质偏淡，去栀子、丹皮；脉细数，心烦较重，加丹参15g；失眠较重，加合欢花30g；头晕较重，加菊花10g。

（二）肝郁气结，痰滞血瘀证

临床表现：头晕头痛，胸胁苦满或窜痛，失眠心烦，全身憋胀，轻度浮肿，经前诸证加重，口干或咽喉憋胀，舌苔白，脉沉滑或弦紧。

治法：舒肝理气，化痰通络。

方药：四逆香佛二花汤。

柴胡 10g、枳壳 10g、白芍 10g、甘草 6g、香橼 10g、佛手 10g、玫瑰花 10g、代代花 10g、黄芩 4g、元参 4g、合欢花 30g

（三）肾气不足，虚火上冲证

临床表现：腰酸腰痛，头晕心烦，疲乏无力，舌苔白，脉弦尺大。

治法：补肾气，泻虚火。

方药：二仙汤加减。

仙茅 15g、仙灵脾 15g、当归 10g、知母 10g、黄柏 10g、巴戟天 10g、桑寄生 15g

（四）脾郁湿停证

临床表现：腹满腹胀，午后加重，日渐肥胖，疲乏无力，下肢浮肿，舌苔白，脉弦滑。

治法：理气化痰，燥湿健脾。

方药：木香顺气丸加减。

木香 10g、香附 18g、枳实 10g、白术 10g、陈皮 10g、半夏 10g、茯苓 10g、甘草 6g、莱菔子 10g、砂仁 10g、神曲 10g、桔梗 10g、乌药 10g

（五）气血俱虚，气滞血虚，痰湿郁滞证

临床表现：浮肿，或月经前后浮肿，头晕头痛，胸胁乳房满痛，胃脘满胀，心烦心悸，月经量多或涩少，经期少腹坠胀疼痛，舌苔白或白腻，舌质暗或有瘀斑，脉虚大弦滑或

沉缓。

治法：补气养血，理气活血，燥湿化痰。

方药：参芪丹鸡黄精汤加减。

党参10g、黄芪30g、丹参30g、鸡血藤30g、黄精10g、生地10g、苍术15g、白术10g、青皮10g、陈皮10g、柴胡10g、三棱10g、莪术10g、薄荷3g、莱菔子10g、砂仁10g、夜交藤30g

（六）气阴两虚，痰郁气滞证

临床表现：头晕头胀，心烦心悸，失眠乏力，腰背酸困，或时见逆气上冲，烦热阵作，月经不调，舌苔白，脉虚大而滑或沉缓。

治法：益气养阴，理气化痰。

方药：十味温胆汤加减。

黄芪15~30g、当归10g、党参10g、麦冬10g、五味子10g、竹茹10g、枳实10g、半夏10g、陈皮10g、茯苓10g、甘草6g、菖蒲10g、远志10g、川芎10g、知母10g

加减：脉沉缓，加生地10g，去知母、川芎。

【按】辨证论治时应注意的问题

（一）辨证

本病辨证的重点是：一脉象，二症状。

1.脉象　脉沉弦者，为肝郁血虚；脉沉滑者，为气滞痰郁；虚大者，为气阴俱虚或气血俱虚；脉弦紧者，为气滞痰郁；脉沉缓者，为气阴俱虚，痰郁气结；滑者，为痰热不化；沉细弦尺大者，为肾气虚；沉涩者，为气滞寒凝。

2.症状　腰酸腰痛者，为肾虚；浮肿者，为痰湿郁滞；

胸胁窜痛者，为肝郁。

（二）治法

本病虽为虚实并见之证，治法虽宜补泻同施之法，然调其气必注于诸法之中。

第十五节　男子乳房发育症

男子乳房发育症，中医没有与此完全相对应的独立病名。根据临床乳房增大的特点，大致包括在乳核的范畴之中。

【辨证论治】

（一）气滞痰郁证

临床表现：单侧或双侧乳房增大，小者如杏核，大者如核桃，衣服摩擦时有痛感，不红不热，胸满心烦，或胸胁窜痛，舌苔薄白，脉沉弦或弦而稍滑。

治法：舒肝理气，化痰散结。

方药：四逆橘尾汤（李翰卿法）。

柴胡 10g、枳壳 10g、赤芍 10g、青皮 10g、橘叶 10g、归尾 10g、瓜蒌 15g

（二）肝肾阴虚，气滞痰郁血瘀证

临床表现：单侧或双侧乳房肿大，疲乏无力，腰痛酸困，胸胁满痛，面色黧黑，舌苔白，脉沉细弦。

治法：滋补肝肾，理气活血，化痰散结。

方药：首乌青橘汤（李翰卿法）。

熟地 15g、何首乌 15g、山药 15g、女贞子 15g、茯苓 10g、泽泻 10g、丹皮 10g、当归 10g、赤芍 10g、青橘

叶 10g、丝瓜络 10g、白蒺藜 10g、白芥子 1.5g

（三）气血俱虚，气滞血瘀，痰凝成核证

临床表现：单侧或双侧乳房肿大，或如杏核，或如核桃，不红，胸胁苦满，胃脘痞满，食欲不振，口干口苦，舌苔白或白腻，质暗，有瘀斑，脉虚大弦滑或沉缓。

治法：益气养血，理气活血，软坚散结。

方药：参芪丹鸡黄精汤加减。

党参 10g、黄芪 30g、丹参 30g、鸡血藤 30g、生地 10g、黄精 10g、当归 10g、苍术 10g、白术 10g、青皮 10g、陈皮 10g、柴胡 10g、三棱 10g、莪术 10g、薄荷 3g、夜交藤 30g、橘叶 10g

【按】辨证论治时应注意的问题

本病以气滞痰郁为主要病机。其中久久不愈者，多因气血俱虚或肾气亏损，因此在治疗时，一般应舒肝理气、化痰散结，但久治不愈者，必须补、消同施。

第二十二章
神经系统疾病

第一节　概论

中医认为传导气血的途径是经络，管理控制经络的中心是脏腑，所以治疗与传导有关的疾病时，多从治经、治络、治脏腑和补气、补血、行气、行血方面着手。

一、辨证论治大法

应注意运用六淫辨证论治、八纲辨证论治（以上参见第一章第一节）、脏腑辨证论治、气血辨证论治（以上参见第二章第一节）、痰证辨证论治（参见第十六章第一节）、经络辨证论治（参见第十九章第一节）等辨证论治大法。

二、常用治法

中医认为，支配、调节、管理的中枢是五脏，传递作用的经路是经络，所以治疗本病时，一般采用调整脏腑阴阳和疏通经络的方法。

1. 疏肝理气法　适用于肝气郁滞的胸胁窜痛，胸满心烦，头晕头痛。药如：柴胡、白芍、香附、青皮、陈皮、丝瓜络。

2. 平肝潜阳法　适用于肝阳上亢的眩晕头痛，或热气上冲，头重脚轻。药如：石决明、珍珠母、钩藤、羚羊角、代赭石、菊花。

3. 熄风定惊法　适用于风邪内动的抽搐。药如：钩藤、地龙、全蝎、僵蚕、蝉蜕、羚羊角。

4. 养血柔肝法　适用于肝血不足的目视昏花，头晕头痛，搐搦。药如：当归、白芍、枸杞子、女贞子、生地、熟地、五味子、木瓜、何首乌。

5. 滋阴潜阳法　适用于阴虚阳亢或阴虚风动的眩晕、抽搐。药如：龟板、鳖甲、牡蛎、白芍。

6. 泻火平肝法　适用于肝经实火上炎的头晕头痛，心烦易怒，口苦咽干，目视昏花。药如：龙胆草、夏枯草、栀子、黄芩、黄连、青黛、茺蔚子、青葙子。

7. 活血通络法　适用于瘀血阻滞的疼痛，麻木，瘫痪，瘀肿。药如：桃仁、红花、丹参、赤芍、乳香、没药、当归、川芎、鸡血藤、地龙、全蝎、蜈蚣、土元。

8. 祛风通络法　适用于风邪入络的麻木，瘫痪，抽搐。药如：防风、桂枝、羌活、丝瓜络、白蒺藜、桑枝、木瓜、稀莶草、追地风、千年健、威灵仙。

9. 化痰通络法　适用于风痰阻络的疼痛，麻木，瘫痪。药如：制南星、半夏、地龙、丝瓜络、附子、白芥子。

10. 养心安神法　适用于血虚神不安舍的失眠，心悸。药如：夜交藤、合欢花、炒枣仁。

11. 芳香开窍法　适用于痰湿蒙蔽心窍的神昏，谵语。药如：麝香、冰片、苏合香、菖蒲、郁金。

12. 镇心安神法　适用于心火旺盛的烦躁失眠。药如：朱砂、龙骨、牡蛎、磁石、琥珀。

13. 滋养心阴法　适用于心阴不足心悸，失眠，口干，舌红无苔。药如：麦冬、生地、阿胶、百合、元参、五味子。

14. 温通心阳法　适用于心阳不振的心悸，肢厥。药如：附子、肉桂、桂枝。

15. 健脾燥湿法　适用于脾虚湿盛的食欲不振，胃脘痞满，大便稀溏。药如：苍术、白术、茯苓、厚朴。

16. 燥湿清热法　适用于湿热伤筋的筋痿，肌痿。药如：三妙丸、防己、生薏苡仁。

17. 健脾益气法　适用于脾肺气虚的疲乏无力，四肢痿软。药如：人参、党参、白术、茯苓、黄芪。

18. 清泻胃热法　适用于阳明胃热的高热口渴，汗多，四肢瘫痪。药如：生石膏、知母、天花粉。

19. 滋养胃阴法　适用于胃阴不足的痿证。药如：石斛、沙参、麦冬、生地、玉竹。

20. 清肺养阴法　适用于阴虚肺热的痿证，瘫痪。药如：麦冬、沙参、生地、天冬、生石膏。

21. **滋阴清热法** 适用于阴虚湿热的瘫痪、骨痿，尿黄赤。药如：大补阴丸、虎潜丸。

22. **温补肾气法** 适用于肾气不足的骨痿、阳痿，脑髓空虚的头晕头痛。药如：肉苁蓉、巴戟天、锁阳、仙茅、鹿角胶、五味子。

23. **补气升阳法** 适用于气虚下陷或清阳失升的眩晕，瘫痪。药如：补中益气、升陷汤。

24. **化痰开窍法** 适用于痰蒙心窍的昏迷，痴呆。药如：半夏、南星、橘红、远志、苏子、竹沥、天竺黄、牛黄。

25. **清热化痰法** 适用于痰热阻滞的失眠，癫痫。药如：温胆汤、清气化痰丸、礞石滚痰丸。

26. **祛风除湿法** 适用于风寒湿痹的关节、肌肉疼痛，麻木。药如：独活、防风、细辛、秦艽、千年健、追地风、老鹳草、威灵仙、木瓜。

27. **温经散寒法** 适用于阳虚寒盛的疼痛，麻木，痿弱。药如：川乌、草乌、附子。

第二节 视神经炎

视神经炎，中医没有与此完全相对应的独立病名。根据临床表现的特点，分别将一眼或两眼骤然失明者，称暴盲；逐渐失明者，称青盲；视力逐渐低下者，称视瞻昏渺。

【辨证论治】

（一）**血虚肝热，外受风邪证**

临床表现：急性发病，眼珠疼痛，视力下降，头痛，心烦，脉弦稍数。

治法：养血疏肝，疏风泻火。

方药：补肝散加减。

夏枯草30g、香附9g、柴胡4g、钩藤12g、白蒺藜12g、当归9g、白芍9g、五味子9g、丹皮9g、生地9g、元参30g、何首乌30g、熟地30g、白术9g

（二）肝郁血虚证

临床表现：慢性发病，眼珠疼痛，视力下降，脉弦。

治法：养血柔肝。

方药：滋水清肝饮加减。

柴胡6g、当归10g、白芍10g、白术10g、茯苓10g、丹皮10g、栀子10g、甘草6g、枸杞子15g、覆盆子15g、熟地15g、元参30g、茺蔚子10g

（三）气阴两虚证

临床表现：视力模糊，眼珠疼痛，疲乏无力，舌苔白，脉虚稍大。

治法：益气养阴。

方药：益气聪明汤加减。

黄芩15g、人参10g、白芍10g、蔓荆子10g、葛根10g、升麻6g、柴胡4g、黄柏10g、甘草6g、枸杞子15g、生地15g、元参30g

【按】辨证论治时应注意的问题

由于本病多由肝郁化火所致，所以夏枯草、香附相配对暴盲者有效，若配入元参之滋阴降火其效更佳；若肝阴不足，虚火上炎者，非元参不效。

另外，本病治疗时，一般忌用升阳益气，因益气升阳伤阴助火，使病情加重，但是病程甚久，气阴俱伤者，又非养阴益肾，益气升阳不效，所以久病者又常以益气养阴升阳之方治疗。

第三节　动眼、滑车及外展神经疾患

动眼、滑车及外展神经疾患，中医没有与此完全相对应的独立病名。根据临床表现中的复视大致可归于视一为二的范畴之中。

【辨证论治】

（一）气虚络瘀证

临床表现：眼球运动丧失，斜视，复视，舌苔白，脉患侧脉大，健侧较小，或弦缓。

治法：益气养血，活血通络。

方药：补阳还五汤加减。

黄芪 30~60g、赤芍 15g、地龙 15g、川芎 10g、当归 10g、桃仁 10g、红花 10g、枸杞子 3g

（二）气阴俱虚，湿热蕴结，升降失职证

临床表现：眼球运动丧失，斜视，复视，脉虚大弦紧。

治法：益气养阴，除湿清热。

方药：清暑益气汤加减。

人参 10g、甘草 6g、黄芪 15g、当归 6g、麦冬 10g、五味子 10g、青皮 10g、陈皮 10g、神曲 10g、黄柏 10g、葛根 15g、苍术 15g、白术 10g、升麻 10g、泽泻 10g

（三）肝郁气滞，痰湿不化证

临床表现：视一为二，视物昏花，头晕头痛，胸胁苦满或窜痛或见失眠心烦，咽干咽憋，脉弦紧。

治法：疏肝理气，化痰通络。

方药：四逆香佛二花汤加减。

柴胡 10g、枳壳 10g、白芍 10g、甘草 6g、香橼 10g、佛手 10g、玫瑰花 10g、代代花 10g、元参 4g、黄芩 4g、丝瓜络 10g、合欢花 15g

【按】辨证论治时应该注意的几个问题

以脉为主去进行辨证是本病取得疗效的关键。

第四节　面神经炎

面神经炎，中医根据临床表现特点的口眼斜，称为口眼㖞斜、吊线风。

【辨证论治】

按面肌瘫痪、面肌痉挛两个部分进行论述。

（一）面肌瘫痪

1. 风寒客于经络证

临床表现：突然发病，口眼㖞斜，口淡乏味，舌苔白，脉浮。

治法：祛风散寒通络。

方药：牵正散加减。

全蝎 10g、白附子 10g、僵蚕 10g、川芎 10g、荆芥 10g、防风 10g、白芷 10g、羌活 10g、薄荷 3g

若耳痛，脉浮弦紧者，宜川芎茶调散加味。

蝉衣 10g、僵蚕 10g、川芎 10g、菊花 10g、荆芥 10g、防风 10g、细辛 3g、白芷 10g、薄荷 6g、甘草 6g、羌活 10g

针：颊车透地仓（或地仓透颊车）、迎香、下关、太阳、攒竹透鱼腰、四白、翳风（沿面颊刺，针感达面颊、下颌）、风池（直刺，针感达上额）、阳白，以上均针患侧；合谷，刺健侧。

2. 风热客于经络证

临床表现：突然发病，口眼㖞斜，面部发红，心烦，口干口苦，头晕或不晕，脉浮。

治法：疏散风热。

方药：桑菊饮加减。

桑叶 10g、菊花 10g、连翘 10g、薄荷 4g、蝉衣 10g、僵蚕 10g、白芷 10g、钩藤 10g、白蒺藜 10g

加减：心烦较重者，加龙胆草 10g。

针法同上。

3. 肝郁血虚，外受风邪证

临床表现：突然发病，口眼㖞斜，头晕头痛，心烦易怒，胸胁苦满或窜痛，口苦口干，经针灸和祛风通络药久久不效，舌苔薄白，脉沉弦。

治法：舒肝养血，疏风泻火。

方药：逍遥散加减。

柴胡 10g、白芍 10g、当归 10g、薄荷 6g、黄芩 10g、蝉衣 10g、钩藤 10g、僵蚕 10g

4. 肝郁气滞，痰湿内郁，上热下寒证

临床表现：口眼㖞斜久久不愈或不效，或兼头晕头痛，

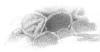

心烦心悸，失眠，口苦口干，舌苔白或黄白腻，脉弦紧。

治法：舒肝解郁，化痰安神。

方药：柴胡加龙骨牡蛎汤加减。

柴胡 10g、黄芩 10g、人参 10g、半夏 10g、甘草 6g、生姜 4 片、大枣 7 枚、桂枝 10g、茯苓 10g、熟军 3g、龙骨 15g、牡蛎 15g

5. 血虚风动证

临床表现：口眼㖞斜久久不愈，头晕失眠，脉弦细缓。

治法：养血活血，熄风通络。

方药：麻菊散加减（方药中法）。

天麻 10g、菊花 10g、当归 12g、川芎 10g、生地 12g、白芍 12g、龙骨 15g、牡蛎 15g、钩藤 15g、薄荷 3g、地龙 10g

6. 气虚络瘀证

临床表现：口眼㖞斜久久不愈，舌苔白，脉虚大弦或患侧大，健侧缓。

治法：益气养血，活血通络。

方药：补阳还五汤加减。

黄芪 30~60g、赤芍 10g、川芎 10g、当归 10g、地龙 10g、桃仁 10g、红花 10g

7. 气阴俱虚，痰气郁结证

临床表现：口眼㖞斜，久治不效，头晕头痛，心烦失眠，口咽干燥，腰背酸困，脉沉缓。

治法：补气养阴，理气化痰。

方药：十味温胆汤加减。

黄芪 15g、当归 6g、人参 10g、麦冬 10g、五味子 10g、竹茹 10g、枳实 10g、半夏 10g、陈皮 10g、茯苓 10g、甘草 6g、

菖蒲 10g、远志 10g、生地 10g

8.痰火郁结，风邪外客

临床表现：口眼㖞斜，久治不效，头晕头胀，心烦易怒，失眠，舌苔白，脉弦滑数。

治法：化痰泻火，舒肝解郁，佐以散风。

方药：柴芩温胆汤加味。

柴胡 10g、黄芩 10g、龙胆草 10g、半夏 10g、陈皮 10g、枳实 10g、竹茹 10g、滑石 15g、竹叶 10g、夜交藤 30g、全蝎 4g、防风 4g、蝉蜕 10g

（二）面肌痉挛

1.肝郁气滞，痰湿内郁，上热下寒证

临床表现：面部肌肉瞤动抽搐，头晕头痛，心烦心悸，失眠，口苦口干，脉弦紧。

治法：舒肝解郁，化痰解痉。

方药：柴胡加龙骨牡蛎汤加减。

柴胡 10g、黄芩 10g、党参 10g、半夏 10g、桂枝 10g、茯苓 15g、熟军 4g、龙骨 15g、牡蛎 15g、生姜 4 片、大枣 7 枚

2.风寒入络证

临床表现：突然发现面肌痉挛，面肌不断发生不自主的抽动，舌苔白，脉弦紧。

治法：祛风散寒通络。

方药：牵正散加减。

全蝎 10g、白附子 10g、僵蚕 10g、川芎 10g、白蒺藜 10g、防风 9g、首乌 30g、菟丝子 30g

3.肝肾俱虚，伏风于内证

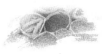

临床表现：面肌痉挛，不断发生不自主的抽动，脉弦缓。

治法：滋养肝肾，佐以祛风。

方药：滑氏补肝散。

炒枣仁9g、熟地14g、白术9g、当归9g、山茱萸9g、五味子9g、山药9g、川芎3g、木瓜3g、独活3g

4.气阴俱虚，湿热内蕴，虚风内动证

临床表现：面肌痉挛，不由自主地抽动，久久不愈，容易反复感冒，口眼干涩，舌苔白，脉虚大弦或虚大弦数。

治法：益气养阴，除湿清热。

方药：清暑益气汤加减。

黄芪15g、当归6g、人参10g、麦冬10g、五味子10g、陈皮10g、青皮10g、神曲10g、黄柏10g、葛根15g、苍术15g、白术10g、升麻10g、泽泻10g、防风10g

【按】辨证论治时应注意的问题

（一）辨证

1.猝然发病者以风邪外客者为多，其中常见的有风热、风寒两类。其中风热的辨证要点是口干、脉数，风寒辨证的要点是口不干、脉紧。

2.病程较久者，以郁和虚证为最多，其中郁者，有痰湿夹郁和血虚夹郁两类。其辨证依据的重点主要在脉，即脉弦紧者，为气郁夹痰饮；脉弦细者，为血虚夹郁。心虚证者，有气血俱虚夹瘀、血虚夹风、气阴俱虚夹痰三种。其鉴别的要点在脉、证。即脉沉细者，为血虚；沉缓者，为气阴俱虚夹痰；脉大者，为气血俱虚夹瘀。

（二）论治

1. 猝发者，首重祛风，并应区别寒热。如风寒者，治以祛风散寒；风热者，治以疏散风热。

2. 久病者，首重正虚，然多虚实并见，因此治疗用药时，除注意补外，尤当注意所夹的实及用药时的补与泻的比例。

第五节　三叉神经痛

三叉神经痛，中医没有与此完全相对应的独立病名。根据临床表现的特点不同，分别将以牙痛为主者，称牙痛；头痛、眼眶疼痛为主者，称头痛或头风。

【辨证论治】

（一）风寒客头证

临床表现：猝感风寒，头痛阵作，其痛如掣，或见鼻塞，舌苔白，脉浮紧或弦紧。

治法：疏风散寒，温经止痛。

方药：川芎茶调散加味。

川芎 10g、荆芥 10g、防风 10g、细辛 3g、白芷 10g、薄荷 3g、甘草 6g、羌活 10g、蝉蜕 10g、僵蚕 10g、菊花 10g

针（家父法）：太阳透下关、颊车、风池（直刺，针感达眼眶、面颊）、翳风（直刺，针感达面颊、下颌）。

（二）寒邪客于少阴证

临床表现：急性发病，牙、面颊部剧烈疼痛，舌苔白，脉弦细。

治法：祛风散寒。

方药：麻黄附子细辛汤加减。

麻黄 9g、细辛 4~6g、附子 10g、蜂房 6~9g

针法同上。

（三）寒邪闭郁，胃热上冲证

临床表现：牙、颊部剧烈疼痛，反复发作，口干，舌麻，舌苔白，脉弦紧。

治法：逐寒搜风，清胃泻火。

方药：乌头白虎汤。

川乌 6g、草乌 3g、生石膏 15g、知母 9~18g、元参 30g

（四）肝郁气结，上热下寒证

临床表现：牙龈、面颊或牙龈、面颊、偏头剧烈疼痛，反复发作，口干心烦，口苦，舌苔白，脉弦紧或弦紧而涩。

治法：舒肝解郁，苦辛通降。

方药：柴胡加龙骨牡蛎汤加减。

柴胡 10g、半夏 10g、黄芩 10g、人参 10g、桂枝 10g、茯苓 10g、熟军 3g、龙骨 15g、牡蛎 15g、生姜 3 片、甘草 6g、大枣 7 枚

【按】辨证论治时应注意的问题

（一）辨证

1.本病辨证依据的重点是：一病因，二脉象，三病程。即：猝感寒邪者为风寒，脉紧者为寒，病程久者多寒包火。

2.本病猝起者，首应注意风寒；病程较久者，必须考虑郁。

（二）论治

风寒外客者，必须祛风散寒，散寒之药中细辛尤不可缺，疼痛稍久，虽胃热之证备，必兼寒邪，若寒邪凝结较甚，非川乌、

草乌不能破其凝结之气。至若肝郁者，必须舒肝，不舒肝则寒邪不散，治宜柴胡加龙骨牡蛎汤。

第六节　梅尼埃病

梅尼埃病，中医没有与此完全相对应的独立病名。根据临床表现的不同，分别将头晕旋转者，称眩晕或眩运；耳中鸣响者，称耳鸣；不闻声音者，称耳聋。

【辨证论治】

（一）风痰上扰证

临床表现：急性发病，头晕甚重，自感自身及周围景物旋转，不敢睁眼，恶心呕吐，口苦干者，舌苔白，脉弦稍缓或濡缓。

治法：熄风化痰。

方药：眩晕方加减（李翰卿法）。

杭菊花 10g、钩藤 15g、生石决明 15g、薄荷 5g、防风 5g、半夏 10g、陈皮 10g、茯苓 10g、黄芩 10g、生白术 10g、玉竹 5g

加减：大便干燥者，加清宁丸 3~6g 或酒军 3~6g，去茯苓；大便稀溏者，加茯苓至 15g；腰困腰冷者，加肉苁蓉 12~15g；心烦失眠者，加生龙骨 15g、生牡蛎 15g；早晨头晕不能站立，太阳升起后好转者，加鹿茸 3~9g；正在发作时，先服牛黄清心丸 1~2 丸，薄荷 6g，泡水代茶为引送服（朱庆丰法）。

简易法：发作较轻者，清眩丸 1 日 3 次，1 次 1~2 丸。

（二）肝郁血虚，郁而化火证

临床表现：头晕不敢动转，耳有堵塞感，不呕吐，或仅恶心，胸胁苦满，心烦心悸，五心烦热，喜叹气，或有时胸胁窜痛，舌苔白，脉弦细。

治法：养血疏肝，泻火。

方药：丹栀逍遥散加减。

柴胡 10g、当归 10g、白芍 10g、白术 10g、茯苓 10g、生姜 10g、丹皮 10g、栀子 10g、钩藤 10g、薄荷 3g、甘草 6g

（三）肝郁化火，痰滞不化证

临床表现：头晕不敢转动，甚至不敢翻身，心烦心悸，胸胁胃脘均满闷不适，口苦口干，恶心，或有时腹痛，大便干或正常，舌苔白黄腻，脉弦紧或弦滑。

治法：舒肝理气，化痰，苦辛通降。

方药：柴胡加龙骨牡蛎汤加减。

柴胡 10g、黄芩 10g、人参 10g、半夏 10g、桂枝 10g、茯苓 10g、龙骨 15g、牡蛎 15g、生姜 10g、甘草 6g、大枣 7 枚、大黄 3g

加减：大便秘结者，加大黄至 9g；腹痛，脉弦者加桂枝至 15g。

（四）气阴两虚，痰热阻滞证

临床表现：头晕耳鸣，甚至耳聋，时轻时重，发作时恶心呕吐，自身及周围景物旋转，疲乏无力，健忘，面色㿠白，但颊部有的反见嫩红，舌苔白，脉沉滑。

治法：益气养阴，化痰泻火。

方药：十味温胆汤加减。

黄芪 15g、当归 6g、人参 10g、麦冬 10g、五味子 10g、元参 10g、竹茹 10g、枳实 10g、半夏 10g、陈皮 10g、茯苓 10g、甘草 6g、菖蒲 10g、远志 10g、知母 10g

加减：脉沉缓者，去知母、元参，加生地 10g。

（五）气阴两虚，清阳失升证

临床表现：头晕持续不止，发作时更加严重，面色㿠白，疲乏无力，下肢沉重，食欲甚差，口干，舌苔薄白，脉虚大而弦。

治法：益气养阴，升阳举陷。

方药：补中益气、六味地黄加减。

黄芪 15g、白术 10g、人参 10g、当归 6g、升麻 10g、柴胡 10g、陈皮 10g、甘草 6g、生地 10g、山药 10g、山茱萸 10g、茯苓 10g、泽泻 10g、丹皮 10g

若脉大弦紧数，舌苔黄腻者，宜清暑益气汤加减。

人参 10g、甘草 6g、黄芪 15g、当归 6g、麦冬 10g、五味子 10g、青皮 10g、陈皮 10g、神曲 10g、黄柏 10g、葛根 15g、苍术 15g、白术 10g、升麻 10g、泽泻 10g

（六）脾胃虚寒，气血俱虚证

临床表现：面色萎黄，发病后久久不愈，食欲很差，经常头晕，但发作时头晕特别严重，反复呕吐，自身及周围景物均旋转，即便不大发作时也因头晕不敢走路，平卧时头晕减轻，坐起时头晕加重，胃脘冷痛，时感心悸，手足厥冷，舌质淡苔薄白，脉沉细无力。

治法：健脾温中，益气养血。

方药：十四味建中汤加味。

人参 10g、白术 10g、茯苓 10g、甘草 10g、当归 10g、

川芎 10g、生地 10g、白芍 10g、肉桂 10g、黄芪 15g、附子 10g、半夏 10g、麦冬 10g、肉苁蓉 15g、生姜 3 片、大枣 7 枚

加减：大便较干者，加肉苁蓉至 30g。

（七）阴阳俱虚，精气亏损

临床表现：头晕头痛，阵发性加剧，发时恶心呕吐，景物及自身旋转，即如不发作时亦头晕不能站立，面色㿠白无华，疲乏无力，脉虚大或沉细弱。

治法：大补精血，阴阳。

方药：龟鹿二仙胶加减。

龟板胶 10g、鹿角胶 10g、人参 10g、枸杞子 15g、肉苁蓉 15g

（八）脾肾阳虚证

临床表现：经常头晕，阵发性加剧，食欲不振，胃脘冷痛，四肢厥冷，舌苔白，脉弦大紧。

治法：温补脾肾。

方药：理中地黄汤加减。

附子 10g、肉桂 10g、人参 10g、白术 10g、干姜 10g、甘草 10g、生地 10g、山药 10g、山茱萸 10g、茯苓 10g、泽泻 10g、丹皮 10g

【按】辨证论治时应注意的问题

（一）辨证

1.本病基本上分为虚实两大类。一般来讲，急性者，多实；慢性者，多虚。其中急性者，有风痰和肝郁化火的不同，以风痰者为多见。慢性者，有气阴两虚兼风痰和阴阳两虚的差异。

2.本病辨证依据的重点是脉象。即：脉虚大者，为气血

或气阴两虚；滑者，为痰热；弦紧者，为肝郁夹寒；沉细弦或沉细弱者，为阴阳气血俱虚。

（二）论治

1.急性者，脉缓或濡缓者，眩晕方有速效，但便秘者必须通便，且通便不可大下，只可缓泻。脉沉弦者，非舒肝不效，但脉弦细数者宜丹栀逍遥散，弦紧或弦涩不调者宜柴胡加龙骨牡蛎汤。

2.慢性者，当补益，但有虚实夹杂和阴阳气血俱虚之不同，若虚实夹杂者，或予十味温胆汤，或予柴胡加龙骨牡蛎汤；虚者，或予十四味建中汤，或予龟鹿二仙胶。

第七节　舌咽神经痛

舌咽神经痛，中医没有与此完全相对应的独立病名。根据临床表现的不同，分别将咽喉疼痛为主者称喉痹，舌耳均痛者，称耳痛。

【辨证论治】

（一）肝郁气结，痰湿内郁证

临床表现：口咽、喉或耳内短暂发作性剧痛，常因吞咽、咀嚼、讲话、咳嗽而触发，心烦心悸，眠差，舌苔白，脉弦紧。

治法：舒肝理气，化痰止痛。

方药：柴胡加龙骨牡蛎汤加减。

柴胡 10g、半夏 10g、黄芩 10g、人参 10g、生姜 4 片、甘草 6g、熟军 4g、茯苓 15g、桂枝 10g、龙骨 15g、牡蛎 15g

（二）外受风寒，内伏郁火证

临床表现：口咽、喉或耳短暂发作剧痛，常因吞咽、咀嚼、说话、咳嗽而触发，心烦易怒，口苦，舌苔白，脉弦小数。

治法：外散风寒，内泻郁火。

方药：泻青丸加减。

当归 10g、川芎 10g、栀子 10g、羌活 10g、防风 10g、大黄 4g、冰片 0.5g

加减：若痛不减者，去冰片，加细辛 2g。

第八节　腓总神经损害

腓总神经损害，中医没有与此完全相对应的独立病名。根据临床表现大致包括在痿证的范畴之中。

【辨证论治】

（一）肝肾俱虚，寒湿蕴结证

临床表现：小腿外侧瘫痪，肌肉萎缩，不能提足扬趾，步行时病人高举足，时见胸满心烦，头晕，或胸胁满痛，舌苔白，脉弦紧。

治法：培补肝肾，散寒理筋。

方药：逍遥散加减。

柴胡 10g、当归 10g、白芍 10g、白术 10g、茯苓 10g、甘草 6g、干姜 4g、薄荷 3g、狗脊 30g

（二）气阴两虚，湿热伤筋证

临床表现：腰酸腰痛，肌肉萎缩，不能提足扬趾，口干，脉弦大。

治法：补气养阴，除湿清热。

方药：参芪地黄汤加减。

黄芪 15g、麦冬 10g、人参 10g、五味子 10g、当归 6g、生地 15g、苍术 10g、茯苓 10g、泽泻 10g、丹皮 10g、黄柏 10g、肉桂 3g、防己 10g

第九节　桡神经麻痹

桡神经麻痹，中医没有与此完全相对应的独立病名。根据临床表现大致包括在血痹、臂厥、痿证的范畴之中。

【辨证论治】

（一）气血俱虚，外受风寒证

临床表现：上肢酸困，阴天时加重，不能伸肘、伸腕、伸指，舌苔白，脉弦大紧。

治法：补气养血，祛风散寒。

方药：三痹汤加减。

黄芪 15g、川续断 10g、独活 10g、秦艽 10g、防风 10g、细辛 3g、川芎 10g、当归 10g、生地 15g、白芍 10g、桂枝 10g、茯苓 10g、杜仲 10g、党参 10g、甘草 6g、片姜黄 10g

（二）气阴俱虚证

临床表现：上肢酸困，不能伸肘、伸腕、伸指，虚羸少气，心悸心烦，舌质嫩红少苔，脉虚数。

治法：益气养血，滋阴复脉。

方药：炙甘草汤加减。

炙甘草 12g、人参 10g、生地 50g、生姜 4 片、桂枝 10g、

麦冬 10g、火麻仁 10g、大枣 7 枚、阿胶 10g

第十节　腕管综合征

腕管综合征，中医没有与此完全相对应的独立病名。根据临床表现大致包括在血痹、臂厥、麻木的范畴之中。

【辨证论治】

（一）气血俱虚，复感风寒证

临床表现：上肢、手指麻木疼痛，夜间加重，脉沉细小紧。

治法：益气养血，温经通络。

方药：黄芪桂枝五物汤加减。

黄芪 15g、当归 10g、片姜黄 10g、桂枝 10g、白芍 10g、生姜 4 片、大枣 12 枚

若脉弦大紧者，治宜三痹汤加减。

黄芪 15g、川续断 10g、独活 10g、秦艽 10g、防风 10g、细辛 3g、川芎 10g、当归 10g、生地 10g、白芍 10g、桂枝 10g、茯苓 10g、杜仲 10g、川牛膝 10g、人参 10g、甘草 6g

（二）肝郁气滞，寒湿入络证

临床表现：上肢酸困、疼痛、麻木，头晕，心烦，失眠，舌苔白，脉弦紧。

治法：舒肝理气，散寒除湿通络。

方药：柴胡加龙骨牡蛎汤加减。

柴胡 10g、黄芩 10g、半夏 10g、人参 10g、桂枝 10~15g、茯苓 10g、甘草 6g、生姜 4 片、大枣 7 枚、龙骨 15g、牡蛎 15g、大黄 4g

第十一节　尺神经麻痹

尺神经麻痹，中医没有与此相对应的独立病名。根据临床表现大致包括在血痹、臂厥、痿病的范畴之中。

【辨证论治】

（一）气血俱虚，复感风寒证

临床表现：手掌小鱼际肌肉萎缩，手掌凹陷，掌指关节过伸，指间关节屈曲，以无名指、小指为甚，脉沉细小紧。

治法：益气养血，温经通络。

方药：黄芪桂枝五物汤加减。

黄芪15g、当归10g、片姜黄10g、桂枝10g、白芍10g、生姜4片、大枣12枚

若脉弦大紧者，治宜三痹汤加减。

黄芪15g、川续断10g、独活10g、秦艽10g、防风10g、细辛3g、川芎10g、当归10g、生地10g、白芍10g、桂枝10g、茯苓10g、杜仲10g、川牛膝10g、人参10g、甘草6g

（二）气阴俱虚证

临床表现：上肢酸困，手掌小鱼际肌肉萎缩，手掌凹陷，掌指关节过伸，指间关节屈曲，以无名指小指为甚，心悸心烦，咽干，舌质嫩红少苔，脉虚数或结代。

治法：益气养血，滋阴复脉。

方药：炙甘草汤加减。

炙甘草12g、人参10g、生地50g、生姜4片、桂枝10g、麦冬10g、火麻仁10g、大枣7枚、阿胶10g

第十二节　进行性延髓麻痹

进行性延髓麻痹，中医没有与此完全相对应的独立病名。根据临床表现特点中的言语不清，大致包括在痿病的范畴之中。

【辨证论治】

（一）痰火化风证

临床表现：吞咽困难，言语不清，流涎，手无力，舌苔白，脉弦滑。

治法：化痰熄风。

方药：僵蝎汤。

半夏 15g、茯苓 10g、制南星 10g、橘红 10g、瓜蒌 15g、僵蚕 10g、蝎尾 3g、远志 10g、菖蒲 10g、海浮石 10g、竹茹 12g、姜汁 1 匙

（二）气阴两虚，痰热阻滞证

临床表现：言语不清，吞咽困难，流涎，咀嚼无力，疲乏无力，舌苔白滑，脉虚大而滑。

治法：益气养阴，化痰清热。

方药：十味温胆汤加减。

黄芪 15g、当归 6g、麦冬 10g、人参 10g、五味子 10g、竹茹 10g、枳实 10g、半夏 10g、陈皮 10g、茯苓 10g、甘草 6g、菖蒲 10g、远志 10g、全蝎 6g、知母 10g

加减：脉沉缓者，去知母，加生地 10g。

第十三节　多发性神经炎

多发性神经炎，中医没有与此完全相对应的独立病名。根据临床表现特点的不同，分别将手指、足趾发麻、疼痛者，称麻木；四肢弛缓性瘫痪者，称痿等。

【辨证论治】

（一）痰火化风证

临床表现：手足麻木，足、足趾、足背疼痛，走路触摸时疼痛加剧，或有轻度瘫痪，口干，心烦，舌苔薄白，脉弦滑。

治法：熄风通络，化痰清热。

方药：熄风通络汤。

钩藤 30g、桑枝 30g、地龙 10g、香橼 10g、佛手 10g、枳壳 10g、连翘 10g、丝瓜络 10g、甘草 3g、木瓜 10g

（二）阳明胃热证

临床表现：瘫痪，发热，口渴汗出，舌苔黄干，脉滑数。

治法：清胃养阴。

方药：竹叶石膏汤加减。

生石膏 30g、麦冬 15g、沙参 15g、人参 15g、半夏 10g、竹叶 10g、甘草 6g、粳米 30g、生姜 2 片

（三）阳明胃热，外夹风湿证

临床表现：瘫痪，壮热口渴，汗出身痛，舌苔黄白，脉洪大。

治法：清胃泻火，佐以散风。

方药：白虎桂枝汤加减。

生石膏 60g、桂枝 15g、知母 15g、生薏苡仁 30g、甘草

10g、粳米 30g

（四）气阴两虚，湿热蕴结证

临床表现：瘫痪，全身沉重，自汗盗汗，面色㿠白而两颊反嫩红，发热，甚或气短痰多，舌苔白，脉虚大弦滑。

治法：益气养阴，燥湿清热。

方药：芪脉三妙汤。

黄芪 15g、当归 6g、人参 10g、麦冬 10g、五味子 10g、苍术 10g、黄柏 10g、怀牛膝 10g、木瓜 10g、桑枝 30g

加减：痰多者，加竹茹 10g、枳壳 10g、香橼 10g、佛手10g。

（五）阴阳俱虚，湿热蕴结证

临床表现：瘫痪，全身沉重，腰背酸痛，舌质红，苔黄腻，脉细数。

治法：阴阳双补，清热燥湿。

方药：虎潜丸加减。

木瓜（余常以此代虎骨）10g、怀牛膝 9g、生地 15g、肉苁蓉 15g、锁阳 15g、白芍 15g、当归 10g、麦冬 10g、石斛10g、知母 10g、黄柏 10g、干姜 15g、龟板 15g

【按】辨证论治时应注意的问题

（一）辨证

急性发病者，以阳明胃热和湿热伤筋者为多。慢性者，以气阴两虚夹湿热和肾阴阳俱虚夹湿热者为多见。

本病辨证依据的重点是：一脉象，二气色。即脉虚大者，为气阴两虚；脉滑数者，为胃热或痰热；细数者，为阴虚热盛；面色㿠白，汗多者，为气阴两虚；面色红赤者，为胃热；

面色黄者，为湿热。

（二）论治

阴明胃热者，治宜竹叶石膏汤、白虎汤加减；肺虚者，治宜补气养阴；肾虚者，治宜补肾。然均需注意湿热，故三妙丸、晚蚕沙、薏苡仁均常用。

第十四节　臂丛神经痛

臂丛神经痛，中医没有与此完全相对应的独立病名。根据临床表现的特点，分别将肩臂麻痛者，称血痹；肩背疼痛者，称肩背痛、痹证。

【辨证论治】

（一）气血俱虚，寒凝血滞证

临床表现：肩臂疼痛，抬举、拿东西等均能使疼痛加重，甚至难于抬举，舌苔白，脉弦或缓。

治法：益气养血，温经通络。

方药：黄芪桂枝五物汤加味。

黄芪 30g、当归 15g、鸡血藤 15g、桂枝 15g、白芍 15g、片姜黄 10g、生姜 10g、大枣 12 枚

加减：疼痛严重或夜间疼痛加重者，加乳香 10g、没药 10g；手臂冷痛，加川乌 10g。

（二）气阴两虚证

临床表现：肩臂疼痛，手心热，夜间口干，脉虚而弦滑。

治法：益气养阴，通络止痛。

方药：炙甘草汤加减。

炙甘草 15g、党参 10g、桂枝 10g、麦冬 10g、黑芝麻 10g、阿胶（烊化）10g、生地 30g、大枣 12 枚、酒 1 盅为引

（三）气血俱虚，外受风寒证

临床表现：急性发病，肩臂疼痛，畏风怕冷，舌苔薄白，脉弦紧。

治法：益气养血，疏散风寒。

方药：蠲痹汤加减。

黄芪 15g、桂枝 10g、片姜黄 10g、当归 10g、续断 10g、白芍 10g、羌活 10g、防风 10g

若脉弦紧而大，宜三痹汤。

黄芪 15g、续断 10g、独活 10g、秦艽 10g、防风 10g、细辛 3g、川芎 10g、当归 10g、生地 10g、白芍 10g、杜仲 10g、桂枝 10g、茯苓 10g、川牛膝 10g、党参 10g、甘草 6g

（四）肝郁气滞，经络郁滞证

临床表现：肩臂至手指酸痛憋胀麻木，头晕头痛，胸满心烦，失眠，喜叹气，舌苔白，脉沉弦。

治法：舒肝理气，佐以通络。

方药：柴胡加龙骨牡蛎汤加减。

柴胡 10g、半夏 10g、黄芩 10g、党参 10g、桂枝 10g、白芍 10g、丝瓜络 10g、龙骨 12g、牡蛎 12g、生姜 3 片、大枣 5 枚

【按】辨证论治时应注意的问题

本病以气血俱虚，外受风寒者为多，其治法以补气养血、疏散风寒为常用。但病程较久者，必须注意病位之在脾、在肝、在肾、在心，其在肝者必须舒肝，在肾者必须培补肾气，在脾者必须健脾，在心者必须养心。

第十五节　坐骨神经痛

坐骨神经痛，中医没有与此完全相对应的独立病名。根据临床表现的特点，大致包括在痹证、腰腿痛的范畴之中。

【辨证论治】

（一）肝肾俱虚，风寒湿痹证

临床表现：腰腿突然剧痛不止，翻身活动困难，腿足屈伸不利，舌苔白，脉弦紧或弦缓。

治法：培补肝肾，祛风散寒。

方药：独活寄生汤加减。

独活 10g、桑寄生 15g、秦艽 10g、防风 10g、细辛 3g、川芎 10g、当归 10g、生地 10g、白芍 10g、肉桂 10g、茯苓 10g、杜仲 10g、川牛膝 10g、党参 10g、甘草 6g

（二）肝肾俱虚，筋脉失养证

临床表现：腰困腰痛，腿痛剧烈，夜间加剧，难于入睡，患侧怕冷，口干，脉沉弦或尺脉细弱。

治法：补益肝肾，养血舒筋。

方药：八味地黄丸加减。

生地 15g、熟地 15g、白芍 15g、石斛 15g、肉苁蓉 15g、元参 15g、茯苓 10g、泽泻 10g、丹皮 10g、附子 10g、肉桂 10g、怀牛膝 10g、淫羊藿 10g、露蜂房 10g

加减：疼痛不止，加乳香 10g、没药 10g；灼热疼痛，尿黄者，加知母 10g、黄柏 10g。

（三）肝肾俱虚，湿热内蕴证

临床表现：腰腿疼痛不止，夜间加重，口干口苦，舌质红，苔薄黄，脉沉细数或沉滑数。

治法：滋补肝肾，清热除湿。

方药：虎潜丸加减。

生地 15g、锁阳 15g、肉苁蓉 15g、菟丝子 15g、陈皮 10g、当归 10g、白芍 10g、知母 10g、黄柏 10g、石斛 10g、桑寄生 15g、怀牛膝 10g、干姜 3g

（四）血虚肝郁，筋脉失养证

临床表现：腰痛，腿胀痛，胸满心烦，头晕头痛，喜叹气，舌苔白，脉沉弦或弦紧。

治法：养血柔肝，舒筋散寒。

方药：逍遥散加减。

柴胡 10g、当归 10g、白芍 10g、白术 10g、茯苓 10g、干姜 3g、狗脊 30g、甘草 6g、薄荷 3g

加减：胸满心烦较重，加栀子、丹皮、生地、石斛、陈皮各 10g，去白术、茯苓、干姜、狗脊。

（五）气虚寒凝，瘀血阻滞证

临床表现：髋一片疼痛，牵及大腿外侧疼痛或胀痛，畏冷怕劳，舌苔白，脉弦大或弦缓。

治法：益气散寒。

方药：芪姜汤（朱庆丰法）。

黄芪 30~120g、干姜 6g、甘草 6g

加减：夜间疼痛严重者，加当归、赤芍、川芎、桃仁、地龙各 10g。

（六）风湿入络证

临床表现：腿痛腿麻，尤以麻木为主，脉弦缓。

治法：祛风湿，通经络。

方药：豨莶白果叶酒（家父法）。

豨莶草 15g、千年健 6g、佛手 6g、地风 6g、当归 6g、香橼 6g、桂枝 6g、赤芍 6g、老鹳草 6g、透骨草 6g、白果叶 20 片、白酒 1500g

用法：将上药切碎，置酒中，泡 7 昼夜备用。1 日 2 次，1 次 1 盅饮用。

（七）气血俱虚，气滞血瘀，痰湿郁滞证

临床表现：患者素体肥胖，下肢浮肿，疲乏无力，胸脘或脘腹胀满，腿痛，夜间严重，舌苔白，脉弦滑。

治法：补气养血，理气活血，燥湿舒筋。

方药：参芪丹鸡黄精汤加减。

党参 15g、黄芪 30g、丹参 30g、鸡血藤 30g、苍术 15g、白术 10g、青皮 10g、陈皮 10g、生地 10g、黄精 10g、当归 10g、柴胡 10g、郁金 10g、姜黄 10g、薄荷 3g、桑寄生 15g、夜交藤 15g

【按】辨证论治时应注意的问题

（一）辨证

本病辨证的要点有三：一病因，二脉象，三症状。

1.病因　冬季出汗后，突然进入寒冷环境时，出现腰腿疼痛者，为风寒；外伤后，突然腰腿疼痛者，为瘀血；长期精神抑郁引起者，为肝郁血虚。

2.脉象　浮紧、弦紧者，为风寒；沉弦者，为肝郁气滞；

沉弦而尺脉不足者，为肾阳虚衰；沉而滑数或尺脉数者，为肾虚热盛；虚大者，为气血俱虚或气阴俱虚。

3.症状　头晕头痛，胸胁苦满，心烦失眠者，为肝郁血虚；腰酸腰痛者，为肾虚；下肢沉重者，为气虚湿盛；足冷者，为肾阳不足。

（二）论治

在治疗上，由于本病都与肝肾虚衰有关，所以培补肝肾应贯穿于各种治法之中。独活寄生汤是治疗风寒湿所致的有效方剂，但使用时必须注意引经药，否则就会使疗效降低。肝肾俱虚者，夜间疼痛多较剧烈，用药时除注意补肝肾之外，尤应注意寒热不同的用药方法。血虚肝郁者，多兼寒湿，应用逍遥散时，应易生姜为干姜。

第十六节　肋间神经痛

肋间神经痛，中医没有与此完全相对应的独立病名。根据临床表现，大致包括在胸胁痛的范畴之中。

【辨证论治】

气滞血瘀证

临床表现：肋间刺痛或灼痛，深呼吸、咳嗽、身体转动时均使疼痛加重，脉沉弦。

治法：舒肝理气，活血止痛。

方药：柴丹赤金汤（李翰卿法）。

柴胡10g、枳壳10g、赤芍10g、郁金10g、青皮10g、延胡索10g、白蒺藜10g、丹参15g、瓜蒌15g

加减：心烦较重者，加栀子 10g；脉涩者，加桂枝 10g，或用复元活血汤加减。

柴胡 10g、赤芍 10g、枳实 10g、炮甲珠 10g、桃仁 10g、红花 10g、熟大黄 6g、甘草 6g

简易法：火柴棍 1 根。

用法；取 1~2cm 长的火柴棍一段，放置于痛处，胶布固定约 12 小时（原北京中医学院肖友山法）。

【按】辨证论治时应注意的问题

本病多因气滞血瘀所致，因此舒肝理气、活血止痛是本病的主要治法。

第十七节　肢端感觉异常

肢端感觉异常，中医没有与此完全相对应的独立病名。根据临床表现的特点，大致包括在麻木的范畴之中。

【辨证论治】

（一）肝气郁结，经络不通证

临床表现：头晕心烦，胸胁苦满，喜叹气，手足麻木，或手麻，或足麻，或舌麻，舌苔黄白，脉弦。

治法：舒肝理气，通经活络。

方药：四逆香佛二花汤。

柴胡 10g、枳壳 10g、白芍 10g、甘草 6g、香橼 10g、佛手 10g、陈皮 10g、玫瑰花 10g、代代花 10g、丝瓜络 10g、黄芩 4g

（二）风痰入络证

临床表现：手麻或手臂麻，或全身麻木，口干，舌苔薄白，脉弦滑。

治法：熄风化痰，通经活络。

方药：熄风通络汤。

钩藤 30g、地龙 15g、香橼 10g、佛手 10g、丝瓜络 10g、枳壳 10g、连翘 10g、桑枝 30g、木瓜 10g

（三）风寒入络证

临床表现：手麻，或手臂麻木，或四肢麻木，畏冷，脉沉细或沉弦紧。

治法：疏风散寒通络。

方药：千年追风酒。

千年健 6g、追地风 6g、老鹳草 6g、透骨草 6g、佛手 6g、桂枝 6g、木瓜 6g、川牛膝 6g、白果叶 12 片

用法：白酒 1000g，先将上药剪为小块，置入酒中，泡 7 昼夜后，备用。1 日 2 次，1 次 1 盅饮用。

（四）气血俱虚，外受风寒证

临床表现：手臂或四肢麻木，肩背沉重，舌苔白，脉虚弦紧。

治法：益气养血，外散风寒。

方药：三痹汤加减。

黄芪 15g、川续断 10g、独活 10g、防风 10g、川芎 10g、当归 10g、熟地 10g、白芍 10g、桂枝 10g、茯苓 10g、怀牛膝 10g、杜仲 10g、党参 10g、木瓜 10g

【按】辨证论治时应注意的问题

（一）辨证

本病原因以气滞、气虚和外风为多见。

（二）论治

理气舒肝、祛风散寒、补益气血是本病的常用三法。

第十八节　嗅神经障碍

嗅神经障碍，中医没有与此完全相对应的独立病名。根据临床表现的特点，大致包括在鼻不闻香臭的范畴之中。

【辨证论治】

（一）肺气不足证

临床表现：不闻香臭，偶有鼻塞，面色微见㿠白，脉虚大弦缓或濡缓。

治法：补气升阳，佐以养阴。

方药：益气聪明汤加减。

蔓荆子 10g、升麻 10g、葛根 15g、黄芪 30g、人参 15g、黄柏 10g、白芍 12g、炙甘草 10g、麦冬 10g

（二）肺肾俱虚证

临床表现：不闻香臭，有时流清水鼻涕，腰背酸困，脉弦尺大。

治法：补益肺肾。

方药：左归丸加减。

熟地 30g、麦冬 12g、当归 12g、山茱萸 12g、杜仲 12g、五味子 12g、龟板 15g、鹿角胶 6g、沙参 15g、细辛 1.5g

（三）气阴两虚证

临床表现：鼻不闻香臭，疲乏无力，头晕而重，以早晨起床后为重，面色㿠白，脉虚大。

治法：补气养阴。

方药：补中益气、六味地黄合方。

黄芪 15g、白术 10g、党参 10g、升麻 6g、柴胡 6g、当归 10g、陈皮 10g、甘草 68、生地 10g、山药 10g、山茱萸 10g、茯苓 10g、泽泻 10g、丹皮 10g

若口干咽干或咽喉痛者，宜清暑益气汤加减。

人参 10g、甘草 6g、黄芪 15g、当归 6g、麦冬 10g、五味子 10g、青皮 10g、陈皮 10g、神曲 10g、黄柏 10g、葛根 15g、苍术 10g、白术 10g、升麻 10g、泽泻 10g、白芷 10g

第十九节　脊髓炎

脊髓炎，中医没有与此完全相对应的独立病名。根据临床表现特点的下肢瘫痪，大致包括在痿证的范畴之中。

【辨证论治】

（一）燥热客肺证

临床表现：发热，鼻燥咽干，咳嗽，疲乏无力，下肢痿软，小便不畅，舌苔白，脉细数或沉细小数或滑数。

治法：养阴润燥，清热宣肺。

方药：清燥救肺汤加减。

沙参 15g、麦冬 15g、炙把叶 10g、生石膏 30g、阿胶（烊化）10g、杏仁 10g、炙桑叶 10g、石斛 10g、黑芝麻 12g

（二）湿热蕴结，久伤阴分证

临床表现：两腿痿软，甚或四肢痿软，发热，喜冷畏热，胸胁满闷，尿黄，舌苔黄腻或白腻，脉濡数或细数。

治法：清热燥湿，佐以养阴。

方药：三妙丸加减。

黄柏 10g、苍术 10g、川牛膝 10g、当归 10g、萆薢 10g、防己 15g、石斛 15g、龟板 20g

（三）湿热蕴结，气阴两伤证

临床表现：病程较久，疲乏无力，下肢甚或四肢痿软瘫痪，发热，自汗盗汗，面色㿠白，舌苔白，脉虚大滑数。

治法：益气养阴，清热燥湿。

方药：清燥汤加减。

黄芪 15g、人参 10g、白术 10g、苍术 10g、黄柏 10g、麦冬 10g、五味子 10g、陈皮 10g、川牛膝 10g、神曲 10g、防己 10g、连翘 10g、晚蚕沙 10g、茯苓 6g、白芍 6g、木瓜 6g、生石膏 15g

加减：脉沉数，小便涩而不利者，宜清燥汤。

黄芪 10g、当归 6g、升麻 6g、柴胡 6g、人参 6g、白术 6g、甘草 6g、陈皮 6g、麦冬 6g、五味子 6g、生地 10g、黄柏 10g、苍术 6g、神曲 6g、茯苓 6g、泽泻 6g、猪苓 6g

（四）防虚热灼，筋脉失养证

临床表现：发热，或骨蒸劳热，盗汗或自汗盗汗，瘫痪，舌质红绛，脉细数或虚数或虚大数。

治法：养阴清热，舒筋振痿。

方药：大定风珠加减。

龟板 30g、牡蛎 30g、鳖甲 30g、麦冬 10g、沙参 10g、石斛 10g、白芍 15g、五味子 10g、阿胶（烊化）10g、元参 10g、知母 10g、黄柏 10g

（五）阳明胃热证

临床表现：发热汗出，全身或下肢瘫痪，口渴喜饮，舌苔黄，脉洪大而滑或滑数。

治法：清热生津。

方药：白虎汤加味。

生石膏 120g、知母 10g、麦冬 10g、沙参 10g、甘草 10g、苍术 10g、粳米 30g

【按】辨证论治时应注意的问题

（一）辨证

本病常见证有三：①肺中燥热，症见鼻燥咽干，咳嗽发热；②阳明实热，症见口渴身热，脉洪大或滑数；③湿热蕴结，症见胸膈满闷，舌苔腻。

其次，还有气阴两虚之痿，症见多汗，面色㿠白和阴虚热灼之痿，症见盗汗，骨蒸，脉细数。

（二）论治

在治疗时，必须紧紧抓住辨证论治的精神施用药物。

第二十节　脊髓空洞症

脊髓空洞症，中医没有与此完全相对应的独立病名。根据临床表现的特点，大致包括在麻木、柔痉、肌痿、血痹的范畴之中。

【辨证论治】

（一）肝郁气结，风痰入络证

临床表现：肩臂酸痛，上肢麻木憋胀痛，温度觉丧失，头晕心烦，或有手的汗出异常，口干，舌苔白，脉弦稍滑。

治法：舒肝理气，化痰通络。

方药：柴胡加龙骨牡蛎汤加减。

柴胡 10g、半夏 10g、黄芩 10g、党参 10g、桂枝 15g、生姜 4 片、大枣 5 枚、茯苓 15g、大黄 5g、龙骨 15g、牡蛎 15g、甘草 6g、白芥子 3g

加减：脉滑者，治宜熄风通络汤（见前）。

（二）肝郁气结，血虚生风证

临床表现：肩、背、项酸痛沉重，上肢麻木憋胀，痛、温觉消失，头晕头痛，胸满心烦，手出汗异常，肿胀，紫绀，口干，舌苔白，脉弦细。

治法：舒肝养血，熄风通络。

方药：逍遥散加减。

柴胡 10g、当归 10g、白芍 10g、桑枝 30g、丝瓜络 10g、白术 10g、茯苓 10g、木瓜 10g、甘草 6g、钩藤 15g

（三）风寒入络证

临床表现：上肢或四肢麻木，憋胀，舌苔白，脉弦缓。

治法：祛风散寒通络。

方药：千年追风酒加减。

透骨草 9g、老鹳草 6g、木瓜 6g、川牛膝 6g、桂枝 6g、追地风 6g、佛手 6g、白果叶 12 片、千年健 9g、豹骨 9g

用法：白酒 1000g，先将上药剪为小块，放置酒中。泡 7

昼夜备用，1日2次，1次1盅饮用。

第二十一节 肌萎缩性侧索硬化症

肌萎缩性侧索硬化症，中医没有与此相对应的独立病名。根据临床表现的特点，大致包括在痉病的范畴之中。

【辨证论治】

（一）肝阴亏损，湿热伤筋证

临床表现：痉挛性麻痹，肌张力增强，肌肉颤动疼痛，脉弦。

治法：养阴舒筋，除湿清热。

方药：理筋汤。

白芍30g、甘草15g、乌梅15g、木瓜15g、五加皮9g、海桐皮9g、晚蚕沙9g

（二）寒暑夹湿，气不宣降证

临床表现：肢体痿废，四肢沉重无力，翻身不能，纳呆食减，咳嗽头胀，舌苔白，脉濡缓稍弦。

治法：宣肺化湿，舒筋振痿。

方药：杏仁薏苡汤。

杏仁10g、生薏苡仁10g、桂枝2g、生姜2g、厚朴3g、半夏5g、防己5g、白蒺藜6g

（三）瘀血阻滞，肝肾俱虚证

临床表现：痉挛性麻痹，肌张力增强，肌肉颤动疼痛，舌苔白有瘀斑，脉弦小数。

治法：养肝熄风，活血舒筋。

方药：活络效灵丹加减。

丹参 30g、赤芍 15g、当归 9g、乳香 9g、没药 9g、桑寄生 30g、木瓜 10g、鹿角胶（烊化）10g、龟板胶（烊化）10g、连翘 10g

第二十二节　癫痫

癫痫，中医称癫痫或痫证。

【辨证论治】

（一）癫痫大发作

1.痰火蕴结证

临床表现：癫痫间断性发作，发作时突然神志昏迷，吐白沫，抽搐，咬破舌头，口苦，便秘，舌苔黄白厚或白，脉滑。

治法：攻逐痰火。

方药：礞石滚痰丸。用法：1 日 2 次，1 次 10g。

或：煅礞石 30g、黑白丑 30g、沉香 10g、全蝎 10g、南星 10g、蜥蜴 3 条。用法：共为细末，发面粉适量，合匀，烙成 2 个饼子，分 2 次吃完。

或发作频繁，头晕，大便不干者，宜：生铁落（先煎）15g、南星 9g、天麻 9g、橘红 9g、枳实 9g、茯苓 9g、全蝎 9g、竹沥（冲服）15g、生姜汁（冲）1 小盅（李翰卿法）。

或：蜥蜴 1 条、活全蝎 2 个、南星 9g。用法：共为细末，睡前 1 次服完，连服 7 剂。

2.痰火瘀血互结证

临床表现：癫痫间断发作，每次发作均在夜间睡眠过程

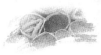

中出现，口干，脉沉滑。

治法：活血逐瘀，攻逐痰火。

方药：大陷胸、抵当合方。

甘遂 0.3g、大黄 0.6g、芒硝 0.3g、䗪虫 0.6g、水蛭 1.5g、虻虫 1g、桃仁 1.5g

用法：共为细末，面糊为丸，每晚 1 次，分 3 次服。

3. 痰郁气结证

临床表现：经常反复发作，头晕心烦，胸满恶心，食欲不振，口苦，脉沉弦。

治法：理气化痰。

方药：大柴胡汤加减（李翰卿法）。

柴胡 10g、枳实 10g、半夏 10g、赤芍 10g、郁金 10g、陈皮 10g、苏子 10g、大黄 10g、芒硝 1.5g

4. 肝郁气结，痰湿不化，上热下寒证

临床表现：头晕头痛，胸满心烦，癫痫小发作或精神运动性发作，或大发作，失眠易惊，胃脘痞满，舌苔白，脉弦或弦滑。

治法：理气化痰，苦辛通降。

方药：柴胡加龙骨牡蛎汤加减。

柴胡 10g、半夏 10g、人参 10g、黄芩 10g、桂枝 10g、茯苓 10g、酒军 10g、生姜 3g、大枣 5 枚、甘草 6g、龙骨 15g、牡蛎 15g

5. 气阴两虚，痰热不化证

临床表现：发作频繁，失眠心悸，记忆力衰退，疲乏无力，面色㿠白，多汗，脉虚大弦滑。

治法：补气养阴，清化痰热。

方药：十味温胆汤加减。

人参10g、酸枣仁10g、远志10g、菖蒲10g、知母10g、五味子10g、生地10g、当归10g、陈皮10g、半夏10g、茯苓10g、甘草10g、枳实10g、麦冬10g

加减：脉沉者，可用下方：紫河车2具、全蝎30g、蜥蜴30条。用法：共为细末，面糊为丸，每次1.5~3g，每日1~2次。

（二）癫病小发作

1.气滞痰郁，寒热失调证

临床表现：小儿突然低头不语，不久即又抬头如常人，成人则突然说话中断数秒钟，或不断地鼓颔吮嘴，头晕心烦，易怒喜哭，失眠，舌苔薄白，脉沉弦或沉弦滑。

治法：理气化痰，交通心肾。

方药：柴胡加龙骨牡蛎汤加减。

柴胡10g、半夏10g、人参10g、黄芩10g、龙骨10g、牡蛎10g、桂枝10g、大黄5g、琥珀6g、甘草6g、生姜3片、大枣5枚

刘渡舟按：没有铅丹其效甚微。

2.痰郁气结，瘀血阻滞证

临床表现：癫痫小发作，夜间发作较多，妇女月经期间易发作，舌苔白，尖红，脉沉。

治法：理气化痰，活血逐瘀。

方药：癫狂梦醒汤加减。

桃仁24g、柴胡10g、香附10g、木通10g、赤芍10g、半夏10g、大腹皮10g、陈皮10g、桑皮10g、苏子12g、白芥子

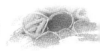

6g、甘草 15g

3.气血两虚，痰热阻滞证

临床表现：癫痫小发作，疲乏无力，心烦失眠，面色㿠白，脉虚大弦滑。

治法：益气养血，清化热痰。

方药：十味温胆汤加减。

黄芪 15g、人参 10g、麦冬 10g、五味子 10g、当归 10g、竹茹 10g、枳实 10g、半夏 10g、陈皮 10g、茯苓 10g、甘草 6g、菖蒲 10g、远志 10g、知母 6g

（三）精神运动性发作

临床表现：阵发性短暂的精神失常，恐惧，幻觉，口角牵动，唱歌，摸弄物件，脉沉弦。

治法：舒肝理气化痰。

方药：癫狂梦醒汤加减。

桃仁 15g、香附 10g、赤芍 10g、青皮 10g、柴胡 10g、半夏 10g、木通 10g、茯苓 10g、川芎 10g、桑白皮 10g、大腹皮 10g、苏子 15g、甘草 30g

（四）局限性癫痫

临床表现：半身或某个肢体突然抽搐麻木，心烦易怒，失眠，脉沉弦或弦紧。

治法：舒肝理气，化痰安神。

方药：柴胡加龙骨牡蛎汤。

柴胡 10g、半夏 10g、人参 10g、黄芩 10g、龙骨 10g、牡蛎 10g、桂枝 10g、大黄 5g、琥珀 6g、甘草 6g、生姜 3 片、大枣 5 枚

刘渡舟按：不引遂心丹遗憾。

【按】辨证论治时应注意的问题

本病的主要病因是痰火化风，因此化痰泻火熄风是本病常用的治疗方法，但是病程较久者，往往引起血虚、瘀血、气虚、肾虚，所以处方用药时，还必须结合血虚、瘀血、气虚、肾虚的不同，加减应用补血、活血、补气、补肾的不同药物。

第二十三节　急性脑血管病

急性脑血管病，中医没有与此完全相对应的独立病名。根据临床表现的特点，分别将突然昏迷、失语、半身不遂者，称中风。其中但见失语者，又称舌喑或风懿；但见半身不遂者，称偏枯或半身不遂。

【辨证论治】

（一）昏迷

1.阳明实热，痰蒙心窍证

临床表现：突然昏迷，牙关紧闭，痰声漉漉，或谵语神昏，抽搐，面红气粗，二便不通，身热，舌质红，苔黄而干，脉弦滑而数，关脉尤盛。

治法：清热通腑，开窍化痰。

方药：白虎承气汤、安宫牛黄丸。

生石膏30~120g、知母9~15g、郁金12g、大黄9~12g、芒硝6~9g（冲）

安宫牛黄丸1日2次，1次1丸。

2.气营两燔，阳明腑实证

临床表现：突然昏迷或神昏谵语，发热，大便秘结，舌质红绛，苔黄燥，脉沉而滑数。

治法：清营泻热，通腑开窍。

方药：犀角地黄汤加味。

全蝎（代犀角，另煎）10g、生地15g、白芍15g、丹皮12g、元参30g、大黄9g、芒硝（冲）3~9g、郁金9g

加减：痰声漉漉者，加安宫牛黄丸2丸、竹沥（冲）15g、生姜汁1匙。

3.气虚络瘀，邪犯心包证

临床表现：突然昏迷，或逐渐昏迷，发热，半身不遂，舌苔白，脉虚大无力，而健侧反弦或沉细。

治法：益气养血，活络开窍。

方药：补阳还五汤、至宝丹。

黄芪30~120g、赤芍15g、地龙15g、川芎10g、红花10g、桃仁10g、当归尾10g

至宝丹（或苏合香丸）1日2次，1次1丸。

4.热入血分，瘀血阻滞证

临床表现：突然昏迷，全身痉挛紧张，发热，舌质红而紫暗，苔少，脉沉细数。

治法：活血逐瘀，清热开窍。

方药：活络效灵丹加减（李翰卿法）。

丹参30g、赤芍15g、郁金16g、乳香10g、没药10g、地龙10g、桑枝30g

至宝丹2丸，分2次服。

5.肝阳上亢，痰蒙心窍证

临床表现：突然昏迷，面色红赤，舌苔白或黄白，脉弦大，寸脉尤盛，甚或上入鱼际。

治法：平肝潜阳，开窍化痰。

方药：镇肝熄风汤、安宫牛黄丸。

生赭石 30g、怀牛膝 30g、生龙骨 15g、生牡蛎 15g、生龟板 15g、生白芍 15g、元参 15g、天门冬 15g、川楝子 10g、麦芽 10g、茵陈 6g、甘草 3g

安宫牛黄丸 2 丸，分 2 次服。

6. 肝肾阴虚，虚风内动证

临床表现：昏迷或半昏迷，项强，痉挛性瘫痪，发热，舌质红绛无苔，脉弦大而数。

治法：滋阴潜阳，柔肝熄风。

方药：大定风珠加减。

生白芍 12g、生地 12g、麦冬 12g、龟板 30g、鳖甲 30g、炙甘草 30g、阿胶（烊化）10g、火麻仁 6g、五味子 6g、鸡子黄（冲）2 枚

7. 气滞血瘀，痰蒙心窍证

临床表现：生气后突然神志昏迷，或半昏迷，舌质暗，苔白，脉沉。

治法：理气活血，佐以开窍。

方药：四逆散加减（李翰卿法）。

柴胡 10g、枳实 10g、赤芍 10g、郁金 10g、青皮 10g、白蒺藜 10g、连翘 10g、当归 10g、桃仁 10g、桔梗 10g、丹参 15g、甘草 6g

至宝丹（或苏合香丸）2 丸。

8. 风痰阻络，痰蒙心窍证

临床表现：突然昏迷，痰声漉漉，舌苔黄，白或黄白腻，脉沉滑数。

治法：熄风化痰，通络开窍。

方药：星蝎二陈汤。（李翰卿祛）

钩藤 15g、地龙 15g、全蝎 10g、郁金 10g、茯苓 10g、南星 10g、半夏 10g、橘红 10g、连翘 10g、竹沥（冲）15g、生姜汁（冲）1匙

9. 阳气欲脱证

临床表现：目闭口张，手撒遗尿，汗出肢冷，脉散或沉微欲绝。

治法：回阳救脱。

方药：参附汤。

人参 30g、附子 10g

刘渡舟按：附子量小。

10. 下元虚衰，虚阳上浮，痰浊蒙窍证

临床表现：昏迷，面赤如妆，足冷，脉虚大而无根。

治法：滋肾纳气，化痰开窍。

方药：地黄饮子加减。

生地 10g、巴戟天 10g、山茱萸 10g、石斛 10g、肉苁蓉 10g、五味子 10g、肉桂 10g、茯苓 10g、麦冬 10g、附子 10g、菖蒲 10g、远志 10g、薄荷 1g

刘渡舟按：应加龙骨、牡蛎、紫石英等潜纳药。

11. 气阴两虚，痰浊阻滞证

临床表现：昏迷或半昏，舌苔黄白厚腻，脉虚大弦滑。

治法：益气养阴，化痰开窍。

方药：十味温胆汤加减。

黄芪 15g、人参 10g、麦冬 10g、五味子 10g、丹参 15g、竹茹 15g、枳实 10g、半夏 10g、陈皮 10g、茯苓 10g、甘草 6g、菖蒲 10g、远志 10g、知母 10g

（二）失语

1. 寒痰阻滞证

临床表现：失语，舌偏歪，流涎不止，指冷，舌苔薄白滑润，脉沉细。

治法：祛风散寒，化痰开窍。

方药：资寿解语汤加减。

半夏 10g、南星 10g、茯苓 10g、橘红 10g、枳壳 10g、竹沥（冲）15g、生姜 10g、附子 10g、全蝎 10g、防风 3g、羌活 3g、天麻 3g

2. 热痰阻滞证

临床表现：失语，舌偏歪，无痰涎从口角流出，舌苔黄或白，脉滑稍数。

治法：清化热痰。

方药：星沥二陈汤。

钩藤 15g、竹沥（冲）15g、南星 10g、半夏 10g、连翘 10g、茯苓 10g、橘红 10g、瓜蒌 10g、生姜 10g、全蝎 3g、防风 3g

刘渡舟按：应加芩、连。

3. 气滞痰郁证

临床表现：失语，无痰涎流出，时叹气，舌苔白，脉沉。

治法：舒肝理气，化痰开窍。

方药：四逆散加减（李翰卿法）。

柴胡 10g、枳壳 10g、赤芍 10g、桔梗 10g、郁金 10g、瓜蒌 10g、川贝母 10g、连翘 10g、白蒺藜 10g、茯苓 10g、全蝎 6g

4.气阴两虚，痰阻心窍证

临床表现：失语久久不愈，有少量痰涎流出，肢体沉重，疲乏思睡，而夜间反失眠，食欲不振，舌苔白，脉虚大弦滑。

治法：益气养阴，化痰开窍。

方药：十味温胆汤加减。

竹茹 10g、枳壳 10g、半夏 10g、南星 10g、橘红 10g、茯苓 10g、全蝎 10g、菖蒲 10g、远志 10g、麦冬 10g、知母 10g、元参 10g、党参 10g、丹参 10g、黄芪 15g

5.阴虚肺燥，心阴失养证

临床表现：失语，无涎水流出，舌质嫩红或红绛无苔，脉弦大。

治法：滋阴润燥，佐以潜阳熄风。

方药：参麦二甲煎。

麦冬 15g、沙参 15g、石斛 15g、元参 15g、白芍 15g、龟板 30g、鳖甲 30g、甘草 6g、丹参 12g

6.瘀血阻滞证

临床表现：失语，无涎水流出，舌质红而紫暗或有瘀斑，脉沉细数。

治法：活血逐瘀，通窍。

方药：活络效灵丹加减。

丹参 30g、赤芍 15g、当归 9g、乳香 9g、没药 9g、连翘 9g、川贝母 9g、郁金 9g、麦冬 12g、全蝎 5g

7.肾虚阳浮，痰浊蒙窍证

临床表现：失语，有涎水或无涎水流出，面赤如妆，足冷，舌质淡苔白，脉虚而无根或尺大无根。

治法：温肾纳气，化痰开窍。

方药：地黄饮子加减。

熟地 20g、山药 15g、山茱萸 15g、茯苓 10g、石斛 15g、麦冬 15g、五味子 10g、菖蒲 10g、远志 10g、肉苁蓉 10g、附子 10g、肉桂 10g、巴戟天 10g、制南星 10g、薄荷 3g

（三）呃逆

1.气阴两虚，胃气上逆证

临床表现：呃逆频作，食欲不振，面色㿠白，舌质嫩红，脉虚大滑数。

治法：益气养阴，降逆止呃。

方药：《济生》橘皮竹茹汤加减。

竹茹 12g、陈皮 10g、人参 10g、枇杷叶 10g、半夏 10g、麦冬 10g、五味子 10g、茯苓 10g、枳壳 10g、甘草 6g

2.阴虚风动，木邪犯土证

临床表现：呃逆频作，时而手足抽动，舌质红绛或嫩红无苔，脉细数。

治法：滋阴清热，潜阳熄风。

方药：小定风珠。

鸡子黄（生用）1 枚、阿胶（烊化）6g、生龟板 20g、淡菜 10g、童便 1 小杯

（四）半身不遂

1. 风寒外客，正气不足证

临床表现：年高气衰，外受风寒，偏瘫不收，全身酸痛，舌苔薄白，脉浮紧。

治法：疏散风寒，佐以益气养血。

方药：续命汤加减。

麻黄 10g、干姜 10g、桂枝 10g、当归 10g、人参 10g、生石膏 10g、甘草 10g、川芎 5g、杏仁 10g、千年健 10g、威灵仙 10g、老鹳草 10g。

2. 气血俱虚，络脉瘀滞证

临床表现：偏瘫不用，舌苔白，脉患侧大弦，健侧弦缓或沉弦。

治法：益气养血，活血通络。

方药：补阳还五汤加减。

黄芪 30~60g、当归 10g、地龙 10g、川芎 10g、赤芍 10g、桃仁 10g、红花 10g、木瓜 1g。

加减：头目眩晕，疲乏无力，脉尺弱者，宜加味补血汤：黄芪 30g、当归 15g、龙眼肉 15g、鹿角胶（烊化）9g、丹参 15g、乳香 6g、没药 6g、甘松 6g。

3. 肝郁气滞，阳气闭塞证

临床表现：头晕头痛，胸满心烦，心悸失眠，轻度偏瘫，口苦咽干，舌苔薄白或薄黄而润，脉沉弦涩或沉结或弦紧。

治法：疏肝理气，化痰通阳。

方药：柴胡加龙骨牡蛎汤加减。

柴胡 10g、半夏 10g、黄芩 10g、党参 10g、桂枝 10g、生

姜 10g、茯苓 10g、大黄 3g、甘草 6g、大枣 5 枚、龙骨 15g、牡蛎 15g

4.气滞血瘀证

临床表现：瘫痪拘挛，疼痛难伸，胸胁苦满，心烦易怒，头晕头痛，舌质暗，苔薄白，或有瘀斑，脉沉或沉涩。

治法：理气活血。

方药：逍遥散加减。

柴胡 10g、当归 10g、赤芍 10g、郁金 10g、青皮 10g、桃仁 10g、红花 10g、丝瓜络 10g、连翘 10g、木瓜 10g

5.阴虚阳亢证

临床表现：头目眩晕，目胀耳鸣，头中热痛，偏瘫麻木，面赤如醉或印堂部红赤，舌苔白质红，脉弦长有力或寸脉大甚或上入鱼际。

治法：平肝潜阳。

方药：镇肝熄风汤加减。

怀牛膝 30g、代赭石 30g、生龙骨 15g、生牡蛎 15g、生龟板 15g、生白芍 15g、元参 15g、天门冬 15g、川楝子 10g、生麦芽 10g、茵陈 6g、甘草 4g、桑枝 30g

加减：脉弦数，舌红，有时震颤者，宜天麻钩藤饮加减：天麻 9g、钩藤 15g、石决明 25g、栀子 10g、黄芩 10g、川牛膝 12g、杜仲 10g、益母草 12g、桑寄生 30g、夜交藤 15g、茯苓 15g。

6.真阴亏损，虚风内动证

临床表现：瘛疭瘫痪，神疲乏力，或自汗盗汗，手足心热，舌绛少苔或光剥无苔，脉虚大无根或虚而无力。

治法：柔肝熄风。

方药：大定风珠加减。

白芍18g、阿胶（烊化）9g、龟板12g、生地18g、火麻仁6g、五味子10g、牡蛎12g、麦冬18g、炙甘草12g、生鳖甲12g

7.气血俱虚，外受风寒证

临床表现：偏瘫身重，心中恶寒，气短乏力，手足厥冷，舌苔薄白，脉沉细弦。

治法：益气散风。

方药：侯氏黑散加减。

菊花40g、白术10g、细辛3g、茯苓3g、牡蛎3g、桔梗8g、防风10g、人参4g、明矾3g、黄芩5g、当归3g、干姜3g、川芎3g、桂枝3g、附子5g

用法：共为细末，1日3次，1次1~3g黄酒少许为引，冷服。

8.肝火上冲，筋脉失养证

临床表现：头晕头痛，烦躁易怒，轻度偏瘫，恶热，尿黄赤，舌质红苔黄或黄白，脉弦数。

治法：苦寒泻火。

方药：龙胆泻肝汤加减。

龙胆草10g、栀子10g、黄芩10g、柴胡10g、生地10g、车前子（布包）10g、泽泻10g、木通10g、甘草10g、当归10g、防风10g

加减：大便干燥，舌苔黄燥者，去泽泻、车前子、木通，加酒军6~10g。

9.气滞痰郁，络脉不通证

临床表现：偏瘫挛急，难于屈伸、疼痛，痴呆，或无故悲哭，舌苔白或黄，脉沉滑。

治法：化痰通络。

方药：癫狂梦醒汤加减。

桃仁 24g、柴胡 10g、香附 10g、木通 10g、赤芍 10g、半夏 10g、大腹皮 10g、青皮 10g、陈皮 10g、桑白皮 10g、川芎 10g、苏子 30g、甘草 15g

10.气血俱虚，痰浊阻滞证

临床表现：瘫痪缓纵不收，心悸失眠，烦躁易怒，舌苔白或黄白而腻，脉虚大弦滑。

治法：益气养血，化痰通络。

方药：十味温胆汤加减。

黄芪 15g、当归 6g、丹参 15g、麦冬 10g、人参 10g、五味子 10g、竹茹 10g、枳实 10g、陈皮 10g、半夏 10g、茯苓 10g、川芎 10g、知母 6g、甘草 6g

加减：脉沉缓者，去知母、川芎，加生地 10g。

11.肾气亏损，筋脉失养证

临床表现：瘫痪久久不愈，遇冷加重，足冷或手足厥冷，舌苔白，脉沉弦细。

治法：培补肝肾。

方药：地黄饮子加减。

生地 24g、麦冬 10g、五味子 10g、山茱萸 10g、石斛 10g、远志 10g、菖蒲 10g、附子 10g、肉桂 10g、巴戟天 10g、淫羊藿 10g、肉苁蓉 15g、木瓜 15g、薄荷 3g、干姜 3g

12.肝肾阴虚，湿热蕴结证

临床表现：瘫痪久久不愈，酸困不适，舌质红或舌尖红赤，尿黄，脉细数或濡数。

治法：滋阴降火，强筋壮骨。

方药：虎潜丸加减。

酒黄柏 6g、酒知母 6g、炙龟板 30g、木瓜 10g、熟地 12g、白芍 10g、陈皮 10g、锁阳 10g、干姜 1g

【按】辨证论治时应注意的问题

（一）辨证

1.本病的辨证要点是：一脉象，二面色，三舌苔舌质，四二便。

（1）脉象：由于脉象主病和出现的部位不同，其含义和主病也有差异。

弦：弦而长，上入鱼际者，为肝阳上亢；弦数者，为肝经实火；沉弦者，为肝郁气结；弦大者，为阴虚肝旺；弦细者，为肝郁血虚；弦涩不调者，为肝郁气滞兼有寒邪；弦滑者，为痰火郁于肝胆两经；左弦右缓者，为木邪犯土；右弦左缓者，为脾虚木乘；尺大而弦者，为肾阳不足。

滑：滑为痰热；寸滑，为上焦痰热；关滑，为中焦痰热；尺滑，为下焦实热。

沉：沉，为气郁；患侧脉大，健侧脉沉，为气虚血瘀；沉滑，为痰郁气滞；沉涩，为寒凝气滞；沉缓，为脾虚肝郁，气阴俱虚而痰郁气结；沉微，为阳气虚衰；沉弱，为气血俱虚或阳气不足；沉细，为血虚或气血俱虚；沉结，为气滞血瘀或寒凝气滞。

大：弦大，为肝阳上亢；虚大，为气血俱虚或气阴俱虚；

左脉大，右脉沉，为肝阳上亢；右脉大，左脉沉，为气阴俱虚或气血俱虚；患侧脉大，健侧脉不大，为气虚络瘀；两脉洪大滑，为阳明胃热；虚大无根，为阳气欲脱，不能纳气归根。

促：为阳气欲脱或气阴欲脱。

代：为脏气大衰。

数：为热。

（2）面色：面色红赤，为肝阳上亢；面色嫩红如浮在外，并有汗出如珠，为气阴欲脱或肾气浮越在外不能纳气归根；面色冷而瘦削，为寒；面色㿠白而透嫩红，为气阴两虚；面色呆滞，为痰郁气结。

（3）舌苔舌质：舌苔白润水滑，为寒痰；舌苔黄白腻，为痰湿或食积；舌苔黄厚干燥，为胃热；舌质淡润，为阳虚；舌边紫斑，为瘀血；舌质红绛，为营血有热；舌红，为里热；舌颤，为风痰；舌卷，为阳脱或气阴俱脱。

（4）二便：大便秘结，数日不行，为胃肠实热；二便失禁，为痰蒙心窍或阳气已绝；大便稀溏，为脾肾阳虚。

2. 昏迷的辨证要点是：面色、舌苔舌质、二便、脉象。

（1）面色：面色红，为肝阳上亢，阳明胃热；红而如浮在外，汗出如珠，为阴阳俱脱，痰蒙心窍；白而透青冷，为亡阳。

（2）舌苔舌质：舌苔黄燥，为阳明胃热；黄腻，为痰热、食积；舌红，为热盛；舌质红绛，为营血热盛。

（3）二便：便秘，为阳明胃热；二便失禁，为痰蒙心窍或阳气欲脱。

（4）脉象：参见上条。

3. 偏瘫的辨证要点是：一脉象，二软瘫或硬瘫，三指趾的冷热，四面色。

（1）脉象：沉，为气郁；滑数，为痰热；两脉虚大而数，为气阴俱虚或阴虚风动；患侧脉大，为气虚络瘀；脉弦紧，为气滞痰湿郁滞。

（2）软瘫或硬瘫：软瘫，多为虚；硬瘫，为瘀血或气滞风痰。其中痛者，为气滞血瘀；不痛者，为气血俱虚。

（3）指趾冷热：指趾厥冷，为阳虚寒盛或气滞；指趾热，为热。

（4）面色：参见昏迷。

4. 失语的辨证要点是：一脉象，二舌象。

（1）脉象：沉细弦，为寒痰或气滞痰郁；滑为痰热；虚大，为气血俱虚或阴虚风动。

（2）舌象：舌质红绛，为阴虚热盛或营血热炽；舌淡水滑而多痰，为寒痰；舌苔黄或白而无涎，为热。

5. 呃逆的辨证要点是：一脉象，二舌象，三面色。诊断意义同上。

（二）论治

1. 本病常见的证候有四：一昏迷，二失语，三半身不遂，四呃逆。其治法均应按辨证论治的原则进行。

2. 针灸是本病的有效疗法，应特别注意应用。

第二十四节　良性颅内压增高症

良性颅内压增高症，中医没有与此完全相对应的独立病名。根据临床表现大致包括在头痛的范围之中。

【辨证论治】

（一）肝胆郁火证

临床表现：头痛头胀，咳嗽或震动时疼痛，视物模糊，甚或失明，心烦易怒，舌苔白，脉弦。

治法：舒肝泻火。

方药：夏枯草 15g、茺蔚子 10g、葛根 15g、菊花 10g、薄荷 6g、荷叶 10g、连翘 10g、黄芩 10g

（二）肝郁气滞，痰饮内郁，上火下寒证

临床表现：头胀头痛，咳嗽震动尤著，心烦心悸，或时见手麻，视物模糊，胃脘不适，恶心，舌苔白，脉弦紧。

治法：舒肝化痰，清上温下。

方药：柴胡加龙骨牡蛎汤加减。

柴胡 10g、半夏 10g、黄芩 10g、人参 10g、甘草 6g、生姜 4 片、大枣 7 枚、桂枝 10g、熟军 4g、龙骨 15g、牡蛎 15g、茯苓 10g

第二十五节　脑脓肿

脑脓肿，中医没有与此完全相对应的独立病名。根据临床表现的发热头痛大致包括在头痛的范畴之中。

【辨证论治】

（一）肝胆实火证

临床表现：头痛发热，呕吐，嗜睡或抽搐昏迷，脉弦数。

治法：清泻肝火。

方药：龙胆泻肝汤加减。

龙胆草 10g、栀子 10g、黄芩 10g、柴胡 15g、生地 10g、车前子 10g、泽泻 10g、木通 10g、当归 10g、防风 10g、银花 15g、羚羊角 10g、大黄 10g

用法：昼夜连续服 2 剂，分 6 次服完。

（二）痰火郁结肝胆证

临床表现：头痛嗜睡，呕吐，发热，脉弦滑数。

治法：化痰泻火。

方药：柴芩温胆汤加减。

柴胡 20g、黄芩 10g、龙胆草 10g、竹茹 10g、枳实 10g、半夏 10g、陈皮 10g、滑石 15g、竹叶 10g、夜交藤 30g、牛黄（冲）1g

用法：昼夜连续服 2 剂，分 6 次服完。

【按】辨证论治时应注意的问题

本病从总体来看是一个实火证，但具体治疗上要分清是肝胆实火、痰火、阳明实火，即脉弦数宜泻肝火，脉弦滑数宜化痰泻火，便秘者兼阳明实火，必予大黄泻下方可。

第二十六节　非特异性脑炎

非特异性脑炎，中医没有与此完全相对应的独立病名。根据临床表现大致包括在癫狂范畴之中。

【辨证论治】

痰热内郁，外受风寒证

临床表现：身热头痛，痴呆或精神异常，不识人与秽臭，或见癫痫样发作，肢体活动不灵活，脉弦滑数。

治法：化痰清热，祛风散寒。

方药：上中下痛风方加减。

黄柏 10g、苍术 10g、制南星 10g、桂枝 10g、防己 10g、威灵仙 10g、桃仁 10g、红花 10g、龙胆草 10g、羌活 6g、川芎 10g、神曲 10g、全蝎 6g

第二十七节　震颤性麻痹

震颤性麻痹，中医没有与此完全相对应的独立病名。根据临床表现的特点，大致包括在颤振的范畴之中。

【辨证论治】

（一）阴虚痰火，肝风内动证

临床表现：颤抖笨拙，头晕头痛，口干喜冷饮，舌红而干，脉弦而数。

治法：化痰熄风，养阴舒筋。

方药：羚羊钩藤汤加减（刘渡舟法）。

羚羊角 6g、桑叶 9g、川贝母 9g、生地 9g、钩藤 15g、菊花 9g、白芍 12g、茯神木 9g、竹茹 15g、桑枝 15g

（二）气阴两虚，痰滞血瘀证

临床表现：颤抖笨拙，下肢沉重浮肿，舌苔白，脉虚而弦滑。

治法：益气养阴，化痰通络。

方药：芪麦四物汤加减（李翰卿法）。

黄芪 120g、麦冬 10g、当归 10g、川芎 10g、白芍 10g、桃仁 10g、红花 10g、地龙 15g、龙骨 15g、牡蛎 15g、钩藤 15g、白芥子 3g

（三）气血两虚，痰湿不化证

临床表现：颤抖笨拙，四肢沉重，疲乏无力，下肢浮肿，失眠或嗜眠，或失眠嗜睡交替，舌苔白，脉虚而弦滑或濡缓。

治法：益气养血，理气化痰。

方药：十味温胆汤加减（方药中法）。

黄芪 30g、党参 9g、当归 9g、丹参 9g、五味子 9g、夜交藤 9g、远志 9g、菖蒲 9g、半夏 15g、陈皮 15g、茯苓 30g、炙甘草 6g、枳壳 9g、竹茹 12g、龙骨 15g、牡蛎 15g

（四）气血俱虚，气滞血瘀，痰湿郁滞证

临床表现：颤抖笨拙，沉重乏力，下肢浮肿，肥胖腹胀，心烦急躁，有时心悸身痛，舌苔白，脉沉弦滑。

治法：益气养血，理气活血，燥湿化痰。

方药：参芪丹鸡黄精汤加减。

黄芪 30g、党参 15g、丹参 30g、鸡血藤 30g、黄精 9g、生地 9g、当归 9g、苍术 15g、白术 9g、三棱 10g、莪术 10g、柴胡 10g、青皮 10g、陈皮 10g、薄荷 3g、龙骨 15g、牡蛎 15g、夜交藤 30g

（五）真阴亏损，虚风内动证

临床表现：颤抖笨拙，流涎口渴，或见语颤，舌苔白，舌质嫩红，脉细弱。

治法：滋阴熄风。

方药：大定风珠加减。

龟板 20g、鳖甲 20g、牡蛎 15g、炙甘草 10g、白芍 15g、阿胶（烊化）10g、生地 20g、麦冬 10g、火麻仁 10g、五味子 10g、鸡子黄 2 枚

（六）气阴两虚，湿热蕴结，升降失职证

临床表现：手颤，行动笨拙，肢体酸痛，口干喜饮，舌苔白，脉虚大弦紧数。

治法：补气养阴，燥湿清热，升清降浊。

方药：清暑益气汤加减。

人参 10g、甘草 6g、黄芪 15g、当归 6g、麦冬 10g、五味子 10g、青皮 10g、陈皮 10g、神曲 10g、黄柏 10g、葛根 15g、苍术 15g、白术 10g、升麻 10g、泽泻 10g

第二十八节　小舞蹈病

小舞蹈病，中医没有与此完全相对应的独立病名。根据临床表现的特点，症见不规则的不自主的运动，大致包括在痉、惊风的范畴之中。

【辨证论治】

（一）营卫失调，风邪内动证

临床表现：不由自主地乱动，精神、食欲、睡眠正常，舌苔薄白，脉弦缓。

治法：调和营卫，安神定痉。

方药：桂枝加龙骨牡蛎汤加味。

桂枝 9~15g、白芍 9~15g、生姜 9~15g、甘草 6~9g、大枣 7~12g、全蝎 6g、钩藤 9~15g、生龙骨 15~30g、生牡蛎 15~30g

（二）邪入少阳，风邪内动证

临床表现：不自主地乱动，头晕心烦，时而心悸，口干

口苦，大便时干时稀，舌苔白或黄白，脉弦紧或弦缓。

治法：和解少阳，化痰熄风。

方药：柴胡加龙骨牡蛎汤加减。

柴胡 10g、黄芩 10g、人参 10g、半夏 10g、生姜 10g、甘草 6g、大枣 7 枚、桂枝 10~15g、茯苓 10~15g、生龙骨 15g、生牡蛎 15g、制南星 6~9g、大黄 3~6g

（三）阴虚风动证

临床表现：全身不自主地乱动，潮热汗多，面色㿠白，疲乏无力，脉虚大滑数。

治法：育阴熄风。

方药：三甲复脉汤加减。

炙甘草 15g、生白芍 15g、麦冬 12g、五味子 12g、阿胶（烊化）10g、生地 15g、龟板 15g、鳖甲 15g、牡蛎 15g、火麻仁 10g、人参 10g

（四）肝阳化风证

临床表现：头晕头痛，烦躁易怒，挤眉弄眼，耸肩，上下肢乱动，脉弦。

治法：潜阳熄风。

方药：天麻钩藤饮加减。

天麻 10g、羚羊角 3g、钩藤 15g、石决明 15g、川牛膝 10g、栀子 6g、黄芩 6g、桑寄生 10g、杜仲 10g

【按】辨证论治时应注意的问题

本病以邪入少阳和营卫失调、虚风内动者为多见，其鉴别重点是邪入少阳者，兼有心烦心悸，脉弦紧或沉弦；营卫失调者，脉弦缓或缓。另外，慢性者，有气阴两虚和阴虚风动两种：气阴两虚者，面色多呈㿠白；阴虚风动者，舌质常呈嫩红。

第二十九节 痉挛性斜颈

痉挛性斜颈，中医没有与此完全相对应的独立病名。根据临床表现的特点，大致包括在痉病的范畴之中。

【辨证论治】

（一）肝郁气结，痰湿不化，郁而化风证

临床表现：颈肌不由自主地收缩，头向患侧痉挛性倾斜，张口咽嚼亦感困难，精神紧张时更加严重，心烦易怒，头晕头胀，口苦口干，舌苔黄白腻，脉弦紧。

治法：舒肝理气，化痰熄风。

方药：柴胡加龙骨牡蛎汤加减。

柴胡10g、半夏10g、人参10g、桂枝10g、黄芩10g、生姜4片、大枣5枚、茯苓15g、熟军4g、甘草10g、龙骨15g、牡蛎15g

（二）肝胃不和，郁而化风证

临床表现：颈肌阵发性痉挛收缩，头向患侧倾斜，不断咬牙，张口困难，精神紧张时更加严重，头晕头胀，胸脘满胀，失眠心烦，纳呆食减，口苦咽干，消瘦乏力，舌苔黄白厚腻，脉弦紧。

治法：先以舒肝和胃，调理三焦气机。

方药：柴平汤加减。

柴胡10g、半夏10g、黄芩10g、人参10g、甘草10g、生

姜 10g、大枣 7 枚、苍术 10g、厚朴 10g、桂枝 10g、丁香 6g、陈皮 10g

（三）气阴俱虚，湿热内郁，升降失职，风邪内动证

临床表现：颈部肌肉不断地收缩抽动，头向患侧倾斜，张口困难，尤其是精神紧张时更加严重，头昏脑涨，疲乏无力，身热汗多，口干舌燥，舌苔白，脉虚大弦紧或虚大弦紧数。

治法：补气养阴，燥湿清热，升清降浊。

方药：清暑益气汤加减。

人参 10g、甘草 6g、黄芪 15g、当归 6g、麦冬 10g、五味子 10g、青皮 10g、陈皮 10g、神曲 10g、黄柏 10g、葛根 15g、苍术 10g、白术 10g、升麻 10g、泽泻 10g

第三十节　肌营养不良症

肌营养不良症，中医没有与此完全相对应的独立病名。根据临床的特点，大致包括在肌痿的范畴之中。

【辨证论治】

（一）气阴两虚，湿热成痿证

临床表现：肌肉消瘦无力，奔跑缓慢，易于摔跤，行走蹒跚，呈鸭行步态，食欲不振，舌苔白或黄白腻，脉虚而弦滑。

治法：益气养阴，燥湿清热。

方药：芪脉三妙加减。

黄芪 15g、当归 9g、麦冬 9g、五味子 9g、党参 9g、苍术 9g、黄柏 9g、石斛 9g、怀牛膝 9g、桑枝 30g

若脉虚大弦紧数者，治宜清暑益气汤加减。

人参 10g、甘草 6g、黄芪 15g、当归 6g、麦冬 10g、五味子 10g、青皮 10g、陈皮 10g、神曲 10g、黄柏 10g、葛根 15g、苍术 15g、白术 10g、升麻 10g、泽泻 10g

（二）肾气亏损证

临床表现：肌肉消瘦乏力，行走蹒跚，食欲不振，腰背酸痛，或腰部肌肉萎缩更甚，指趾厥冷、舌苔白，脉沉细弦。

治法：滋补肝肾，强筋壮骨。

方药：地黄饮子加减。

生地 30g、山萸肉 9g、石斛 9g、麦冬 9g、五味子 9g、肉苁蓉 9g、附子 6g、肉桂 6g、木瓜 10g、巴戟天 6g

（三）肝郁气结，痰湿不化，郁而化风证

临床表现：肌肉消瘦乏力，行走蹒跚，精神紧张时更加严重，心烦易怒，头晕头胀，口苦口干，舌苔黄白腻，脉弦紧。

治法：舒肝理气，化痰熄风。

方药：柴胡加龙骨牡蛎汤加减。

柴胡 10g、半夏 10g、人参 10g、桂枝 10g、黄芩 10g、生姜 4 片、大枣 5 枚、茯苓 15g、熟军 4g、甘草 10g、龙骨 15g、牡蛎 15g

第三十一节　周期性麻痹

周期性麻痹，中医没有与此完全相对应的独立病名。根据临床表现的特点，大致包括在瘫痪、痿病的范畴之中。

【辨证论治】

（一）肝郁气滞，络脉瘀滞证

临床表现：阵发性全身痿软瘫痪、疲乏无力，心烦易怒，有时四肢酸痛，天气变化前则全身酸痛加重，舌苔白，脉弦细。

治法：舒肝理气，活血通络。

方药：身痛逐瘀汤加减。

川牛膝 10g、地龙 10g、羌活 6g、秦艽 10g、香附 10g、当归 10g、川芎 10g、苍术 10g、黄柏 10g、五灵脂 10g、桃仁 10g、红花 10g、黄芪 15g

（二）肝郁气滞，风痰入络证

临床表现：头晕头痛，背困，疲乏无力，阵发性瘫痪，胸满心烦，时而失眠，时而疲乏多睡，舌苔白，脉弦稍滑。

治法：舒肝理气，化痰通络。

方药：柴胡加龙骨牡蛎汤加减。

柴胡 10g、半夏 10g、黄芩 10g、党参 10g、生姜 10g、桂枝 10g、茯苓 10g、甘草 6g、大黄 45g、龙骨 15g、牡蛎 15g、白芥子 3g

（三）肝郁气结，血虚生风证

临床表现：阵发性瘫痪，头晕，背困，胸满心烦，手心热，舌苔白，脉弦细。

治法：养血舒肝，熄风通络。

方药：逍遥散加减。

柴胡 10g、当归 10g、白芍 10g、白术 10g、茯苓 10g、木瓜 15g、丝瓜络 10g、桑枝 30g、钩藤 15g、薄荷 3g、生姜 3 片、甘草 6g

（四）气阴两虚，痰气郁结证

临床表现：阵发性瘫痪，疲乏无力，头昏脑涨，胸满心烦，时或心烦心悸，舌苔白，脉濡缓或细缓。

治法：补气养阴，理气化痰。

方药：十味温胆汤加减。

黄芪15g、当归6g、麦冬10g、人参10g、五味子10g、竹茹10g、枳实10g、半夏10g、陈皮10g、茯苓10g、甘草10g、菖蒲10g、远志10g、生地10g

第三十二节　重症肌无力

重症肌无力，中医没有与此完全相对应的独立病名。根据临床表现的特点不同，分别将极度疲乏无力，活动困难者称瘫痪、肌痿；眼睑下垂者称目睑下垂。

【辨证论治】

（一）肝郁气滞，脾湿不化证

临床表现：眼睑下垂，斜视或复视，或咀嚼吞咽无力，甚或饮水从鼻孔流出，胸胁苦满，脘腹满胀或胀痛，心烦恶心，口苦咽干，舌苔白厚腻或黄白，脉弦紧。

治法：舒肝和胃，燥湿导滞。

方药：柴平汤加减。

柴胡10g、半夏10g、黄芩10g、党参10g、生姜3片、大枣5枚、苍术10g、厚朴10g、陈皮10g、桂枝10g、茯苓10g

若脉弦紧而滑，胃脘有压痛者，加干姜3g、大黄3g、肉桂10g，去生姜、桂枝。

（二）气阴两虚，痰郁气结证

临床表现：眼睑下垂，斜视或复视，或咀嚼吞咽无力，甚或饮水从鼻孔流出，心烦失眠，或嗜眠与失眠交替，口咽干燥，舌苔白，脉濡缓或沉细缓。

治法：补气养阴，理气化痰。

方药：十味温胆汤加减。

黄芪 15g、当归 6g、人参 10g、麦冬 10g、五味子 10g、竹茹 10g、枳实 10g、半夏 10g、茯苓 10g、陈皮 10g、甘草 10g、菖蒲 10g、远志 10g、生地 10g

（三）脾肺气虚，湿热伤阴证

临床表现：眼睑下垂，斜视或复视，或咀嚼吞咽无力，甚或饮水从鼻孔流出，口干咽干，手心热，舌质微红，舌苔黄白，脉虚大滑数。

治法：补气养阴，燥湿清热。

方药：补中益气汤加减（方药中法）。

黄芪 30g、党参 15g、白术 12g、当归 10g、升麻 10g、柴胡 10g、陈皮 10g、麦冬 10g、五味子 10g、知母 10g、黄柏 10g、生地 12g、苍术 9g

（四）脾肺气虚，肾阳不足证

临床表现：眼睑下垂，斜视或复视，或咀嚼吞咽困难无力，甚或饮水从鼻孔流出，怯冷，纳呆，舌质淡暗，苔薄白，脉沉细无力。

治法：补气健脾，佐以温肾。

方药：芪藿汤加味（方药中法）。

黄芪 30g、党参 30g、淫羊藿 30g、当归 9g、升麻 9g、柴

胡 9g、白术 12g、陈皮 12g、巴戟天 12g、鸡血藤 15g

（五）心脾俱虚，肾气不足证

临床表现：眼睑下垂，复视或斜视，或咀嚼困难无力，甚或饮水从鼻孔流出，心悸失眠，食欲不振，疲乏无力，舌苔薄白，脉沉缓或濡缓。

治法：健脾养心，佐以补肾。

方药：归脾汤加减（李翰卿法）。

黄芪 15g、人参 12g、白术 10g、当归 10g、炙甘草 10g、茯苓 10g、远志 10g、菖蒲 10g、炒枣仁 10g、熟地 10g、淫羊藿 10g

【按】辨证论治时应注意的问题

本病是以脾肺俱虚为主的疾病，因此补中益气汤、归脾汤等为治疗本病的主要方剂，但是脾之运化精微，须借肝气的升发，肾中阳气的温煦，所以治疗本病时，又须注视肝、肾，或舒肝和胃，或补气温肾。此外，亦有兼有湿热者，又当燥湿清热振痿。

第三十三节　先天性肌强直症

先天性肌强直症，中医没有与此完全相对应的独立病名。根据临床表现的特点，大致包括在痉病的范畴之中。

【辨证论治】

（一）肝郁气结，风邪内动证

临床表现：肌强直，不能立即收缩或收缩后不能立即放松，头晕心烦，口干，脉弦或弦紧。

治法：舒肝理气，化痰熄风。

方药：柴胡加龙骨牡蛎汤加减。

柴胡 10g、半夏 10g、黄芩 10g、人参 10g、生姜 10g、甘草 6g、大枣 7 枚、桂枝 15g、茯苓 15g、大黄 6g、龙骨 15~30g、牡蛎 15~30g、天麻 10g

（二）营卫失调，虚风内动证

临床表现：肌强直不能立即收缩或放松，遇冷时加重，舌苔薄白，脉弦缓。

治法：调和营卫，潜阳熄风。

方药：桂枝加龙骨牡蛎汤加减。

桂枝 10g、生姜 10g、甘草 10g、白芍 20g、大枣 12 枚、龙骨 15g、牡蛎 15g、龟板 10g

加减：大便干，口干或日晡发热者，加大黄 3~6g。

第三十四节 僵人综合征

僵人综合征，中医没有与此相对应的独立病名。根据临床表现的特点，大致包括在痹证的范畴之中。

【辨证论治】

（一）气滞痰郁，郁而化风证

临床表现：全身肌肉紧缩疼痛，胸满心烦，胸腹肌肉拘急疼痛，时感胸胁窜痛，咽喉不利，口干口苦，失眠易怒，舌苔白，脉弦稍紧。

治法：理气化痰，通络熄风。

方药：四逆香佛二花汤加减。

柴胡 10g、枳壳 10g、白芍 10g、甘草 6g、香橼 10g、佛手 10g、玫瑰花 10g、代代花 10g、黄芩 4g、元参 4g、丝瓜络 10g、合欢花 30g

（二）肝郁气结，痰饮内郁，郁而化风证

临床表现：全身肌肉僵直疼痛，刺激或活动时疼痛僵直加重，甚或两眼、咽喉、两颊均因僵直痉挛而不能随意张口、咀嚼、吞咽、说话，颈项发紧发硬不能随意扭转头项，两臂发僵发紧不能随意运动，心烦心悸，失眠，口干，舌苔薄白，脉弦紧数。

治法：舒肝化饮，平肝理筋。

方药：柴胡加龙骨牡蛎汤加减。

柴胡 10g、半夏 10g、人参 10g、黄芩 10g、甘草 6g、生姜 4 片、大枣 5 枚、桂枝 10g、茯苓 15g、熟军 3g、龙骨 15g、牡蛎 15g

（三）气阴两虚，痰郁气结证

临床表现：除上述诸症外，尤见四肢沉重，疲乏无力，舌苔白，脉沉缓。

治法：补气养阴，理气化痰。

方药：十味温胆汤加减。

黄芪 15g、当归 6g、人参 10g、麦冬 10g、五味子 10g、竹茹 10g、枳实 10g、半夏 10g、陈皮 10g、茯苓 10g、甘草 10g、菖蒲 10g、远志 10g、生地 10g

（四）痰火郁结证

临床表现：头脸、颈项、四肢、胸胁、手足发僵发抽，时时全身抽痛，呼吸、发音、吞咽、睁眼、张嘴均感困难，头脑烦乱不安，失眠健忘，耳鸣耳聋，口干口苦，舌苔白或

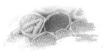

黄白，脉弦滑数。

治法：舒肝解郁，化痰泻火。

方药：柴芩温胆汤加减。

柴胡 10g、半夏 10g、竹茹 10g、枳实 10g、陈皮 10g、黄芩 10g、龙胆草 10g、滑石 15g、竹叶 10g、夜交藤 30g

第三十五节　紧张性头痛

紧张性头痛，中医没有与此完全相对应的独立病名。根据临床表现的特点，大致包括在头痛的范围之中。其中偏于一侧者，又称偏头痛；阵发性剧痛，眩晕呕吐，发作常与外风有关者，称头风。

【辨证论治】

（一）肝火上冲证

临床表现：头晕头重，一侧或两侧头痛，烦躁易怒，口苦口干，尿黄尿热，舌质红苔黄白或白，脉弦或弦数。

治法：清泻肝火。

方药：龙胆泻肝汤加减。

酒龙胆草 10g、栀子 10g、黄芩 10g、柴胡 10g、生地 10g、车前子（布包）10g、泽泻 10g、木通 10g、甘草 10g、当归 10g、白蒺藜 10g

加减：大便秘结者，去木通、车前子、泽泻，加酒军 3~10g；头晕严重者，加菊花 10g、草决明 15g。

（二）血虚肝热证

临床表现：头晕头痛，或一侧或两侧头痛，心烦心悸，胸胁苦满或窜痛，失眠或嗜睡，手心烦热，口干，月经不调，月经期间头痛加重，舌苔白，脉弦细稍数。

治法：养血舒肝泻火。

方药：丹栀逍遥散加减。

柴胡 10g、当归 10g、白芍 10g、白术 10g、丹皮 10g、栀子 10g、茯苓 10g、元参 30g、薄荷 3g、生姜 3 片

（三）血虚肝旺证

临床表现：头晕头痛，稍微劳累或思虑即头痛发作或加重，心悸心烦，有时失眠，手心热，月经前或后期头痛加重，舌苔白，脉弦细。

治法：养血平肝。

方药：麻菊散（方药中法）。

天麻 10g、菊花 10g、川芎 10g、当归 10g、生地 10g、龙骨 15g、牡蛎 15g、钩藤 15g、薄荷 3g

（四）肝郁气滞，痰湿阻滞，上火下寒证

临床表现：一侧或两侧或全头疼痛剧烈，头痛剧烈时常伴有恶心呕吐，便秘或腹泻，发作后即出现疲乏思睡，吐物为涎水，食物很少，心烦心悸，胃脘痞满，口苦咽干，或胃脘冷痛，妇女白带多，舌苔白，脉弦或弦紧。

治法：舒肝化痰，苦辛通降。

方药：柴胡加龙骨牡蛎汤加减。

柴胡 10g、半夏 10g、黄芩 10g、党参 10g、桂枝 10g、茯苓 10g、大黄 3g、干姜 3g、甘草 6g、龙骨 15g、牡蛎 15g、大枣 7 枚

（五）气血俱虚，风痰上扰证

临床表现：偏头痛或全头痛，头晕而沉重如裹，痛时恶心呕吐，吐物为黏涎，眼眶痛，口干，舌苔白，脉弦滑或沉缓。

治法：益气养血，化痰泻火。

方药：十味温胆汤加减（李翰卿法）。

竹茹 12g、半夏 15g、陈皮 10g、枳壳 10g、茯苓 10g、菖蒲 10g、远志 10g、当归 10g、炒枣仁 10g、党参 10g、知母 10g、五味子 10g、麦冬 10g、甘草 6g

（六）肾气不足，伏风于内证

临床表现：刮风前一天头痛剧烈发作，刮风以后头痛逐渐好转，目视昏花，舌苔白，脉沉伏。

治法：补肾祛风。

方药：骨碎补 15g、独活 9~5g、地骨皮（或元参）30g（家父法）

加减：发作时恶心呕吐者，宜用下方：党参 9g、熟地 9g、酸枣仁 9g、远志 9g、五味子 9g、半夏 10g、陈皮 10g、茯苓 10g、甘草 3g、独活 9g。

（七）肾气虚亏，脑髓失养证

临床表现：头晕而记忆力稍差，有时隐隐作痛，性交以后头痛剧烈发作，眼冒金花，视力模糊，舌苔白，脉虚或沉细弦尺大。

治法：补肾纳气。

方药：熟地 15g、骨碎补 10g、补骨脂 10g、五味子 10g、何首乌 10g、沉香 10g、肉桂 10g、元参 10g

（八）风寒外客证

临床表现：偏头痛，阵发性加剧，遇风冷则重，舌苔白，脉弦紧。

治法：疏散风寒。

方药：川芎茶调散加减。

菊花 10g、僵蚕 10g、全蝎 6g、川芎 10g、荆芥 10g、防风 10g、细辛 3g、白芷 10g、薄荷 6g、甘草 6g、羌活 10g

（九）厥阴头痛证

临床表现：巅顶头痛，发作时头痛剧烈，或头顶冷或头顶热，恶心，或呕吐涎沫，手足冷，脉弦紧。

治法：温肝降逆。

方药：吴茱萸汤加味。

吴茱萸 10~15g、人参 10g、生姜 4 片、大枣 12 枚、当归 10g、白芍 10g

【按】辨证论治时应注意的问题

（一）辨证

本病辨证的要点有四：一疼痛的部位，二疼痛发作的特点，三疼痛与季节、气候变化的关系，四脉象及其他。

1.疼痛的部位　偏头痛，为肝胆经病；巅顶痛，为厥阴经痛或督脉亏损。

2.疼痛发作的特点　头闷痛，恶心，为痰；头胀痛，为肝阳上亢；一到热的环境即头痛为肝热；月经将至即头痛，为肝郁血虚；劳累后头痛剧烈发作，为血虚、气血俱虚；性交后头痛剧烈发作，为肾阳虚；一遇风寒即头痛，为风寒；吃酒肉后头痛，为痰积或食积。

3.疼痛与气候变化、季节的关系　刮风前疼痛，风起后疼痛好转或停止，为伏风；夏季容易发作者，为痰火、肝火或阴虚火旺；冬季容易发作，为寒、阳虚；阴天时容易发作，为痰、湿。

4.脉象及其他　脉象：弦，为肝脉；紧，为寒；滑，为痰；细，为血虚；虚，为气血俱虚或气阴两虚；尺脉大弦，为肾阳虚；濡缓，为痰湿或脾气虚。

疼痛时四肢厥冷，为厥阴肝寒或阳虚；足冷而头热者，为肾阳不足，虚阳上浮；手足心热，为阴虚或血虚。

（二）论治

1.肝火头痛　肝火上冲者，必予苦降泻火，然尿赤者，必须佐以车前子、木通、泽泻，其火才能骤减；大便秘结者，必配大黄才能使头痛迅速停止。

2.血虚火旺头痛　血虚者，养血为基本治法，若火旺者非元参之滋阴降火效果不著。

3.血虚肝旺头痛　养血必佐以平肝，龙骨、牡蛎、石决明为必用之药。

4.肾虚头痛　肾气亏损者，补肾当佐纳气，沉香、骨碎补等为有效之药。

第三十六节　外伤后头痛

外伤后头痛，中医没有与此完全相对应的独立病名。根据临床表现的特点，大致包括在头痛的范畴之中。

【辨证论治】

（一）瘀血阻滞证

临床表现：脑外伤后不久，数天至数月不等，头痛头晕，心烦急躁，记忆力差，口干苦，舌苔白，脉弦或弦涩不调。

治法：活血祛瘀。

方药：复元活血汤加减（李翰卿法）。

柴胡 10g、枳实 10g、赤芍 10g、山甲珠 10g、桃仁 10g、红花 10g、当归 10g、甘草 6g、酒军 10g

（二）气阴两虚，脑髓空虚证

临床表现：头晕头痛，甚或头晕不能站立，记忆力衰退，疲乏无力，食欲不振，舌苔白，脉虚大弦滑稍数或虚大弦紧稍数。

治法：益气养阴，填补脑髓。

方药：补中益气合六味地黄汤加减。

黄芪 15g、人参 10g、白术 10g、当归 10g、陈皮 10g、生地 10g、山药 10g、五味子 10g、茯苓 10g、泽泻 10g、丹皮 10g、升麻 6g、柴胡 6g、炙甘草 6g、生姜 3 片、大枣 3 枚

加减：腰酸者，龟鹿二仙胶加减：龟板胶 6g、鹿角胶 6g、人参 6g、枸杞子 6g、生地 6g。服法：研末，1 日 2 次，1 次 10g。

（三）阴阳亏损，脑髓空虚证

临床表现：头晕头痛，甚至头晕不能站立，记忆力极度衰退，疲乏无力，腰膝酸软，心烦心悸，舌苔白，脉沉细尺大。

治法：培补阴阳，益脑填髓。

方药：全鹿丸。服法：1 日 3 次，1 次 1 丸。或：参茸卫生丸。

用法：1日3次，1次1丸。

【按】辨证论治时应注意的问题

病程较短者，多因瘀血阻滞，因此活血逐瘀被认为是本病的主要治法，但是病程较久者，多因脑髓空虚，因此久病者尤应补益脑髓。

第三十七节　脊柱裂

脊柱裂，中医没有与此完全相对应的独立病名。根据临床表现的特点，分别将夜尿多，遗尿者，称遗尿；尿失禁者，称尿失禁；下肢瘫痪者，称痿。

【辨证论治】

（一）营卫失调，肾气不固证

临床表现：遗尿，尿频，舌苔薄白，脉弦缓。

治法：调营卫，固肾气。

方药：桂枝加龙骨牡蛎汤加味。

桂枝10g、白芍10g、甘草10g、生姜10g、大枣7枚、龙骨10g、牡蛎10g、益智仁10g、乌药10g、白果10g

（二）肾气亏损，膀胱失约证

临床表现：遗尿尿频，腰酸腰痛，舌苔白，脉细缓尺稍大。

治法：培补肾气。

方药：右归丸加减。

山茱萸10g、山药10g、枸杞子10g、菟丝子10g、杜仲120g、熟地240g、肉桂60g、附子60g、鹿角胶10g、当归10g、补骨脂10g、骨碎补30g

用法：共为细末，炼蜜为丸，每丸6g，1日2次，1次1丸，空心服。

（三）任督亏损证

临床表现：二便失禁，下肢瘫痪，脉弦大或沉细尺大。

治法：培补任督，佐以固涩。

方药：龟鹿二仙胶加减。

龟板胶120g、鹿角胶120g、人参120g、何首乌120g、骨碎补120g、枸杞子120g、鹿茸10g

用法：共为细末，炼蜜为丸，每丸6g，1日2次，1次1丸。

桂枝加龙骨牡蛎汤（见前）。

用法：1日1剂。

第三十八节　多发性硬化

多发性硬化，中医没有与此完全相对应的独立病名。根据临床特点的肢体瘫痪，视力减退，小便困难等，大致包括在痿、瘫痪的范畴之中。

【辨证论治】

（一）热邪灼阴，风邪内动证

临床表现：痉挛性瘫痪，偶有瘛疭，或瘛疭疼痛，烦躁易怒，头晕失眠，自汗盗汗或盗汗，小便困难而灼热痛，舌质红绛，脉细数。

治法：滋阴清热，柔肝熄风。

方药：大定风珠加减。

甘草9g、生地15g、白芍15g、麦冬15g、沙参15g、元

参 15g、龟板 30g、鳖甲 30g、牡蛎 30g、阿胶（烊化）10g、知母 10g、黄柏 10g、五味子 10g

（二）风痰阻络证

临床表现：全身轻度痉挛性瘫痪，偶尔瘛疭疼痛，心烦失眠，口干，舌苔薄白，脉弦滑。

治法：化痰通络，清热熄风。

方药：熄风通络汤加减。

钩藤 30g、桑枝 30g、地龙 10g、木瓜 10g、连翘 10g、香橼 10g、佛手 10g、枳壳 10g、丝瓜络 10g

（三）阴阳俱虚证

临床表现：痉挛性瘫痪，偶有瘛疭，舌苔白，脉濡缓或沉缓。

治法：阴阳双补。

方药：治消滋坎饮加减。

生地 15g、熟地 10g、山茱萸 10g、山药 15g、枸杞子 15g、玉竹 10g、女贞子 15g、黄芪 15g、人参 10g、肉苁蓉 15g、麦冬 10g、天花粉 10g、何首乌 15g、砂仁 10g、元参 15g

【按】辨证论治时应注意的问题

本病以阴虚有热化风证为主，治宜补益之中的养阴柔肝熄风为主，因阴血不足证尤忌辛温动风，故应用辛温走窜之品时尤应慎重，以防火邪虽微，内攻有力，焦骨伤筋，血难恢复。

第三十九节　原发性自律机能不全

原发性自律机能不全又称原发性直立性低血压或进行性自律衰竭，中医没有与此完全相对应的独立病名。根据临床表现以头晕为主者称眩晕，以昏厥为主者称厥证。

【辨证论治】

（一）气阴两虚，痰郁气结证

临床表现：头晕乏力，站立不稳，心悸气短，咽喉不利，失眠健忘，面色㿠白，脉沉细缓。

治法：益气养阴，理气化痰。

方药：加减十味温胆汤。

黄芪15g、当归6g、人参10g、麦冬10g、五味子10g、竹茹10g、半夏10g、陈皮10g、茯苓10g、甘草6g、菖蒲10g、远志10g、生地10g

（二）中气不足，气血俱虚，水饮上冲证

临床表现：胃脘不适，时或悸动逆气上冲，心悸气短，怯冷肢厥，稍因精神受刺激即猝然昏厥，疲乏无力，脉沉细无力。

治法：健中补脾，益气养血，化饮降冲。

方药：十四味建中汤加减。

黄芪15g、人参10g、白术10g、茯苓10g、甘草10、当归10g、川芎10g、熟地10g、白芍10g、肉桂10g、半夏10g、麦冬10g、肉苁蓉10g、附子10g、生姜3片、大枣5枚

（三）肝郁气结，痰饮内郁，上热下寒证

临床表现：头晕不敢站立，失眠心烦，心悸气短，口干或口干口苦，手或手足厥冷，脉弦紧。

治法：舒肝理气，化饮安神。

方药：柴胡加龙骨牡蛎汤加减。

柴胡 10g、半夏 10g、人参 10g、桂枝 10g、黄芩 10g、生姜 3 片、大枣 7 枚、茯苓 15g、龙骨 15g、牡蛎 15g、甘草 6g

【按】辨证论治时应注意的问题

本病是一个虚实夹杂证，临床时必须善于处理虚、实之间的比例关系。

第四十节 原发性多汗症

原发性多汗症，中医根据临床表现的特点，统称汗证。

【辨证论治】

（一）全身出汗

1.肝郁血虚，痰火阻滞证

临床表现：阵发性热气上冲，冲则心烦面赤，头晕，身烦热而瞬间汗出，有时一天数次，精神紧张时发汗较多，舌苔白或白黄，脉弦滑。

治法：舒肝养血，清热化痰。

方药：奔豚汤加减。

川芎 10g、当归 10g、白芍 10g、黄芩 10g、半夏 10g、桑白皮 15g、葛根 15g、甘草 6g、生姜 3 片

加减：面色㿠白者，加人参 10g、麦冬 10g、五味子

10g。

2. 肝郁气结，寒热夹杂证

临床表现：阵发性心烦热气上冲，冲则全身烘热而汗出，头晕心烦，精神紧张时多汗，一天数次，口干，胸满，舌苔薄白，脉弦或弦紧。

治法：舒肝解郁，苦辛通降。

方药：柴胡加龙骨牡蛎汤加减。

柴胡 10g、半夏 10g、黄芩 10g、党参 10g、桂枝 10g、生姜 10g、茯苓 10g、大黄 3g、甘草 6g、龙骨 15g、牡蛎 15g、大枣 7 枚

3. 营卫失调证

临床表现：阵发性汗出，别无所苦，舌苔白，脉缓。

治法：调和营卫。

方药：桂枝汤加减。

桂枝 10g、白芍 10g、生姜 10g、炙甘草 10g、大枣 12 枚

4. 气阴两虚，卫气不固证

临床表现：汗多，尤其是在活动、精神紧张时明显，口干，脉缓。

治法：益气养阴，敛汗固表。

方药：牡蛎散加味。

牡蛎 15g、龙骨 15g、黄芪 15g、浮小麦 15g、麻黄根 15g

5. 气阴两虚，痰郁气结证

临床表现：阵发性汗出，尤其是活动，精神紧张时更明显，疲乏无力，腰酸背困，心烦失眠，舌苔白，脉沉缓。

治法：补气养阴，理气化痰。

方药：十味温胆汤加减。

黄芪 15g、当归 6g、炒枣仁 10g、人参 10g、麦冬 10g、五味子 10g、竹茹 10g、枳实 10g、半夏 10g、陈皮 10g、茯苓 10g、甘草 10g、菖蒲 10g、远志 10g、生地 10g

（二）头汗

1.肝肺气郁证

临床表现：头汗出而余处无汗，胸满心烦，舌苔白，脉弦滑。

治法：理气化痰。

方药：四逆散加味。

柴胡 6g、枳壳 10g、桔梗 10g、白芍 10g、陈皮 10g、青皮 10g、苏叶 6g、黄芩 10g、甘草 10g、瓜蒌 15g

2.胃热上蒸证

临床表现：一吃饭或喝热水即头部汗出，面部出汗，口苦口干，舌苔白，脉沉滑。

治法：清胃泻火。

方药：调胃承气汤。

大黄 5g、芒硝 1.5g、甘草 1.5g

3.膀胱蓄血证

临床表现：头汗时出，小腹拘急不适，小便利，渴而不欲饮，脉沉弦涩不调。

治法：活血逐瘀。

方药：桃核承气汤加减。

桃仁 10g、丹皮 10g、桂枝 10g、大黄 3g、甘草 6g、芒硝（冲）1g

4.肝火上冲，瘀血阻滞证

临床表现：阵发性半脸出汗，心烦急躁，脉弦。

治法：理气泻火，活血平肝。

方药：夏枯草 15g、柴胡 6g、当归 10g、白芍 15g、元参 15g、连翘 12g、乌梅 12g、白蒺藜 10g

5.气阴俱虚，痰气郁结证

临床表现：阵发性头汗出，劳动、精神紧张、吃饭均可汗出较多，心烦失眠，腰背酸困，疲乏无力，舌苔白，脉沉缓。

治法：补气养阴，理气化痰。

方药：十味温胆汤加减。

黄芪 15g、当归 6g、人参 10g、麦冬 10g、五味子 10g、竹茹 10g、枳实 10g、陈皮 10g、半夏 10g、茯苓 10g、甘草 6g、菖蒲 10g、远志 10g、生地 10g

（三）手足汗

1.血虚有热，外受风湿证

临床表现：手足心汗多，手心热，舌苔白质稍红，脉沉弦稍滑。

治法：养阴燥湿祛风。

方药：祛风地黄丸加减。

生地 15g、熟地 15g、枸杞子 15g、川牛膝 10g、知母 10g、黄柏 10g、菟丝子 10g、独活 10g、白蒺藜 10g

2.气阴两虚，湿热内郁证

临床表现：手足大汗出，甚或滴滴而出，疲乏无力，面色㿠白，脉虚大或虚大弦紧数。

治法：益气养阴，除湿清热。

方药：清暑益气汤加减。

西洋参10g、甘草6g、黄芪15g、当归6g、麦冬10g、五味子10g、青皮10g、陈皮10g、神曲10g、黄柏10g、葛根15g、苍术10g、白术10g、升麻10g、泽泻10g

3. 肝胃实火证

临床表现：手足心汗出，胸脘满胀，头晕，口苦，心烦，脉弦滑或沉弦。

治法：舒肝泻胃。

方药：大柴胡汤加减。

柴胡6g、枳实9g、黄芩9g、半夏9g、白芍9g、大黄3g

（四）腋汗

1. 阴血不足，外夹风邪证

临床表现：腋下潮湿多汗而痒，手心热，脉沉细。

治法：滋阴清热祛风。

方药：祛风地黄丸加减（见前）。

2. 肝郁血虚，郁而化火证

临床表现：腋下潮湿多汗，头晕时作，心烦，脉弦。

治法：养血疏肝清热。

方药：丹栀逍遥散加减。

丹皮10g、栀子10g、柴胡10g、当归10g、白芍10g、白术10g、茯苓10g、甘草6g、生姜3片、薄荷3g

3. 气血两虚证

临床表现：胸及腋下汗出久久不止，疲乏无力，脉虚。

治法：益气养血。

方药：人参15g、当归15g、猪肾（煮熟）1枚

用法：共捣细末，蒸熟后服用。

（五）胸汗

心阴不足证

临床表现：膻中穴附近一片经常汗出。

治法：养心泻火。

方药：补心丹加味。

炒枣仁 15g、柏子仁 10g、天门冬 10g、麦冬 10g、黄连 10g、生地 10g、当归 6g、人参 9g、元参 15g、丹参 15g、桔梗 6g、五味子 10g、菖蒲 6g、远志 6g、朱砂（冲）3g

【按】辨证论治时应注意的问题

（一）辨证

由于肝主疏泄，肺主皮毛，心主汗，所以审查本病时，必须注意分析其发病的脏腑，其方法是：分辨汗出的部位和汗出时的特点，并应注意脉象的变化。

（二）论治

在治疗时，必须按照辨证论治的原则处方用药。在应用牡蛎散等止汗方剂时，要注意其只适用虚证，若营卫失调、肝木疏泄失职、胃热等引起的汗出，使用止汗药非但无效，反而会引起全身的不适。

第二十三章
精神疾病

第一节 概 论

中医认为，五脏主五志：喜、怒、悲、忧、恐。又认为肝藏魂，肺藏魄，脾藏意，心藏神，肾藏志，即精神情志由五脏所主，而由心所控制，所以治疗精神疾病时多从心、肝、脾、肺、肾论治，而尤重治心、治气、治血。

一、辨证论治大法

应注意运用六淫辨证论治、八纲辨证论治（以上参见第一章第一节）、脏腑辨证论治、气血辨证论治（以上参见第二章第一节）、痰证辨证论治、阴阳辨证论治、五行辨证论治（以上参见第十六章第一节）等辨证论治大法。

二、常用治法

中医在五脏藏五志等基本理论指导下，通过辨证论治认清病位、病性以后，常常采用以下治疗方法。

1. 舒肝理气法　适用于肝郁气滞的精神抑郁，痴呆少语，时时叹气，脉沉。药如：四逆散、郁金、青皮、赤芍、紫苏。

2. 清肝泻火法　适用于肝火炽盛的烦躁易怒，面赤口苦，脉弦数。药如：龙胆草、黄连、栀子、青黛、大黄、芦荟。

3. 化痰泻火法　适用于痰火扰心的痴呆，狂躁，失眠，舌红，脉滑。药如：南星、竹沥、胆星、瓜蒌、半夏、枳实、牛黄、青黛、苏子。

4. 攻逐痰火祛　适用于痰火甚盛的狂躁不安，或骂或唱，甚至弃衣怕热。药如：甘遂、大戟、白芥子、芫花、二丑。

5. 清心开窍法　适用于痰火扰心的痴呆、狂躁。药如：冰片、麝香、郁金、菖蒲。

6. 重镇安神法　适用于心肝火旺的狂躁不安，面赤。药如：生铁落、代赭石、朱砂、琥珀。

7. 通泄胃腑祛　适用于胃火炽盛的狂躁不安，口渴恶热，舌苔黄燥。药如：生石膏、知母，大便爆结者，加大黄、芒硝。

8. 逐瘀活血法　适用于蓄血证的夜间狂躁妄语，少腹压痛。药如：水蛭、虻虫、䗪虫、桃仁、大黄。

9. 益气养阴法　适用于病程甚久，反复发作，记忆力衰退，疲乏无力者。药如：人参、黄芪、麦冬、五味子、丹参、黄精。

10. 养心安神法　适用于心血不足的失眠，健忘，心悸。药如：炒枣仁、夜交藤、合欢花、柏子仁。

11.养血补血法　适用于血虚的失眠，乏力，心悸。药如：当归、生地、熟地、何首乌、白芍。

12.滋阴潜阳法　适用于阴虚阳亢的心烦失眠，潮热盗汗，烦躁不安，脉细数。药如：龟板、鳖甲、牡蛎、元参。

13.滋补肝肾法　适用于肝肾俱虚的失眠，头晕。药如：五味子、何首乌、菟丝子、山萸肉、鹿角胶。

14.健脾和胃法　适用于脾虚，胃失和降的失眠，胃脘痞满。药如：四君子汤。

以上诸法，或单用，或合用，当审证而施之。

第二节　痴呆综合征及有关疾病

痴呆综合征及有关疾病，中医没有完全与此相对应的独立病名。根据临床表现的不同，以记忆力差为主者称健忘，痴呆为主者为呆痴或痴呆。

【辨证论治】

（一）痰郁气滞证

临床表现：精神呆痴，记忆、思维、理解、判断、计算功能减退，胸满心烦，咽喉时有异物感，头晕，脉沉弦。

治法：理气化痰。

方药：柴胡枳桔汤加减。

柴胡10g、枳壳10g、半夏10g、黄芩10g、桔梗10g、甘草6g、生姜3片、陈皮10g、郁金10g、菖蒲10g

（二）气阴两虚，痰郁气结证

临床表现：痴呆少语，记忆、思维等功能减退，头晕，或失眠或嗜眠，疲乏无力，腰背酸困，心烦易怒，脉沉缓。

治法：益气养阴，理气化痰。

方药：加减十味温胆汤。

黄芪15g、当归6g、人参10g、麦冬10g、五味子10g、竹茹10g、枳实10g、半夏10g、陈皮10g、茯苓10g、甘草6g、菖蒲10g、远志10g、生地10g

（三）痰滞血瘀证

临床表现：痴呆少语，记忆、思维等能力降低，心烦易怒，痰多，脉沉弦稍滑。

治法：理气活血，化痰泻火。

方药：癫狂梦醒汤加减。

桃仁10g、香附10g、青皮10g、柴胡10g、半夏10g、赤芍10g、茯苓10g、川芎10g、桑皮15g、大腹皮10g、苏子30g、甘草15g、郁金10g、木通10g

（四）痰湿郁滞，血瘀夹风证

临床表现：痴呆健忘，四肢发僵，烦躁易怒，走路不稳，舌苔黄腻，脉弦滑。

治法：化痰除湿，活血祛风。

方药：上中下痛风汤加减。

黄柏10g、苍术10g、制南星10g、桂枝10g、防己10g、威灵仙10g、桃仁10g、红花10g、龙胆草10g、羌活6g、白芷6g、川芎10g、神曲10g、郁金10g

（五）痰火蒙蔽，血络瘀滞证

临床表现：痴呆，对外界事物反应能力严重不足，或不知饥饱秽臭，四肢发僵，屈伸时疼痛，脉滑数。

治法：化痰开窍，活血通络。

方药：活络效灵丹加减。

丹参 30g、赤芍 10g、乳香 10g、没药 10g、桑枝 30g、至宝丹（另服）2 丸

【按】辨证论治时应注意的问题

本病是一个痰、瘀为主的疾病，又多夹虚、夹郁、夹风，因此在整个治疗过程中不能离开祛痰、活血，并应善于处理兼症。

第三节 谵妄综合征及有关疾病

谵妄综合征及有关疾病，中医没有完全与此相对应的独立病名。根据临床表现大致包括在癫狂范畴之中。

【辨证论治】

（一）痰郁气滞证

临床表现：精神呆痴，胸满心烦，时而烦躁易怒，焦虑不安，谵妄，脉沉细弦。

治法：理气化痰。

方药：柴胡枳桔汤加减。

柴胡 10g、枳壳 10g、半夏 10g、黄芩 10g、桔梗 10g、甘草 6g、生姜 3 片、陈皮 10g、郁金 10g、菖蒲 10g

（二）气阴两虚，痰郁气结证

临床表现：失眠与嗜眠同见，头晕，健忘，疲乏无力，腰背酸困，心烦易怒，谵妄，脉沉缓。

治法：益气养阴，理气化痰。

方药：加味十味温胆汤。

黄芪15g、当归6g、人参10g、麦冬10g、五味子10g、竹茹10g、枳实10g、半夏10g、陈皮10g、茯苓10g、甘草6g、菖蒲10g、远志10g、生地10g

（三）痰滞血瘀证

临床表现：心烦易怒，胸满，时或狂乱不安，脉沉弦稍滑。

治法：理气活血，化痰泻火。

方药：癫狂梦醒汤加减。

桃仁10g、香附10g、青皮10g、柴胡10g、半夏10g、木通10g、赤芍10g、川芎10g、桑皮15g、大腹皮10g、苏子30g、甘草15g、郁金10g、茯苓10g

（四）痰湿郁滞，血瘀夹风证

临床表现：痴呆少语，四肢发僵，走路不稳，时而狂躁，舌苔黄腻，脉弦滑。

治法：除湿化痰，活血祛风。

方药：上中下通用痛风方加减。

黄柏10g、苍术10g、制南星10g、桂枝10g、防己10g、威灵仙10g、桃仁10g、红花10g、龙胆草10g、羌活10g、白芷10g、川芎10g、神曲10g

（五）肝郁阴虚，风邪外客证

临床表现：狂躁不安，妄行，狂语不休，脉浮。

治法：滋养肝肾，祛风散寒。

方药：防己地黄汤加减。

生地10g、防己6g、桂枝18g、防风20g、甘草6g

用法：先煎生地，另煎余药，合兑一起，水煎2次，分3

次服。

（六）痰火蒙蔽，血络瘀滞证

临床表现：呢喃妄语，四肢僵硬，脉沉数，舌红少苔。

治法：开窍化痰，活血通络。

方药：活络效灵丹加味。

丹参 15g、赤芍 10g、乳香 10g、没药 10g、桑枝 30g、安宫牛黄丸（另服）2 丸

【按】辨证论治时应注意的问题

参见痴呆综合征及有关疾病。

第四节　精神分裂症

精神分裂症，中医根据临床表现中的特点称为狂证或癫狂。

【辨证论治】

（一）痰火郁结，肝气不舒证

临床表现：哭笑喜怒无常，言语错乱，离奇古怪，动作多受幻觉支配，舌苔黄白厚腻，脉弦滑小数。

治法：舒肝理气，化痰泻火。

方药：大柴胡汤加减。

柴胡 12g、枳实 12g、半夏 12g、白芍 12g、苏子 12g、青皮 12g、黄芩 12g、大黄 6~12g

加减：大便干者，加大黄至 15g、苏子 30g。

（二）痰火胶结，上扰心神证

临床表现：哭笑多疑，语无伦次，甚或兴奋异常，毁物，

自伤或攻击别人，脉滑数。

治法：攻逐痰火。

方药：控涎丹（李翰卿法）。

用法：1次9g。

加减：

（1）大便秘结，舌苔黄厚干燥者，大陷胸汤加减：甘遂重1.5~3g（研末，枣泥丸）、大黄15g、芒硝15g（水煎，送服甘遂丸）。服法：用药后，务必使其大便1日5~10次，否则效果较差，若达不到5~10次，可第2天再服1剂，并加重药量。

（2）舌质红，面赤者，宜安宫牛黄丸，1日2次，1次1丸。

（3）猪心血丸（家父法）。京牛黄0.6g、血琥珀3g、镜面砂3g、川黄连3g、甘遂3g。用法：共为细末，猪心血为丸，每丸1.5g，1日3次，1次1丸，白开水送下。

刘渡舟按：此证有时要用凉开或温开，如至宝丹、安宫牛黄丸、苏合香丸。

（三）痰血互结，热扰心神证

临床表现：狂躁不安，毁物击人，夜间发作或夜间加重，舌苔黄质红绛，脉数。

治法：攻逐痰火，破血逐瘀。

方药：大陷胸、抵当汤合方。

甘遂3~6g（研末冲服）、大黄10~12g、芒硝10g、水蛭6g、蛀虫6g、桃仁10g

（四）阳明胃热，痰热不化证

临床表现：狂躁不安，口渴喜冷饮，面赤，舌苔黄厚干燥，脉滑数。

治法：清胃泻火，化痰。

方药：半苏白虎汤（李翰卿法）。

生石膏 60~140g、知母 15g、麦冬 15g、半夏 15g、苏子 15g、枳实 12g、黄芩 12g、大黄 10g

（五）肝火炽盛证

临床表现：头晕痛，急躁易怒，语无伦次，舌红苔黄，尿赤，脉弦数。

治法：清肝泻火。

方药：龙胆泻肝汤加减。

龙胆草 15g、黄芩 15g、栀子 15g、生地 15g、柴胡 15g、芦荟 10g、大黄 10g

简易法：狂躁严重时，用粗针刺中脘 1 寸许，可使狂躁暂时缓解，以利服药。

（六）气滞痰郁证

临床表现：多见于青少年。失眠，头晕，头痛，注意力涣散，对周围事物冷淡，幻觉，妄想，食欲不振，舌苔白，脉弦滑。

治法：理气化痰，泻火。

方药：柴芩温胆汤加减。

柴胡 12g、半夏 12g、竹茹 12g、枳实 12g、橘红 12g、茯苓 12g、黄芩 12g、竹叶 10g、川贝母 10g、知母 6g

加减：面色较白嫩者，加百合 30g、麦冬 10g。

【按】辨证论治时应注意的问题

本病基本上可说是一个实证，其辨证要点是鉴别病位的在心、胃、肝和病性中的实火、痰火。

在治疗时，泻火是本病的主要方法，其中痰火者，治宜化痰泻火；胃热者，治宜泻火攻下；肝火者，治宜泻火平肝；蓄血者，治宜破血逐瘀。另外，发病之始，治法宜猛，不可缓投留邪。

第五节　躁狂忧郁症

躁狂忧郁症，中医没有与此完全相对应的独立病名。根据临床表现的特点，大致包括在癫狂范畴之中。

【辨证论治】

（一）痰郁气结证

临床表现：疲乏无力，痴呆不语，食欲甚差，舌苔白，脉沉稍滑。

治法：理气化痰。

方药：四逆散加味。

柴胡 9g、枳实 9g、竹茹 9g、半夏 9g、黄芩 9g、郁金 9g、青皮 9g、陈皮 9g、赤芍 9g、瓜蒌 15g、甘草 6g

加减：

（1）脉沉弦细者，癫狂梦醒汤加减：桃仁 9g、香附 9g、青皮 9g、柴胡 9g、半夏 9g、木通 9g、赤芍 9g、大腹皮 9g、川芎 9g、桑白皮 15g、苏子 30g、甘草 30g、郁金 9g。

（2）药后精神好转，头晕头痛，胸满心烦，口苦口干，纳呆，脉沉弦者，仍应以原方治疗。药后效果不明显，痰火较盛者，宜用控涎丹，1 次 1.5g，1 日 2 次。

（二）胃热上冲证

临床表现：情绪高涨，欣喜自满，言语很多，自高自大，

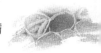

食欲亢进，口渴喜冷，面赤，舌苔黄干，脉滑数。

治法：清胃泻火。

方药：半苏白虎汤加减。

生石膏 120g、知母 30g、麦冬 15g、半夏 12g、陈皮 12g、枳实 12g、元参 6g、苏子 15g

加减：若无效，大便干燥者，加大黄 12g、芒硝 12g（或施白虎、承气合方）；胃脘有压痛者，大陷胸汤加减：甘遂 3g（研末，枣泥为丸）、大黄 12g、芒硝 12g（煎汤，送服甘遂丸）；若服药后，躁狂好转，但头晕头痛，胸满心烦，口渴面赤，舌苔黄厚干，脉弦滑数者，大柴胡汤加减：柴胡 15g、半夏 15g、枳实 15g、苏子 15g、生石膏 30~60g、知母 12g、赤芍 12g、甘草 9g。

（三）气阴两虚，痰郁气结证

临床表现：痴呆不语，时而烦躁不安，不欲饮食，舌苔白，脉濡缓。

治法：补气养阴，理气化痰。

方药：十味温胆汤加减。

黄芪 15g、当归 6g、人参 10g、麦冬 10g、五味子 10g、竹茹 10g、枳实 10g、半夏 10g、陈皮 10g、茯苓 10g、甘草 10g、菖蒲 10g、远志 10g、生地 10g

（四）心胃虚火，气阴两伤证

临床表现：狂乱不知羞恶，或披发裸身，脉虚弦滑数或细滑数。

治法：补气养阴，化痰泻火。

方药：救焚疗胃汤加减。

人参 30g、元参 30g、竹沥 50g、陈皮 10g、神曲 20g、山药 15g、百合 15g

【按】辨证论治时应注意的问题

参考精神分裂症。

第六节　焦虑反应

焦虑反应，中医没有与此完全相对应的独立病名。根据临床表现大致包括在惊恐、惊悸范畴之中。

【辨证论治】

（一）肝气郁结，痰饮内郁，上火下寒证

临床表现：易怒易恐，头晕，胸满心悸，手指麻木，阵发性刺痛，或汗出手抖，站立不稳，或胃脘不适，腹内空虚或腹痛，舌苔白，脉弦紧。

治法：舒肝理气，化饮安神。

方药：柴胡加龙骨牡蛎汤加减。

柴胡 10g、半夏 10g、人参 10g、黄芩 10g、生姜 3 片、大枣 7 枚、甘草 6g、桂枝 10g、茯苓 15g、熟军 3g、龙骨 15g、牡蛎 15g

（二）脾胃虚寒，气血俱虚证

临床表现：易惊易恐，胸满心悸，胃脘不适，腹中空虚或腹痛，疲乏无力，冬季手足冷而夏季手足心热，头晕眼花，脉沉细无力。

治法：健脾温中，益气养血。

方药：十四味建中汤加减。

黄芪 15g、肉桂 10g、人参 10g、白术 10g、茯苓 10g、甘草 10g、当归 10g、川芎 10g、生地 10g、白芍 10g、半夏 10g、麦冬 10g、附子 10g、肉苁蓉 15g、生姜 3 片、大枣 5 枚

（三）气阴两虚，痰郁气结证

临床表现：面容焦虑，愁眉紧锁，皮肤苍白，手足多汗，胸满心悸，口干，头晕目眩，或头痛失眠，脉沉缓。

治法：补气养阴，理气化痰。

方药：加减十味温胆汤。

黄芪 15g、当归 6g、人参 10g、麦冬 10g、五味子 10g、竹茹 10g、枳实 10g、半夏 10g、陈皮 10g、茯苓 10g、甘草 10g、菖蒲 10g、远志 10g、生地 10g

【按】辨证论治时应注意的问题

本病是一个以虚为主而多夹痰、夹饮的疾病，因此治疗时首应补益气血，次应注意化痰、蠲饮。

第七节　恐怖症

恐怖症，中医没有与此完全相对应的独立病名。根据临床表现大致包括在惊怖范畴之中。

【辨证论治】

（一）肝郁气结，痰饮内郁，上火下寒证

临床表现：易惊易恐，头晕心悸，汗出，妇女白带多，甚或心悸震颤，恶心，脉弦紧。

治法：舒肝理气，镇惊安神。

方药：柴胡加龙骨牡蛎汤加减。

柴胡 10g、半夏 10g、人参 10g、黄芩 10g、生姜 3 片、大枣 5 枚、桂枝 10g、茯苓 10g、甘草 6g、龙骨 15g、牡蛎 15g

（二）气阴两虚，痰郁气结证

临床表现：头晕目眩，易惊易恐，心悸气短，疲乏无力，腰背酸痛，失眠健忘，脉沉缓。

治法：补气养阴，理气化痰。

方药：加减十味温胆汤。

黄芪 15g、当归 6g、人参 10g、麦冬 10g、五味子 10g、竹茹 10g、枳实 10g、半夏 10g、陈皮 10g、茯苓 10g、甘草 6g、菖蒲 10g、远志 10g、生地 10g

（三）精气大衰证

临床表现：面色㿠白，头脑昏晕，健忘，易惊易恐，疲乏无力，脉沉细弱。

治法：填精补髓，益气养血。

方药：龟鹿二仙胶加减。

人参 10g、枸杞子 15g、龟板 30g、鹿茸 15g、当归 10g、龙骨 15g、牡蛎 15g

（四）脾胃虚寒，精气亏损证

临床表现：胃脘空虚，悸动，疲乏无力，心悸心烦，易惊易恐，手足厥冷，面色萎黄，脉沉细缓。

治法：健脾温中，益气养血，填精。

方药：十四味建中汤加减。

黄芪 15g、人参 10g、白术 10g、茯苓 10g、甘草 10g、肉桂 10g、当归 10g、川芎 10g、生地 10g、白芍 10g、附子 4g、麦冬 10g、肉苁蓉 10g、鹿茸 10g、龟板胶 15g、龙骨 15g

【按】辨证论治时应注意的问题

本病是一个以虚为主的疾病，但往往夹有痰实，所以在补益时尤应注意痰实。

第八节　衰弱综合征及神经衰弱

衰弱综合征及神经衰弱，中医没有与此完全相对应的独立病名。根据临床表现的不同，分别将以失眠为主者称失眠，健忘为主者称健忘。

【辨证论治】

（一）肝肾阴虚，肝郁化火证

临床表现：腰酸背痛，头晕头痛，心烦失眠，脉沉弦细或沉弦细尺大。

治法：滋补肝肾，舒肝解郁。

方药：滋水清肝饮加减。

熟地25g、山药10g、山萸肉10g、茯苓10g、泽泻10g、丹皮10g、柴胡10g、当归10g、白芍10g、栀子10g、生姜3片、炒枣仁10g

（二）心脾两虚证

临床表现：多梦易醒，心悸健忘，头晕目眩，神疲乏力，饮食乏味，脉沉细弱。

治法：补养心脾。

方药：归脾汤加减。

人参10g、白术10g、黄芪15g、当归6g、甘草6g、茯苓10g、远志10g、炒枣仁10g、木香6g、龙眼肉10g、生姜3片、

大枣 5 枚

（三）阴虚血少，心失所养证

临床表现：失眠心烦，精神衰疲，健忘心悸，脉细数。

治法：滋阴清热，养血安神。

方药：天王补心丹加减。

生地 15g、五味子 10g、当归 10g、天门冬 10g、麦冬 10g、柏子仁 10g、炒枣仁 10g、人参 6g、元参 6g、丹参 6g、茯苓 6g、远志 6g、桔梗 6g

【按】辨证论治时应注意的问题

失眠的一般辨证论治规律：虽然一般都与养心安神法进行治疗，但是由于脾胃痰湿、脾虚清阳不升、肝郁气滞、瘀血阻滞、肾阴亏损、督脉虚衰、心肾不交、心阳不振都可影响睡眠，所以治疗失眠必须按照痰湿者化其痰，脾虚清阳不升者补脾升阳，肝郁气滞者舒其肝气，瘀血阻滞者逐其瘀血，肾阴不足者滋阴降火，督脉亏损者益其督脉，心肾不交者交通心肾的原则进行，不必加入安神药；如当升阳益气者加入龙骨、牡蛎、磁石、朱砂之重镇，必使清阳不升而更难入睡。

嗜眠的一般辨证论治规律：本证以气虚、脾虚、痰、湿证为多，其中以乏力，脉虚大之气虚为主者，治宜益气升阳；乏力，纳差，脉濡缓之脾虚为主者，治宜健脾补中；脉滑以痰热为主者，治宜清化痰热；脉濡、头重之因外湿者，治宜芳化除湿等。

眩晕的辨证论治规律：一般应从眩晕特点、脉象、其他症状等三方面去分析。例如：早晨头晕，中午好转，下午消失者，为清阳不升；遇热或中午时，头晕加重者，为肝热；

脉虚大者，为气虚或气血俱虚；滑者，为痰热；弦，为肝脉等。治疗时，必须按照辨证的结果加减用药。

第九节　癔病

癔病，中医没有与此完全相对应的独立病名。根据临床表现的不同，分别将悲伤欲哭，状如神灵所作的，称为脏躁；生气后发生木僵状态的，称气厥；"意欲食，复不能食，常默默，欲卧不能卧，欲行不能行，饮食或有美时，或有不欲闻食臭时，如寒无寒，如热无热，口苦小便赤，诸药不能治，得药则剧吐利，如有神灵者"，称为百合病；生气后发生失语者，称为喑、失语；瘫痪者，称为瘫痪、痿；耳聋者，称耳聋；脑鸣者，称脑鸣等。

【辨证论治】

（一）脏躁

1.阴虚血燥证

临床表现：阵发性发作，特别是受精神刺激后，或哭或笑，吵闹等，平时经常失眠，心悸，疲乏无力，口干，脉沉细或沉细小数

治法：养血润燥安神。

方药：甘麦大枣汤加味。

甘草15g、小麦30g、百合30g、炒枣仁15g、乌药10g、知母10g、大枣20枚

2.心脾俱虚证

临床表现：阵发性发作，特别是受精神刺激后，或哭或笑，平时经常失眠，心悸，疲乏无力，食欲不振，舌苔白，脉细

缓或濡缓。

治法：益气养血，健脾安神。

方药：归脾汤加减。

党参 10g、黄芪 15g、白术 10g、当归 10g、茯神 10g、远志 10g、木香 10g、龙眼肉 10g、炒枣仁 15g、生姜 3 片、大枣 3 枚

3. 气滞痰郁，瘀血阻滞证

临床表现：阵发性发病，特别是受精神刺激之后，发生哭、笑、吵闹等，平时经常失眠、心烦，喜叹气，头晕，脉沉。

治法：理气化痰，活血泻火。

方药：癫狂梦醒汤加减。

桃仁 10g、香附 10g、柴胡 10g、青皮 10g、赤芍 10g、大腹皮 10g、茯苓 10g、川芎 10g、桑白皮 15g、苏子 15g、木通 10g、甘草 30g、半夏 10g

简易法：发作时，针中脘（粗针）、内关（毫针）。

4. 气虚火盛，烦乱上逆证

临床表现：发作时悲伤喜哭，有时连续数日至数十日哭声不止，甚至哭至晕厥而方减，烦乱，口干，舌苔白，脉弦细。

治法：安中益气，化痰安神。

方药：竹皮大丸加减。

竹茹 30g、生石膏 20g、桂枝 10g、甘草 40g、白薇 10g、柏子仁 10g、大枣 7 枚

（二）气厥

1. 肝气横逆证

临床表现：生气后突然两眼紧闭，或两眼上窜，双拳

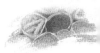

紧握，或四肢挺直，四肢抽搐，脉沉。

治法：理气降逆。

方药：四磨饮（李翰卿法）。

人参 10g、乌药 10g、槟榔 10g、沉香 10g

加减：气不虚者，去人参，加木香 10g、枳实 10g，白酒少许为引。

简易法：发作时，先用拇指按点中脘穴，然后针人中、十宣（家父祛）。

2. 中气不足，肝气横逆证

临床表现：发作时突然腹部悸动，逆气上冲，四肢僵直而厥冷，不语，平时食欲不振，胃脘悸动怕冷，疲乏无力，失眠与嗜睡交替出现，脉右弦左缓。

治法：健中平木。

方药：黄芪建中汤加味（李翰卿法）。

黄芪 15~30g、桂枝 10~15g、白芍 18~30g、生姜 10g、当归 10~15g、炙甘草 6~10g、大枣 7~12 枚、饴糖（或红糖）9~30g（另冲）

加减：面色萎黄，疲乏无力，胃脘悸动，脉弦细等气血俱虚者，十四味建中汤加减：黄芪 15g、当归 10g、川芎 10g、生地 10g、白芍 10g、肉桂 10g、附子 10g、党参 10g、白术 10g、茯苓 10g、炙甘草 10g、半夏 10g、麦冬 10g、肉苁蓉 15g、生姜 3 片、大枣 3 枚。

简易法：发作时，先针中脘，中冲点刺（朱庆丰法）。

3. 心肾阳虚，水饮上泛证

临床表现：频繁发病，严重失眠，心悸怔忡，手足厥冷，面色㿠白，脉沉细弦。

治法：温阳化饮。

方药：真武汤加减。

附子 10g、肉桂 10g、人参 10g、茯苓 10g、白术 10g、白芍 10g、龙骨 10g、牡蛎 10g

（三）失明

1. 肝郁化火证

临床表现：生气后不久突然失明，眼皮和眼眶沉重，胸满窜痛，喜叹气，沉默少言，舌苔白，脉沉。

治法：舒肝理气泻火。

方药：四逆散加味（朱庆丰法）。

柴胡 10g、枳实 10g、白芍 10g、青皮 10g、黄芩 10g、桔梗 10g、杏仁 10g、薄荷 10g、甘草 10g

简易法：舒肝丸。用法：1 日 2 次，1 次 1 丸。薄荷 3g 泡水代茶为引。

2. 肝郁化火，肝肾阴虚证

临床表现：生气后不久突然失明，头晕眼困，口干，腰酸背痛，舌苔白，脉沉细尺稍大。

治法：滋养肝阴，舒肝理气泻火。

方药：滋水清肝饮加减。

柴胡 10g、当归 10g、白芍 10g、薄荷 10g、生地 10g、山药 10g、五味子 10g、茯苓 10g、泽泻 10g、丹皮 10g、白蒺藜 10g

（四）失语

1. 肝郁气结证

临床表现：生气后突然失语，心烦，胸胁苦瞒，脉沉滑。

治法：理气化痰开窍。

方药：四逆散加味。

柴胡10g、枳壳10g、赤芍10g、桔梗10g、杏仁10g、黄芩10g、郁金10g、瓜蒌15g、薄荷10g

2.气阴两虚，痰郁气结证

临床表现：生气后失语，疲乏无力，失眠，舌苔白质稍红，脉虚而弦滑。

治法：益气养阴，理气化痰。

方药：十味温胆汤加减。

黄芪15g、丹参15g、党参10g、麦冬10g、五味子10g、半夏10g、陈皮10g、竹茹10g、枳壳10g、南星10g、菖蒲10g、远志10g、知母10g、茯苓10g、全蝎3g、甘草3g

（五）耳聋

1.肝郁化火证

临床表现：生气后突然耳聋耳憋，轻者如隔墙听声音，重者完全耳聋，心烦易怒，头晕而胀，舌质红苔薄白，脉沉。

治法：舒肝、理气、泻火。

方药：四逆散加味。

柴胡10g、赤芍10g、枳壳10g、青皮10g、菖蒲10g、龙胆草10g、栀子10g、木通10g、泽泻10g、薄荷6g、白蒺藜6g

加减：神情呆滞，舌不红，脉沉缓或沉涩者，去龙胆草、木通、泽泻，加香附10g。

2.气阴两虚，痰郁气结证

临床表现：生气后耳聋久久不愈，疲乏无力，面色㿠白透嫩红，头晕脑鸣，记忆力较差，舌苔白质嫩红，脉虚而弦滑。

治法：益气养阴，理气化痰。

方药：十味温胆汤加减。

竹茹10g、枳壳10g、半夏10g、陈皮10g、茯苓10g、菖蒲10g、郁金10g、远志10g、党参10g、麦冬10g、五味子10g、生地10g、黄芪15g

（六）咽喉异物感

1.气滞痰郁证

临床表现：咽喉如有异物阻塞，咯吐不出，吞咽不下，胃脘满闷不适，舌苔薄白，脉弦缓或缓。

治法：行气开郁，降气化痰。

方药：半夏厚朴汤。

半夏6g、厚朴3g、茯苓10g、生姜6g、苏叶6g

2.肝肺气郁，痰热互结证

临床表现：咽喉异物感，咯吐不出，吞咽不下，胸满心烦，口干，苔黄白或黄白腻，脉弦滑。

治法：舒肝理气，化痰泻火。

方药：四逆散加味。

柴胡10g、枳壳10g、白芍10g、陈皮10g、青皮10g、桔梗10g、元参10g、杏仁10g、黄芩10g、苏叶6g、甘草6g、瓜蒌15g、蝉衣10g、牛蒡子10g

加减：寸脉滑数者，宜用清气化痰丸：制南星10g、半夏10g、橘红10g、杏仁10g、川贝母10g、黄芩10g、瓜蒌15g、枳壳12g、干姜1g（李翰卿法）。

（七）瘫痪

1. 肝郁气滞证

临床表现：四肢轻度瘫痪，疲乏无力，头晕心烦，胸胁苦满，食欲不振，口干，脉沉。

治法：舒肝理气，通经活络。

方药：四逆香佛二花汤。

柴胡 10g、枳壳 10g、白芍 10g、香橼 10g、佛手 10g、丝瓜络 10g、玫瑰花 10g、代代花 10g、黄芩 10g、合欢花 15g、甘草 3g

2. 气滞痰郁，郁而化火证

临床表现：瘫痪，头晕，口干，脉沉弦滑。

治法：理气化痰，通络泻火。

方药：熄风通络汤。

钩藤 15g、地龙 15g、丝瓜络 15g、枳壳 10g、香橼 10g、佛手 10g、连翘 10g、甘草 3g、桑枝 30g

3. 气阴两虚，湿热阻滞证

临床表现：面色㿠白，疲乏无力，四肢沉重瘫痪，舌苔黄腻，脉虚大滑数。

治法：益气养阴，燥湿化痰，清热通络。

方药：芪脉三妙汤。

黄芪 15g、麦冬 10g、党参 10g、五味子 10g、苍术 10g、黄柏 10g、怀牛膝 10g、丝瓜络 10g、桑枝 10g、木瓜 10g

【按】辨证论治时应注意的问题

（一）辨证

脏腑辨证是本病的基本方法。

（二）论治

脏躁的治疗方法：常用的治法，一甘麦大枣汤法，二舒肝理气法，如癫狂梦醒汤。

气厥的治疗方法：有虚实之异，实者，宜四磨饮子、五磨饮子等理气降气；虚者，宜建中补脾、抑肝降冲之十四味建中汤、黄芪建中汤等。

失明的治疗方法：均与肝郁化火有关，因此舒肝理气泻火为本病主要治法，但因有虚实之异，故有舒肝理气泻火和养肝舒肝泻火之别。

失语的治疗方法：本病多与痰气郁阻心肺有关，所以理气化痰为本病的主要治法，但若病程已久，阴液受损，又非益阴不效。

咽喉异物感的治疗方法：有寒热之别，寒者，宜半夏厚朴汤；热者，宜用四逆散加味方。

耳聋的治疗方法：生气后暴聋者，治宜舒肝理气泻火，但必须佐用开窍之菖蒲、郁金，若久久不愈，则正气亏损，必予补益，兼化痰热。

瘫痪的治疗方法：以理气、化痰为多用。

第十节　睡眠障碍

睡眠障碍，中医根据临床表现称为不寐或失眠。

【辨证论治】

（一）失眠

1.阴亏血少，心神不安证

临床表现：失眠，心悸，记忆力差，口干，舌微红，脉细稍数。

治法：滋阴清热，补心安神。

方药：补心丹。

党参10g、元参10g、丹参10g、茯苓10g、五味子15g、当归15g、天门冬15g、麦冬15g、柏子仁15g、炒枣仁15g、远志10g、桔梗10g、生地60g、朱砂（冲）1.5g

简易法：补心丹，1日2次，1次1丸。

2．阴虚火旺，心神不安证

临床表现：失眠，心烦心悸，胸中烦热，口苦，舌尖红赤，脉数。

治法：镇心安神，养阴清热。

方药：朱砂安神丸加减。

黄连3g、生地1.5g、酒当归1.5g、生龙骨15g、生牡蛎15g、炙甘草1.5g、朱砂（冲）3g

简易法：朱砂安神丸，1日2次，1次1丸。

3．痰热内扰，肝胆不宁证

临床表现：失眠，惊悸，头晕，胃脘痞满，吃饭后烦躁加重，舌苔黄腻或白腻，脉滑。

治法：清化痰热，佐以安神。

方药：温胆汤合酸枣仁汤。

竹茹10g、半夏10g、陈皮10g、枳壳10g、茯苓10g、川芎10g、知母10g、炒枣仁15g、甘草6g

4．气血不足，心脾两虚证

临床表现：失眠，健忘，心悸，疲乏无力，食少，脉沉缓或濡缓。

治法：健脾益气，补心养血。

方药：归脾汤加减。

党参 10g、黄芪 10g、白术 10g、茯神 10g、炒枣仁 10g、当归 10g、远志 10g、龙眼肉 6g、生姜 3 片、大枣 5 枚、木香 3g、夜交藤 15g

5. 心气不足，脾胃虚寒证

临床表现：惊悸不安，失眠，胃脘冷痛或怕冷，舌苔薄白质淡，脉沉弦细。

治法：补气养血，安神温胃。

方药：养心汤加减。

柏子仁 15g、炒枣仁 15g、黄芪 15g、茯神 10g、川芎 10g、当归 10g、五味子 10g、半夏曲 10g、远志 10g、党参 10g、肉桂 10g、甘草 3g、菖蒲 6g

简易法：柏子养心丹，1 日 2 次，1 次 1 丸。

6. 阴虚火旺，虚阳上扰证

临床表现：失眠，夜间烦热盗汗，心烦，口苦，尿黄，舌质红苔黄白，脉细数。

治法：滋阴潜阳。

方药：大补阴丸加味。

龟板 30g、熟地 15g、知母 10g、黄柏 10g、生龙骨 15g、生牡蛎 15g、元参 30g

7. 心肾不交证

临床表现：失眠严重，但全身无痛苦的感觉，精神、食欲、体力均正常，脉缓。

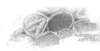

治法：交通心肾。

方药：交泰丸。

黄连 10g、肉桂 3g

8. 任督亏损，脑髓空虚证

临床表现：长期整夜失眠，头晕，记忆力极端衰退，容易兴奋也容易疲劳，腰背酸困，舌苔白，脉虚大或沉细弱。

治法：培任督，益脑髓。

方药：龟鹿二仙胶加减。

龟板 30g、鹿茸 10g、人参 10g、枸杞子 15g、熟地 15g、五味子 15g、首乌 30g

用法：共为细末，炼蜜为丸，每丸 3g，1 日 2 次，1 次 1~2 丸。

简易法：参茸卫生丸，1 日 2 次，1 次 1 丸；全鹿丸，1 日 2 次，1 次 1 丸。

9. 中气不足，气血俱虚证

临床表现：失眠严重，或嗜眠失眠交替出现，有时整夜失眠数天而精神好，昼夜睡眠达 14~16 小时而仍然疲乏思睡，食欲减少，舌苔薄白，脉右弦稍大，左缓。

治法：健中补脾。

方药：黄芪建中汤加减。

黄芪 30g、桂枝 15g、白芍 30g、生姜 10g、炙甘草 10g、当归 10g、大枣 12 枚、红糖（冲）15g

加减：面色萎黄，有时胃脘悸动冷痛，脉沉弦细者，十四味建中汤：黄芪 15g、当归 10g、川芎 10g、生地 10g、白芍 10g、肉桂 10g、附子 10g、党参 10g、白术 10g、茯苓 10g、炙甘草 10g、半夏 10g、麦冬 10g、肉苁蓉 15g、生姜 3 片、大枣 3 枚。

10.气滞血瘀证

临床表现：经常整夜失眠，胸闷有时刺痛，手心热，口干，舌有瘀斑或无明显瘀斑，脉沉或弦涩不调。

治法：理气活血。

方药：血府逐瘀汤加减。

当归 10g、生地 10g、桃仁 10g、红花 10g、枳壳 10g、赤芍 10g、柴胡 10g、川芎 10g、桔梗 6g、川牛膝 15g、丹参 15g

11.肝郁血虚，郁而化火证

临床表现：失眠严重，头晕而胀，胸满心烦，喜叹气，手心热，脉沉弦稍数。

治法：养血舒肝，泻火。

方药：丹栀逍遥散加味。

柴胡 10g、当归 10g、白芍 10g、白术 10g、茯苓 10g、丹皮 10g、丹参 15g、栀子 10g、薄荷 1.5g、生姜 3 片

12.寒痰蕴结，脾胃不和

临床表现：失眠，头胀发木，胃脘痞满，食后痞满加重，大便微溏，舌苔白，脉濡缓。

治法：健脾和胃、安神。

方药：半夏秫米汤合保和丸加减。

半夏 15g、北秫米 30g、神曲 10g、莱菔子 10g、茯苓 10g、陈皮 10g

加减：脉大而滑，失眠，疲乏无力者，十味温胆汤加减（见前）。

（二）嗜眠

1. 脾肺气虚，清阳不升证

临床表现：疲乏嗜睡，少气懒言，头重而木胀，食欲不振，舌苔白，脉虚大。

治法：益气升阳。

方药：补中益气汤加减。

黄芪 15g、党参 10g、白术 10g、陈皮 10g、当归 10g、升麻 6g、柴胡 6g、甘草 6g

加减：舌微红，口干者，加黄柏 9g。

2. 心脾两虚，气血不足证

临床表现：疲乏嗜睡，记忆力差，食欲不振，心悸，手心有时发热，脉沉缓或沉弱。

治法：益气养血，健脾养心。

方药：归脾汤加减（见失眠）。

3. 脾虚兼湿证

临床表现：疲乏嗜睡，头重，记忆力差，大便稀溏，1 日 1~2 次，舌苔白，脉濡缓。

治法：健脾化湿。

方药：参苓白术散加减。

党参 15g、白术 15g、茯苓 15g、扁豆 15g、甘草 15g、山药 15g、莲子 10g、桔梗 10g、薏苡仁 10g、砂仁 10g、大枣 2 枚

加减：口干苦，胃脘痞满者，加黄连 3g、吴茱萸 10g、白蔻仁 10g、木香 10g、焦三仙各 10g。

（三）头晕

1. 肝郁血虚，肝火上冲证

临床表现：头晕或头晕头痛，胸胁窜痛，心烦易怒，五心烦热，眠差，脉弦。

治法：养血疏肝。

方药：丹栀逍遥散加减（见前）。

2. 肝火上冲证

临床表现：头晕耳鸣，烦躁易怒，口干，脉弦数。

治法：平肝泻火。

方药：夏枯二决汤（李翰卿法）。

夏枯草 15g、石决明 15g、草决明 15g、黄芩 10g、龙胆草 10g、白蒺藜 10、竹叶 10g、龙骨 10g、牡蛎 10g

3. 气虚，清阳不升证

临床表现：头晕，早晨严重，下午好转，耳鸣，疲乏无力，口干苦，脉濡缓。

治法：益气升阳。

方药：益气聪明汤加减。

蔓荆子 10g、升麻 10g、葛根 10g、党参 10g、黄芪 15g、黄柏 6.5g、白芍 6.5g、炙甘草 6g、薄荷 3g

加减：脉虚大弦滑，尺脉大者，补中益气合六味地黄汤：黄芪 15g、人参 10g、白术 10g、陈皮 10g、柴胡 10g、升麻 10g、甘草 10g、当归 10g、熟地 10g、山药 10g、山萸肉 10g、茯苓 10g、丹皮 10g、泽泻 10g。

4. 湿邪客表证

临床表现：头重头痛，腰脊重痛，疲乏无力，怕热，脉濡或浮。

治法：解表祛湿。

方药：羌活胜湿汤（李翰卿法）。

羌活 3g、独活 3g、藁本 1.5g、防风 1.5g、川芎 1.5g、炙甘草 1.5g、蔓荆子 1g、荷叶 3g

5. 风痰上扰证

临床表现：眩晕较重，恶心，站立不稳，食欲不振，舌苔白，脉弦滑。

治法：熄风化痰。

方药：眩晕方加减（李翰卿法）。

菊花 10g、钩藤 15g、石决明 15g、防风 4.5g、薄荷 4.5g、玉竹 4.5g、生白术 10g、黄芩 10g、半夏 10g、陈皮 10g、茯苓 10g

加减：大便干者加酒军 3g。

6. 肝郁气结，痰湿不化证

临床表现：头晕或头晕头痛，胸满心烦，胃脘痞满，口苦干，妇女白带增多，或吃冷饮食腹痛，舌苔白或白腻，脉弦滑。

治法：舒肝理气，燥湿化痰，苦辛通降。

方药：柴胡加龙骨牡蛎汤加减。

柴胡 10g、半夏 10g、党参 10g、黄芩 10g、桂枝 10g、茯苓 10g、大黄 10g、生姜 10g、大枣 5 枚、龙骨 15g、牡蛎 15g

加减：大便不干者，大黄减至 3g；脉弦，小腹冷者，加桂枝、茯苓至 15g。

7. 任督亏损，脑髓空虚证

临床表现：头晕或头晕头痛，记忆力衰退，容易疲劳，脉虚或沉弱。

治法：培任督，益脑髓。

方药：龟鹿二仙胶加减。

龟板 30g、鹿茸 10g、人参 10g、枸杞子 15g、熟地 15g、五味子 15g、何首乌 30g

用法：共为细末，炼蜜为丸，每丸 3g，1 日 2 次，每次 1~2 丸。

简易法：全鹿丸，1 日 1 丸。睡前服。

8.肝肾阴虚证

临床表现：头晕或头晕头痛，上午轻下午重，腰酸背痛，夜间口干，舌苔白舌质嫩红或稍红，脉细稍数。

治法：滋补肝肾。

方药：杞菊地黄丸、左归丸。

（四）头痛

可参考失眠之阴亏血少心神不安、阴虚火旺心神不安、痰热内扰肝胆不宁、气血不足心脾两虚、任督亏损脑髓空虚、中气不足气血俱虚、气滞血瘀、肝郁血虚郁而化火等证和头晕证中的肝郁血虚肝火上冲、肝火上冲、气虚清阳不升、风痰上扰、肝郁气结痰湿不化、任督亏损脑髓空虚、肝肾阴虚等证的治疗原则进行处理。

第十一节　性功能障碍

性功能障碍，中医根据临床表现的不同分别称为阳痿、阴痿。

【辨证论治】

（一）阳痿

1.肺肾俱虚，阴阳不足证

临床表现：面色油光或面赤，阳痿，口干（夜间严重），舌苔白舌质红或正常，脉沉细。

治法：养阴益阳。

方药：二冬蛇仙汤。

天门冬15g、麦冬15g、沙参15g、石斛15g、肉苁蓉15g、蛇床子30g、淫羊藿30g

2.肺气不足，肾阴亏损证

临床表现：阳痿，头晕，疲乏无力，四肢沉重，嗜眠，舌苔薄白，脉虚大。

治法：益气升阳，佐以养阴。

方药：补中益气加味（李翰卿法）。

黄芪30g、人参10g、白术10g、当归10g、陈皮10g、升麻10g、柴胡10g、生地10g、麦冬10g、五味子10g、炙甘草6g、生姜3片、大枣3枚

加减：尿黄者，加黄柏3g、知母3g。

3.肾阳不足证

临床表现：阳痿，腰冷腰酸痛，疲乏无力，脉沉细弦。

治法：培补肾气。

方药：右归丸加减。

熟地24g、菟丝子12g、麦冬12g、山药12g、怀牛膝12g、枸杞子12g、肉苁蓉15g、附子10g、肉桂10g、蛤蚧（去头足、研末、黄酒冲服）1对

简易法：三肾丸，1日2次，1次1丸，空心服；龟龄集，1日1次，睡前服1~1.5g。

4.湿热伤筋证

临床表现：阳痿早泄，尿热痛，或尿黄，舌苔白，脉弦滑或沉细尺数。

治法：除湿清热，阴阳双补。

方药：三妙丸加味（李翰卿法）。

草薢10g、知母10g、黄柏10g、苍术10g、怀牛膝10g、淫羊藿15g、蛇床子15g、菟丝子10g、石斛10g

5.营卫不调，心肾不交证

临床表现：阳痿，无明显的全身症状，脉弦缓。

治法：调营卫，温肾阳。

方药：桂枝加龙骨牡蛎汤加味。

桂枝10g、白芍10g、生姜10g、龙骨10g、牡蛎10g、甘草6g、大枣7枚、丁香3g、蛇床子12g

6.肝郁气结，上热下寒证

临床表现：阳痿，头晕，心烦，口干，脉弦滑或弦紧。

治法：舒肝解郁，苦辛通降。

方药：柴胡加龙骨牡蛎汤加减。

柴胡10g、半夏10g、黄芩10g、党参10g、生姜10g、肉桂10g、茯苓10g、龙骨15g、牡蛎15g、大黄3g、大枣5枚

7.肺肾俱虚，湿热伤筋证

临床表现：反复遗精早泄，阳痿，口干，脉虚或虚大。

治法：补益肺肾，清化湿热。

方药：三才封髓丹。

砂仁 10g、黄柏 10g、甘草 10g、天冬 10g、人参 10g、生地 10g

（二）缩阳，缩阴

1. 荣卫不调，心肾不交证

临床表现：有时阴茎（妇女会阴部）回缩，缩至很小后有隐痛，舌苔白，脉弦缓。

治法：调和荣卫，交通心肾。

方药：桂枝加龙骨牡蛎汤加味。

桂枝 10~15g、白芍 10~15g、生姜 10g、炙甘草 10g、大枣 7~12 枚、龙骨 15g、牡蛎 15g、丁香 3g

2. 肝郁气结，上热下寒证

临床表现：阴茎（妇女会阴部回缩）阵发性回缩，缩至很小时，则小腹隐痛，头晕，心烦易怒，有时心悸，口干苦，舌苔白，脉弦或弦滑。

治法：舒肝解郁，苦辛通降。

方药：柴胡加龙骨牡蛎汤。

柴胡 10g、半夏 10g、黄芩 10g、党参 10g、桂枝 15g、茯苓 15g、大黄 3g、干姜 3g、甘草 2g、龙骨 15g、牡蛎 15g

【按】辨证论治时应注意的问题

阳痿的辨证论治规律：本病虽然肾阳不足者多，但由于湿热、宗筋失养、筋脉不舒等均可致痿，所以治疗阳痿时，除补益肾气外，还应根据气郁、气虚、阴虚、湿热的不同，加减应用不同的方剂。

缩阳的一般辨证论治规律：本病以营卫失调、心肾不交和肝郁气滞、宗筋失养所致者较多，不可与肾命将绝之舌卷、囊缩相混淆。

第二十四章
运动系统疾病

第一节　概论

中医认为，关节、肌肉、皮毛、血脉分别由五脏所主，而且六淫、跌打损伤首先来客，所以治疗运动系统病时，病程较短者首先治外邪，治气血，病程较久者当从脏腑论治。

一、辨证论治大法

应注意运用六淫辨证论治、八纲辨证论治（以上参见第一章第一节）、脏腑辨证论治、气血辨证论治（以上参见第二章第一节）、痰证辨证论治（参见第十六章第一节）、经络辨证论治（参见第十九章第一节）等辨证论治大法。

二、常用治法

在肺主身之皮毛、心主身之血脉、肝主身之筋膜、脾主身之肌肉、肾主身之骨髓和诸筋者皆属于节、足受血而能步、掌受血而能握、指受血而能摄等基本理论指导下，通过辨证论治确定了病位、病性以后，主要采用以下治疗方法。

1.祛风除湿散寒法　适用于风寒湿痹的关节、肌肉疼痛。药如：独活、羌活、防风、细辛、桂枝、五加皮、威灵仙、千年健、透骨草。

2.燥湿清热法　适用于湿热流注关节的关节肿痛，发热。药如：防己、秦艽、白头翁、二妙丸。

3.活血通络法　适用于瘀血阻滞的疼痛和风湿痹痛。药如：当归、川芎、赤芍、桃仁、红花、五灵脂、鸡血藤、乳香、没药。

4.益气养阴法　适用于气阴两虚的疲乏无力，自汗盗汗，关节疼痛。药如：黄芪、石斛、生脉散。

5.滋阴补肾法　适用于阴虚有热的关节疼痛，红肿，午后潮热。药如：生地、石斛、山萸肉、怀牛膝、桑寄生。

6.补肾健骨法　适用于肾气不足的腰痛，关节疼痛。药如：骨碎补、何首乌、肉苁蓉、菟丝子、狗脊、川续断、补骨脂。

7.温经散寒法　适用于阳虚寒湿的关节、肌肉冷痛。药如：川乌、草乌、附子。

第二节　风湿性关节炎

风湿性关节炎，中医没有与此完全相对应的独立病名。

根据临床表现和发病原因，大致包括在痹证范畴之中。其中肢体关节疼痛，游走不定，涉及多个肢体关节者，称行痹或风痹；肢体关节疼痛，痛有定处，疼痛较剧，宛如锥刺，得热痛减者，称痛痹或寒痹；肢体关节疼痛重着，肌肤麻木不仁，手足笨重，活动不便，疼痛亦有定处者，称着痹或湿痹；关节疼痛，局部灼热红肿，得冷则舒，痛不可近，关节不能活动者，称热痹。

【辨证论治】

（一）风湿热痹证

临床表现：关节红肿疼痛，疲乏无力，身热，或无明显身热，口干，舌质红，苔白或黄白，脉弦滑或滑数。

治法：除湿清热散风。

方药：宣痹汤加减。

防己 15g、杏仁 15g、滑石 15g、赤小豆 15g、晚蚕沙 15g、半夏 15g、生薏苡仁 15g、海桐皮 15g、片姜黄 15g、连翘 12g、桑枝 15g

加减：大关节数个疼痛，红肿，或无明显红肿，或肿胀疼痛不红，遇冷加重，口苦干，尿黄，舌质红，苔薄白，脉弦滑，上中下痛风方加减：黄柏 10g、苍术 10g、天南星 10g、桂枝 10g、防己 10g、威灵仙 10g、桃仁 10g、红花 10g、龙胆草 10g、羌活 10g、白芷 10g、川芎 10g、神曲 10g。一个或数个关节肿痛，经用除湿散风清热药无效，午后潮热，疲乏无力，舌质红，苔薄白，脉弦滑或细数者，宜大秦艽汤：秦艽 10g、羌活 10g、独活 10g、防风 10g、川芎 10g、白芍 10g、黄芩 10g、当归 10g、白术 10g、茯苓 10g、甘草 10g、生石膏 15g、生地 15g、熟地 15g、白芷 10g。

（二）风湿客于关节肌肉证

临床表现：全身关节肌肉疼痛，夜间严重，五心烦热，口干，脉沉。

治法：散风除湿，清热活血。

方药：身痛逐瘀汤加减。

川牛膝 10g、地龙 10g、羌活 10g、秦艽 10g、防风 3g、香附 10g、当归 10g、川芎 10g、苍术 10g、黄柏 10g、五灵脂 10g、没药 10g、红花 10g、生黄芪 15g、甘草 6g

（三）肝郁气滞，脾虚不运，外受风湿证

临床表现：全身关节肌肉疼痛，胸满心烦，口苦口干，胃脘疼痛，或时恶心，疲乏无力，舌苔白或黄白，脉弦稍滑。

治法：健脾益气，舒肝和胃，外散风寒。

方药：升阳益胃汤加减。

党参 10g、甘草 6g、黄芪 15g、半夏 10g、黄芪 10g、白术 10g、陈皮 10g、茯苓 10g、羌活 10g、泽泻 10g、防风 10g、独活 10g、柴胡 10g、白芍 10g、生姜 3 片、大枣 3 枚

（四）风寒湿痹于关节证

临床表现：关节疼痛，天阴前加重，疲乏无力，舌苔白，脉弦紧。

治法：补气养血，散风除湿。

方药：三痹汤加减。

黄芪 15g、川续断 10g、独活 10g、秦艽 10g、防风 10g、川芎 10g、生地 6g、当归 10g、白芍 10g、肉桂 10g、茯苓 10g、杜仲 10g、川牛膝 10g、党参 10g、细辛 3g、甘草 3g

加减：以腰、膝、髋、踝等关节疼痛为主者，去黄芪，加桑寄生 15g。

（五）痛久入于血分证

临床表现：痛久不止，应用祛风散寒药无效，脉弦涩不调。

治法：养血活血，佐以散寒。

方药：活络效灵丹加减。

丹参 30g、赤芍 15g、乳香 10g、没药 10g、当归 10g、桂枝 10g、海桐皮 12g、片姜黄 12g

（六）寒湿凝泣证

临床表现：关节剧痛而冷，甚至不能转动，舌苔白，脉弦紧。

治法：温经祛寒，除湿解痛。

方药：乌头汤加减。

麻黄 6g、白芍 6g、黄芪 15g、炙甘草 9g、当归 9g、乳香 9g、没药 9g、川乌 9g、蜈蚣 3 条、全蝎 6g

加减：口干者，加知母 9g、黄柏 9g。

简易法：小活络丹，1 日 2 次，1 次 1 丸。

（七）气血俱虚，外受寒湿证

临床表现：面色萎黄，疲乏无力，关节疼痛，食欲不振，怯冷，阴天时加重，用祛风湿药汗出时疼痛减轻，汗止后疼痛加重，舌苔白，脉沉细弦。

治法：补气养血。

方药：十四味建中汤加减。

黄芪 15g、当归 10g、川芎 10g、生地 10g、白芍 10g、桂枝 12g、党参 10g、白术 10g、茯苓 10g、炙甘草 10g、麦冬

12g、半夏 10g、肉苁蓉 15g、附子 10g、鹿角胶（烊化）10g、淫羊藿 10g、生姜 3 片、大枣 5 枚

（八）气阴两虚，湿热蕴结证

临床表现：关节疼痛，红肿或不红而肿，五心烦热，或自汗盗汗，疲乏无力，口干，舌苔薄白，脉虚大滑数。

治法：益气养阴，燥湿清热。

方药：芪脉三妙汤加减。

黄芪 15g、党参 10g、麦冬 10g、五味子 10g、石斛 10g、晚蚕沙 10g、木瓜 10g、苍术 10g、黄柏 10g、怀牛膝 12g、桑枝 30g

【按】辨证论治时应注意的问题

（一）辨证

1.病因　风、寒、湿三气杂至是本病的主要原因，病程较久者，往往气血虚衰或寒郁化热。

2.审证　必须善于发现虚证。

（二）论治

1.常用治法　祛风散寒除湿是本病的常用治法。

2.特殊用药　痰湿者，宜用南星、白芥子；寒盛者，宜用川乌、草乌、附子；湿热者，宜用三妙丸。

第三节　骨关节炎

骨关节炎，中医没有与此完全相对应的独立病名。根据临床表现的不同，分别将腰痛者，称腰痛；肩背痛者，称肩背痛。

【辨证论治】

（一）气血俱虚，络脉瘀滞证

临床表现：肩、手及手指关节疼痛，麻木，僵硬不适，脉弦缓。

治法：益气养血，温阳通络。

方药：黄芪桂枝五物汤加减。

黄芪 30g、桂枝 15g、白芍 15g、当归 15g、淫羊藿 15g、附子 6g、生姜 10g、大枣 12 枚

加减：面色萎黄，疲乏无力，全身关节亦痛，应用上方无效，宜十四味建中汤：黄芪 15g、当归 10g、川芎 10g、生地 10g、白芍 10g、桂枝 12g、党参 10g、白术 10g、茯苓 10g、炙甘草 10g、麦冬 12g、半夏 10g、肉苁蓉 15g、附子 10g、鹿角胶（烊化）10g、淫羊藿 10g、生姜 3 片、大枣 5 枚。

（二）气阴两虚，湿热阻滞证

临床表现：指、肩、膝等关节僵硬，疼痛，五心烦热，面色㿠白，下肢轻度浮肿，舌苔白，质红，脉虚而滑数。

治法：益气养阴，燥湿清热。

方药：芪脉三妙汤加减。

黄芪 15g、当归 10g、党参 10g、麦冬 10g、五味子 10g、苍术 10g、黄柏 10g、怀牛膝 10g、石斛 10g、生地 6g、桑枝 30g

（三）肾气不足，筋骨失养证

临床表现：膝关节僵硬疼痛，活动不灵活，阴天前加重，或腰痛，弯腰困难，脉沉细或弦。

治法：补肾健骨。

方药：金匮肾气丸加减。

熟地 24g、山药 12g、何首乌 12g、肉苁蓉 12g、茯苓 10g、泽泻 10g、丹皮 10g、五味子 10g、附子 10g、肉桂 10g、怀牛膝 10g、车前子（布包）10g

加减：腰痛严重，加蜂房 10g、鹿角 10g。

（四）肝郁血虚，筋骨失养证

临床表现：腰、腿关节僵硬疼痛，头晕心烦，生气后加重，舌苔白，脉沉弦。

治法：养血舒肝，柔筋止痛。

方药：逍遥散加减。

柴胡 10g、当归 10g、白芍 15g、白术 10g、茯苓 10g、干姜 6g、狗脊 30g、桑寄生 30g

（五）气血俱虚，气滞血瘀，痰湿郁滞证

临床表现：肥胖，腹满，下肢浮肿，关节僵硬疼痛，不能弯腰弯腿，心烦心悸，舌苔白，脉沉弦滑或弦。

治法：益气养血，理气活血，燥湿化痰。

方药：参芪丹鸡黄精汤加减。

党参 15g、黄芪 30g、丹参 30g、鸡血藤 30g、当归 10g、黄精 10g、生地 10g、青皮 10g、陈皮 10g、柴胡 10g、三棱 10g、莪术 10g、苍术 15g、白术 10g、薄荷 3g、夜交藤 30g

【按】辨证论治时应注意的问题

本病是以虚为主的疾病，但因久病入血，所以往往兼有血络瘀滞，因此补益气血阴阳兼以活血是治疗本病的常用方法。

第四节　纤维织炎

纤维织炎，中医没有与此完全相对应的独立病名。根据临床表现，分别将关节肌肉痛者称痹，项强痛者称痉。

【辨证论治】

（一）风寒客于上半身证

临床表现：急性发病，项背强硬疼痛，头重头痛，舌苔白，脉浮缓。

治法：祛风散寒，除湿止痛。

方药：羌活胜湿汤加味。

羌活 10g、独活 10g、川芎 10g、藁本 10g、蔓荆子 10g、防风 10g、炙甘草 3g、葛根 12g

加减：疼痛较重，脉浮紧者，宜葛根汤：葛根 15g、麻黄 10g、桂枝 10g、白芍 10g、甘草 6g、生姜 10g、大枣 10 枚。头痛不明显，但见项背强痛，脉浮缓者，宜瓜蒌桂枝汤加减：瓜蒌 30g、桂枝 15g、白芍 15g、生姜 10g、甘草 10g、大枣 12 枚。

（二）气血俱虚，风寒外客证

临床表现：肩、背、臂僵硬疼痛，稍微活动时好转，睡眠后疼痛加重，阴天和过劳时亦加重，脉浮缓或弦缓。

治法：益气养血，疏风散寒。

方药：蠲痹汤加减。

黄芪 15g、桂枝 10g、白芍 10g、羌活 10g、片姜黄 10g、当归 10g、炙甘草 6g

（三）风寒湿客于腰腿证

临床表现：腰、臀、腿或仅腰部疼痛，口不干，脉浮缓或浮紧。

治法：益气养血，祛风散寒。

方药：独活寄生汤加减。

独活10g、秦艽10g、防风10g、细辛3g、川芎10g、当归10g、熟地10g、白芍10g、肉桂10g、茯苓10g、杜仲10g、川牛膝10g、党参10g、桑寄生15g、甘草6g

加减：全身疼痛，去桑寄生，加川续断10g、黄芪15g。经常胃脘冷痛，宜五积散：白芷10g、川芎10g、甘草6g、茯苓10g、当归10g、肉桂10g、白芍10g、半夏10g、陈皮10g、枳壳10g、麻黄10g、苍术15g、干姜6g、桔梗10g、厚朴10g、生姜3片。

（四）气滞血瘀证

临床表现：背僵硬疼痛，胸胁刺痛，心烦，脉弦。

治法：舒肝理气，活血通络。

方药：四逆散加味。

柴胡10g、枳壳10g、白芍10g、甘草10g、陈皮10g、桔梗10g、郁金10g、苏叶10g、丝瓜络10g、瓜蒌15g、栀子10g

加减：久久不愈者，加当归、鸡血藤、桂枝各10g；全身关节肌肉疼痛，宜身痛逐瘀汤：川牛膝10g、地龙10g、香附10g、甘草6g、羌活6g、秦艽10g、当归10g、川芎10g、五灵脂10g、桃仁10g、没药10g、红花10g、黄芪15g、苍术10g、黄柏10g。

（五）气血俱虚，气滞血瘀，痰湿郁滞证

临床表现：面色萎黄或身体肥胖，下肢浮肿，脘腹满胀，全身关节肌肉疼痛，胸胁苦满或疼痛，脉弦滑。

治法：益气养血，理气活血，燥湿化痰。

方药：参芪丹鸡黄精汤加减。

党参 15g、丹参 30g、黄芪 30g、鸡血藤 30g、黄精 10g、生地 10g、苍术 15g、白术 10g、陈皮 10g、青皮 10g、柴胡 10g、郁金 10g、薄荷 3g、姜黄 10g

【按】辨证论治时应注意的问题

本病的急性阶段，以风寒湿邪所致者为多见，病程较久者，往往气血俱虚，血络瘀滞，因此，治疗本病时，首先应予祛风散寒除湿。还应根据气血俱虚者，必须佐以补气养血，肝郁气滞者，必予舒肝理气的治则进行。

第五节　肩关节周围炎

肩关节周围炎，中医根据临床表现的特点，称为漏肩风、肩凝。

【辨证论治】

（一）气血俱虚，外受风寒证

临床表现：肩关节疼痛，不能抬举，舌苔白，脉弦缓。

治法：益气养血，疏风散寒。

方药：黄芪桂枝五物汤加减。

黄芪 15g、当归 10g、片姜黄 10g、桂枝 10g、白芍 10g、生姜 10g、大枣 12 枚

若上方无效，脉弦大紧者，宜三痹汤加减。

黄芪 15g、川续断 10g、独活 10g、秦艽 10g、防风 10g、细辛 3g、川芎 10g、当归 10g、生地 10g、白芍 10g、桂枝 10g、茯苓 10g、杜仲 10g、党参 10g、甘草 6g

简易法：取毫针（一寸者较好），在患侧天宗穴处浅刺约 1 分深，然后迅速用手颤动，同时令患者不断地摇动患肢，至疼痛好转后，再针肩髃髎、外关，留针 10~20 分钟起针。起针后，再在天宗穴附近压痛点和膈关附近压痛点，分别各置皮外针或皮内针 1 枚，4 日后取针。不痛后停止施术。

（二）肝郁气滞，外受风邪证

临床表现：肩、项、头均疼痛，不能抬肩，心烦心悸，胸肋苦满，脉沉弦。

治法：舒肝理气，佐以散风。

方药：柴胡桂枝汤加减。

柴胡 15g、半夏 10g、黄芩 10g、党参 10g、甘草 6g、生姜 10g、大枣 7 枚、桂枝 10g、白芍 10g

【按】辨证论治时应注意的问题

本病用黄芪桂枝五物汤、蠲痹汤等大部分有效，但兼肝郁气滞者无效。肝郁气滞者，必须以舒肝理气为主进行治疗。

第六节　肱骨上髁炎

肱骨上髁炎，中医没有与此完全相对应的独立病名。根据临床表现的特点，大致包括在肘痛的范围之中。

【辨证论治】

（一）针灸

取毫针，在患侧痛点对应的健侧施针，刺入时，一方面不断地捣针，一方面令患者活动患肢，施术 2～3 分钟后停针，嘱患者继续做内旋、外转动作 1~2 分钟。停针后，再于患处痛点放置火柴棍 1cm 一段 1 枚，胶布固定。3 天后，再按上法施术。

（二）局部灸法

【按】辨证论治时应注意的问题

针刺加皮外针法较用药效果为好。

第二十五章
其他疾病

第一节　骨质疏松综合征

　　骨质疏松综合征，中医没有与此完全相对应的独立病名。根据临床表现的特点，分别将胸胁痛为主者，称胸胁痛；腰痛为主者，称腰痛；身痛为主者，称身痛；腿痛为主者，称腿痛。

　　【辨证论治】

　　（一）肝郁气滞，血络瘀滞证

　　临床表现：胸胁疼痛，不敢呼吸，咳嗽、活动、呼吸均使疼痛加重，胸满心烦，舌苔白，脉弦紧。

　　治法：舒肝理气，活血通络。

　　方药：四逆香佛二花汤加减。

柴胡 10g、枳壳 10g、白芍 10g、甘草 6g、香橼 10g、佛手 10g、玫瑰花 10g、代代花 10g、丝瓜络 10g、黄芩 3g、元参 3g、合欢花 15g

用法：用滚开水浸泡 30~40 分钟后，再煮沸 5~6 分钟，去滓服。

（二）肝肾俱虚，木郁失达证

临床表现：腰、腿、背、胸胁疼痛，不敢咳嗽、深呼吸，亦不敢翻身，稍微咳嗽，深呼吸、活动均使疼痛加重，头晕头痛，心烦，舌苔白，脉弦紧。

治法：培补肝肾，佐以舒肝。

方药：逍遥散加味。

柴胡 10g、当归 10g、白芍 10g、白术 10g、茯苓 10g、干姜 3g、薄荷 3g、甘草 6g、狗脊 30g

（三）脾肾虚寒证

临床表现：腰髋疼痛，全身疼痛较轻，胃脘及少腹时而冷痛，舌苔薄白，脉弦大，尺脉尤甚。

治法：温补脾肾。

方药：理中地黄汤加减。

生地 24g、山药 9g、肉苁蓉 9g、茯苓 9g、泽泻 9g、丹皮 9g、肉桂 9g、附子 9g、怀牛膝 9g、党参 9g、白术 9g、炙甘草 9g、鹿角 9g

加减：疲乏无力，头晕较重，腰腿沉重疼痛，脉虚大，尺脉尤甚者，补中益气合六味地黄汤加减。

黄芪 15g、党参 10g、白术 10g、陈皮 10g、当归 10g、柴胡 6g、升麻 6g、炙甘草 6g、熟地 15g、山药 10g、五味子

10g、茯苓 10g、泽泻 10g、丹皮 10g

（四）气血阴阳俱虚，脾胃虚寒证

临床表现：全身骨痛，疲乏无力，尤以腰痛为甚，时而胃脘冷痛，面色萎黄，手足厥冷而手心反热，或冬季手足厥冷，夏季手足心热，舌苔白，脉沉细弦。

治法：健脾温中，阴阳双补。

方药：十四味建中汤加味。

黄芪 15g、肉桂 10g、附子 10g、当归 10g、川芎 10g、生地 10g、白芍 10g、人参 10g、白术 10g、茯苓 10g、炙甘草 10g、肉苁蓉 15g、鹿角 10g、生姜 3 片、大枣 7 枚

（五）气阴两虚，湿热伤筋证

临床表现：关节肌肉疼痛，手心热，疲乏无力，面色㿠白，舌苔白腻，脉虚大弦滑。

治法：益气养阴，燥湿清热。

方药：芪脉三妙汤。

黄芪 15g、当归 10g、人参 10g、麦冬 10g、五味子 10g、苍术 10g、黄柏 10g、怀牛膝 10g、木瓜 10g

加减：心悸，失眠者，治宜益气养阴，化痰通络，十味温胆汤加减：黄芪 15g、当归 9g、党参 9g、麦冬 9g、五味子 9g、竹茹 9g、枳实 9g、半夏 9g、陈皮 9g、茯苓 9g、甘草 6g、菖蒲 10g、远志 9g、川芎 9g、知母 9g、木瓜 9g、炒枣仁 9g

【按】辨证论治时应注意的问题

本病是以内伤为主要原因的疾病，不可因其痛如风痹而认为系风寒湿之外邪引起。

本病多以虚实并见者出现，因此如何衡量虚与实的比例和虚、实的阶段性变化，在本病的治疗上具有重要意义。

第二节　结节性脂膜炎

结节性脂膜炎，中医没有与此完全相对应的独立病名。根据临床表现，结节不红者，称痰核；溃破流脂样物者，称流痰。

【辨证论治】

（一）风痰入络，痰结成核证

临床表现：四肢或躯干有成批的坚实皮下结节或片块，有压痛或无明显压痛，疲乏无力，食欲不振，五心烦热，或身热恶心，舌苔白，脉弦滑。

治法：熄风通络，化痰软坚。

方药：熄风通络汤加减。

钩藤 15g、地龙 10g、香橼 10g、佛手 10g、枳壳 10g、连翘 10g、丝瓜络 10g、桑枝 30g

（二）风痰入络，痰湿较盛证

临床表现：四肢和躯干有成批的坚实皮下结节或片块，有的发生坏死破溃，流出脂样物质，身热不甚，疲乏无力，或五心烦热，食欲不振，舌苔白，脉弦滑。

治法：熄风通络，化痰除湿。

方药：熄风通络汤加味。

钩藤 15g、生薏苡仁 60g、杏仁 9g、香橼 10g、佛手 10g、枳壳 10g、丝瓜络 10g、连翘 10g、地龙 10g、白芥子 1g、桑

枝 30g

（三）气阴两虚，痰热阻滞证

临床表现：躯干或四肢有成批的结节，有的破溃，流出脂样物质或根本不破溃，面色㿠白，疲乏无力，身热不甚或五心烦热，舌苔白，脉沉缓或虚大弦滑。

治法：益气养阴，化痰软坚。

方药：十味温胆汤加减。

黄芪 15g、丹参 15g、党参 10g、麦冬 10g、五味子 10g、竹茹 10g、枳实 10g、半夏 10g、陈皮 10g、茯苓 10g、连翘 10g、地龙 10g、甘草 6g、生地 10g

（四）气阴两虚，湿热内郁证

临床表现：四肢和躯干有成批的坚实皮下结节或片块，有的发生坏死破溃，流出脂样物质，或根本不破溃。面色㿠白，疲乏无力，身热头痛，口渴汗出，四肢困倦，胸满身重，大便或溏或正常，苔黄白或白腻，脉虚大弦数。

治法：益气养阴，除湿清热。

方药：清暑益气汤加减。

人参 10g、甘草 6g、黄芪 15g、当归 6g、麦冬 10g、五味子 10g、青皮 10g、陈皮 10g、神曲 10g、黄柏 10g、葛根 15g、苍术 15g、白术 10g、升麻 10g、泽泻 10g

【按】辨证论治时应注意的问题

（一）辨证

本病辨证依据的重点是脉，即脉滑者为痰热；脉虚大而数者，为气阴两虚或气血两虚。

（二）论治

本病的主要病机是痰热凝结，因此化痰软坚清热就成了本病的主要治法。但痰热郁久化热伤气伤阴，常常在演变的过程中转化为气阴两虚，湿热内郁共存，因此及时地按照脉证予以辨证论治非常重要。

附 录
方剂索引

一　画

一贯煎（《续名医类案》）

　　沙参　麦冬　当归　生地黄　枸杞子　川楝子

一把抓（市售成药）

　　药物略。

二　画

二味拔毒散（《医宗金鉴》）

　　雄黄　白矾

二母宁嗽丸（市售成药）

　　川贝母　知母　茯苓　栀子　桑白皮　黄芩　瓜蒌子
橘红　枳实　甘草　五味子

二龙膏（市售成药）

　　活甲鱼　鲜苋菜　莪术　三棱　乳香　没药　肉桂　沉香

二仙汤（《中医方剂临床手册》）

　　仙茅　仙灵脾　巴戟天　黄柏　知母　当归

二金汤（《温病条辨》）

　　鸡内金　海金沙　厚朴　大腹皮　猪苓　通草

二陈汤（《和剂局方》）

　　陈皮　半夏　茯苓　甘草

二陈加味方（经验方）

　　陈皮　半夏　茯苓　甘草　海浮石　制南星　木香　枳实　黄连　黄芩

二冬蛇仙汤（经验方）

　　天门冬　麦冬　石斛　肉苁蓉　蛇床子　淫羊藿

人参胡桃汤（《济生方》）

　　人参　胡桃　生姜

人参养荣汤（《和剂局方》）

　　人参　甘草　当归　白芍　熟地黄　肉桂　大枣　黄芪　白术　茯苓　五味子　远志　陈皮　生姜

人参四逆汤（《伤寒论》）

　　人参　附子　干姜　甘草

人参白虎汤（《伤寒论》）

　　生石膏　知母　甘草　粳米　人参

人参败毒散（《小儿药证直诀》）

　　柴胡　前胡　川芎　枳壳　羌活　独活　茯苓　桔梗

人参　甘草　生姜　薄荷

十枣汤（《伤寒论》）

大枣　芫花　甘遂　大戟

十味温胆汤（《证治准绳》）

酸枣仁　远志　陈皮　半夏　茯苓　甘草　枳实　五味子　人参　熟地

十全大补汤（《和剂局方》）

黄芪　肉桂　熟地　川芎　当归　白芍　人参　白术　茯苓　甘草

十四味建中汤（《和剂局方》）

人参　白术　茯苓　甘草　当归　川芎　熟地　白芍　黄芪　肉桂　附子　半夏　麦冬　肉苁蓉　生姜　大枣

十味地黄丸（《时方妙用》）

附子　肉桂　地黄　山药　山茱萸　茯苓　泽泻　丹皮　元参　白芍

九痛丸（《金匮要略》）

附子　生狼牙（狼毒代）　巴豆　人参　干姜　吴茱萸

九味羌活汤（《此事难知》）

羌活　防风　细辛　川芎　白芷　生地　黄芩　甘草　苍术

八正散（《和剂局方》）

木通　瞿麦　车前子　萹蓄　滑石　甘草　大黄　栀子

八味地黄丸（原名肾气丸，《金匮要略》）

干地黄　山茱萸　山药　茯苓　泽泻　丹皮　附子　肉桂

八珍汤（《正体类要》）

人参 白术 茯苓 甘草 当归 白芍 川芎 熟地 生姜 大枣

七厘散（《良方集腋》）

血竭 红花 山茶 乳香 冰片 朱砂 麝香

丁桂散加减方（经验方）

丁香 肉桂 苏叶 神曲 苍术 车前子

丁苏煎（经验方）

丁香 肉桂 苏叶 神曲 苍术 厚朴

三 画

大青龙汤（《伤寒论》）

麻黄 桂枝 杏仁 甘草 生姜 大枣 生石膏

大定风珠（《温病条辨》）

牡蛎 龟板 鳖甲 鸡子黄 阿胶 生地 白芍 甘草 五味子 麦冬 火麻仁

大柴胡汤（《伤寒论》）

柴胡 黄芩 白芍 半夏 枳实 大黄 生姜 大枣

大橘皮汤（《汤头歌诀》）

肉桂 白术 泽泻 猪苓 茯苓 滑石 甘草 木香 陈皮 槟榔 生姜

大半夏汤（《金匮要略》）

半夏 人参 蜂蜜

大建中汤（《金匮要略》）

川椒 干姜 人参 饴糖

大黄附子汤（《金匮要略》）

大黄　附子　细辛

大承气汤（《伤寒论》）

枳实　厚朴　大黄　芒硝

大陷胸汤（《伤寒论》）

甘遂　大黄　芒硝

大秦艽汤（《素问病机气宜保命集》）

秦艽　羌活　独活　防风　川芎　白芷　细辛　黄芩
生地　熟地　生石膏　当归　白芍　茯苓　甘草　白术

大补阴丸（《丹溪心法》）

黄柏　知母　熟地　龟板　猪脊髓

三黄石膏汤（《外台秘要》）

生石膏　黄芩　黄连　黄柏　栀子　麻黄　豆豉　茶叶

三妙丸（《医学正传》）

苍术　黄柏　牛膝

三仁汤（《温病条辨》）

杏仁　白蔻仁　薏苡仁　厚朴　通草　滑石　竹叶　半
夏

三甲复脉汤（《温病条辨》）

甘草　生地　生白芍　麦冬　阿胶　麻仁　生龟板　生
鳖甲　生牡蛎

三痹汤（《校注妇人良方》）

独活　秦艽　防风　牛膝　桂心　杜仲　细辛　当归
川芎　白芍　生地　人参　茯苓　甘草　黄芪　续断　生姜

三石汤（《温病条辨》）

滑石　生石膏　寒水石　杏仁　竹茹　通草　银花　金

汁

三才封髓丹（《卫生宝鉴》）

天门冬　生地　人参　砂仁　黄柏　甘草

三肾丸（市售成药）

鹿茸　驴肾　狗肾　黄芪　人参　当归　熟地　龟板
茯苓　枸杞子　白术　阿胶　山茱萸　附子　淫羊藿　刺蒺
藜　补骨脂　菟丝子　鱼鳔　杜仲　鹿肾　肉桂

小金丹（《外科全生集》）

木鳖子　草乌　地龙　五灵脂　白胶香　乳香　没药
当归　麝香　墨炭

小青龙汤（《伤寒论》）

麻黄　白芍　细辛　干姜　五味子　甘草　桂枝　半夏

小陷胸汤（《伤寒论》）

瓜蒌　半夏　黄连

小承气汤（《伤寒论》）

枳实　厚朴　大黄

小活络丹（《和剂局方》）

川乌　地龙　草乌　乳香　胆南星　没药

小柴胡汤（《伤寒论》）

柴胡　半夏　人参　黄芩　甘草　生姜　大枣

千金苇茎汤（《备急千金要方》）

芦根　生薏苡仁　冬瓜子　桃仁

干姜黄连黄芩人参汤（《伤寒论》）

干姜　黄连　黄芩　人参

千年追风酒（家父方）

千年健　追地风　老鹤草　透骨草　佛手　桂枝　川牛膝　木瓜　白果叶

上中下痛风方（《丹溪心法》）

黄柏　苍术　制南星　桂枝　防己　威灵仙　桃仁　红花　龙胆草　羌活　白芷　川芎　神曲

山楂化滞丸（市售成药）

山楂　神曲　麦芽　槟榔　莱菔子　牵牛子　红糖

己椒苈黄丸（《金匮要略》）

防己　椒目　葶苈　大黄

川芎茶调散（《和剂局方》）

川芎　荆芥　薄荷　羌活　细辛　白芷　甘草　防风清茶

四　画

升降散（《寒温条辨》）

蝉蜕　僵蚕　片姜黄　大黄

升阳益胃汤（《脾胃论》）

人参　白术　茯苓　甘草　陈皮　半夏　柴胡　防风羌活　独活　黄芪　泽泻　黄连　白芍　生姜　大枣

升阳散火汤（《脾胃论》）

炙甘草　防风　升麻　葛根　独活　白芍　羌活　人参柴胡　甘草

升陷汤（《医学衷中参西录》）

生黄芪　知母　升麻　柴胡　桔梗

木香顺气丸（《统旨方》）

　　木香　苍术　陈皮　厚朴　甘草　砂仁　香附　枳壳
青皮　槟榔

木萸散（《广东中医》1957年5期）

　　川木瓜　吴茱萸　防风　全蝎　蝉蜕　天麻　僵蚕　胆
南星　藁本　桂枝　白蒺藜　朱砂　雄黄　猪胆汁

木防己汤（《金匮要略》）

　　木防己　桂枝　人参　生石膏

木防己汤加减方（经验方，亦名加减木防己汤）

　　防己　桂枝　生石膏　人参　半夏　陈皮　紫菀　葶苈
子　茯苓

五虎追风散（山西史传恩方）

　　蝉蜕　南星　天麻　全蝎　僵蚕　朱砂

五苓散（《伤寒论》）

　　桂枝　白术　泽泻　猪苓　茯苓

五皮散（《中藏经》）

　　桑白皮　陈皮　茯苓皮　生姜皮　大腹皮

五积散（《和剂局方》）

　　白芷　川芎　甘草　茯苓　当归　肉桂　白芍　半夏
陈皮　枳壳　麻黄　苍术　干姜　桔梗　厚朴　生姜

五磨饮子（《医方集解》）

　　乌药　沉香　槟榔　枳实　木香

化斑汤（《温病条辨》）

　　犀角（用代用品）元参　生石膏　知母　甘草　粳米

乌梅丸（《伤寒论》）

　　乌梅　细辛　干姜　黄连　当归　附子　蜀椒　桂枝

人参　黄柏

乌精茵陈汤（经验方）

何首乌　淫羊藿　茵陈　黄精　大腹皮

乌头白虎汤（经验方）

川乌　草乌　生石膏　知母　元参

乌头汤（《金匮要略》）

麻黄　白芍　黄芪　甘草　川乌头　蜂蜜

少腹逐瘀汤（《医林改错》）

小茴香　干姜　延胡索　没药　川芎　当归　官桂
赤芍　蒲黄　灵脂

丹参银翘饮（经验方）

丹参　银花　连翘　当归　川芎　生地　白芍　薄荷

丹参饮（《医宗金鉴》）

丹参　檀香　砂仁

丹栀逍遥散（《妇人良方》）

当归　白芍　甘草　茯苓　白术　生姜　薄荷　柴胡
丹皮　栀子

丹橘汤（经验方）

丹参　赤芍　当归　川芎　降香　青皮　橘叶

止嗽散（《医学心悟》）

桔梗　荆芥　紫菀　百部　白前　甘草　陈皮

六君子汤（《医学正传》）

人参　白术　茯苓　甘草　陈皮　半夏

六和汤（《和剂局方》）

藿香　厚朴　杏仁　砂仁　半夏　木瓜　赤茯苓　白

术　人参　扁豆　甘草　生姜　大枣

六神丸（市售成药）

麝香　牛黄　珍珠　冰片　蟾酥　雄黄　百草霜

六味地黄丸（《医级》）

熟地　山药　山茱萸　茯苓　泽泻　丹皮

天王补心丹（《摄生秘剖》）

人参　元参　丹参　茯苓　五味子　远志　桔梗　当归身　天门冬　麦冬　柏子仁　酸枣仁　生地　朱砂

专翁大生膏（《温病条辨》）

人参　茯苓　乌骨鸡　龟板　鳖甲　牡蛎　鲍鱼　海参　白芍　五味子　山茱萸　羊腰子　猪脊髓　鸡子黄　阿胶　莲子　芡实　熟地　沙苑子　枸杞子　蜂蜜

牛黄解毒丸（市售成药）

牛黄　雄黄　生石膏　大黄　黄芩　桔梗　冰片　甘草

五　画

玉枢丹（《百一选方》）

山慈姑　千金子　大戟　麝香　雄黄　朱砂　五味子

玉屏风散（《世医得效方》）

黄芪　防风　白术

四逆加人参汤（《伤寒论》）

甘草　附子　干姜　人参

四逆散（《伤寒论》）

柴胡　枳实　白芍　甘草

四逆散加味方（经验方）

柴胡　枳壳　白芍　旋覆花　紫菀　半夏　陈皮　黄芩
甘草

四逆梅瓜汤（李翰卿方）

　　柴胡　枳壳　白芍　陈皮　青皮　苏叶　郁金　苍术
木瓜　甘草　乌梅

四物胡麻仁汤（李翰卿方）

　　生首乌　当归　川芎　生地　赤芍　胡麻仁　红花　荆
芥

四磨汤（《济生方》）

　　人参　乌药　槟榔　沉香

四逆汤（《伤寒论》）

　　附子　干姜　甘草

四逆橘尾汤（李翰卿方）

　　柴胡　枳壳　赤芍　青皮　橘叶　归尾　瓜蒌

四逆香佛二药汤（经验方）

　　柴胡　枳壳　白芍　甘草　香橼　佛手　玫瑰花　代代
花　丝瓜络　黄芩　合欢花　元参

四神汤（王文鼎方）

　　黄芪　怀牛膝　石斛　金银花　远志

四神丸（《证治准绳》）

　　补骨脂　肉豆蔻　吴茱萸　五味子　生姜　大枣

四神丸加减方（经验方）

　　党参　白术　山药　五味子　肉豆蔻　补骨脂　益智仁

四味回阳饮（《景岳全方》）

　　人参　附子　炮姜　甘草

四逆桑菊汤（经验方）

菊花　桑叶　钩藤　柴胡　白芍　枳壳　白蒺藜　栀子　薄荷

生脉散（《内外伤辨惑论》）

人参　麦冬　五味子

生姜泻心汤（《伤寒论》）

生姜　干姜　半夏　黄连　黄芩　人参　甘草　大枣

生脉三妙汤（经验方）

黄芪　人参　麦冬　五味子　黄柏　苍术　怀牛膝　桑枝　木瓜　石斛

加减麦门冬汤（方药中方）

麦冬　沙参　半夏　紫菀　桑白皮　枇杷叶　甘草　百部　竹叶

加味一贯煎（方药中方）

麦冬　沙参　生地　苍术　白术　青皮　陈皮　柴胡　郁金　姜黄　薄荷　夜交藤

加减仙方活命饮（经验方）

银花　连翘　防风　白芷　当归　皂刺　天花粉　蒲公英　白芥子

加减防风通圣散（经验方）

防风　大黄　荆芥　麻黄　赤芍　连翘　甘草　桔梗　生石膏　滑石　薄荷　黄芩　苍术

加减当归补血汤（经验方）

黄芪　当归　银花　连翘　白芥子

加减升陷汤（经验方）

升麻　柴胡　黄芪　当归　桔梗　枳实　知母　白芥子　蒲公英

加减柴胡达原饮（经验方）

柴胡　草果　槟榔　厚朴　黄芩　知母　菖蒲　大黄　桂枝　白芷

加减清暑益气汤（经验方）

人参　甘草　黄芪　当归　麦冬　五味子　青皮　陈皮　神曲　黄柏　葛根　苍术　白术　升麻　泽泻　白蒺藜

加减十味温胆汤（经验方）

黄芪　当归　人参　麦冬　五味子　竹茹　枳实　半夏　陈皮　茯苓　甘草　菖蒲　远志　生地

加减资生丸（经验方）

人参　茯苓　白术　扁豆　陈皮　山药　甘草　莲子　砂仁　薏苡仁　桔梗　白蔻仁　神曲　焦山楂　黄连　吴茱萸　芡实　补骨脂

加减桔梗汤（经验方）

桔梗　防己　桑白皮　浙贝母　当归　杏仁　生薏苡仁　黄芪　百合　甘草　干姜

加减润肠丸（经验方）

陈皮　苏叶　木香　槟榔　乌药　香附　甘草

加减木防己汤（经验方）

防己　生石膏　桂枝　人参　半夏　陈皮　茯苓　紫菀　葶苈子

加减暖肝煎（经验方）

当归　枸杞子　茯苓　小茴香　肉桂　沉香　乌药　巴

戟天

加味香连丸（经验方）

　　木香　黄连　黄芩　槟榔　白芍

加减保和丸（经验方）

　　枳实　木香　莱菔子　陈皮　焦神曲　焦山楂　焦麦芽
大黄

加味补血汤（经验方，从《医学衷中参西录》出）

　　生黄芪　当归　龙眼肉　鹿角胶　丹参　乳香　没药
甘松

加减泻黄散（李翰卿方）

　　藿香　防风　栀子　石斛　玉竹　黄柏　元参　枳壳
甘草

加减甘露饮（经验方）

　　生地　石斛　杷叶　黄芪　元参　麦冬　玉竹　藿香
枳壳

加减正气散（《温病条辨》）

　　（1）一加减正气散

　　藿香梗　厚朴　杏仁　茯苓皮　广皮　神曲　麦芽　茵
陈　大腹皮

　　（2）二加减正气散

　　藿香梗　广皮　厚朴　茯苓皮　木防己　大豆黄卷
木通　薏苡仁

　　（3）三加减正气散

　　藿香　茯苓皮　厚朴　广皮　杏仁　滑石

　　（4）四加减正气散

藿香梗　厚朴　茯苓　广皮　草果　神曲　楂肉

（5）五加减正气散

　　藿香梗　广皮　茯苓　厚朴　大腹皮　谷芽　苍术

甘露消毒丹（《温热经纬》）

　　白蔻仁　藿香　茵陈　滑石　木通　菖蒲　黄芩　连翘
川贝母　射干　薄荷

甘露饮（《和剂局方》）

　　生地　熟地　茵陈　黄芩　枳壳　枇杷叶　石斛　炙甘
草　天门冬　麦冬

甘草粉蜜汤（《金匮要略》）

　　甘草　蜂蜜　大米粉

甘麦大枣汤（《金匮要略》）

　　甘草　大枣　小麦

甘草泻心汤（《金匮要略》）

　　甘草　黄芩　黄连　人参　干姜　大枣　半夏

龙胆解毒汤（经验方）

　　龙胆草　栀子　黄芩　黄连　大青叶　板蓝根　银花
连翘　赤芍　元参　钩藤　知母　生石膏

龙胆泻肝汤（《医宗金鉴》）

　　龙胆草　栀子　黄芩　柴胡　生地　车前子　泽泻　木
通　甘草　当归

龙芪枯草汤（经验方）

　　生黄芪　地龙　当归　白芍　夏枯草　防风　茺蔚子
龙胆草

白头翁汤（《伤寒论》）

　　白头翁　黄连　黄柏　秦皮

白虎加桂枝汤（《金匮要略》）

　　生石膏　知母　甘草　粳米　桂枝

白通加猪胆汁汤（《伤寒论》）

　　葱白　干姜　附子　人尿　猪胆汁

白虎承气汤（《通俗伤寒论》）

　　生石膏　知母　甘草　陈仓米　大黄　元明粉

白虎汤（《伤寒论》）

　　生石膏　知母　甘草　粳米

归脾汤（《济生方》）

　　黄芪　人参　白术　当归　甘草　茯神　远志　炒枣仁　木香　龙眼肉　生姜　大枣

平胃散（《和剂局方》）

　　苍术　厚朴　陈皮　甘草　生姜　大枣

平胃二陈汤（经验方）

　　半夏　陈皮　杏仁　厚朴　苍术　紫菀　茯苓　甘草　莱菔子

右归丸（《景岳全书》）

　　鹿角胶　菟丝子　附子　肉桂　山茱萸　杜仲　熟地　山药　枸杞子　甘草

左归丸（《景岳全书》）

　　熟地　山药　山茱萸　菟丝子　枸杞子　怀牛膝　鹿角胶　龟板胶

半夏厚朴汤（《金匮要略》）

　　半夏　厚朴　茯苓　生姜　苏叶

半夏泻心汤（《伤寒论》）

　　半夏　黄连　黄芩　干姜　甘草　人参　大枣

半硫丸（《和剂局方》）

　　半夏　硫黄

半夏厚朴加味方（李翰卿方）

　　枳壳　紫苏　杏仁　厚朴　陈皮　茯苓　半夏

半苏白虎汤（李翰卿方）

　　生石膏　知母　麦冬　半夏　苏子　枳实　黄芩　大黄

半夏散（《伤寒论》）

　　半夏　桂枝　甘草

半夏秫米汤（《内经》）

　　半夏　秫米

仙方活命饮（《医宗金鉴》）

　　穿山甲　皂角刺　当归尾　甘草　银花　赤芍　乳香　没药　天花粉　陈皮　防风　贝母　白芷

甲牡汤（经验方）

　　三棱　莪术　鳖甲　牡蛎　肉桂　鸡内金

六　画

再造散（《伤寒六书》）

　　人参　黄芪　甘草　桂枝　羌活　防风　川芎　附子　细辛　煨姜　大枣　赤芍

达原饮（《瘟疫论》）

　　草果　黄芩　白芍　甘草　知母　槟榔　厚朴

达原杏苏汤（经验方）

紫苏 防风 厚朴 草果 柴胡 槟榔 黄芩 菖蒲
杏仁 前胡 知母

芍药汤（《保命集》）

黄芩 黄连 白芍 槟榔 木香 甘草 大黄 官桂
当归

百贝汤（经验方）

百部 沙参 川贝母 白前 半夏 麦冬 橘红 冰糖

百合固金汤（《医方集解》）

生地 熟地 麦冬 川贝母 百合 当归 白芍 甘草
元参 桔梗

百合乌药汤（原名：百合汤，《时方歌括》）

百合 乌药

托里定痛汤（《汤头歌诀》）

熟地 当归 白芍 川芎 乳香 没药 粟壳

当归芍药散（《金匮要略》）

当归 白芍 茯苓 白术 泽泻 川芎

当归四逆汤（《伤寒论》）

当归 桂枝 白芍 细辛 甘草 木通 大枣

当归拈痛汤（《医学启源》）

羌活 防风 升麻 猪苓 泽泻 茵陈 黄芩 葛根
苍术 白术 苦参 知母 甘草

当归补血汤加味方（经验方）

桑叶 黄芪 当归 生石膏 知母

导赤散（《小儿药证直诀》）

生地 木通 竹叶 甘草梢

回阳救急汤（《伤寒六书》）

　　附子　干姜　肉桂　人参　白术　茯苓　陈皮　甘草
五味子　半夏　生姜　麝香

竹叶石膏汤（《伤寒论》）

　　竹叶　生石膏　半夏　麦冬　人参　甘草　粳米

竹皮大丸（《金匮要略》）

　　生竹茹　生石膏　桂枝　甘草　白薇

地黄饮子（《宣明论方》）

　　生地　巴戟天　山茱萸　石斛　肉苁蓉　五味子　官桂
茯苓　麦冬　附子　菖蒲　远志　生姜　大枣

朱砂安神丸（《兰室秘藏》）

　　黄连　朱砂　酒生地　酒归身　甘草

交泰丸（《韩氏医通》）

　　黄连　肉桂

血府逐瘀汤（《医林改错》）

　　当归　生地　桃仁　红花　甘草　枳壳　赤芍　柴胡
川芎　桔梗　牛膝

防风通圣散（《宣明论方》）

　　防风　大黄　芒硝　荆芥　麻黄　白芍　连翘　甘草
桔梗　川芎　当归　生石膏　滑石　薄荷　黄芩　白术　栀
子

防己黄芪汤（《金匮要略》）

　　防己　黄芪　白术　甘草　生姜　大枣

防己地黄汤（《金匮要略》）

　　防己　桂枝　防风　甘草　生地

阳和汤（《外科证治全生集》）

　　熟地　白芥子　鹿角胶　肉桂　炮姜炭　麻黄　甘草

全鹿丸（市售成药）

　　药物略

七　画

杏苏散（《温病条辨》）

　　苏叶　杏仁　生姜　桔梗　茯苓　半夏　甘草　前胡　橘皮　枳壳　大枣

杏仁石膏汤（《温病条辨》）

　　杏仁　生石膏　半夏　栀子　黄柏　枳实汁　姜汁

杏仁薏苡汤（《温病条辨》）

　　杏仁　生薏苡仁　桂枝　生姜　厚朴　半夏　防己　白蒺藜

杞菊地黄丸（《医级》）

　　生地　山茱萸　山药　茯苓　泽泻　丹皮　菊花　枸杞子

附子理中汤（《阎氏小儿方论》）

　　附子　人参　白术　干姜　甘草

附梅汤（经验方）

　　乌梅　干姜　川楝子　白芍　细辛　附子　胡黄连

附胶汤（经验方）

　　生地　附子　白术　阿胶　黄芩　艾炭

连朴饮（《霍乱论》）

　　黄连　厚朴　栀子　豆豉　半夏　菖蒲

连翘败毒散（《伤寒全生集》）

连翘　升麻　柴胡　黄芩　白芍　红花　羌活　防风
栀子　当归　桔梗　元参　牛蒡子　薄荷　川芎

连槟汤（经验方）

胡黄连　使君子　神曲　焦山楂　槟榔　白术　木香

苍牛防己汤（方药中方）

苍术　白术　川牛膝　怀牛膝　防己

苍术白虎汤（《证治准绳》）

苍术　生石膏　知母　甘草　粳米

补中益气汤（《脾胃论》）

黄芪　人参　白术　当归　升麻　柴胡　陈皮　甘草

补阳还五汤（《医林改错》）

生黄芪　赤芍　川芎　当归尾　地龙　红花　桃仁

补阴益气煎（《景岳全书》）

人参　当归　山药　熟地　陈皮　甘草　升麻　柴胡

补肝散（《银海指南》）

夏枯草　香附　腊茶

吴茱萸汤（《伤寒论》）

吴茱萸　人参　大枣　生姜

鸡鸣散（《证治准绳》）

苏叶　吴茱萸　桔梗　生姜　陈皮　木瓜　槟榔

龟鹿二仙胶（《兰合轨范》）

龟板胶　鹿角胶　枸杞子　人参

龟龄集（市售成药）

药物略。

辛夷清肺饮（《外科正宗》）

辛夷　黄芩　栀子　麦冬　百合　生石膏　知母　甘草　枇杷叶　升麻

启膈散（《医学心悟》）

沙参　茯苓　丹参　川贝母　郁金　砂仁壳　荷叶蒂杵头糠

沙参麦冬汤（《温病条辨》）

沙参　麦冬　玉竹　桑叶　扁豆　天花粉　甘草

身痛逐瘀汤（《医林改错》）

牛膝　地龙　羌活　秦艽　香附　甘草　当归　川芎　黄芪　苍术　黄柏　五灵脂　没药　红花

芪脉汤（经验方）

黄芪　当归　人参　麦冬　五味子　木瓜

芪脉三妙汤（经验方）

黄芪　当归　党参　麦冬　五味子　苍术　黄柏　牛膝　石斛　桑枝　地龙　生薏苡仁　晚蚕沙

芪姜汤（家兄朱庆丰方）

黄芪　干姜　甘草

芪脉四物汤（李翰卿方）

黄芪　当归　川芎　熟地　白芍　龙骨　牡蛎　桃仁　红花　地龙

芪蒌汤（李翰卿方）

生黄芪　当归　瓜蒌　杏仁　冬瓜子　麦冬　银花

芪银汤（经验方）

黄芪　当归　赤芍　银花　连翘

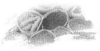

芪藿汤（方药中方）

黄芪　党参　淫羊藿　当归　升麻　柴胡　白术　陈皮　巴戟天　鸡血藤

苏子降气汤（《太平惠民和剂局方》）

苏子　陈皮　甘草　半夏　前胡　肉桂　厚朴　当归

苏芩汤（经验方）

苏叶　砂仁　枳实　神曲　陈皮　黄芩　槟榔

利肺片（市售成药）

冬虫夏草　蛤蚧　百合　五味子　白及　百部　生牡蛎　枇杷叶　甘草

《近效》术附汤（《金匮要略》）

白术　附子　生姜　甘草　大枣

赤降汤（经验方）

降香　赤芍　青皮　郁金　丹参

赤小豆当归散（《金匮要略》）

赤小豆　当归

赤小豆当归散加味方（经验方）

赤小豆　当归　败酱草

牡蛎散（《和剂局方》）

牡蛎　浮小麦　麻黄根　黄芪

妙灵丹（市售成药）

钩藤　僵蚕　全蝎　天麻　羌活　荆芥穗　防风　柴胡　薄荷　大青叶　银花　法半夏　天竺黄　天南星　化橘红　赤芍　栀子　黄芩　关木通　麦冬　元参　甘草　羚羊角　琥珀　朱砂　冰片

完带汤（《傅青主女科》）

　　白术　山药　人参　白芍　苍术　甘草　车前子　陈皮
柴胡　荆芥穗

羌活胜湿汤（《内外伤辨惑论》）

　　羌活　独活　川芎　甘草　蔓荆子　藁本　防风

驱虫方（经验方）

　　榧子　槟榔　贯众　苏叶

八　画

参芪丹鸡黄精汤（方药中方）

　　党参　黄芪　丹参　鸡血藤　苍术　白术　青皮　陈皮
柴胡　郁金　姜黄　薄荷　生地　黄精　夜交藤

参苓白术散（《和剂局方》）

　　人参　茯苓　白术　扁豆　陈皮　山药　甘草　莲子
砂仁　薏苡仁　桔梗　大枣

参麦石膏汤（经验方）

　　人参　麦冬　丹参　川楝子　元参　生地　石斛　黄精
枇杷叶　柴胡　三棱　莪术　生石膏　知母

参芪地黄汤（方药中方）

　　人参　黄芪　生地　麦冬　苍术　五味子　生薏苡仁
茯苓　泽泻　丹皮　白茅根　竹茹　石斛

参麦二甲汤（经验方）

　　麦冬　石斛　沙参　元参　白芍　龟板　鳖甲　甘草

参附汤（《妇人良方》）

　　人参　附子

参莲麦芽汤（经验方）

党参　麦冬　石斛　木瓜　谷芽　麦芽　甘草　莲子

驻车丸（《备急千金要方》）

黄连　当归　阿胶　炮姜

定惊散（家父朱好生方）

僵蚕　薄荷叶　南星　活全蝎　钩藤　雄黄　牙皂　胡黄连　天麻　黄连　朱砂　大黄　麝香

定喘汤（《摄生众妙方》）

白果　麻黄　款冬花　半夏　桑白皮　苏子　杏仁　黄芩　甘草

定坤丹（市售成药）

药物略

肾劳汤（经验方）

黄芪　山药　藏红花　炙龟板　盐黄柏　丹皮　当归　没药　牛膝　琥珀　土茯苓

泻黄散（《小儿药证直诀》）

藿香叶　栀子　生石膏　甘草　防风

泻心汤（《金匮要略》）

大黄　黄连　黄芩

泻青丸（《小儿药证直诀》）

龙胆草　栀子　大黄　羌活　防风　当归　川芎

明目地黄丸（《万病回春》）

熟地　茯苓　丹皮　泽泻　菊花　枸杞子　白蒺藜　石决明　山药　山茱萸

金沸草散（《活人书》）

旋覆花　前胡　细辛　荆芥　半夏　甘草　赤茯苓　生姜　大枣

金水六君煎（《景岳全书》）

熟地　当归　半夏　陈皮　茯苓　甘草

河车大造丸（《景岳全书》）

紫河车　龟板　生地　天门冬　麦冬　黄柏　人参　杜仲　怀牛膝

治消滋坎饮（《中医精粹汇集》）

生地　熟地　枸杞子　女贞子　元参　首乌　麦冬　天花粉　肉苁蓉　山药　山茱萸　黄芪　砂仁　玉竹

苓桂术甘汤（《伤寒论》）

茯苓　桂枝　白术　甘草

实脾饮（《济生方》）

附子　干姜　白术　甘草　厚朴　木香　草果　槟榔　木瓜　生姜　大枣　茯苓

炙甘草汤（《伤寒论》）

炙甘草　生姜　桂枝　麦冬　生地　麻仁　大枣　阿胶

奔豚汤（《金匮要略》）

川芎　当归　黄芩　白芍　葛根　半夏　李根白皮　甘草　生姜

虎潜丸（《丹溪心法》）

龟板　知母　黄柏　熟地　白芍　锁阳　陈皮　虎骨（用代用品）干姜

抵当汤（《伤寒论》）

水蛭　虻虫　桃仁　大黄

知柏地黄丸（《医宗金鉴》）

　　知母　黄柏　地黄　山药　山茱萸　茯苓　泽泻　丹皮

青吹口散（《包氏喉证家宝》）

　　石膏　人中白　青黛　薄荷叶　黄柏　硼砂　冰片

青蒿鳖甲汤（《温病条辨》）

　　青蒿　知母　桑叶　鳖甲　丹皮　天花粉

九　画

荆防败毒散（《摄生众妙方》）

　　荆芥　防风　桔梗　甘草　柴胡　前胡　羌活　独活
川芎　薄荷　生姜

香薷饮（《和剂局方》）

　　香薷　白扁豆　厚朴

香砂六君子汤（《景岳全书》）

　　砂仁　藿香　陈皮　半夏　人参　白术　茯苓　甘草

香连丸（《岳部手集方》）

　　木香　黄连

首乌黄精汤（经验方）

　　何首乌　黄精　仙灵脾　茵陈

首乌膏橘汤（李翰卿方）

　　熟地　何首乌　山药　女贞子　茯苓　泽泻　丹皮　当
归　赤芍　青皮　橘叶　丝瓜络　白蒺藜　柴胡　白芥子
薄荷

茵陈蒿汤（《伤寒论》）

　　茵陈　栀子　大黄

茵陈四苓散

　　茵陈　白术　泽泻　猪苓　茯苓

活络效灵丹（《医学衷中参西录》）

　　当归　丹参　乳香　没药

咳嗽遗尿方（经验方）

　　柴胡　当归　白芍　麦冬　党参　五味子　陈皮　半夏
青皮　黄芩　紫菀

济生肾气丸（《济生方》）

　　车前子　怀牛膝　附子　肉桂　地黄　山药　山茱萸
茯苓　泽泻　丹皮

济生橘皮竹茹汤（《济生方》）

　　橘皮　竹茹　人参　甘草　大枣　生姜　半夏　茯苓
枇杷叶　麦冬

枳实薤白桂枝汤（《金匮要略》）

　　枳实　厚朴　薤白　栝楼　半夏　桂枝

厚朴温中汤（《内外伤辨惑论》）

　　厚朴　陈皮　甘草　茯苓　草豆蔻　木香　干姜　生姜

厚朴半夏甘草人参生姜汤（《伤寒论》）

　　厚朴　半夏　甘草　生姜　人参

厚朴麻黄汤（《金匮要略》）

　　厚朴　麻黄　生石膏　杏仁　半夏　干姜　细辛　五味
子　浮小麦

胃苓汤（《证治准绳》）

　　苍术　厚朴　陈皮　甘草　桂枝　白术　泽泻　猪苓
茯苓

胃桂汤（经验方）

　　苍术　厚朴　肉桂　丁香　车前子

保和丸（《丹溪心法》）

　　神曲　山楂　茯苓　半夏　陈皮　连翘　莱菔子

茯苓导水汤（《医宗金鉴》）

　　茯苓　大腹皮　桑白皮　陈皮　泽泻　生姜　猪苓　砂仁　苏梗　木瓜　白术　槟榔

宣痹汤（《温病条辨》）

　　防己　杏仁　滑石　连翘　栀子　薏苡仁　半夏　晚蚕沙　赤小豆　片姜黄　海桐皮

宣白承气汤（《温病条辨》）

　　生石膏　生大黄　杏仁　瓜蒌皮

养心汤（《证治准绳》）

　　黄芪　甘草　茯苓　茯神　川芎　当归　柏子仁　半夏曲　远志　肉桂　五味子　炒枣仁

独参汤（《伤寒大全》）

　　人参

癸字补髓丹（《十药神书》）

　　猪脊髓　羊脊髓　团鱼　乌鸡　山药　莲子肉　大枣　霜柿　阿胶　黄精　人参　白术　茯苓　甘草　苍术　厚朴　陈皮　知母　黄柏

牵正散（《杨氏家藏方》）

　　白附子　僵蚕　全蝎

星沥二陈汤（李翰卿方）

　　钩藤　竹沥　南星　半夏　连翘　茯苓　橘红　瓜蒌

生姜　全蝎　防风

星蝎二陈汤（李翰卿方）

　　钩藤　地龙　全蝎　郁金　茯苓　南星　半夏　橘红
连翘　竹沥　生姜汁

侯氏黑散（《金匮要略》）

　　菊花　白术　细辛　茯苓　牡蛎　桔梗　防风　人参
矾石　黄芩　当归　干姜　川芎　桂枝

复元活血汤（《医学发明》）

　　柴胡　天花粉　当归　穿山甲　桃仁　红花　大黄　甘
草

祛风地黄汤（《中医临证备要》）

　　生地　熟地　白蒺藜　川牛膝　知母　黄柏　枸杞子
菟丝子　独活

栀子豉汤（《伤寒论》）

　　栀子　豆豉

十　画

桂枝汤（《伤寒论》）

　　桂枝　白芍　生姜　甘草　大枣

桂枝去芍加麻辛附子汤（《金匮要略》）

　　桂枝　生姜　甘草　大枣　麻黄　细辛　附子

桂枝茯苓丸（《金匮要略》）

　　桂枝　茯苓　桃仁　白芍　丹皮

桂枝大黄汤（《伤寒论》）

　　桂枝　白芍　生姜　甘草　大枣　大黄

桂枝麻黄各半汤（《伤寒论》）

桂枝　白芍　甘草　生姜　大枣　麻黄　杏仁

桂枝芍药知母汤（《金匮要略》）

桂枝　白芍　知母　麻黄　附子　防风　白术　生姜

桂枝加厚朴杏子汤（《伤寒论》）

桂枝　白芍　甘草　生姜　大枣　厚朴　杏仁

桂枝加龙骨牡蛎汤（《金匮要略》）

桂枝　白芍　生姜　甘草　大枣　龙骨　牡蛎

桑杏汤（《温病条辨》）

桑叶　杏仁　沙参　象贝母　豆豉　栀子　梨皮

桑菊饮（《温病条辨》）

桑叶　菊花　桔梗　连翘　杏仁　甘草　薄荷　芦根

桑芪承气汤（经验方）

桑叶　黄芪　当归　鳖甲　人参　麦冬　五味子　枳实
厚朴　莪术　大黄

柴胡桂枝汤（《伤寒论》）

柴胡　半夏　人参　黄芩　甘草　生姜　大枣　桂枝
白芍

柴葛解肌汤（《伤寒六书》）

柴胡　葛根　羌活　生石膏　大枣　生姜　黄芩　白芍
桔梗　甘草　白芷

柴平汤（《增补内经拾遗方论》）

柴胡　半夏　黄芩　人参　甘草　生姜　大枣　苍术
厚朴　陈皮

柴胡桂枝干姜汤（《伤寒论》）

柴胡　桂枝　干姜　天花粉　牡蛎　黄芩　甘草

柴胡陷胸汤（《通俗伤寒论》）

柴胡　半夏　黄芩　黄连　瓜蒌　桔梗　枳实

柴胡枳桔汤（《通俗伤寒论》）

柴胡　枳壳　桔梗　半夏　黄芩　生姜　陈皮　甘草
雨前茶

柴胡加龙骨牡蛎汤（《伤寒论》）

柴胡　半夏　人参　黄芩　生姜　大枣　桂枝　茯苓
大黄　龙骨　牡蛎　铅丹

柴丹赤金汤（李翰卿方）

柴胡　枳壳　赤芍　郁金　青皮　元胡　白蒺藜　丹参
瓜蒌

柴芩温胆汤（经验方）

柴胡　半夏　陈皮　竹茹　枳实　龙胆草　黄芩　滑石
竹叶　夜交藤

柴胡达原饮（《通俗伤寒论》）

柴胡　枳壳　厚朴　青皮　甘草　黄芩　桔梗　草果
槟榔　荷叶梗

柴胡茜降汤（经验方）

柴胡　枳壳　降香　茜草　黄芩

柴平汤加味方（经验方）

柴胡　半夏　黄芩　党参　干姜　甘草　大枣　苍术
厚朴　陈皮　大黄　苏叶

柴胡苡败煎（经验方）

柴胡　半夏　黄芩　干姜　枳实　生薏苡仁　附子　败

酱草

柴英汤（经验方）

　　柴胡　半夏　白芍　枳实　黄芩　白芥子　大黄　干姜
蒲公英

夏枯苏木汤（李翰卿法）

　　夏枯草　板蓝根　大青叶　元参　苏木

夏枯橘药汤（经验方）

　　夏枯草　元参　连翘　牡蛎　赤芍　青皮　黄药子　海
藻　昆布　苏木　白芥子　橘叶

夏枯半芍汤（李翰卿方）

　　夏枯草　半夏　赤芍　青皮　海藻　昆布　牡蛎

夏枯生脉散（经验方）

　　夏枯草　元参　牡蛎　丹参　黄药子　柴胡　麦冬　五
味子　党参　橘叶　赤芍

夏枯黄药汤（经验方）

　　夏枯草　黄药子　赤芍　青皮　橘叶　瓜蒌　昆布　海
藻　元参　连翘　牡蛎　南星

夏枯二决汤（李翰卿方）

　　夏枯草　石决明　草决明　黄芩　龙胆草　白蒺藜　竹
叶　龙骨　牡蛎

夏枯橘姜汤（经验方）

　　柴胡　半夏　赤芍　青皮　橘叶　瓜蒌　黄芩　当归
夏枯草　连翘

秦艽鳖甲散（《卫生宝鉴》）

　　秦艽　鳖甲　地骨皮　柴胡　青蒿　当归　知母　乌梅

凉膈散（《和剂局方》）

　　大黄　芒硝　甘草　栀子　连翘　黄芩　竹叶　薄荷

桔梗汤加减方（李翰卿方）

　　桔梗　桑白皮　浙贝母　甘草　当归　枳壳　生薏苡仁
生黄芪　百合　葶苈子　银花

消瘰丸（《医学心悟》）

　　元参　浙贝母　牡蛎

消风散（《和剂局方》）

　　羌活　防风　川芎　人参　茯苓　甘草　僵蚕　蝉蜕
藿香　厚朴　荆芥穗　陈皮

逍遥丸（《和剂局方》）

　　当归　白芍　柴胡　白术　茯苓　甘草　生姜　薄荷

逍遥复脉汤（经验方）

　　柴胡　当归　白芍　麦冬　人参　五味子　半夏　陈皮
青皮　降香　丹参　炒枣仁　生地

逐风汤（《医学衷中参西录》）

　　生黄芪　当归　羌活　独活　全蝎　蜈蚣

益气聪明汤（《东垣十书》）

　　蔓荆子　葛根　升麻　人参　黄芪　黄柏　白芍　甘草

资生丸（《先醒斋医学广笔记》）

　　人参　茯苓　白术　山药　薏苡仁　莲子　芡实　甘草
陈皮　麦芽　神曲　白豆蔻　桔梗　藿香　黄连　砂仁　扁
豆　山楂

资生健脾丸（《先醒斋医学广笔记》）

　　白术　薏苡仁　人参　桔梗　山楂　神曲　山药　麦芽

枳实　茯苓　黄连　豆蔻仁　泽泻　枳壳　甘草　藿香　莲肉　扁豆

资寿解语汤（《汤头歌诀》）

羌活　防风　附子　羚羊角　枣仁　天麻　肉桂　甘草　竹沥　生姜汁

射干麻黄汤（《金匮要略》）

附子　麻黄　生姜　细辛　紫菀　款冬花　五味子　大枣　半夏

通关丸（《兰室秘藏》）

知母　黄柏　肉桂

通脉四逆汤（《伤寒论》）

附子　干姜　甘草　葱

疳积散（《中医儿科学》）

五谷虫　神曲　槟榔　胡黄连　麦芽　香附　苍术　草果

真武汤（《伤寒论》）

附子　茯苓　白术　白芍　生姜

桃花汤（《伤寒论》）

赤石脂　粳米　干姜

桃核承气汤（《伤寒论》）

桃仁　大黄　桂枝　甘草　芒硝

桃仁四物汤（《医宗金鉴》）

桃仁　红花　当归　川芎　白芍　地黄

眩晕方（李翰卿方）

天麻　菊花　钩藤　生石决明　薄荷　防风　玉竹　半

夏　陈皮　茯苓　甘草　黄芩　生白术

调胃承气汤（《伤寒论》）

　　大黄　芒硝　甘草

栝楼薤白半夏汤（《金匮要略》）

　　栝楼　薤白　半夏　白酒

栝楼桂枝汤（《金匮要略》）

　　栝楼　桂枝　白芍　生姜　甘草　大枣　天花粉

部槟汤（王伯岳方）

　　百部　槟榔

润肠丸（《汤头歌诀》）

　　陈皮　甘草

健脾丸（《证治准绳》）

　　白术　木香　黄连　甘草　茯苓　人参　神曲　陈皮
砂仁　麦芽　山楂　山药　肉豆蔻

十　一　画

麻黄汤加味方（李翰卿方）

　　麻黄　杏仁　甘草　桂枝　防风

麻杏石甘汤（《伤寒论》）

　　麻黄　杏仁　生石膏　甘草

麻黄连轺赤小豆汤（《伤寒论》）

　　麻黄　连翘　赤小豆　杏仁　桑白皮　生姜　甘草　大
枣

麻杏苡甘汤（《金匮要略》）

　　麻黄　杏仁　生薏苡仁　甘草

麻子仁丸（《伤寒论》）

　　火麻仁　白芍　枳实　厚朴　大黄　杏仁

麻菊散（方药中方）

　　天麻　菊花　石决明　龙骨　牡蛎　当归　川芎　生地
白芍　薄荷

银翘散（《温病条辨》）

　　银花　连翘　竹叶　荆芥　牛蒡子　薄荷　豆豉　甘草
桔梗　芦根

银翘白虎合方（李翰卿方）

　　银花　连翘　板蓝根　薄荷　蝉蜕　僵蚕　生石膏　知
母　甘草

银赤汤（李翰卿方）

　　银花　连翘　大青叶　生地　赤芍　生石膏　知母

清暑益气汤（《脾胃论》）

　　人参　甘草　黄芪　当归　麦冬　五味子　青皮　陈皮
神曲　黄柏　葛根　苍术　白术　升麻　泽泻

清瘟败毒饮（《疫疹一得》）

　　生石膏　知母　甘草　粳米　犀角　生地　白芍　丹皮
桔梗　连翘　黄连　黄芩　栀子　元参　竹叶

清营汤（《温病条辨》）

　　元参心　莲子心　竹叶卷心　连翘心　犀角（用代用品）
麦冬

清胃散（《兰室秘藏》）

　　当归身　黄连　生地　生石膏　丹皮　升麻

清气化痰丸（《医方考》）

陈皮　胆南星　半夏　杏仁　川贝母　瓜蒌仁　黄芩　枳壳　生姜汁

清燥救肺汤（《医门法律》）

桑叶　人参　生石膏　甘草　枇杷叶　阿胶　杏仁　麦冬　胡麻仁

清燥汤（《脾胃论》）

黄连　黄柏　柴胡　麦冬　当归　生地　甘草　猪苓　神曲　人参　茯苓　升麻　陈皮　白术　泽泻　苍术　黄柏　五味子

清营汤（《温病条辨》）

犀角（用代用品）　麦冬　银花　生地　丹参　连翘　元参　黄连　竹叶心

清热泻脾散（《医宗金鉴》）

栀子　生石膏　黄连　黄芩　生地　赤茯苓　灯心

清心莲子饮（《和剂局方》）

莲子　人参　柴胡　赤茯苓　黄芪　地骨皮　麦冬　车前子　甘草

救焚疗胃汤（《辨证奇闻》）

人参　元参　竹沥　陈皮　神曲　山药　百合

救中汤（原名蜀椒救中汤，《温病条辨》）

川椒　干姜　厚朴　槟榔　广皮

理中大黄汤

人参　白术　干姜　甘草　大黄

理中化痰丸（《明医杂著》）

半夏　茯苓　人参　白术　干姜　甘草

理中汤（《伤寒论》）

人参　白术　干姜　甘草

理气通淋方（经验方）

槟榔　木香　香附　乌药　陈皮　苏叶　黄芩

理筋汤（经验方）

白芍　甘草　木瓜　乌梅　海桐皮　晚蚕沙　五加皮

理中地黄汤（经验方）

生地　山药　五味子　茯苓　泽泻　丹皮　附子　肉桂
人参　白术　干姜　甘草

理苓汤（经验方）

附子　肉桂　人参　白术　干姜　甘草　泽泻　猪苓
茯苓

黄芪鳖甲散（《卫生宝鉴》）

黄芪　鳖甲　地骨皮　秦艽　紫菀　人参　茯苓　柴胡
半夏　知母　生地　白芍　天门冬　肉桂　甘草　桔梗　桑
皮

黄土汤（《金匮要略》）

生地　甘草　阿胶　黄芩　白术　附子　灶心黄土

黄芪桂枝五物汤（《金匮要略》）

黄芪　桂枝　生姜　白芍　大枣

黄连黑豆汤（朱庆丰方）

黄连　黑豆

黄芪建中汤（《金匮要略》）

黄芪　桂枝　白芍　生姜　甘草　大枣　饴糖

黄连汤（《伤寒论》）

黄连　半夏　人参　肉桂　干姜　甘草　大枣

黄连黑豆加减方（经验方）

生石膏　人参　知母　黑豆　干姜　黄连

黄芪四物汤（经验方）

黄芪　当归　川芎　赤芍　白术　防风　豨莶草

萆薢分清饮（《丹溪心法》）

萆薢　益智仁　乌药　菖蒲　茯苓　甘草

控涎丹（《三因方》）

甘遂　大戟　白芥子

旋覆代赭汤（《伤寒论》）

旋覆花　代赭石　人参　半夏　甘草　生姜　大枣

推气散（《医彻》）

枳壳　前胡　山楂　钩藤　甘草　陈皮　葛根　桔梗

羚羊钩藤汤（《通俗伤寒论》）

羚羊角　桑叶　川贝母　鲜生地　钩藤　菊花　生白芍
茯神木　竹茹　甘草

猪心血丸（家父朱好生方）

京牛黄　血琥珀　镜面砂　黄连　甘遂

梅瓜汤（经验方）

乌梅　木瓜　白芍　甘草　五加皮　佛手

猪苓汤（《伤寒论》）

猪苓　茯苓　泽泻　滑石　阿胶

续命汤加减方（经验方）

麻黄　干姜　桂枝　当归　人参　生石膏　甘草　川芎
杏仁　千年健　威灵仙　老鹳草

十　二　画

越婢桂枝汤（原名桂枝二越婢一汤，《伤寒论》）

　　桂枝　白芍　麻黄　甘草　大枣　生姜　生石膏

越鞠保和丸（市售成药）

　　川芎　苍术　香附　栀子　神曲　焦山楂　茯苓　半夏
陈皮　连翘　莱菔子　麦芽

舒肝解郁丸（山西省中医研究所方）

　　当归　丹参　白芍　郁金　乳香　红花　没药　柴胡
茵陈　秦艽　生地　熟地　甘草　白术　枳壳　川楝子　青
皮　神曲　麦芽　鸡内金

犀连承气汤（《通俗伤寒论》）

　　犀角（用代用品）　黄连　枳实　鲜生地　大黄　金汁

犀角地黄汤（《备急千金要方》）

　　犀角（用代用品）　生地　白芍　丹皮

犀黄丸（《外科全生集》）

　　牛黄　麝香　乳香　没药　黄米饭酒

葛根芩连汤（《伤寒论》）

　　葛根　黄芩　黄连　甘草

葛苏二陈汤（李翰卿方）

　　紫苏叶　杏仁　党参　陈皮　枳壳　半夏　黄芩　葛根
茯苓

葛根汤（《伤寒论》）

　　葛根　麻黄　桂枝　白芍　生姜　甘草　大枣

紫金锭（《片玉心书》）

山慈姑　五倍子　红芽大戟　千金子　雄黄　朱砂　麝香

紫菀丝瓜汤（经验方）

紫菀　半夏　陈皮　大黄　薄荷　丝瓜络　杏仁　紫苏　百部

紫菀汤（经验方）

紫菀　琥珀　川牛膝　麝香

普济消毒饮（《东垣十方》）

甘草　黄芩　黄连　升麻　柴胡　元参　人参　僵蚕　马勃　桔梗　牛蒡子　陈皮

黑锡丹（《和剂局方》）

黑锡　生硫黄　川楝子　盐芦巴子　木香　附子　肉豆蔻　补骨脂　盐小茴香　沉香　阳起石　肉桂

滋水清肝饮（《医学己任篇》）

生地　山药　丹皮　山茱萸　茯苓　泽泻　当归　白芍　柴胡　栀子　酸枣仁

温胆汤（《备急千金要方》）

竹茹　枳实　陈皮　半夏　茯苓　甘草

温脾汤（《备急千金要方》）

大黄　附子　干姜　人参　甘草

寒降汤（原名保元寒降汤，《医学衷中参西录》）

生山药　野台参　生赭石　知母　生地　生杭芍　牛蒡子　三七

滑氏补肝散

炒枣仁　熟地　白术　当归　山茱萸　五味子　山药

川芎　木瓜　独活

十 三 画

蜈蝎散（《中药方剂手册》）

　　蜈蚣　全蝎　核桃皮

雷君汤（王伯岳方）

　　黄连　乌梅　榧子　使君子　金铃子　芜荑　槟榔　雷丸　川椒　焦大黄

楂曲平胃散（《症因脉治》）

　　神曲　山楂　苍术　厚朴　陈皮　甘草

暖肝煎（《景岳全书》）

　　当归　枸杞子　茯苓　小茴香　肉桂　乌药　沉香

蒿芩清胆汤（《通俗伤寒论》）

　　青蒿脑　淡竹茹　半夏　赤茯苓　青子芩　枳壳　陈皮　碧玉散

十 四 画

蝉蜕汤（李翰卿方）

　　僵蚕　蝉蜕　牛蒡子　山豆根　连翘　板蓝根　薄荷苏木

蝉苏汤（经验方）

　　僵蚕　蝉蜕　牛蒡子　山豆根　连翘　板蓝根　薄荷苏木　钩藤　全蝎

蝉衣五物汤（经验方）

　　蝉蜕　连翘　益母草　白茅根　麦冬

槟榔瓜子汤（王伯岳方）

  槟榔 南瓜子

槟榔四消丸（市售成药）

  槟榔 大黄 牵牛子 猪牙皂 香附 五灵脂

熄风通络汤（经验方）

  钩藤 地龙 桑枝 枳壳 香橼 佛手 丝瓜络 连翘 木瓜

缩脾饮（《汤头歌诀》）

  砂仁 草果 乌梅 葛根 甘草 扁豆

膈下逐瘀汤（《医林改错》）

  五灵脂 当归 川芎 桃仁 丹皮 赤芍 乌药 元胡 甘草 香附 红花 枳壳

豨莶白果酒（家父朱好生方）

  豨莶草 千年健 佛手 追地风 当归 香橼 桂枝 赤芍 老鹳草 透骨草 白果叶

酸枣仁汤（《金匮要略》）

  酸枣仁 川芎 茯苓 甘草 知母

十 五 画

增液汤（《温病条辨》）

  元参 生地 麦冬

增液承气汤（《温病条辨》）

  元参 生地 麦冬 大黄 芒硝

镇肝熄风汤（《医学衷中参西录》）

  怀牛膝 生赭石 生龙骨 生牡蛎 生龟板 生白芍

天门冬　元参　川楝子　茵陈　甘草　麦芽

僵蝎汤（经验方）

半夏　茯苓　南星　橘红　瓜蒌　僵蚕　蝎尾　远志　菖蒲　海浮石　竹茹　生姜汁

僵蝉茅根汤（经验方）

白茅根　益母草　连翘　麦冬　石斛　蝉蜕　僵蚕　续断

十 六 画

薯蓣丸（《金匮要略》）

当归　桂枝　人参　山药　神曲　生地　大豆卷　甘草　川芎　麦冬　白术　白芍　杏仁　柴胡　桔梗　茯苓　阿胶　干姜　白蔹　防风　大枣

薏苡附子败酱散（《金匮要略》）

生薏苡仁　附子　败酱草

橘核丸（《济生方》）

橘核　川楝子　海藻　昆布　海带　桃仁　肉桂　厚朴　枳实　元参　木香　木通

橘皮竹茹汤（《金匮要略》）

陈皮　竹茹　大枣　甘草　生姜　人参

橘叶煎（李翰卿方）

黄芪　当归　赤芍　白芥子　白芷　橘叶　肉桂

癫狂梦醒汤（《医林改错》）

桃仁　柴胡　香附　木通　赤芍　半夏　茯苓　大腹皮　青皮　陈皮　桑白皮　苏子　甘草

藿香正气散（《和剂局方》）

藿香　大腹皮　紫苏　白芷　桔梗　白术　厚朴　半夏曲　茯苓　陈皮　甘草　大枣

藿朴夏苓汤（《医原》）

藿香　半夏　赤茯苓　杏仁　生薏苡仁　白蔻仁　猪苓泽泻　淡豆豉　厚朴

藿朴夏苓加减方（经验方）

半夏　厚朴　茯苓　藿香　苏叶　陈皮　生薏苡仁　白术　滑石　白蔻仁　竹叶

蟾蜍锭（市售成药）

蟾蜍　细辛　丁香等

蠲痹汤（《医学心悟》）

羌活　独活　桂心　秦艽　当归　川芎　甘草　海风藤　桑枝　乳香　木香

蠲痹汤（《百一选方》）

羌活　姜黄　当归　黄芪　赤芍　防风　甘草

礞石滚痰丸（《丹溪心法》）

礞石　沉香　黄芩　大黄

麝雄丸（又名：麝雄至宝丸或麝雄至宝丹，市售成药）

麝香　龙骨　硼砂　朱砂　枯矾　海螵蛸　芒硝　雄黄樟丹　寒食面